张西俭

ZHANGXIJIAN MAILUN MAIAN JI

脉论脉案集

张西俭 著

人民卫生出版社

图书在版编目（CIP）数据

张西俭脉论脉案集/张西俭著. —北京：人民卫生出版社，
2017

ISBN 978-7-117-25336-9

Ⅰ.①张…　Ⅱ.①张…　Ⅲ.①脉诊-中医临床-经验-
中国-现代　Ⅳ.①R241.2

中国版本图书馆 CIP 数据核字（2017）第 258211 号

人卫智网　www.ipmph.com	医学教育、学术、考试、健康，
	购书智慧智能综合服务平台
人卫官网　www.pmph.com	人卫官方资讯发布平台

版权所有，侵权必究！

张西俭脉论脉案集

著　　者：张西俭
出版发行：人民卫生出版社（中继线 010-59780011）
地　　址：北京市朝阳区潘家园南里 19 号
邮　　编：100021
E - mail：pmph @ pmph.com
购书热线：010-59787592　010-59787584　010-65264830
印　　刷：北京画中画印刷有限公司
经　　销：新华书店
开　　本：710×1000　1/16　印张：25　插页：4
字　　数：462 千字
版　　次：2017 年 12 月第 1 版　2018 年 12 月第 1 版第 2 次印刷
标准书号：ISBN 978-7-117-25336-9/R·25337
定　　价：79.00 元

打击盗版举报电话：010-59787491　E-mail：WQ @ pmph.com
（凡属印装质量问题请与本社市场营销中心联系退换）

张西俭简介

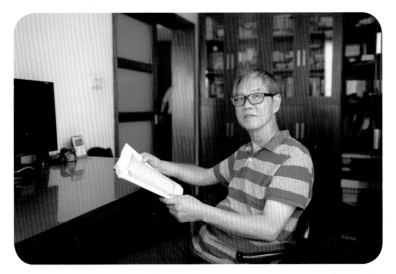

（2017 年于书房）

张西俭，生于 1944 年，先后就读于上海中医学院（今上海中医药大学）、成都中医学院（今成都中医药大学），医学硕士，首批全国名中医，现为重庆市中医院主任中医师，第四、第五、第六批全国老中医药专家学术经验继承工作指导老师，"张西俭名中医传承工作室"导师，重庆市文史研究馆馆员。公开发表《〈内经〉虚实理论中有无说辨》等学术论文 10 余篇，经弟子整理、总结公开发表《脉诊与辨证》等学术论文 5 篇，主编或参编《重庆中医急症 55 年（1950~2004）》等学术论著 9 部。

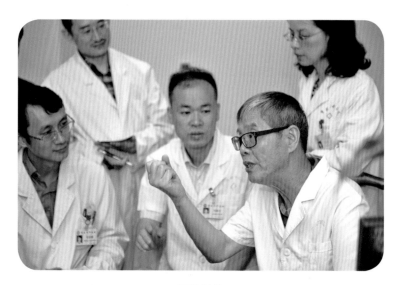

门诊课徒

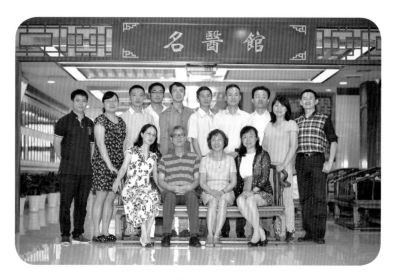

与学生在一起

中医识

继承发扬、国医盛昌、辨证论治、三性为纲[1]，
气机气化、生命之场、常变[2]常衡、阴阳激荡，
动而失衡、体由所挟、此即病机、诊治须详，
机有因果、结构宜朗、病气正气、脉气所藏，
识得脉气、四诊居先、四诊合参、方称齐当，
方药治合、病机所掌、标本常变[3]、古义已畅，
两个千年、源远流长、神以化、非玄无妄。

张西俭
二〇一六年十二月十日书于
琴园蒲宁书室

注：[1]三性，指生命变化的整体性、动态性和
个体性，这是中医学术的基本观点之一。
　　[2]常变，常为副词，经常，即永恒性的变化。
　　[3]常变，指病机变化的常见规律和罕见的
变化。

自 序

　　这本医集名为《张西俭脉论脉案集》，显然是为了突出脉诊在临床诊疗工作中的重要性。之所以如此，系我多年以来形成了一种观点，即中医临床学术讲究辨证论治，辨证主要在于明晰病机，病机之明则是要弄清楚形成患者病症的病机结构，治法确立与方药选择配伍都应以有效解除相关的病机结构为目的，总结起来就是"辨证论治辨在病机，病机之明在于结构，法凭机立，药以法合"。这就是中医辨证论治的技术规定。

　　辨证论治重点是明析患者病症的病机结构，病机结构的构成则由多寡不一而通过因果关系相联系的病机要素链的面貌出现，其中按前后相贯发展的称为层链，存在上下、左右交叉、含接关系的称为网链。每一次临床诊务，医者如何分析清楚病机结构，公认的是四诊合参。但四诊技术并非等同价值，根据千百年来中医药发展史中脉诊的实践，以及笔者多年来自身的体会，脉诊在中医诊断技术上的意义极其重要，应列于四诊之首。常常通过脉诊分析有时患者的病机结构已了然于心，有时则对了解患者病机结构提供了方向性的、基本的认识，再辅以望、闻、问诊则病机判断就容易多了。我主张中医临床诊断应当走"脉诊为先，四诊合参"的临床路线。多年来我通过讲座等形式交流这一主张的合理性，但信者寥寥。思其原因：第一，许多中医业者对于脉诊的知识仍囿于传统文献的内容，因为其中寸口脉各部与脏腑的关联和二十八脉主病在临床上不容易普遍应验，故对脉诊心疑者多。第二，虽然本人的脉诊认识和经验是在实践基础上形成的，有别于文献记载的脉学知识，指导性、应用性较强，但脉诊技术必须亲历临床过程才能感受，单纯的理论阐发和少量案例列示说服力还不大。所以这些年来凡有求问者总是热心相待，诊务中一例一例地讲解，经过一段时间的临床随诊，其中大多数人都能接受我的观点、主张和脉诊技术方法，但显然受到精力、时间和地点的限制。如有一本医集将我的脉学观点与技术方法详述于中，又有大量案例说明，则可能说服更多的业者重视中医脉诊。所以当人民卫生出版社相邀出版医集时，欣然接受。写这本医集，本人乐而为之，不为别的，只求能为中医事业有一点贡献。这本医集以脉诊为主导,从论说到大量案例的列示和分析,论、验结合,希望可以进一步提高业界对脉诊研究与实践的兴趣。

本书分上、下两篇,上篇脉论以脉学思考和主张以及脉诊技术操作的切身体会为全书前导,也是理解下篇各篇脉案中脉诊运用的理论依据。下篇脉案汇集了我以近年为主的临床诊疗各科病症的验案,少数为无效案例。对案例资料的叙述和分析、评价,力求客观、公允,绝不文过饰非,真实反映临床实际的"脉诊为先,四诊合参"的思维过程和内容,以有益于今后再思考、再总结和他人借鉴。但也许有读者会发现其中不到之处,则敬请理解为无心之过。

脉案的内容虽然在于阐述"脉诊为先,四诊合参"的临床思维开展,尤其重在脉诊运用,但脉诊只是医疗实践的一个组成部分,一个临床医师的能力,除脉诊技术之外,还有望、闻、问诊技术,以及中医基础知识、各科临床知识、方药知识等各个方面的学习与运用,是一位业者知识系统的综合性的实践。因此在脉案中不可能架空对相关病症(证)各方面的认识和经验的叙述,这一点与其他医案书集的编写是一致的。但是对各病症的诊治经验总结(安排在案后"按"语和"小结"中)除析脉之外,并没有作刻意的安排,"小结"内容尤其如此,但凭写作时思绪所到,随感而发,因而多寡详略悬殊,其中一个原因是本人无全能之才。部分内容,如对感证发热、咳嗽、失眠、高血压、变态反应性皮肤病以及自拟经验方等总结,因文字相对较多,安排在《中医思学践悟录》一书中,防止冲淡本医集书名所规定的内容重点。

本医集非笔者的论作总编,从学术观点、思维方法、病症诊治经验总结等各个方面而言,内容还不够全面,况且脉论脉案中的观点和技术方法的产生,与我多年来对中医气机理论、虚实理论、病机理论、方剂配伍理论、中医辨证论治精神以及各科临床知识的学习、思考和实践密切相关,有关的探讨和心得体会可参阅本医集的姐妹作《中医思学践悟录》一书,读者将不难发现两书内在的联系。

"脉案"部分之所以名"脉案"而不称为"医案"或"病案",除坚持"脉诊为先,四诊合参"的临床路线的意思外,在文书内容与形式上,更为符合本人在诊务思维与案文书写中突出脉诊的日常习惯。案中"病机辨证"一项重点是作出病机判断,而非证型,我认为临床诊断证型一项太过笼统,看不出与处方结构的关联。当然这是本人的观点,不太符合当前中医病案书写规范的要求,但却符合传统医案的书写习惯,更能反映辨证(病机)论治的过程。

"脉论"部分集中阐述我关于脉诊的理论观点与学术主张,回避了繁多的史料铺陈,以减轻读者阅读负担。

为省版面,略方剂索引,自拟经验方随文附列。文中涉及的地方性中草药,均在附录中简介。

本医集的编写完成,与我众弟子的协作帮助分不开。朱丹平、岳锐、陈中沛、梅翔、张旗、路瑜、赵颜俐等医师都是"张西俭名中医传承工作室"的成员,他们直接参与了资料整理、文案校对等各项繁重的工作,诸位弟子忱诚的劳动正是他们热爱中医事业的一个反映。

张西俭 2016 年春

序于琴阖蒲牢书室

目录

上篇 脉 论

下篇 脉 案

上篇　脉论

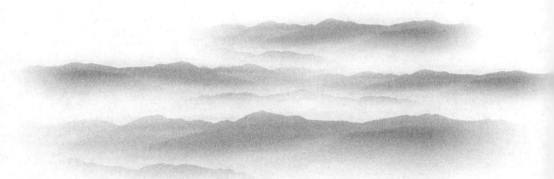

脉诊思考与主张

辨证论治是中医学术的核心，辨证过程在临床实践过程中是理性认识的阶段，完成辨证思维的前提是必须拥有四诊的资料，然后根据一定的中医理论和经验对四诊资料进行分析、综合等思维加工，产生对患者所患疾病的病因、病机的理性认识。为了保证辨证思维的正确性，理论上都强调需要四诊合参。

然而近半个世纪以来，中医许多业者在诊病时实施的四诊合参实际上淡化了脉诊的操作与认识，四诊变成望、问、闻三诊，已形成大面积的现象。

从历史看，自有脉诊以来，脉诊一直是中医临床极其重要的技术。从古至今，四诊医籍数脉诊最多，《宋元明清医籍年表》[1]载录诊法书籍120种，其中以脉诀、脉法、脉鉴、脉经、脉灯、脉义以及三指禅等作书名的脉书88种，占73.33%，还有部分脉诊与其他诊法合编的著作，显然脉诊是诊法著作中最被重视的内容。自古以来，脉诊大行，成为衡量一个医师技术水平高低的重要标准，尽管历史上对脉诊的评价不一，部分医家并不看重脉诊的价值，但不可否认，脉诊技术代有高手出现，脉诊在他们的医疗实践中发挥了重要的作用。故清末太医院赵文魁认为"察舌观色，重在脉象，病状万千，终当以脉定夺"。[2]现代天津名医邢锡波也指出："脉诊是临床辨证的圭臬，为立法用药的准则""任何疾病的转变过程，多先有脉象变化，然后始有症状发生"。[3]又如《详谈新论二十八脉》一书郭博信在代序中大声疾呼"昧于脉诊，医道之大失"。[4]况且北方群众旧称看病为"看脉"，(清)皇宫御医亦主要运用脉诊进行诊病。即使近数十年，国内外也有为数不多但客观实在地运用脉诊技术诊病而发挥重要作用的业者。可见脉诊的运用，历来是既重要又普遍的中医技术。前有古人，后有来者，都存在将脉诊发挥到极致的事实。

据笔者长期的临床体会，绝大多数病例，都可以通过脉诊分析发现病机，从而为四诊合参、正确辨证、立法遣方用药指明方向，在望闻问切四诊中，脉诊居于优先地位。而且确实病情病机的变化，往往在脉象上有先兆出现，据此可以早作疾病演变与预后的判断。某例双侧卵巢癌患者在诊治的3年当中，癌块经化疗消失又复发三次，在癌块复发前数月，其一侧或两侧寸脉均出现明显的气团浮突，检测其肿瘤相关蛋白抗原 CA125 必增高，CA125 越高，寸脉气团也越大，指标与寸脉气团呈现相关性，经化疗后癌块消失，CA125 明显下降后，寸脉气团也变小，但从未消失过，足以证明病根之深痼难除。又一例男性患者晚上家诊诉胃痛，切其脉洪大亢数若患热病，不免心生疑虑，仍处一方，次日患者家属电告，患者药尚未入口，凌晨胃大出血，已送医院急救。回思患者病情，来诊时的脉象正是胃火盛炽之象，但是笔者当时经验欠缺，未能认识到这个问题，不然早下措施，彻夜服药清泄胃火，可能就不至于发生胃火损络的大出血急症了。患者的生命健康托付医师，则医师分析判断的准误事关患者安危，欲做到高质量的脉诊断病，除了掌握正确的理论和丰富的经验外，思想态度上务必做到信、锲、细、勤、悟五个字。

信：坚信脉诊的价值不疑。

锲：提高脉诊技术，锲而不舍。

细：脉诊实践与思索精细入微。

勤：勤于实践与学习。

悟：努力培养洞察脉象病机的思维能力。

努力实践这五个字，是成功掌握脉诊技术的必由之路。但反思脉诊在当今为什么被许多中医人员在四诊辨证中淡化呢？这是需要中医业界重视并解决的课题。

一、当前许多业者淡化脉诊的原因

一种医学技术被普遍、长期地淡化，应该存在内在的原因，这可以从脉诊技术学习与运用上的困难找到答案。的确，脉诊是四诊中最难掌握和应用的诊法技术。脉象太过细微复杂，与日常的感知经验距离甚远，必须经过较长时间的专业训练和实践体验。而脉诊的学习与运用有以下难点：

（一）古代文字，难读难懂

迄今为止，脉诊的文献或知识记载数量，仍以古代文献为多，但古代脉诊文献字义深奥，思维表达方式和习惯远离现代，阅读古代脉书，能达到"通彻"二字者，恐怕在业界只有少数人可以做到，对多数业者来说，古代脉书属于中医药最难读懂的文献之一。

（二）古今脉诊文献，观点不尽统一，令学者莫衷一是

例如寸口脉与脏腑之间的对应关系，《黄帝内经》定为脉分上中下三部（相当于后世寸关尺），左脉上部之内候膻中，外候心；中部之内候膈，外候肝；下部之内候腹与季胁，外候肾。右脉上部之内候膻中，外候肺；中部之内候脾，外候胃；下部之内候腹与季胁，外候肾（详见《素问·脉要精微论》）。即左右

寸口脉按上中下分部，对应上中下脏器，除右手脉中部外，其余各部外侧候五脏，内侧候六腑与膈、腹、季胁。右手中部内外分别候脾和胃。王叔和《脉经》则寸、关、尺不分内外，左手寸应心和小肠、关应肝和胆、尺应肾和膀胱，右手寸应肺和大肠、关应脾和胃、尺应肾和膀胱。李时珍《濒湖脉学》："心肝居左，肺脾居右，肾与命门，居两尺部""左为人迎，右为气口，神门决断，两在关后"。以上脉位与脏腑经脉的信息对应关系存在分歧，显然不利于临床应用，有待据实统一。

（三）脉诊技术学习和操作十分困难

脉诊技术首要是识别脉象，这需要两个学习环节配合。第一环节是掌握理论脉谱，做到理论上的每种脉象（单脉和兼脉）"心中明了"。第二环节是在实践中，将脉谱转化为每个患者的脉象在诊者手指上的指感认识。这一步是对脉象真正的认识，即"指下明了"。由于脉象变化局限于3厘米左右的一段桡动脉，还有三部九候变化，其中单脉达到数十种，兼脉则数百上千种变化，除浮、沉、迟、数、大小、有力无力等少数几种脉象作定点的观察尚不难外，即使"心中明了"，但对毫厘之间立体、动态的脉动变化，要做到"指下明了"确非易事。《脉经》有"在心易了"而"指下难明"之叹，这绝非虚言。脉象的指下感知需要悟性，而悟性的产生又需要较长时间的培养，除非长期的坚持和有较高脉诊造诣的老师指点，难以自然速成。

（四）脉诊理论有待完善

脉诊理论在临床上的应验程度，即对临床的指导意义，是脉诊之价值所在。

中医脉诊理论，大致包括五个方面：脉诊的依据和意义；诊法和指法；脉象种类及其形象界定；脉位与三焦、脏腑、经络的信息对应关系；脉象的临床意义。

1. **脉诊的依据和意义** 这里所谓依据和意义仍是中医古文献中确定的认识，主要由《黄帝内经》提出，并被后世长期遵承完善的观点：脉象之变化乃人身气血之动，寸口主五脏之气，故寸口脉动反映了五脏和全身气血之动，即脉乃气血之先，审切脉象可以知脏腑、十二经脉、全身气机的变化。在中医理论范围内，《黄帝内经》提出的脉诊依据和意义，至今仍是基本的观点，对其证明凭借临床实践，但理论上的说服力尚须新的发现支持。对学习者而言，上述观点不在于难，而在于要深信不疑。

2. **诊法和指法** 脉诊操作技术为诊法，如脉诊注意事项、布指、指式、指压大小、切脉时间安排、观察方法等等。其中布指、指式、指压又称指法内容。诊法是获取脉动之象的操作技术，内容掌握并不难。关键在于建立指感到意会（大脑对脉象的读取）的联系，所以诊法技术较多经验性，投入与频繁操作体验是使诊法娴熟的唯一途径。

3. **脉象种类及其形象界定** 脉象种类和形象界定属于脉谱内容。从古至今单脉数量尚不统一,《脉经》归纳出 24 脉,李时珍《濒湖脉学》阐述 27 脉,当今较多主张 28 脉。依笔者之见,临床脉象变化,28 脉尚不能尽其全,譬如浮脉乃浮位之脉,如果中位、沉位脉势虽浮,但其位不及于浮,当如何描述?又如常见脉象之内含浑厚而失清利之质,又当如何命名?等等,故对脉象的谱系内容还可以补充完善。此外有些单脉的形象界定,自《脉经》至今,仍存在争议,如虚脉,《濒湖脉学》以 "举之迟大按之松,脉状无涯类谷空" 为象。《景岳全书》则认为 "但见指下无神者,总是虚脉。"(清)黄琳《脉确》又以 "虚来浮大软无力" 为界说。以上三种关于虚脉的认识各不相同。就古近代文献而言,单脉的构成要素,还没有得到总结,现代文献根据西医的知识,虽已经有了分析和归纳,但还存在认识上的求同存异状况,还不能将所有单脉完全用现代的认识比较古人更本质的认识予以描述。因为理解和经验上的差异,对单脉的形象鉴定会产生分歧。

以上对脉谱认识的不统一是导致脉诊学习和实践产生不同程度困惑的原因之一。但脉象的识别和脉谱的编制,趋同是主要的发展形势,特别是近半个世纪以来,教材和新的脉学专著的问世,使我们已经拥有比古人更完善的脉谱系统。

4. **脉位与三焦、脏腑、经络的信息对应关系** 有关内容在《黄帝内经》因诊法不同,而主要有三部九候遍诊法、人迎寸口对照法和独取寸口法三种对应关系,后世脉法独取寸口。相关理论有寸口脉三部九候与三焦、脏腑、经络的配位说,以及菽重法配位说等论说,前者将左右寸口三部九候共 18 个位点分别与三焦、脏腑、经络作配位规定,后者将指压之力,用菽(豆)重表示,根据三部九候不同指力,也即各位点不同深度所得的脉动之象与三焦、脏腑、经络配位。如前所述,有关理论的各家观点并不一致,但不论观点如何,在掌握上并不高难,脉位与三焦、脏腑、经络配位的理论是中医脉诊中体现人体整体联系的假说,其合理性决定了实践的可验证性。然而正是在实践方面,因为这些论说较为肯定和固定,而实际情况则多变异,所以临诊中的应验机会并不太多。譬如传统规定,左寸主心,右寸主肺,但心的病变在右寸或双寸均出现脉动反应的屡见,下焦病变在寸部出现脉动变化也是有的。左尺主肾,右尺主命门,临诊所见未必如此机械,命门火衰、真阴之亏不一定左右脉象分列,也不一定表现在尺部,涉及关部沉位也很多。中焦阳明大肠的一些实证,在尺部沉位常见郁实或重压不绝的现象,则尺部有时主大肠阳明之变……。脉位与三焦、脏腑、经络的配伍,关系到对病位的判断,是脉诊分析中不可缺失的内容,旧说因其不能一一应验,则使病位分析难以实践。

6

5. 脉象的临床意义 脉象切诊完成后，必然转移到对脉象信息的分析阶段，上述脉位与病位的对应分析是其中之一。此外脉象与哪些病证相关，即脉象主病说，是古今脉学中阐述脉象与病证之间的变化关系的主体内容，结合上述病位分析，可以作出有助判断病证的脉诊结论，这也是脉诊的目的。笔者根据自身的实践经验和分析诸多名家医案，发现脉象主病的模式，实践上非常困难。原因有三：

（1）主病的性质不统一：文献上主病范围包括病症、证候、病因、病机等不同，这引起概念和学习上的紊乱。

（2）主病内容笼统、片面：如浮脉主表，沉脉主里，虚脉主虚，实脉主实，数脉主热，迟脉主寒等等。依照临床实际，里证见浮脉，表证见沉脉者屡屡有之。虚证有五脏六腑及表里、阴阳、气血之异，则虚脉主何种之虚？实证有外感六淫及气血、痰食、内毒种种原因不同，则实脉主何种之实？数脉有见之于热证，也可见之于虚寒、痰饮，迟脉不仅见于寒证，气郁、热积、积毒、瘀血也可出现迟脉。鉴于二十八脉与病症之间关系的复杂性，使二十八脉主病说面临两难局面。即如果从便于论说和学习考虑，将二十八脉主病内容精简浓缩，则必然流于笼统片面，则不敷临诊应对，假设避免脉象主病笼统片面，就需要将某脉主病的内容不断补充，凡有所见，尽悉列入，在理论上是可以纠正传统二十八脉主病的笼统与片面性，但这将使主病内容随着临床资料的积累而变得杂多，缺乏规律性，令人不知其所以然，从而降低其指导临床的作用，此即产生下一个问题。

（3）主病内容停留于罗列现象而少于机制探讨：脉象主病不见于王叔和《脉经》，《脉经》首叙 24 种脉象，后列述诊法，"叙阴阳表里，辨三部九候，分人迎、气口、神门，条十二经、二十四气、奇经八脉，以举五脏六腑、三焦、四时之疴，若网在纲，有条而不紊，使人占外以知内，视死而别生，为至详悉，咸可按用"（宋·高保衡等《脉经》序）。可见作为中医脉学专著第一书，《脉经》并没有将每一种单脉的可见之病一一列述于其下，而是将三部九候、寸口 24 脉及脉法种种，渗入到手足十一经脉病证（无手厥阴心包经病证）、仲景伤寒病证、热病病证以及男、女、妇、儿杂病中，即脉象均是作为具体病证的一种表现而论。换言之，《脉经》之脉是病证之脉，而非脉象主病。笔者学识浅陋，不知脉象主病始见于何位医家。就阅读过的古脉书言，脉象主病通常结合脉位和兼脉确定其意义。如浮脉，《濒湖脉学》："浮脉为阳表病居，迟风数热紧寒拘。浮而有力多风热，无力而浮是血虚。寸浮头痛眩生风，或有风痰聚在胸。关上土衰兼木旺，尺中溲便不流通"。各家论述虽有出入，对脉象的意义一般不绝对而论，因为脉象主病需以脉象与病证之间存在一定的必然联系为条件。（清）王燕昌《王氏医存》卷二、卷三共议脉 37 节，其中之一是"病有主脉"，认为"脏腑杂病,各有主病,即各有主脉,如心实火盛,则左寸洪数有力",此论即脉象主病说。但同时又指出:因五脏五行的整体性,当左寸洪数时,他部脉象皆洪数,所以知道此时洪数为心实火热,系"以所见之证,皆心经实热之证,并无他脏腑大热也"。又在"左寸浮兼小肠膀胱膻中宜辨"一节中说:"左寸浮,宜小肠病。参以望、闻、问,果小肠有证则医之;若无小肠证,惟是头痛、发热、脊强、无汗,则非小肠病,乃太阳膀胱初感寒也……若又无太阳膀胱经证,惟心烦、咽干、舌痛、目小眦红痛,乃热在膻中。"显然王氏论脉,一方面发"病有主脉"之议,另一方面又根据实践否定了脉与病之间的固定性联系,则上述"左寸洪数"和"左寸浮"的临床意义,在病证判定上不可据脉而定,必须结合望、闻、问诊全面诊断,单凭脉象主病则可靠性不大。因为临床上一脉多病、一病多脉者比比皆是。如细脉主气血两虚、诸劳虚损及湿气下注,涩脉主气滞、伤精、血少、挟痰、挟食、挟瘀等等,这两种脉象所见病证显然存在交叉并见情况。虚脉临床常见于气血两虚而偏气虚者,脾弱湿盛有时也出现虚脉。实脉多见于实火既盛,又见于气机结滞之证,如痰火、热积(阳明腑实证)、阳毒等病证,但部分高龄老人由于真阴虚惫、亢阳失持、脉体老化,也可表现为实脉。针对脉象主病的多样性和疾病脉象表现的多变性、复杂性,如不知其机制,则只有一个办法可完成脉诊分析:依靠大量文献模型和经验模型的储备,以及临诊时熟练、快速、正确的模型比对能力。(清)李延昰《脉诀辨》首言"多读书论"主张学脉当"学以博而渐通,心以疑而启悟",即多读多思,积累信息贮存。这需要异于寻常的刻苦学习、勤奋的总结及训练优质的思维能力才能实现。即使如此,人类的已知认识与所面对的客观领域相比,总是局部与整体的关系,所以当大脑中的模型与客体模型无法比对时,易犯刻舟求剑之错。最有效的办法应揭示脉象形成的机制,才能举一反三。但这正是传统脉学理论所欠缺的。因此传统据象主病的析脉技术很难在临床上普遍应对。

　　以上脉诊五大内容中,关于脉诊的依据与价值各种论说是脉诊存在与发展的专业理由,诊法、指法是操作技术,这两项内容均浅显易懂。脉谱的学习难在指下识别,而指感的训练,结果因人而异,指感灵敏者,学习较易,指感迟钝者困难较大,但只要坚持实践,细心体验,能力的提高大有可能。以上三项内容的学习与实践,是脉诊进入表象认识的阶段;即脉诊的取象阶段。脉位与三焦脏腑经络的配位和脉象主病的理论,关系到对病证的分析认定,因而在实践上属于脉诊分析进入理论认识的阶段,即脉诊的取义阶段,意在深入脉象信息的内涵。由于,传统的脉位与脏腑关系诸说的不确定性,以及脉象主病的机械性,使相关论说的临床应验不易,这是产生脉诊临床应用困难的主要原因,本质上是缺乏正确的脉理分析的困难。时常陷于脉诊分析不能应验的困窘。从而使中医业者普遍地产生了怀疑脉诊技术、进而淡化脉诊的态度。古今都有学者质疑过脉诊的价值。例如(清)江涵暾就说过:"(望闻问切)四事本不可缺一,而唯望与问为最要……故医家谓据脉定症,是欺人之论也"(《笔花医镜·卷一·望闻问切论》)。现代已故上海名医姜春华先生也说过:"脉学可凭而不可凭,以证为主,以脉参证,斯可矣"。[5] 对脉诊价值的质疑,本质上是对传统的脉位病位分析和据象主病理论不合理的正视。脉诊之难,析脉理论与实际的脱节是主要原因。

二、古今解决脉诊析脉难题的思路和方法

(一)四诊合参

如(明)徐春甫《古今医统》,(清)王燕昌《王氏医存》所述。徐春甫主张先望、问、闻诊,"先以得其病情之端,而后总切脉于寸口,确乎知始病之源"。王燕昌则针对脉象与病证关系的复杂性,"浮沉迟数均不可泥",主张"切脉故须参之望、闻、问以辨之"。徐、王二人虽主张四诊合参,仍十分重视切脉意义。

不过需注意的是,当四诊中每一诊法都可以有效指导临床实践时,四诊合参是正确的临床路线。然在析脉困难的条件下,四诊合参意味着弃脉合参。

(二)知常达变,脉证从舍

脉象与病证的关系的复杂性可表现为"常"与"变"的变化。即脉象与病证的关系处于知识上认定的、常见的状态,因而可以凭脉测证,称之为"常"。反之当两者关系不能用常规的知识分析时,称之为"变"。中医学要求业者全面掌握临床理法方药的普遍性与偶然性、常见性与罕见性的关系,即知常达变,因而也应当是脉诊分析需遵循的原则。但知常达变是中医临床思维特点或要求,不是具体的诊疗技术。因而要求脉诊时做到知常达变只是指明思维活动的注意点,但没有提供析脉的规律性。(清)黄宫绣《脉理求真》议"脉真从脉"、"症(证)真从症(证)"二节,意即在某种条件下,视脉与证为一主一次、一真一假的关系,在主观认识上,如果脉为主象或真象,而证为次象、假象,则诊断上从脉不从证,反之亦然。且不论此见是否正确("脉证从舍"实为对脉证关系的肤浅之见),脉证从舍本身并没有为解决析脉难题提供普遍有效的方法,这只是特殊情况的特殊处置办法,况且对脉证真假的判断常困惑难明。

(三)弃难从易,删繁就简

1. **设立纲脉** 纲脉即总纲之脉,可以统领其他脉象。文献上分别有六纲脉、八纲脉和十纲脉之说。

六纲脉:(元)滑寿《诊家枢要》提出"浮沉迟数滑涩"为六纲脉;(清)江涵暾《笔花医镜》则以"浮沉迟数强弱"为六纲脉。

八纲脉:(清)陈修园《医学实在易》八纲脉主张"浮沉迟数细大短长";(清)

赵文魁《文魁脉学》则以"表里寒热虚实气血"为八纲脉。

十纲脉:(清)林子翰《四诊抉微》有"浮沉迟数滑涩大缓为经,虚实为纬"十纲脉之议。

2. 张锡纯提出三部总看配尺部和三部二候[6] 三部总看:弃三部分诊以候脏腑之法。认为脉象及其意义总分三类:①弦、硬、长、实、浮有力为肝肾阴虚阳亢。②微、细、弱、沉、虚、结、代为气血阴阳不足或大气陷下。③洪、滑、数有力为外感阳热、内生痰热、湿热等阳常有余之象,配尺部察其有力无力。三部二候即脉诊要作寸关尺和浮沉比较,重在知沉位和尺部有力无力,以察知脉之根气存亡。

纲脉的正面作用是执简驭繁,便于掌握二十八脉脉象,多数纲脉本质上是一种归类,是学习者可采取的方法,但有的医家如陈修园主张诊脉只需诊此八纲,视李时珍、张石顽阐述的二十七脉,不过凭空掠影之谈,这是以纲脉否定他脉,则纯属主观之见。临床上所见脉象肯定不止八种,学界对此自有结论,不值得着力批驳。张锡纯的三部总看配尺部和三部二候提供了认识脉象的独到经验,但就脉诊整体而言,也是一种以偏概全的观点。况且以上各种纲脉主张或张锡纯之见都没有为分析二十八脉的临床意义提供普遍有效的方法。

(四)脉贵活看

民国时期著名的三张之一张生甫(注:字国华。另二张为张山雷、张锡纯)在《医学达变》中说"脉贵活看"。这一见解反映了脉象与病证关系的复杂性和多样性,其精神正确,但未提供具体规律,无章可循,"活看"易成为"瞎看"。

(五)兼脉分析

如(清)陈修园《医学实在易》,(清)赵文魁《文魁脉学》中所言。陈修园在提出他的八纲脉主张同时,为了弥补八纲脉的局限性,又补充八纲脉之间"又有互见之辨"。"互见"即兼脉,两种或两者以上单脉并见于同一患者,是脉象多样性的形态体现。

脉书中叙述兼脉最详者,当推赵文魁,赵氏虽以"表里寒热虚实气血"为纲,但对脉象的阐述,重点落在兼脉上。《文魁脉学》全书共叙述 27 种脉象的704 种兼脉。兼脉分析使相兼之脉在临床意义上互为条件,如滑数脉,两个阳旺之脉相兼其病机不大可能是气虚血弱所致,因而缩小了思维范围,有利于提高析脉精度。但文献资料的共同缺点是没有找到内在的规律性,因而不能发展出深入的脉理,使得兼脉分析有对号入座之嫌,况且临床上兼脉无数,没有脉理的指导必然难以掌握。

(六)脉图分析

当今脉象最前沿的研究为脉象电波图的开发研究。目前对其公认的评价为：①仪器尚不能充分描记各种脉象，尤其对于三部九候各位点脉象以及兼脉几乎无能为力。仪器提供的是相当于指切总摸的脉象，这对于脉诊分析而言过于粗糙。②仪器作用只描绘脉象的电波图像，并不能直接分析脉象临床意义。脉象的临床分析仍然依靠人脑思考，根据脉波图的临床分析尚难找到可以公认的大样本严格的观察资料。原因在于大多数的研究仍然固守着古传的二十八脉主病的路线，但一脉多病、一病多脉，使脉象的特定的主病关系较少。因而脉象仪的研究只是用机器部分地取代了人指，并没有在较新的意义上为析脉作出发展，近年来部分脉图研究致力于在脉图信息上寻找判断西医病种的依据。这种研究拓展了对脉象的认识，但不属于中医领域的工作，因为即使有所成功，其成果无助中医的辨证论治的发展。

以上诸种思路和方法，对于解决析脉难题，都仅具有局部的意义。实际上古今许多业者为在临床实践中实现脉诊的有效作用，作了不懈的努力，各自产生或多或少的体会和经验，以满足临床诊断的需求，其中不乏造诣深邃者，但由于在理论上没有及时作出总结和阐述，以致宝贵的脉诊经验反复步入人去技灭的循环，无法供后人学习和提高。

三、解决析脉难题之我见

运用现代科学技术总结脉象分析的规律性，目前尚无可能，因此，解决脉象分析技术难题在传统中医理论的框架内探讨比较实际。

（一）指导思想

1. **坚持阴阳对立统一观** "察色按脉先别阴阳"（《素问·阴阳应象论》）；鉴于阴阳对立统一运动是生命体的普遍规律，以此观点分析脉象，有助于找到本质的最具普遍性的规律。

2. **从气机三维运动角度建立立体的脉动观** 脉象的动态呈横、纵、矢向有层次的三维运动，从中医的视角来看，也是人体气机三维动态活动的反映，所以脉动的横、纵、矢向变化都包含了生命活动的信息。如此观察脉象变化，相对于仅仅识辨二十八脉和凭脉主病的路线更能深刻脉学思维。

3. **全息观** 视寸口脉象为全身气机变化的缩影，即寸关尺、浮中沉、左右寸口脉三部九候脉象，体现了三焦、脏腑、经络及表、中、里、左、右的气机变化。这不是主观假设，而是被无数临床事实所证明的真实存在，因而成为脉诊科学性的依据。寸口脉确是全身气机变化的信息反映系统。

4. **运用恰当的形象思维、阴阳思维和其他逻辑方法** 对于脉象目前根本不可能进入微观结构的层面去了解，可以运用的仍然是测象知机的黑箱方法。

形象思维和阴阳思维及逻辑方法有助于在黑箱条件下探索脉象的内在的普遍的联系。

（二）五点脉诊基本观点

1. **以脉气脉质论统二十八脉** 根据阴阳统一观分析脉象，脉象的内涵不外脉气与脉质。脉气脉质是对脉力、脉速、脉率、脉律、脉势、脉位、脉阻、脉体、脉形、充盈度等脉象要素的归纳。

（1）脉气：脉象中各种非形质的因素。属于脉象中的阳性因素，归于中医"气"的范畴。脉气表现为力和气机运动两个方面，具体体现在脉力、脉率（速度）、脉势（浮沉张缩势）、脉阻、脉律（脉动节律）、胃神根等方面，其中脉位（寸关尺、浮中沉、左右脉）是脉力脉势的表现空间，也是脉气的存在形式之一。胃神根代表脉象中先天肾气和后天脾胃中气的内在支撑力与表现状态，是脉气的根本。脉气中属于正气的因素为阳气（人身各种常气）。属于邪的因素为风、寒、火、热、毒、滞气等。

（2）脉质：脉象中形质的因素，包括壁质（外质）和经脉中流动充盈的形质（内质），表现为脉的形、体和充盈度。内质可以从指下感觉到的空虚或饱满或清利或混浊的程度了解。外质则表现为经脉壁质的厚薄、坚软、平滑或迂曲等状态。脉质中属于正气的因素有阴、血、津液、精。属于邪的因素有湿、痰、瘀、积滞等。

任何脉象都是脉气脉质综合变化的反映，但不同脉象其脉气脉质变化各有侧重。脉象中脉气之升浮、动速、激亢、强力、扩张等变化为脉气之阳盛态，反之脉气无力、郁束、沉伏、涩滞、迟缓等变化为脉气阳弱或凝缩态。脉质饱满、壅实、结滞、坚硬为阴实态。脉质空虚、单薄等则为脉质的阴虚态。

（3）二十八脉与脉气脉质的关系：

浮脉主脉气升浮；

濡脉主脉气升而无力，内外质微不足；

散脉主脉气极弱而浮散无根；

革脉主脉气升浮兼紧缩而内质空虚；

芤脉主脉气升浮无力而内质明显空虚；

洪脉主脉气浮盛张缩有余，内质充盈清利，外质柔软；

沉脉主脉气下沉；

细脉主脉气收缩，内质失充；

弱脉主脉气无力，下落下沉；

微脉主脉气虚陷，内质失充；

伏脉主脉气极度下沉；

牢脉主脉气沉郁但有力，脉质坚紧失柔；

实脉主脉气浮、中、沉三部强劲有力而气机结滞,通利稍受阻;

虚脉主浮、中、沉三部脉气皆无力为主,内质稍空,脉气升降虚利;

紧脉主脉气郁束(重);

弦脉主脉气郁束(轻);

缓脉主脉气从容或轻微不畅;

滑脉主脉气足而滑利,脉质充盈;

涩脉主脉气自后向前、自下达上艰涩不利,或兼内质不充,脉道失润;

长脉主脉气前后相贯有余;

短脉主脉气前后相贯不足;

结脉主脉气失序,续止不常,脉气缓;

代脉主脉气失序,续止有序,止有定数;

促脉主脉气失序,续止不常,脉气速;

动脉主脉气短促有力,脉质坚满;

数脉主脉气快速;

疾脉主脉气极速,气刚或气弱;

迟脉主脉气迟缓。

由此可见二十八脉或其他脉象变化实质均是脉气脉质的变化,脉象是表象,脉气、脉质是脉象变化的本质,脉象主病难以普遍实践,但通过脉象了解脉气脉质则是可以普遍验证的。例如沉脉,临床见于外感表寒、内证阳虚寒凝或气滞或血瘀或毒结或积滞等病证,沉脉主里一说则难以概全,但无论何种病证,凡是沉脉,其气机必定下沉,则属无疑(参见图1)。

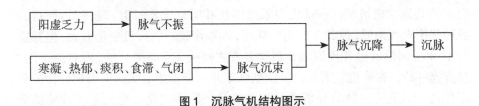

图1　沉脉气机结构图示

2. 探索以气机变化为核心的病机结构是析脉基点

(1)脉气脉质变化在病证系统中的地位:析脉常不能直接判断病种,但可以分析出病机,病机的关键因素即是气机变化,具体体现在脉象之脉气脉质的变化上。气机指人体中在气的推动下,一切正邪因素的空间动态分布。寸口脉象是人体气机活动最灵敏的全息动态的反映。

析脉如果仅仅认识二十八脉中的脉象,这只是将认识停留在疾病的脉动表象上,表象是多样的,只有深入病机才能统一诸多表象。

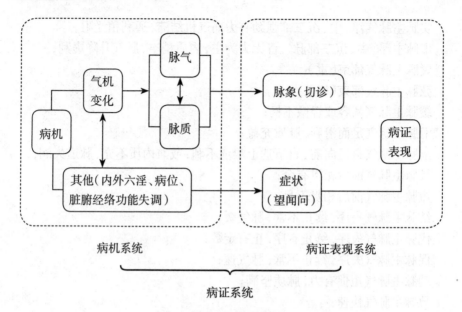

图2　病证系统因果网链结构

图2反映病证系统为一由多元环节构成的复杂的因果网链结构。分病机系统和病证表现系统两大系统。病机系统则是病证表现系统的内在依据。病机系统包涵气机变化和内外六淫、病位、脏腑经络功能失调等其他病机因素，这二者之间互呈因果关系。气机变化反映在脉象上，则表现为脉气和脉质的变化，脉气、脉质之间也呈因果关系。脉气脉质的变化形成脉象，因此通过脉象分析可以了解体内脉气、脉质的变化，进一步分析可以了解人体气机乃至更多的其他病机情况。病证表现系统由切脉所见脉象和望、闻、问诊所得的各种临床表现构成，彼此存在内在联系，即都由统一的病机变化形成，但脉象与望、闻、问诊所得各种临床表现这二者之间的关系是平行的，没有因果链，只有统一的内在病机。因此仅仅依据脉象并不能直接说明病证表现的特征和多样性。只能通过脉象分析获悉相关的脉气脉质变化乃至其他各种病机变化，由此掌握病证表现的原因。一种病证的脉象和症状的多样性与复杂性，都统一在包括脉气脉质变化在内的病机结构上。例如同为肺热咳喘，肺分气热亢张者其脉浮滑气盛、脉幅高大，如肺气分热内郁者，其脉弦滑、郁滑。二者脉象同中有异，系气热旺而张、郁不同，这将导致治法上前者清泄为主，后者清宣畅气为主。同样，一脉多病的现象也可以在相同的病机上得到解释。

（2）病证与脉象的概率关系：临床上有时对部分脉象也能一定程度上主对病证。这是因为脉象与病证之间存在一定的概率联系。即在一定的时间、空间、地理条件下，某种病证出现某种脉象的概率相对较高，因而可以建立经验性的病、脉之间的概率关系。从而在一定的时、空、地条件下,对高概率的病证,根据脉象主对病证的几率较高,但一脉多病、一病多脉使其不能普遍主对,何况时、空、地条件变化后,两者概率关系变异,主对的可能性就更小了。

（3）脉动即气动(脉气脉质之动),是病机变化的信息反映:分析脉象可发现内在的脉气脉质变化,结合望、问、闻资料可追溯上一层次的病机变化。例:脉象弦滑兼浮中位滑有浮气,或尺部沉而郁满有力。其中弦滑脉为一阴一阳之兼脉,提示脉气的过盛与郁束并存之变。浮中位脉滑带浮气,是阳气张动之象,尺部沉满有力为下焦有形之邪积聚或热郁于下的反映,从这两种脉象变化可知患者的下焦阳明或肝胃有郁热。再察舌黄腻粗糙,舌根苔厚,即可判为阳明湿热与积滞互结之证。其人临床表现则人各有异,可能分别有发热、咳喘、大便难、口苦、心烦、头昏、掌心发热、纳呆等症状。这说明可以通过脉象(二十八脉或其他脉象)分析出脉气、脉质的动态,由此进一步探索疾病的病机,理解到病机的主、次和各种环节的整体联系。这样才能将脉诊落实到正确诊断、洞悉病机的实处,使脉诊有普遍应用、验证的价值。总之,脉气脉质变化是脉象的依据,是脉象与病证之间不可逾越的内在环节。

（4）脉象是反映气机活动最灵敏的窗口:人体的气机运动有许多外在表现,如面部潮红是气火上逆之象,面色苍白是气机内收内抑之象等等。但最能反映气机运动者莫过于脉象,脉象三部九候之变化即是气机运动升降出入、盛衰、通涩、聚散等变化的反映。脉象三部九候的变化不仅在疾病的表现期灵敏可见,而且在疾病的潜伏期(前期)往往已有所表现,即所谓病之先兆见之于脉。将脉动作为了解人体气机活动的窗口,对于理解气机升、降、出、入、聚、散、环行等活动,成为具体而且比较容易。每一种单脉都是一定的气机活动的结果,兼脉则是较复杂的气机活动的反映。脉动之浮、沉、张、缩、迟、急、利、涩,以及不同脉位之间脉动的差异,皆与气机变化同步。故寸脉浮滑尺部沉弦有力,为肝郁气亢于下,兼风阳上逆的表现。寸脉沉细短缩,关前坚满如团,是痰瘀阻结上焦,上焦之大气不宣之象。脉象春浮、夏洪、秋弦、冬沉,则是人体气机随时令变化而变化的反映,等等。总之气机活动皆有脉动之应。

3. 用阴阳对立统一观和全息观分析复杂的脉象因素之间的关系及脉象和三部九候之间的空间动态关系　脉象单因素者易于分析,如浮脉主气之升浮,沉脉主气之沉降。但单一因素的脉象临床罕见,疾病中的脉象总是由多种因素以同位或不同部位兼脉面貌出现,是病机多因素综合的结果。有同性脉相兼,如浮滑数三个阳性脉共现,表明脉气的升浮活跃,可能是风热也可能是肺胃气热或其他阳盛浮动之疾;但也常出现异性脉组成兼脉,如浮滑而弦,为两个阳性脉和一个阴性脉相兼,反映脉气浮动与郁束两种相反的变化共现。可能既有风邪或热邪,又有气郁,属于郁阳之病。又如脾虚下陷,可以分别发生腹泻、阴道出血、遗尿等病证,其脉象以虚细或沉细或关尺沉陷为多见,均反映脉气沉陷无力。脾虚阴火上炎则可分别引起头昏、头痛、失眠、口疮、目赤、皮肤红斑、皮下紫癜等。脉象常表现浮位滑利、底气不足或寸脉浮,甚至气团形成而关尺沉弱,或脉虚而寸部郁满等等,均反映脉气虚又有虚气虚火上炎或外浮。

三部九候不同层次部位之间的脉象关系更复杂,更能反映整体的、立体的、动态的气机变化,也需要以阴阳对立统一观和全息观指导进行分析。如寸部浮,形成气团,而关尺沉弦有力,关尺沉弦有力说明中下焦肝胃阳气郁亢,寸部气团反映肝胃郁亢之气上扰,其亢气上扰必致上焦部位出现风火痰扰动之症,如失眠或头昏或咳嗽或心烦或鼻衄等。反之寸脉细而发空(指内质空虚),关尺沉弦有力,为下实上虚状态,下实由肝胃阳郁气亢,上虚则因阳郁过度,上焦脉道被闭,形成胸或颅、颈等部位虚痹,则其人一方面可能便秘或血压升高或闭经等,另一方面则可能心肌缺血而胸闷、心累或颅络失充而失眠或头昏等。此外脉象既矛盾又相错合之象,如沉细脉又夹杂一点郁滑力或在某一位点轻轻见滑,而弦滑之脉也可以在三部九候某一层位中少少带一点虚气,脉象浮滑但兼有郁束,脉象沉又见浮气等等,临床多见,令人感到不可理解,但以阴阳对立统一观和全息观分析并不难理解,复杂病机必然产生复杂脉象,对立的脉象相错反映相反病机因素的并存,何怪之有。

4. 破三部九候与脏腑经络旧有的配属模式 三部九候与脏腑经络的配属模式有多种,如目前公认的右寸肺、右关脾、右尺命门,左寸心、左关肝、左尺肾阴,以及若干菽权法配属关系等。无论繁简,太过于固定精确,在临床上均难以验证,但完全否定配属模式则有时临床现象又部分的支持上述配属关系的存在。因此传统的三部九候与脏腑经络的配属模式处于可参考又不确定状态。

本人体会,视三部九候为人体三维立体之缩影,取消左右脉脏腑异位相配的规定,可以粗略地规定为:

(1)寸关尺分属三焦:两寸——上焦,两关——中焦,两尺——下焦,左右寸关尺之间统一,但寸关可交叉,关尺可交叉,不作强性划分。上焦包括颅、颈、项、背、上肢、上胸、心、肺;中焦包括心、下肺、下胸、脘胁、膈、脐、背、肝胆、胃、脾、胰、肾、小肠;下焦包括脾胃、肝胆、脐腹、肾、大肠、膀胱、盆腔、腰骶、尾臀、下肢。

（2）脉位浮、中、沉分属三焦和表里：浮位——上焦和体表——主浅表之病；中位——中焦和里——主较深重之病；沉位——下焦和里——主深重之病。

（3）脉之两边分属表里：脉之外侧边主体表，内侧边主脏腑。双歧脉之内外侧脉的脏腑定位可参考此义，即双歧脉之外侧脉主体表，内侧脉主脏腑（双歧脉其他意义详下文"脉诊体会"），但精确性不高，参考而已。左右手同一侧寸口脉与反关脉兼见，视为双歧脉的特殊现象，通常其反关脉为主脉，寸口脉较细为副脉，因主脉（反关脉）浮浅，副脉（寸口脉）沉细，脉位意义很有限。

寸关尺、浮中沉与三焦表里的对应关系不是绝对的，上焦心肺的病变可能不仅仅在寸脉浮位有反映，也可以在寸关二部或寸关尺三部出现病脉。例如硅沉着病、肺气肿、肺纤维化患者，其脉寸关尺皆沉弦劲涩而数，此因久患肺病，痰热积阻，肺络瘀滞，使全身气机宣发受阻，脉象呈现寸关尺中沉位的广泛变化。中下焦的病变反映在寸部的也不少。寸关尺、浮中沉与三焦表里的对应关系既有专定，也有联系，分与不分都是对立统一的。是对人体整体联系多样性的认定，以阴阳对立统一的辩证思维理解，并不难懂。

以上寸口脉部位与全身的全息关系，在临床脉诊分析中大致可以应验，仍需进一步探讨完善。由于寸关尺、浮中沉的脉位空间小，而各自对应的三焦脏腑表里所涉及的身体结构多样，欲求精细的定位分析甚为临床所需，但操作较难，正确性欠稳定，所以脉象分析中，三部九候与三焦表里脏腑经络的配属关系，作精细化探讨尚是一项有待解决的课题。

5. 脉诊为先，四诊合参　四诊合参为古今公认的中医诊断追求全面之见，由于古今绝大多数医家、业者诊脉均走脉象主病的路线，恪守传统的脉位与三焦脏腑配位之说，使脉诊的实践变得异常困难，渐渐的四诊合参成为弃脉合参，因此第一，应对脉诊理论作如上更新和完善；第二，有必要强调辨证论治路线，先切脉析脉，然后再四诊合参，如此则是实现真正的四诊合参；第三，自古以来深谙脉道的医家都能体会到在四诊之中脉诊起到指南针、方向盘、路标、灯塔的作用。正确的切脉所采集到的信息，比较其他三诊资料更客观更深入，提出脉诊为先、四诊合参的临床路线，可以充分发挥脉诊的主导作用。在理论上，脉诊并非万能，所以不能放弃四诊合参，但这不能用于否定脉诊在四诊中的主导作用，不能用来掩盖脉诊技术薄弱的缺陷。

以上脉诊五点基本观点，不是用来终结脉诊发展的观点，近几十年来在脉诊理论和实践上获成就者大有人在，他们的观点与经验与本文观点求同存异，互相补充。笔者的五项观点着眼于为脉诊的普遍应用，提供易于掌握、有普遍性的论说。这些论说经笔者多年实践证实确有其临床指导意义。

四、案例

[病例一]

钟某,女,50岁。

2013年5月12日首诊:

脉诊:两尺脉沉弱形细,两寸关为中位脉,均浮缓滑(注:此"浮"非浮脉,指脉势上浮)。望诊:舌苔薄白微腻。血压148/98mmHg。

主诉:家族性多囊肾,患者双肾均自幼多囊改变,其中左肾因病变严重已在多年前手术摘除,右肾也明显缩小,肾功能不全,继发贫血、高血压病,今年又患右侧恶性甲状腺瘤,经多年中医调理,目前除头昏、咳嗽外无明显症状。

析脉:患者尺脉沉而不振显示肾根大虚,肾脉输注不全,提示左肾缺失、右肾萎缩之变,病机深沉。两侧寸关脉居中位,呈浮缓滑,为脉气浮扬又受阻,内质壅盛之象,由风热上行,痰毒结滞交阻所致,故脉浮滑只到中位,且其脉气缓滞,非单纯风邪所致。

病机辨证:肾气下虚、痰毒内壅、风热上行。

治法:益肾解毒、泄浊化坚,佐疏风热、利痰气。

处方:鹿茸粉3g(冲)、红景天15g、当归15g、熟地黄15g、炒白术10g、炒苍术10g、茯苓15g、猪苓15g、草薢15g、蚕沙15g(包)、葛根15g、车前草15g、丹参30g、僵蚕10g、制大黄10g、土鳖虫10g、山慈菇10g、炙鳖甲15g(先煎),先后服20剂。

另此方前六剂加银花30g、薄荷10g(后下)、桔梗10g、牛蒡子15g(打碎)、板蓝根30g,同煎。

[病例二]

张某,女,55岁。

2013年4月30日首诊:

脉诊:左寸气团上突,右寸稍浮,两关尺沉细为主兼小弦小数,右关后部在沉位可触及一气点。望诊:苔薄淡黄糙腻,舌红。

析脉:左寸气团,右寸稍浮,均为气机上行壅结之象,结合舌苔当为风邪上行痰热壅肺,关尺沉细脉为气分不足,脉道不振,所以小弦小数者为肺部风邪走动与痰热壅肺对中下焦的影响,至于右关后部的沉位气点一定有痰气结滞变化,有待进一步观察。

主诉:咳嗽20余日,久治不愈,痰色黄,西医检查:双肺纹理增多,动脉弹性下降,高脂血症(TC7.22mmol/L,LDL4.83mmol/L,TG2.10mmol/L)。

病机辨证:气分本虚,外感风热,痰热内盛。

治法:益气疏风,清化痰热,疏通肺络。

处方:南沙参 30g、党参 30g、柴胡 10g、黄芩 18g、法半夏 10g、茯苓 15g、化橘红 10g、桔梗 10g、紫苑 15g、浙贝母 10g、当归 10g、僵蚕 10g、荆芥 10g、知母 15g、玄参 15g、桑皮 15g、金荞麦 50g、冬瓜子 30g、忍冬藤 30g、板蓝根 30g,6 剂。

2013 年 5 月 7 日:其寸脉气团消失,两关尺在中沉位,且左关尺无弦细象,右关后部气点仍在。

苔薄淡黄白微腻。据寸脉气团消失及左关尺弦细小,说明上焦风邪痰热及中下焦气弱都改善,右关气点有待观察。

询问症状,药后咳嗽大减,痰也减少,惟尚觉鼻额闷堵,涕黏,睡眠欠实,联系寸脉仍浮,反映上焦风邪痰热未尽,继续予以原方 6 剂痊愈。

[病例三]

彭某,女,35 岁。

2013 年 3 月 18 日首诊:

脉诊:双手脉居中沉位,细、虚弦、滑,脉气浮数。左脉较虚,右脉较亢滑,重按尺部则关部有亢滑气团上攻。望诊:苔薄白微腻。

析脉:其脉不在浮位,且细弦有虚气,为脉气不振又郁束之象,但两手脉均浮滑数,右脉尤为亢滑,为阳气重、脉气张动不宁之象,当有中虚不振,胃热郁亢病机。

主诉:多年舌体麻,落发多,大便溏而粪色暗。

病机辨证:中虚胃热。

治法:补中益气,清散胃热。

处方:党参 30g、黄芪 30g、炒白术 12g、茯苓 15g、玉竹 15g、制首乌 30g、黄芩 10g、黄连 10g、知母 15g、天麻 15g、独活 10g、防风 10g、竹叶 10g、枇杷叶 10g,14 剂。

据脉出入二诊,多年舌麻木消失,余症便溏、尿赤续治。

[病例四]

陆某,女。

2013 年 4 月 10 日首诊:

脉诊:双手脉关部居中,呈滑满小数,脉气偏大,两寸脉虚细,尺部沉细虚弦,略带刚气。望诊:苔薄白,唾黏。

析脉:其双手脉呈梭形,关大寸尺小,提示上下气机不畅,尤其上焦胸以上或头颅气血输布不足,而关部壅实,气、质俱盛,结合唾黏为中焦湿热中阻之象,寸尺脉又都带虚气,肯定气分不足。

主诉:失眠日久,素有胃脘痞满之症。

病机辨证：中虚失运，湿热中阻；胃不和则卧不安。

治法：益气，清化胃腑湿热。

处方：南沙参 30g、石斛 15g、炒白术 10g、茯苓 15g、苦参 5g、蒲公英 30g、法半夏 10g、化橘红 10g、厚朴 15g、竹茹 15g、川芎 15g、枇杷叶 10g、夜交藤 30g，14 剂。

药后症消，续投 14 剂巩固。

以上病例反映了笔者的临诊思维路线和病历书写习惯，其中，"析脉"一项多不作书写，但与切脉共同占时最多，指导析脉的思想与学术观点即本论之"三"各项。但需说明，从脉诊作出病机病证初判，到结合望、闻、问诊进行完善精确表达，这一过程的结论可以是变动的，即后面四诊合参之后有可能否定最初的脉诊分析，但一般都只是在脉诊初判的基础上，根据望、闻、问诊信息作一些并非根本的否定，而是精准程度上的调整。如前述根据脉象浮位滑利，而中沉位郁滑，初判里有郁热，如望舌见苔腻厚，则终判为湿热内郁，湿热内郁仍包括了郁热在里的病机因素，但比郁热的判断更全面。有较多病例，脉诊的初判与四诊合参后的终判是一致的。四诊合参后的判断根本否定脉诊所分析的情况几乎不存在。

有时因为脉象信息的呈现有一个过程，故第一次切诊所获取的信息尚不全面，在结合望、闻、问诊后，对第一次终判，会产生疑问，需进行对脉象的二切，甚至多次反复切取，以尽可能准确掌握脉象信息，使最终的临床判断臻至完善。在这个反馈循环的过程中首次脉诊分析判断有可能被部分否定，即使基本否定，而且最终的判断已结合望、闻、问诊信息要素在内，就整体而言脉诊在诊断上的作用仍然是主要的。

总结：脉诊是四诊之中最困难的一项技术，这不仅在学习上有较高难度，更因为传统的脉诊定位和主病的理论与实践之间存在较大距离。千百年来无数业者实践中积累了很多实用的经验，但缺乏具普遍意义的理论总结。笔者经多年临床探索主张：①以脉气脉质统领脉象。②脉象分析应以病机分析为基本点。③视寸口脉脉象为人体的气机活动全息反映。④寸口脉三部九候与脏腑经络三焦配位作上下表里轻重对应，取消左右分位。⑤临证路线主张脉诊为先、四诊合参。

参 考 文 献

[1] 刘时觉. 宋元明清医籍年表 [M]. 北京：人民卫生出版社，2005：419-420.

[2] 赵绍琴. 文魁脉学 [M]. 北京：北京出版社，1988：自序.

[3] 邢锡波. 脉学阐微 [M]. 天津：天津市医药科学技术情报站（内部发行），1976：1.

[4] 曹培琳. 详谈新论二十八脉 [M]. 太原：山西科学技术出版社，2009：代序.

[5] 邹孟城. 三十年临证探研录 [M]. 上海：上海科学技术出版社, 2000：50.

[6] 刘越. 中医脉法解 [M]. 北京：学苑出版社, 2005：460~466.

[7] 张生甫. 张生甫医书合集·医学达变 [M]. 天津：天津科学技术出版社, 2009：185-186.

（据第四、第五批全国老中医药专家学术经验继承工作, 重庆地区 2010 年、2013 年学术讲座演讲稿《脉诊求索》和《脉诊与辨证》修改）

（路　渝　陈中沛 整理）

脉诊体会

一、诊脉规则与指法

（一）诊脉规则

诊治规则指诊脉时的注意要点，将其奉为规则，有勿以浅显而疏忽之意。《黄帝内经》虽成书于秦汉年代，总结的是自西周至秦汉的医学知识，但对于诊法的认识已比较全面，其中"持脉有道，虚静为保"这是诊脉规则核心的要点。为达到"虚静"的要求，患者应该在诊脉时保持安静，临诊强调"诊脉为先"，先不进行问诊，医患双方先不必对话，医师务必高度集中精神，使指感与患者的脉动相融，时间不少于 3 分钟为佳。《黄帝内经》要求的"诊脉常需五十动"，在实际操作中时间仍然不够。达到上述这样的诊脉境界，有利于产生对脉动的一种难以言传的意会，而这个意会对病机的分析和判断是有价值的。许多善脉者以此为术，但无文字传承。以往学习者欲求具备这样的技术，以实现医者神思通过手指与患者脉象相融，需日久乃成。

此外，患者的脉象信息有时仓促之间反映不全，需二次三次反复切取，前后对比才能被全面掌握，从这个角度讲慢郎中比快郎中聪明优秀，或者说执业态度更认真，而认真、细心也是诊脉的重要规则。

脉诊的认真要求还体现在正确布指，成人以桡骨茎突为标志，将中指正对桡骨茎突的关脉，食指与无名指自然旁切寸和尺脉，幼儿则以二指或单指，仍以桡骨茎突为关脉之界，上下滚滑以诊寸和尺。这种布指看似简单，却是正确了解与脉气变动相呼应的三焦脏腑的气机变化唯一的布指方法。走形的布指，三指所布已非正确的寸关尺位，其指下所感也非正确的三焦脏腑的气机信息。所以布指切脉事简而义重，需认真操作。

（二）指法要点

指法包括布指方法、指式、指压的时间和范围等内容，布指方法已见上述，以下仅叙述指式、指压时间和范围变化方面的体会。

1. **指法五式** 脉诊中手指的切取动作要点叫指法。文献上记载的寻、按、举为常述的指法。如滑伯仁《诊家枢要》:"持脉之要有三:曰举、按、寻"。此外根据《素问·脉要精微论》推而外之、推而内之、推而上之、推而下之的说法,以及《文魁脉学》加诊脉之内外侧的要求,需补充推、滚二式,指法应以"寻、按、举、推、滚"五式为法。

举法:轻触浮取。

按法:加力重取沉取。

寻法:指力在举按之间,指位在浮沉之间移动切取。

这三式需反复往返比较,目的是辨别脉道浮沉之间的脉动特征。

推法:在举、按、寻操作过程中,手指在寸口桡动脉上进行寸尺之间方向的轻微移动,可了解脉道中气血由尺至寸方向细微的脉动态势。以及寸关尺各位点在推取中的变化,如推动中、下位脉的脉力重于上位,说明下位脉之气盛,反之则说明上位脉气盛而下位脉的底气不足。

滚法:即手指切压患者脉道时,作左右横向的轻微滑动,目的是诊察脉道两侧边的脉动情况以及脉道的质感。脉道两侧边的脉动多数情况是一致的,但有时会出现差别,需滚法感知。

以上"举、按、寻、推、滚"五式本质上是指力与指位的变化技术,之所以脉诊要运用这指法五式,系指法五式基本上涵盖了寸口脉上下前后及横向的脉道三维空间的切诊,从而可以了解人体阴阳气血、邪正虚实的三维气机活动信息,所以是比较全面的指法,应该每诊皆作。

前述脉诊需反复,故指法五式常不能一遍完成,诊者宜耐心反复切取多次,更换指法,以减少疏漏之处。在脉诊中,诊脉完成后进入望、闻、问诊阶段时,因为疑虑产生,又反过来重新举、按、寻、推、滚者也属必要。后诊的认识与前诊一致或者后诊否定前诊的情况都是可能的。

2. 指法操作程序

(1)时间分配先平均后重点:指法五式的操作开始应当均衡运作,才能产生不同指法下的不同脉感。不同脉感主次不一,为保证无误,应当转过来对于感及重要脉感的指法侧重验证,反复比较,所以各指法运用在时间分配上有一个先平均后重点的过程,相当于先全面后重点的操作。

(2)范围分配先总后细:从指法运用范围的角度,分为总摸和细切两种。

总摸:不问寸关尺,只在浮中沉位之间作大概的总的切诊,目的是了解脉动总的特征。

细切:按左右手、寸关尺、浮中沉共三部九候 18 个位点一一切取,掌握各位点的脉动特征,目的在于认知脉动的细部特征。

指法运用宜先总后细,这与指法分配时间先平均后重点结合起来,等于是由面到点的排查过程,具有程序合理、容易发现病脉和脉动的气机特点,少发生和不发生遗漏。再结合指法运用的多次重复验证,则误辨的可能也将大大减少。

3. **变动指力观察上下位的脉动变化** 指法五式的运用在视觉上有二种,一种是对寸关尺各位点上的各手指的指法各察其象,即食指指法察寸脉,中指指法察关脉,无名指指法察尺脉。另一种则是在一个手指指法的作用下要观察的是其上下位的脉动变化。例如脉象总切为濡滑,濡主气血之虚,滑主气血之旺,则两者的相兼病机重点在哪里?可将各指分别加压至脉气绝止,在此条件下,视其下位脉有何变化。如果将关脉压至几绝,尺部无名指稍稍松开,此时如感到尺部的脉气明显增强,以致形成一股气团撞击切压关部中指的指边,则说明关部以下的脉气是旺盛的,总摸所见濡滑脉的滑象,与尺部脉动变化相对应,印证了下焦存在内热实邪,此当为病机的重点。又例如对某一位点施压,则其上位脉的脉力脉势立即明显下降,说明脉气无力,不能抵抗某指位的加压。反之在下位脉加压的条件下,其上位脉脉幅虽变小,但内力仍强,呈郁而有力之象,则表示脉气的强劲,对指压有较大的抵抗力,故脉道中的气血,仍可在指下与脉底之间的缝隙挤冲至上位。变动指力并观察上下位脉动的变化,是延展脉诊的视野,有利于发现脉气、脉质变化的重要信息。

4. **关注脉动的过程变化** 在切脉过程中,先后脉象或一致或有变化,一致者反映脉气变化稳定,病机因素相对单一。但有时切脉之初与切脉后期的脉动现象不一致,如最初切脉时浮滑有力,时久之后在寸关尺三部或关尺部脉力转弱,则切脉后期的弱象是其元气虚惫的反映,而切脉初期之浮滑有力,乃元气虚弱失持,容易在某种刺激下,如最初面对医师时心理紧张,或脉道初受压时的应激反应,从而发生虚性张动的变化,其人病机当为气虚火浮。反之,如初切脉时,脉力欠振,切脉时久,脉力增强且经久不衰,这是阳热内郁的原因,因郁而脉气外达不利,故初取其脉有不振感,但切诊时久后,其郁阳之力渐渐涌发,则脉力会增强。

总之脉诊指法虽只有五式,但在运用上有时间、范围、脉位、指力以及过程等变化,使脉诊技巧的应用丰富多样。换言之,对脉象的审视,并非仅限于知道所切之脉为二十八脉中的什么脉,还应该在一定的时间、空间条件下作分析、比较、综合的观察,切忌孤立看待二十八脉,务必记住,脉动的一切皆含信息,脉动的一切皆应关注,指法运用的目的是尽可能齐全、真实地收集脉动信息。

二、脉象识别

《黄帝内经》已经提到多达数十种的脉象,但命名不规范,形象不明确,彼此重叠的也有。

（晋）王叔和《脉经》始正式提出 24 脉，每种脉均给予形象描述和界定。从此以后历代脉书在脉象认识上只是脉象种类的多寡和形象上的意见有些不一致，少则认为脉有 16 种，如《景岳全书》；多则达 38 脉，如李永光等《现代脉诊学》（科学出版社 2010 年）。但都是按《脉经》的体系归纳脉象，脉象的规范，《脉经》功不可没。

近半个世纪来，教材、脉书迭出，尽管有些医家提出个人的经验、观点，以教材为标志，大体上根据（清）李中梓《诊家正眼》的主张统一到二十八脉上来，形象规定也基本统一，故二十八脉脉象，本文从略。

以下仅介绍笔者对于脉象识别的体会和学习心得。

（一）常脉认识

《素问·平人气象论》说："平人者不病也，常以不病调病人，医不病，故为病人平息以调之为法"。指出健康无病之脉为分析认识病脉的对照标准，对病脉的认识，先从常脉开始。常脉即无病之脉。但根据《黄帝内经》对常脉的描述，有有胃之脉、脉与四时相应、三部九候上下脉气呼应统一，以及五脏平脉、六经平脉、孕脉等等内容，可见常脉实际上不是一种独立的单脉，其表现多样，应该视为存在于脉象之中标志生命力旺盛、调控平衡能力良好的一些因素。其中胃、神、根是常脉因素中最重要的因素。

1. **胃**　又称胃气，《黄帝内经》提出的一种脉象因素的概念。意指脉象中反映生命的支撑力来自中焦脾胃之气，即后天之气。据《黄帝内经》的描述，有胃之脉在现象上以柔而微缓之象为脉中胃气存在的特征，这种柔而微缓有序之象，使有关脉象特征虽有而不过甚，如弦为微弦，钩（洪）为微钩，软而微软，浮而微浮，沉而微沉。反之弦而刚坚、洪而盛大无度、软而虚绵无力、浮而气散无收、沉而难及等等均属无胃之脉。不论常脉病脉，凡是有胃，就反映后天之气，亦即中焦脾胃中气的存在和充足，是生命力状态还好，对病理变化有自我调整修复能力的证明。

2. **神**　脉的神气，在理解上有些不一致，有认为即为胃气。笔者认为既然名词不同，其词义之源也不同，单作胃气解释太过笼统。神乃神采、神气之意，是生命力的显露。在脉象上表现为二点。其一，指切脉象至最清晰位置不变动，指下脉动之气稳定持久有序。其二，指力渐渐加大，使脉道受压，脉象渐渐扁平，脉力渐渐变弱，脉位下沉，直至脉道压绝，脉象消失，在此过程中，脉动对指压的反应和过渡（变化）自然清晰。

3. **根**　脉的根气是脉气中先天的生命力因素。察知脉根要重压脉道，其沉位和尺部有胃有神，压力之下不会骤然消失，即属有根。

以上对于胃、神、根的理解，显然三者是相关的，都是生命力的不同角度的反映。常脉必具胃神根,病脉只要不是死脉、重危脉,也应当有胃神根,但在病脉中胃神根的表现依病机性质和轻重,有显与弱的程度变化。病重之脉出现渐进的刚劲亢急或绵散节律无序,其生命期限必不会长久,因胃、神、根渐失。反之没有这种变化,虽有病,但不危,因胃、神、根尚存在。

(二)纲脉主张

纲脉对于学习掌握二十八脉有提纲挈领的作用。历史上提出的一些纲脉主张,不仅有六纲、八纲、十纲不同,而且六纲、八纲的内容各家也有区别。

纲脉的设定除便于学习掌握以外,还应该有利于对脉象三维动势和邪正盛衰的反映,这样有助脉象分析。(清)林之翰《四诊抉微》提出"浮沉迟数滑涩大缓为经,虚实为纬"的十纲脉主张,笔者建议将"缓"改为"小",成为"浮沉滑涩大小为经,迟数虚实为纬"十纲脉较好。十纲统二十八脉关系如下:

浮类:浮、濡、散、革、芤、洪。

沉类:沉、细、弱、微、伏、牢。

滑类:滑、洪、虚。

涩类:涩、结、代、促、缓。

大类:大、洪、实。

小类:小、细、微。

迟类:迟、缓、实。

数类:数、疾、促、动。

虚类:虚、濡、弱、小、细、微、散、芤、短。

实类:实、牢、弦、紧、长、大、滑、洪。

以上十纲脉分类中,一种单脉可以分归二类或二类以上的纲脉,不执一个单脉只归一纲的办法。所以如此系脉象属性的多样性,脉象属性的多样性反映了某一种脉的脉气、脉质内含的综合因素。设立纲脉不能为追求纲式简约而人为抹杀脉象属性的多样性。例如洪脉既具浮象、滑象又脉体大而脉力旺,所以分归浮类、滑类、大类和实类。缓脉作为病脉时其性状在微迟、类涩之间,所以分归迟类、涩类。滑脉具脉质流利、脉气旺两重特点,可分归滑类和实类。促脉其脉气既数又止,故可分归涩类和数类等等。十纲脉中,浮沉滑涩大小之六纲脉反映的是脉气脉质的三维动态,其中浮沉类体现脉气上下(骨、肤间)的动势,滑涩类为脉气前后(自尺至寸)的动势,亦即前后阻力状态,大小类反映脉体、横径方向的变化,故以浮、沉、滑、涩、大、小六纲为经。迟数类反映脉气的激发加速与低落抑制,虚实为脉气脉质和邪正盛衰的反映,故以迟、数、虚、实四纲为纬。浮、沉、滑、涩、大、小六纲经脉与迟、数、虚、实四纲纬脉互相穿插,大致上反映了脉象属性的多样性和全面性。

纲脉的归类是相对和粗糙的,对脉象属性的认识不能仅止于纲脉,譬如迟脉,有无力和有力的区别,则分属虚、实类脉,甚至有时同一迟脉其虚实属性并俱,其虚反映在无力,乃气衰之故,其实反映在迟滞,乃有邪气痹阻脉气之故,需结合望、闻、问诊全面评估。又如脉之长短因为在二十八脉中比较独立,虽没有单独归纳为二纲,而仅分列虚纲和实纲之中,但不能因此否定长短脉的特殊性。

(三)脉象结构要素

脉象虽有数十种,但构成脉象的要素不外如下十项。

1. **脉力** 脉动的力度,以强弱分别。二十八脉中洪、实、牢、大、滑、弦、紧均为有力之脉,虚、濡、弱、细、微、散、芤、短均属无力之脉。脉力的考量需注意不同个体和同一个体不同状态下的变化,如同为弦脉,此人强劲有力,彼人虚弦少力。同一患者前时脉弦有力,此时脉弦无力,等等。此外年龄、性别、气候、情绪等生理和环境因素都导致脉力变化,幼儿和儿童脉力弱于成年人,女性脉力一般弱于男性,如幼儿、儿童的脉力相当于成人常脉的脉力,则应视为病脉。女性的脉力如同男性一样旺盛,也多属病脉,脉力加重是阳气活动加剧的原因,脉力下降则由阳气活动降低所致。

2. **脉率** 每分钟脉动次数,是脉动速度的指标。数、促、疾、动脉皆脉率快,迟、缓、实皆脉率慢。彼此之间尚有程度差异,疾动快于数促,迟慢于缓实。脉率同样受生理和环境因素的影响,如新生儿每分钟脉动120次至160次,出生6月至12月的幼儿每分钟脉动120次至130次,2~3岁幼儿脉动90至110次,仍为常。天暑脉动会稍快是为常,但天寒脉气下沉却不会变慢。

3. **脉势** 脉动的张缩升降状态。浮、洪、大脉皆脉道扩张上浮,而细、微、牢、伏皆脉道下沉,弦、紧脉脉势呈向心性收缩。脉势既反映在某一位点的表现,也反映为三部九候脉动的综合动势。

4. **脉阻** 脉道中气血流通时的阻力,又称畅利度。滑、洪、濡、虚脉脉阻小,涩则脉阻较大。笔者体会涩脉在指下的感觉,不仅有自尺向寸方向推进失利,产生如刀刮竹之感,还有的涩脉表现为脉道的扩张与内缩(脉幅的上升与下落)阻力增加。一般情况下,数、疾、动等脉因流速增快,其脉阻较小。缓、迟类脉因流速减慢,其脉阻相对有所增加,但达不到涩脉的阻力程度。在兼脉的条件下,脉阻会发生改变,如缓滑脉,其脉阻并不大。具脉动止息性质的脉律异常脉,如结、代脉,在脉动止歇终结至脉动复起的一瞬间,往往有隐蔽的脉阻增加,待正常脉动复律后即消失。

5. **脉律** 脉动的节律。在脉象中专指脉动的规律性。二十八脉中出现脉律异常的脉仅结、代、促三脉,特点是脉动时出现规则或不规则的止歇,正常或慢速率的脉动带止歇的脉象称结代脉。其中,不规则止歇为结,规则止歇(如二联三联脉动带一止)为代,快速脉动带止歇的为促,都是心律不齐的脉动表现,是西医快速性心律不齐或慢速性心律不齐在脉率上的异常表现。脉律与心律大多同步,但不尽然,如房性或室性震颤,有时表现为模糊的郁数或细数脉,有时则表现为不规则的郁迟、细迟及迟缓(系有的心搏无效输血之故)。

6. **充盈度** 指脉道中气血的容量。容量少者如浮位脉中的濡、芤、革,沉位脉中的细、微、弱。又虚脉现于浮中沉位,其脉力弱,而且指压下其充盈度轻度不足,稍有虚空感。大容量的脉象,浮位脉中有洪、大脉,浮中沉位皆现大容量的脉有实脉,沉位脉中有牢脉。此外满脉(象)在当前疾病谱的条件下,甚为常见,其指感饱满稠浊,脉道两侧边较圆钝,是充盈度较高的脉象。滑脉的充盈度较好,多为气血未衰之象,故称其气血容量为充足,但滑而太过者也是有的,如此则滑象作为病脉出现。

7. **脉体** 表现为脉道壁质的厚薄和弹性好坏,亦即脉壁的质感。脉体贵在厚薄适度,柔和有弹性。幼儿或有的成年个体脉体单薄少力为气血未充或先天不足之象。二十八脉中濡、散、虚、弱、微、细都属于脉体单薄之脉。牢、实、革脉为典型的脉体坚硬之脉,其中牢脉壁质坚厚。弦、紧脉壁质特点是弹性欠缺,失去柔和感。缓、滑脉则脉体柔顺有弹性。

8. **脉形** 脉形表现为脉道宽窄、长短、曲直。就脉形宽窄大小言,洪、大、实的脉体均宽,细、小、微脉的脉形窄小。就长短言,长脉长,短脉短,显然易见。洪、实脉则类似长,动脉类似短。二十八脉中多数脉象的脉形微直不曲,惟弦、紧、牢、实脉直挺于指下,尤其弦、紧脉脉形之直是其显著特征。老年人动脉硬化日久者,寸口脉形常屈曲如蚯蚓,曲弯的成因系脉道中脉气和壁质的不均匀,脉气长期侧重之处,脉壁会向外弓曲,犹如河道水流偏冲某侧河岸,日久之后会形成河湾一样。所以对于弯曲之脉应分析其弯曲的方向,结合寸关尺、浮中沉位判断脉气与壁质不均匀的三焦脏腑部位。如果脉象曲而壁质坚,其内必有痰瘀阻结,最厚坚之处为痰瘀所阻最重的部分,可按三焦脏腑定位确定病位。同样脉气最强之处提示相对应的三焦脏腑有阳亢火重之变。

9. **脉位** 此指寸口脉的骨与肤之间的脉道位置,因此不包含寸、关、尺分段内容。脉位分类以浮中沉位最通用。也有主张浮中沉伏位,如《文魁脉学》。还有主张据古经要求分为9个层位,即浮、中、沉位再各分为上中下三层,据笔者经验,这种9层分位具有可操作性,只是较难。如脉位再过于细化,在操作上对多数业者有很大困难,当然从理论上而言,细分脉位的学术价值有待深入研究,未可因难度而一笔勾销。浮类脉的脉位浅,如浮、濡、革、散、芤、洪。沉类脉的脉位深,如沉、细、弱、微、伏、牢。其中,浮沉是脉位深浅的决定性因素,在兼脉中凡兼浮者脉位必浅,如浮滑、浮数、浮弦、浮紧……

凡兼沉者脉位必深,如沉滑、沉数、沉细、沉弦、沉紧……伏脉最深,推筋着骨乃得触及,总之浮、沉、伏常常不是单一的脉象,总是与他脉相兼,如沉脉多与弦、细、弱、微、涩、结等共现。虚脉、实脉的脉位最宽广,浮、中、沉位皆见。二十八脉中弦、滑、紧、数、结、代、促、大、小等脉均随病机而有深浅的脉位变化,长短脉理论上也当如此,经实践体会到,长脉多不深,短脉多不浮。

10. **胃、神、根**　胃、神、根的形象见前述。在二十八脉中,洪、滑、长、大等脉以及有的缓脉胃、神、根较好;散、微脉的胃、神、根极差;短、动、疾脉胃、神、根较差;虚、濡、细、弱的胃、神、根部分受损;弦、紧、革、牢、实的胃气不好,但神、根尚存;结、代、促、涩脉的神气有损伤,因而脉动之气出现止息或艰涩;数脉有力者胃、神、根存在,无力者为胃、神、根俱不足之象。以上只是对单脉胃、神、根的简单识别,不够全面。胃、神、根的表现更多的是通过兼脉反映,如弦滑脉胃气尚好,神、根具备;沉细弦刚之脉则胃气欠佳,神、根也不强;滑数脉虽为病态,胃、神、根仍充分;数结脉则胃、神、根偏差;浮洪有力,但不刚不散,底气充足,是胃、神、根较充沛的病脉;浮数若喘而细坚刚锐击指,底气反不足,乃胃败、神去、根气失之象;等等。

以上,脉力、脉率、脉势、脉阻、脉律、充盈度、脉体、脉形、脉位和胃神根都是构成脉象的基本要素,有的脉象由其中之一项构成,如浮脉、沉脉由脉位决定,数脉、迟脉由脉率决定,满脉由充盈度决定。有的脉象由数项要素构成,如洪脉由脉力强、脉位浮、脉形宽大、充盈度高、脉率快、脉势浮张等要素构成。其实任何一种脉象都具备以上十项要素,但侧重点不同而已,则侧重点就是形成脉象特征的要素基础。换言之,对脉象的识别就是从脉力、脉率、脉势、脉阻、脉律、充盈度、脉体、脉形、脉位和胃神根的偏重偏失的情况把握。

脉象十项要素可以定性,但其中有些要素在目前的学术水平下还不能够精确定量,脉力轻重、脉势张缩、脉阻大小、充盈度的盈亏、脉体的质感、脉位的浮中沉以及胃神根这七项要素在形象上的识别都具有一定的模糊性,反映在指感上存在诊脉之人的个体差异和程度判断上的相对性,此医说脉弦、脉弱、脉涩,彼医诊后却说尚不弦、不弱、不涩……,同一脉象不同诊者判断不一是常有之事,这种情况一定程度上影响了脉诊的应用价值,欲使脉诊达到精准,向造诣深的专家学习和长期实践中反复比较,是最好的办法。

(四)二十八脉认识

每一种单脉都有其形象规定,在此基础上,尚应从脉气脉质的角度认识二十八脉(详前文"脉诊思考与主张"),这是对脉象认识的深入。

(五)脉象补充

脉象特征除二十八脉之外,在临床实践上还可以发现一些脉动之象,这些脉动之象往往与二十八脉结合,并不单独出现,也不少见。

1. **郁象** 脉体扩张和回缩时幅度受限,有一股内力抵抗脉道的张缩运动,从而在指下产生一种脉道运动郁束的感觉。脉象显郁其原因必定是气机郁束,常因寒、热、痰、瘀、毒等内外病邪造成气机张缩受限,是气郁失畅的脉象反映,比较容易与弦、紧、满、涩、实、迟、缓等脉并见,也可以在细、沉、滑、数甚至浮等并见,产生郁细、沉郁、郁滑、郁数、浮郁等脉象。

2. **满象** 指下呈现饱满浑厚之象。满象的出现与脉道内脉质的稠浊和充盈偏多有关,所以属于痰浊太甚之象,而且往往挟有热邪,在高脂血症、高尿酸血症、高血糖症、肾衰竭等病患中较易出现脉的满象。

3. **糊** 脉象边线不清晰称为糊。常与滑、满并见。糊脉的产生与脉体松弛相关,在兼滑兼满的条件下,脉体圆钝又有较松软,则指压下脉边钝软不清晰,而呈模糊之象。凡是糊滑、糊满,必痰浊或湿浊内盛;而糊软脉则与气虚生湿蕴痰有关。

4. **亢象** 诊者指压患者寸口脉,可明显感觉到脉道内脉气上冲的动力,这股力在指压力量由重转轻、脉位由沉移浮时,会紧随诊者的指面上升,脉力大而脉幅高,呈脉气亢张之势,故名亢象。亢象的出现由脉气过张所致,与火旺热盛有关,如肝阳上亢、肺胃气盛等等,多伴滑数、弦数、洪滑等脉出现。常见于热病、高血压病、自主神经功能紊乱等病患。亢阳易耗气伤阴,久病之体所出现脉之亢象可伴见虚象,即在亢中存在一定的空虚少力感,这种有力之中兼无力的脉象称为虚亢,反映虚实并见的病机特征。

5. **劲象** 诊者指压逐渐加大时,明显感到脉道内的抵抗力,而且脉体较为坚实。与亢象不同,劲象在诊者指压放松,指位上移时并无脉力上追的状态,与亢象比较,张力不明显,只是强劲的抗压力(耐重压)。劲者脉气有力,为阳旺过盛,其脉体、外质多较坚厚,显示痰瘀结滞、气机内郁的存在,因此劲脉的出现反映阳气郁旺与痰瘀结滞并见的病机变化,邪毒结滞体内也易出现劲脉。劲常与弦、实、牢、满等脉并见,易见于高血压病、高脂血症、动脉硬化、肿瘤、糖尿病、变态反应性疾病等病患中。劲与亢可并见,称为亢劲,是阳气过旺,痰瘀阻络,气机活动既张盛又内郁的反映。

6. **气点气团** 在寸关尺、浮中沉任一部位或多个部位,出现点粒状其边界相对清晰的脉气,称为气点。出现边界清晰呈团粒状脉气者,称为气团。气点较小,气团较大,但两者并无严格区界,形态细小,指下略感尖锐者作气点认定,反之形态较大,指感圆钝的作气团认定。两者的病机意义一致,仅反映病变范围大小不同而已。气点气团的质地有濡滑、满浊和坚硬三种,凡质地濡滑的气点气团都表示相应部位的脏器经络有气火的升发和壅滞。如某例急性颈椎间盘脱出,左神经根压迫症患者,整个左侧颈、肩胛、肩头及上肢均剧痛难忍。诊其脉两寸部气团上突，以左寸尤其圆大突出，质滑盛不实，知风火上壅左侧肩颈，脉络不畅，予大剂白芍（50g）合甘草 10g 收敛上壅之气火，辅以祛风通络清热之味，服药 3 日，痛势见缓，服药 1 周，疼痛大减，服药半月，其痛若失，其寸部气团也随病情的好转、痊愈而逐渐变小至消失。如果气点气团质地坚牢不移，则应疑其痰瘀或痰毒内结，需先排查相应上、中、下焦有无肿瘤或结块的存在，排除后再查其他疾病。气团质地满浊壅盛者大多反映相应部位痰浊壅滞，易见于高脂血症、糖尿病、高尿酸证、肾衰竭等病症中的脏器病变，如脑、心、肺、肾之动脉硬化、管腔狭窄、局部瘀阻失畅等等。但痰毒结滞导致周围局部组织并发炎症者也可出现这种性质的气团（这种情况不大可能呈气点出现）。如一例女性右下肺中央型支气管肺癌伴空洞、炎症患者，其脉左侧沉细弦劲，右尺沉，指示肝气郁亢之变，询病史患有多年高血压病；右寸关则浮滑亢盛，右寸后部近寸关之间可触及一气团，质地满盛，指示右下胸内存在浊毒壅滞，与其右下肺恶性肿瘤和伴发空洞炎症相符，该处肿瘤空洞坏死和炎症都是痰浊瘀毒聚集的病变；患者右寸关脉气虽盛，重压下底气不足，又为气阴两伤之象，所以如此，由肝阳素亢、癌毒相加，两邪合伤之故。如气点气团位于中、沉位较深者，反映病变较深。气点气团时有时无，则多为风火。但气点气团的出现只直接反映体内相关部位气火痰瘀毒邪等因素聚集，局部气血不畅或张动的病机，而绝不能根据气点气团直接主证何种病证，否则不符合临床的实际情况。因为同一种病机可以出现在不同的疾病中，从而表现有异病同脉的现象。反之，以冠心病为例，有的病例在寸脉后部或寸关之间出现满或小坚的气点气团，但也可以呈现寸脉的细郁弦涩，此即同病异脉。

气点气团所反映的病位判断，大致按"脉诊思考与主张"中提出的寸关尺、浮中沉的三焦脏器分位推论，但人体是一个整体，阴阳气血的气机活动具三维全身性质，由于气机升降出入的复杂性，未必寸部的气点气团就只反映上焦的问题，关部只反映中焦胆脾胃的问题，下焦只反映肝肾盆腔和阳明大肠下肢的问题。有时候下病会出现上位脉的异象，上病出现下位脉的失常。如笔者接诊多例双侧卵巢癌患者，其癌块居下，但每当加重复发，则先有寸部气团出现。其寸部气团只反映有气火张动于上焦，但其来源于下焦的毒火，是下焦毒火的上浮上炎所致。如果将这些病例的寸部气团判断为上焦病变显然是错误的。不过气火上炎作为这些病例病机的一个因素，虽不能直接主病，但有辨证论治上的价值，反映患者的癌毒所致气机活动具有升发的特征，是癌性活跃的反映，治疗上应有相应的考虑。

7. 沉陷 沉陷为寸、关、尺一部或多部脉气一反常态，呈下沉不清甚至消失之象，其脉或细或不细。是所对应的脏器气血失注或不振的反映。形成原因有三种：①器官缺失。如肺、肝、脾、肾等较大脏器的切除。②脏腑经络瘀闭，气血难以注入。如肺不张、肝硬化、肺纤维化等疾病。③脏气大虚，无法振发该脏之气。曾见某男，患左肺巨大癌块，诊其脉，右手脉弦而滑满，左则极沉细下陷不清。所以如此，系因为左肺巨大癌块阻碍了左侧气机的宣发。因肝癌而作肝叶切除或肝硬化作脾切除者，屡见一侧或两侧关部沉陷不清，如一肝左右叶弥漫性肝癌患者，其右脉沉细郁结，左寸尺沉细弦滑，独左关沉陷不清，左脉如山谷地形，这些病例的关脉沉陷脉象均因肝叶缺失或脾切或大肝癌导致肝脏瘀闭不通，以致肝气升泄失司之故。至于沉陷脉的产生原因从现代医学角度看，目前仍属无解的疑题，但至少证明寸口脉象与内部脏器存在信息上的联系。

8. **浮势沉势** 浮脉、沉脉都是从脉位属性上规定的独立单脉，浮取即得，沉按则无谓浮脉，反之为沉脉。但濡、散、芤、革、洪不是浮脉，却都具浮的属性，因而归于十纲脉中的浮类。细、弱、微、伏、牢不是沉脉，有沉的属性，归之于十纲脉中的沉类。则其中的浮或沉的属性不称为浮沉脉，应作何表述？更有脉位虽在中位或沉位，其脉气具上浮之势，如中沉位的虚滑带浮性之脉及中沉位弦滑数也带浮性之脉等等。还有脉位在浮中位其脉象具沉郁下收之势，即脉象的回落较上升过程明显，如浮中位的弦满、迟涩代而具沉势。中沉脉位出现浮势脉象者，称为浮势脉，但非浮脉，浮脉与浮势脉都反映脉气的上张，但浮势脉必然存在与脉气上浮相反制的脉气活动，因而浮张有限，有浮势，却无浮位。浮势脉与芤脉近似，主要区别在于脉力大小，即脉气张浮之力重者为芤象，其力不重者称为浮势或脉气浮。浮中脉位出现收沉之势的脉象称为沉势脉，但非沉脉，沉脉与沉势脉都反映脉气的下沉，但沉势脉因同时存在与脉气下沉相反制的脉气活动，故有沉势，而无沉位，沉势脉较浮势脉少见得多。沉势脉与郁脉相近，而且往往并兼。主要区别是郁脉其脉动失张，沉势脉其力势显于回落。浮势沉势都是脉势性质之称，不是浮、沉、芤、郁脉象，表达上以浮势、沉势描述，其含义是清楚的。浮势沉势存在于一些单脉和兼脉中，不独立出现，都分别是气机上升或下降状态的明确征象，在脉象分析中不容疏忽，故需要单独讨论以示重视。

9. **边脉** 寸口脉在指压下，其两侧边缘的脉象称边脉。边脉通常上下两侧一致，如果寸关尺一段或二段或全部边脉的一侧或两侧在形态力量上不一致，则需分析其意义。参考意见是《文魁脉学》提出内侧边脉的变化反映五脏病变，外侧边脉的变化反映六腑病变。笔者认为外侧边脉的异常变化反映躯体病变较易得到验证。按照寸关尺不同位段的边脉分别对应上、中、下三焦的脏腑和躯体，即内侧边脉寸段主心、肺、脑等变化，关段主肝、胆、脾、胃变化,尺段主肝、肾、盆腔、大肠、膀胱变化。外侧脉的寸段主头、颈、肩、上肢变化,关段主两胁、及胸廓背部的变化,尺段主两胯、髋、腹股沟及下肢的变化。变化的性质分别从脉形脉力上分析,如边脉微弱为气虚血弱。边脉细弦为气滞血瘀,边脉圆钝为痰饮壅滞,等等。边脉变化在临床上是客观可见的,与脏腑躯体病变的对应关系的真实情况如何? 不敢铁定,但确实得到部分病例的支持,所以上述意见可供参考,但不必死拘。

10. **反关脉** 桡动脉不在寸口,而在腕背称为反关脉。反关脉因其表浅,多不认真对待。实则其状其象仍有一定分析价值。如反关脉滑盛则相当于寸口脉的浮滑气盛之脉,脉体满大,相当于寸口脉的满滑,因阳盛痰浊内壅所致。反关脉浮浅软濡为气血不足,反关脉曲折坚厚是痰凝重积之象,等等。一般而言,反关脉位置太浅,不能充分反映人体阴阳气血的三维动势,所以反关脉的信息不及寸口脉丰富。

11. **双歧脉** 一手或两手的寸口脉呈两条或三条独立脉道,但两出远多于三出,寸口脉呈三出极其罕见,故以双歧脉统称。如遇三出脉,可名之三歧脉。双歧脉的分歧点有寸、关、尺不同,自尺而分歧的为全歧,如从关部寸部分歧(以关部分歧多见)的是不全歧脉。双歧脉一般其中一条较粗,为主脉,另一条较细,为副脉。既往切脉容易忽视探寻腕后近中筋的部位,有的双歧脉的内侧脉靠近中筋,而且较深伏,这种双歧脉只有脉诊细微之人才会发现其存在。以笔者的经历,双歧脉在临床上虽非常见,但也不罕见,时或可遇。对于同一个体,双歧脉的出现有时并不固定,即可随体况或双歧,或无双歧。甚至随体况变化,同一个体双歧脉的主脉与副脉位置可以发生变动。有的个体双歧脉长期稳定。

双歧脉在临床脉诊分析中有何意义? 因缺乏大样本病例系统观察,尚无成熟的意见。部分病例提示,双歧脉的内侧脉的异变,可主脏腑里证的病机变化,外侧脉的异变可主躯体病变,亦即将边象的分析方法转移应用于双歧,换言之,双歧脉的两条歧脉相当于寸口单脉的两侧边脉,是边脉的一种异形发育,病机意义也互通。此为双歧脉假说,有待验证。

分析双歧脉的另一种思路:双歧脉主脉特显的,几乎相当于寸口单脉,可与另一手的寸口脉统一分析,而可以忽略副脉的意义。不过毕竟存在双歧,结合望、闻、问诊资料来留意双歧特征有无病机变化的征兆,这样的意识不能废止。

有的双歧脉的外侧一脉呈反关走行,内侧一脉仍在寸口,而且寸口之脉往往细于反关之脉。是双歧反关合并之脉,临床分析可参考双歧与反关脉的既有经验,不死执,也不无为。当寸口之脉明显细于反关之脉时,其寸口之脉即属于副脉,可忽略其意义。

（六）综合脉势

综合脉势指脉气和脉质浮沉张缩活动在三部九候范围内的空间态势，但却反映了相关的气机变化在三焦之间的立体态势，因而脉势是了解全身立体的气机动态的主要脉象环节。二十八脉中的浮、沉、迟、数以及上述脉之浮势、沉势都能反映脉势的一定特征，如浮脉和浮势反映气机的浮张，而沉脉和沉势反映气机的沉降，弦郁为气之郁束，洪大为气之扩张等等，但较笼统。脉势的识别不仅应注意寸、关、尺在浮、中、沉位的浮、沉、张、缩态势，而且还必须从三部九候立体的角度审视，称之为综合脉势，常见有以下脉势变化：

1. **单峰形**　寸关尺之间的某一部脉峰向上高突，而他部则较低沉。如图3：

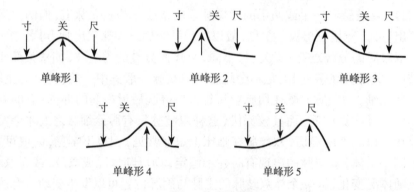

图3　单峰脉图

以关部或寸关之间、或关尺之间的脉峰高突而他部低沉的峰形较多见。单峰形脉势反映向上峰突所对应的三焦、脏腑之气机显著旺动升浮，而低沉部位所对应的三焦、脏腑之气机低抑。其峰突指感滑盛清灵者由无形气火所致。峰突指感满浊者由痰热、痰火、湿热、湿火旺盛所致。指感浮而小坚者乃痰湿之毒邪或痰瘀过盛所致。再根据脉峰浮突和低抑的脉位确定内应的三焦脏腑之气动变化之位，向上的峰突是分析的重点。如寸部峰突高浮指示心、肺、颅、颈、肩等相关的气动。寸关之间的高浮峰突则反映胸部和心、肺的相关之变。关部的峰突表示胸膈、肝、胆、胰、胃等中焦脏气的变化。关尺之间峰突显示脐腹、小肠等脏气的变化。尺部峰突反映大肠、膀胱、盆腔器官和腹股沟的相关气动等等。

2. **双峰形**　表现为关部或寸关之间、关尺之间脉气下沉为谷，而其两侧脉气浮突成峰，形成两峰夹一谷的脉势，故也称山谷形，如图4。

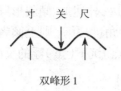
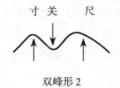
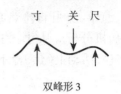

图 4　双峰脉图

　　双峰形脉势反映向上浮突的两个峰突所对应的三焦脏腑之气机旺而浮升,下沉的谷底所对应的三焦脏腑之气机沉降收缩。脉位对应的三焦脏腑之位的分析参照上述单峰形的精神。

　　3. 梭形(橄榄形)　关部或连带寸关间、关尺间的脉气、脉质充盈壅盛,而寸、尺则较细小。如图5:

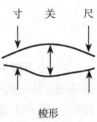

　　梭形不同于单峰形,梭形以关部或其寸关之间或关尺之间脉管的充盈和扩大、而寸与尺部则郁束收细为特征,单峰形以某一脉位的脉波高大、他部则低落为特征。所以梭形表示相应部位脉气和脉质的壅盛,即中焦或连带其上下部位痰浊、湿浊、痰火、湿火甚至浊毒的旺盛,而上下焦则气机滞郁,故寸尺脉形郁束。

图 5　梭形脉图

　　4. 台阶形　寸关尺某近邻的二部如寸关或关尺上浮成同一平面,形成台面,而另一部则沉下为底。如图6:

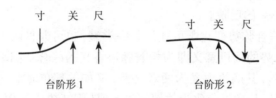

图 6　台阶形脉图

　　台阶形与峰形的区别是指下浮突的部分,没有明显的峰突,而呈一种平面感,与另一下沉部位之间的落差形成台阶样脉感。这种脉势反映三焦上下的气动之变呈近邻的二部旺浮而另一部低沉的不一致。

　　5. 倾斜形　脉象倾斜就是脉气的倾斜,把寸部浮沉作为上下的标志,有寸位浮、关位中、尺位沉之上坡式倾斜,和寸位沉、关位中、尺位浮之下坡式倾斜,前者简称为上倾,较常见,后者简称为下倾,较为偶见。倾斜形的高位脉为顶,最低位脉为底。上倾者意味着脉气由底部即尺之沉位逐渐向顶部寸位升浮,反映了病机无论虚实都存在气机的升逆,如肝郁阳亢、风阳上逆、中虚生火、阴火上炎等等。下倾者乃脉气由顶部尺位浮亢上升逐渐向底部寸位收束、衰落,如肝胃壅热或阳明实结、而气郁失达(失上达、外达)。倾斜形脉象的病机分析应从寸、关、尺分别对应上、中、下三焦的角度理解,则上倾者表示气机活动上(焦)浮下(焦)沉,而下倾者是气机上(焦)沉下(焦)浮的反映。如图7。

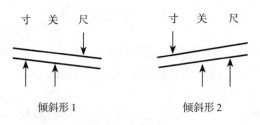

图 7 倾斜脉图

6. 上下壅束不均形 一般反映为寸关与尺或寸与关尺之间,一端脉气郁束细弦,另一侧脉气壅满盛大,是梭形的变形脉势,也是上下气机一壅一束的反映。其中寸部壅大而关尺束细的脉形,如寸部满大、滑大、滑满而关尺细弦、细滑、细弱,状若蝌蚪者,称蝌蚪形,反之状若温度计者,称温度计形。脉势上下壅束不均是三焦上下之间气机分布不均的脉象表现,壅者气盛质满,束者气、质均少。不过束者乃气郁气收之变,不可视为虚的病机。

7. 上下虚实不均 即寸与关尺、或寸关与尺、或寸与尺,呈脉气脉质一端强一端弱、一端盛一端衰的变化。系上下之间气血阴阳的盛衰不一所导致的气机活动盛衰不一的反映。

以上各种综合脉势变化既可独见某一类型,也可兼见两种或两种以上的类型,则相兼脉势的病机意义即为相兼脉势意义的综合。如单峰形与梭形并见者称为梭峰形,其病机意义为两者之兼,又如关部单峰形又兼寸与尺一壅一束或一虚一实,其病机变化为关部气机亢盛(阳旺热盛);而寸尺之间,其一为气壅痰湿较盛,另一端则为气之郁束或气血不足。此外需评价各种脉势的程度,如同为单峰形和台阶形,其峰突或台面的张度因具体病证而异,是相应脉气动势的程度差异。

(七)其他

1. 脉气不匀 寸关尺全部或某临近的二部指下有数个不连接的小团样脉气活动,使该部脉气缺乏匀均感,为相应的三焦脏腑痰浊、湿浊内盛的反映。有的虚细脉象在细而虚空之中出现点粒样脉气移动,可考虑为气虚生湿的病机变化。

2. 绵力不尽、余力不绝和耐重压 指压寸关尺一部或二部或全部,原本脉虚弱者,重压下其虚绵之力不绝,称为"绵力不尽"。不虚之脉当指压力渐渐加大,指下脉力渐渐减弱,但重压之下,脉之余力不绝,称为"余力不绝"。如脉力强盛而重压不绝且脉力仍然强盛者,即称为"耐重压"。这三种脉象都是内阳内气不同程度旺盛的反映,"绵力不尽"是虚实相兼病机条件下的阳旺脉象。"余力不绝"和"耐重压"则多为气实热盛条件下的阳旺脉象,尤以"耐重压"之脉为甚。

3. **脉体迂曲** 详前"脉象结构要素"之"脉形"。

(八)兼脉识别

同一人的寸口脉,在同一位点或不同位点上呈两种或两种以上的脉象兼合的情况称兼脉,也称复脉。对兼脉的理解不能局限在二十八脉的兼合上,而应结合脉位脉性认识。

1. **脉位**

(1)同位相兼:左右手、寸关尺、浮中沉之中同一位点多脉相兼。如同一寸部脉象细弦,同一关部脉象滑满。同在浮,寸关尺均洪滑,同在沉,寸关尺皆细数。两手之间,同一侧脉皆浮数……

(2)异位相兼:左右手、寸关尺、浮中沉之间不同脉位不同其脉。如寸脉浮滑而关尺滑满,或浮位滑数、沉位郁数,或一手脉浮数而另一手脉弦数……

2. **脉性** 按同性相兼、异性相兼分类,如浮数为二阳脉相兼,沉细弦为三阴脉相兼,沉细滑为二阴一阳脉相兼,沉细滑数则为二阴二阳脉相兼。如果一手脉浮大,另一手脉沉细,也是一种阴阳脉相兼(此例为异位的二阳二阴脉相兼)。结合脉气相兼脉质的认识,尚可以进行脉气脉质同异的分辨。如前述浮数为两个脉气浮张脉的相兼,沉细弦则为三个脉气沉束脉的相兼,滑满脉属脉气旺脉质盛的兼脉……。(参阅后"脉气脉质分析")

兼脉识别中脉性与脉位因素不可分离,需综合观察。因为兼脉常见又复杂多变,但兼脉识别是后述兼脉分析的基础,所以务求客观、全面,先予整体观察,然后把握重点和细节是兼脉识别的二条方针。

三、脉象分析

脉象识别重在认识脉动之象,在脉诊认识上处于表象阶段。脉象分析则是脉诊深入脉象内部的病机本质的阶段,也是体现脉诊价值的阶段。

迄今为止,脉象分析的主流模式是脉象主病,传统的脉象主病内容均依据脉象来寻找与中医病证的关系,如浮脉主表,紧脉主寒,浮而紧之脉可主风寒束表。又芤主失血,微主亡阳等等。前论"脉诊思考与主张"已分析了脉象主病的有限性和不稳定性及其原因,是导致脉诊技术大面积被淡化的重要因素。近数十年来有少数学者探索脉象变化与西医病症之间的关系,通过脉象分析能在不同准确程度上得出西医的病症诊断,这是对寸口桡动脉认识的另一种发展,但与中医辨证论治的路线和理论不接轨,所以不能归入中医学术性质的脉诊研究。

脉象分析在中医领域离开了病机分析就容易失真,也没有深度。但脉象种类多,内含因素复杂,干扰影响的因素也多,脉象的变化微细难识,所以脉象分析是四诊诊断中最高难的技术,如果不探索其中的规律性,总结正确的临床思维、路线与方法,显然难以完成高质量的脉诊分析。

脉象分析首先应执阴阳为纪的认识路线,从脉动之象深入脉动之内,将脉动一切因素纳入审视之中,其中又以脉的力、率、势、律、阻、位、体、形、充盈度和胃气神为要,分列阴阳属性,以脉气脉质归纳为无形与形质因素的各自变化,从各种因素的同异属性、属性的程度差异与变动、组合上的千变万化以及相互的关联,以及通过脉位分布,认识到脉气脉质的气机活动内容,这是脉象分析的基本技巧。

脉动无论如何复杂多变,其中的阴、阳、气、质的各种变化均意味着体内阳气与阴质的盛衰动滞的状态。其中阳气与阴质之盛、之动、之滞往往与阴性或阳性的邪气的存在有关,而阳气与阴质之衰为正气不足的方面。脉诊分析的最终目的就是要明确病机。

(一)影响脉象因素的分析

影响脉象的因素有年龄、性别、情绪、身体活动、饮食、药物作用、季节等方面。这些因素除性别外,其余都属于临时或阶段性影响脉象的因素。在脉象分析中,对影响因素的作用需视具体情况而论,不可简单认定。

多数情况下脉象受影响因素的作用而变化,被视为失真,应予排除。如情志和身体的活动,在一定时间内使脉动加快、脉气高张或抑郁下沉。在有关因素的作用消失后脉动就恢复原来的真象。为了防止分析失误,应在相关影响因素消失后再予脉诊和分析。人与四时相应,夏令脉多浮大滑稍数,不可一概以为热病,冬季脉多沉,不可一概视作寒凝或阳虚。病房患者因输液或使用泼尼松等激素药,其脉多变为浮大亢数,不能不加分析就以为阳旺内热或肝火肝阳。过饥则脉气虚,这是临时的机体反应,不当作为病态的气虚看待。饮酒后其脉必大滑亢数,是酒性张扬之故,而非其他病机所致。对影响脉象各因素作用的认识,不全依靠专业知识技能,生活社会阅历的丰富对脉象分析也起到加强的作用。

影响脉象的因素都是在个体的反应特点基础上产生作用,有称之为体质特点。况且个体对影响因素的反应本身,也是其阴阳、气血、邪正盛衰和脉气脉质的气机动势特点的反映,所以当影响脉象的因素在发生作用时,首先应分析其中有无反应病机的信息。有一患者候诊时因故与人口角,暴跳如雷,经劝阻经久方能自控,诊其脉弦劲亢数,脉气极为刚亢不柔,犹如不快仍在发生,知其肝火极盛。询其病史,患高血压病10年,近3年来虽服用多种降压药,血压控制仍很差,经常收缩压达160mmHg以上,甚至200mmHg,双亲均已故于高血压中风。言及候诊时的暴怒,患者自惭有错,但说每遇闹心,则盛怒难以自制。这个病例盛怒之下的脉象,真实地反映其肝火肝阳易于暴张的病机特点,不仅不能作为干扰而排除,反是观察其人病机的良好窗口。又诊一患者,初切脉时沉郁不扬,患者诉多言后气短,但此症在心绪焦急不快时易作。患者陈述病情过程中,其脉内力转强,则知其气短并非气虚之象,而是肝郁气盛、气机失畅所致。此外夏令炎热,脉气当张,如果其脉反沉弱,即便不细不微,也无肢厥畏寒症状,也应当考虑阳虚脉气不振的可能,因为暑热对阳气的推动,部分地抵消了阳虚的气沉。使阳虚者夏令之脉可不微细。反之冬令脉不沉,反外浮或中位而滑,不可认为其人气血旺,反倒有肝阳亢盛或外感风热之可能。因为如果没有冬寒气收的反制,则其脉将更加浮张滑动。

影响脉动的因素在作用上分阴阳两种属性,它们对脉气脉质的气机运动作用相反。阳性的因素,炎热、兴奋、失眠、盛怒、饮酒、辛辣进食、泼尼松、葡萄糖注射液、激烈动作等都引起脉气高张的阳性反应。阴性因素如寒冷、黑暗、恐惧、疲惫、抑郁、饥饿等等均引起脉气脉质抑制、低落的阴性反应。而个体的体质特点或其固有的病机变化,对阴阳影响因素的反应有适度、过度和低度之分。一般而言,对适度反应应予排除。过度或低度反应一般可视为个体的体质基础或病机特点与影响因素的综合反应,对阳性因素的阳性过度反应是其阳旺气盛的表现,反之为阳弱气郁反应。对阴性因素的过度反应是其阳衰气虚气郁的反应,反之为阳衰气虚气郁不甚,或阳气盛的反应。对于影响脉动的因素,度的考量是评价机体反应和脉气脉质气机动势的有效概念。

年龄性别这种生理因素,在脉象分析中有特殊的意义。不同年龄阶段如男女性别在脉动上各具特点,这不是病态反应,反而是脉象分析中需要作相对性比较分析的条件。幼儿和儿童脉气快利,脉质单薄,这是正常的,不能用成人的标准评价为气虚血少。幼儿和儿童的气虚血少之脉,必须在幼儿儿童的范围内比较。女性脉多数较男子细软,不能简单作为气血不足看,女性的气血不足脉,其脉气脉质特征也要在女性范围内比较。阳明气盛之证常出现洪脉,但高年阳亢日久之体,其脉往往在弦数之中具有程度不等的大、亢、滑、浮、脉幅高大、来盛去衰的洪象,则此洪象不是简单的阳明气热,而是肝胃郁亢日久,气阴两伤,导致脉动失去控制,向过度浮张方向运动。对年龄、性别的脉动影响在分析上,经验的积累相当有益。

(二)脉象的阴阳分析

"微妙在脉,不可不察,察之有纪,从阴阳始"(《素问·脉要精微论》)。如同八纲辨证以阴阳为总纲一样,脉象分析以阴阳为纪,是脉象分析的第一要则。如果脉象分析死死地从浮主表、沉主里、迟主寒、数主热、滑主气血盛、涩主气血枯……入手,然后一一分解,则思路表浅刻板,难以掌握脉动的基本规律。因为一切脉动之象皆可以总归于阴阳属性关系,皆可以从阴阳的相济互制关系得到解读。

1. **脉象和脉象构成要素的阴阳分析** 二十八脉按阴阳属性分类一般可分为阳脉、阴脉和阴阳兼性脉三类。

阳脉:浮、洪、大、滑、数、长、牢、动、疾。

阴脉:沉、小、细、微、迟、缓、涩、弱、伏、弦、紧、结、代。

阴阳兼性脉:濡、散、革、实、虚、促。

以上分类是粗线条的,临床实际分类尚应视综合表现而定,如同为弦脉,细弦为阴脉,弦亢为阴阳兼性脉,涩分有力无力,涩而有力为阴阳兼性,涩而无力为阴脉等等。所以如此,系无论单脉、兼脉,均内含脉力、脉率、脉势、脉律、脉阻、脉位、脉体、脉形、充盈度和胃神根十项要素,依据当时生理状况和病机,要素之间发生偏侧偏失的变化,从而形成当时的脉象,必须分析脉象要素状态,才可以将脉象阴阳分析具体化。参见表1:

表1 脉象要素阴阳分析

脉性	力	率	势	阻力	充盈度	位	形	体
阳脉	强	快速	亢张	利速	高度	浮、寸	宽大长直	厚而有弹性
中间态	柔感	适度	和缓	滑利	适中	中、关	适中微直不曲	柔而有弹性
阴脉	弱	迟缓	郁束或不振	涩滞	不足	沉、尺	细短弯曲	单薄或坚硬

从单项因素作阴阳分析,有时不够全面,如充盈度高的脉象大多有力,故高充盈度脉定性为阳脉,正确的居多。但充盈度虽高而力弱之脉,如濡满则属阴,所以考察充盈度的阴阳属性,结合脉力等其他要素综合分析,比充盈度单项分析更准确。又如在脉象的构成要素中,脉律有规律和时止时息两种状态,不宜做简单的阴阳定性,必须结合其他要素的情况才能确定,如脉律规则但快速有力则属阳性,软弱无力则属阴性。脉动时止时息本身属于阴性,但结、代、促脉如有力则为阴阳兼性,如无力又纯属阴性。胃神根本身是人体阳性的生命要素,以有无为辨,有胃神根者阳旺而适度,阴足能涵阳。

对脉象和脉象构成要素的表现作阴阳定性分析的意义,一般而言,阳性状态表示气血阴阳旺盛,气机升动,、浮亢散越,多见于阳证、风证、火证、实证。阴性状态表示阴阳气血不足,病邪凝滞,气机沉降收敛,病多阴证、寒证、虚证、痰饮水气、瘀滞、积滞及气滞、气陷、气收等证。当脉象兼具阴阳属性时,其病机意义也是阴阳两性的结合,如散脉之浮散为阳性表现,空软无根则是气血阴阳大虚,属阴性表现,综合分析,散脉的病机为无根之气的飘散,极虚甚危之象。

脉象的阴阳分析不能教条,而应该融合相制相生的机制和时空因素深入细节和本质,譬如革脉以浮坚而空为其特点,坚由空生,系阴血亏损所致阳刚之象,浮也是源于阴血亏损、不制阳动的缘故,故革脉的重点在于空,因空而生浮、坚之象,此脉阴阳兼性,阴性为本,阳性为标,病机上阴血亏虚为本,阳气刚急为标。可见脉象阴阳分析并非简单枯燥之举。

2. 脉象阴阳分析的多样性和相对性 脉象阴阳分析与判断在应用上需要对立的参照物,参照不同,其阴阳属性的定性有可能不同。事物的阴阳属性在抽象中归结于非阴即阳这一点上,而在具体演绎时阴阳相对无穷。《素问·阴阳应象大论》"阴阳者天地之道也",是对阴阳万象归一的抽象。《素问·阴阳别论》言"所谓阴阳也,去者为阴,至者为阳,静者为阴,动者为阳,迟者为阴,数者为阳",这指的是阴阳无穷的相对演绎和多样。脉象中阴阳属性的多样性和相对性,是脉象分析需要注意的方面。阴阳分析的相对性与多样性,在脉象上有以下表现:

(1)种类繁多:脉象的构成要素有十项之多,以其不同组合,可构成的单脉数十种,再以数十种不同单脉在同或不同脉位的兼合,又可形成巨量的兼脉,任何单脉和兼脉皆有阴阳的属性特征。这是脉象阴阳分析的多样性。其实脉象的阴阳多样性体现了阴阳的普遍性,也是思维上可以抽象归一的客观存在。即脉象虽多,不外阴性阳性的变化而已。

(2)同一种脉象因素或一种脉象,其阴阳定性因比较角度不同而异:如脉体(脉道的壁质)坚硬者为阴凝结滞过甚的现象,与柔滑弹性丰富的脉象比较,属于阴性。但脉体之坚与单薄相比,坚脉力重,单薄脉力软,则前者为阳,后者为阴。不过这种相对的阴阳分析在脉诊中,由于可变,因而增加了不确定性,应用时要有一定限制,防止滑入脉无定性的陷阱。关于脉象这种相对性现象,笔者比较愿意用阴阳量级概念来分析(详后)。

(3)同一种脉象因素或一种脉象,其阴阳定性随附加条件之变而变:例如浮脉,有力者为阳,无力者为阴。迟脉而滑则为阳,迟而细则为阴等等。这也是脉象阴阳分析相对性的一种表现。能改变脉性阴阳的附加条件,其具有的阴阳属性往往比较强烈,因而居主要地位,使脉象的阴阳定性偏向于属性强烈的方面。如沉细但极有力,可以认定为偏于阳性脉,因极有力已是主要特点。这种情况用脉象的阴阳量级差异和兼性组合的角度分析更全面、更合理（详后）。

以上脉象阴阳分析的多样性要求我们以阴阳对立统一观点提纲挈领地分析脉象。脉象的阴阳属性分析的相对性，要求分析脉象时保持一定的灵活性，但尚应深入探讨相对性的原因，从阴阳属性的不同量差与组合认识将使脉象分析生动、深刻而正确。

3. 脉象阴阳属性的量级差异与组合　阴阳存在量差，《黄帝内经》中关于三阴三阳的名称就是经络的阴阳量差分级。一阳者太阳，二阳者少阳，三阳者阳明，一阴者太阴，二阴者少阴，三阴者厥阴。近年来常州徐迪华著《中华脉诊的奥秘——附 200 幅脉图解析》一书（江苏科技 2005 年版），总结《黄帝内经》的记载对脉象阴阳属性，提出微、甚、悬绝三个量级和阴阳量级结合脉的观点，将这个观点和方法引入脉诊分析有助于克服单纯阴阳定性有失笼统的缺点。在一定程度上深化了脉象分析技术。

参考《内经》和徐氏的意见，结合临床操作经验，关于脉象的阴阳量级与结合方法作如下规定。其中量级名称为通俗好用考虑，分为"甚""较""略"三级。

（1）单脉的阴阳属性量级从要素分析入手：如：

濡脉：浮而无力，稍加压则脉道微空，为阳性较弱又略呈阳气浮动之阳兼阴脉。

洪脉：浮大滑盛而数（文献称其来盛去衰，即脉道阻力甚小，脉动下落甚速之象），为阳位阳脉，阳性甚强。

弱脉：沉而软弱，为阴位阳气较弱之象，阳性较弱之脉。

微脉：沉细微弱难显，为阴位阳气甚弱之象，阳性甚弱脉。

实脉：脉浮中沉位皆大长有力而又微弦略滞，为阳性甚重，气机略沉滞或较结滞之象，阳性甚，兼略阴或较阴之脉。

等等。

（2）兼脉：阴阳量级分析依据单脉的组合，兼脉的阴阳属性相兼类型，从脉种兼合观察常见者有：

二阳脉：浮数、浮洪、浮大、浮长、洪数、滑数……为阳动较强之脉。

三阳脉：浮洪数、浮滑数、滑大数……为阳动甚重之脉。

二阴脉：沉细、沉迟、沉涩、沉结、细涩、细弦、弦伏……为阴敛或阳衰之象，阴性较重。

三阴脉：沉细迟、沉细涩、细弦结、细弦涩……为阴敛或阳衰，阴性甚重之脉。

一阳一阴脉：浮紧、浮弦、弦滑、细滑、濡数、濡滑、沉数、沉滑……为阳略动而阴略敛的阴阳兼性脉。

一阳二阴脉：浮细迟、细弦数、浮弦涩、沉涩数……为阳性略重、阴性较重之阴阳兼性脉。

一阳三阴脉：浮细弦迟、浮细弦涩、沉弦涩数……为阴敛甚重而阳动略作之阴阳兼性脉。

一阴二阳脉：沉滑数、细滑数、弦滑数、浮弦数……为阳动较重，阴敛略显之阴阳兼性脉。

一阴三阳脉：滑大数结、弦劲滑数、浮弦滑数……为阳动甚而阴敛略作之阴阳兼性脉。

二阳二阴脉：浮细弦数、沉细滑数、弦结亢数……为阳动阴敛均较重之阴阳兼性脉。

对兼脉的阴阳属性量级评价还不能仅仅以脉种为依据。尚应综合组成兼脉的单脉本身的量级状态。如浮数为二阳脉，一般其阳性的量级小于浮滑数三阳脉，但假设患者浮数而其脉力甚重，浮滑数而其脉力处于略重态，则这样的浮数虽属二阳脉，但在阳性的量级上已超过这种浮滑数三阳脉。还如沉细与沉细迟，从脉种组合上看，后者为三阴脉，其阴性过于沉细之二阴脉。但沉而甚细与沉而略细略迟比较，前者虽为二阴脉，其阴性之强甚于后者三阴脉。

脉象的阴阳属性组合还有比上述更复杂的，据理分析，不再赘述。

无论阴阳组合简单或复杂，均不外同性相兼、异性相兼二大种类，相兼的量级也有等级大小的差别，反映了阴阳属性的强弱之别，量级越大，同性组合的因素越多则其属性也越强，反之就较弱。对于异性相兼的单脉或兼脉，其内在的阴阳属性强弱，大致也由阴阳量级的大小和同性的组合因素的多寡决定。

（3）阴阳量级分析的相对意义：阴阳量级分析反映了脉象阴阳属性存在量的变化，但在目前中医临床形态下，并非分析越精细越有价值。譬如，沉细与沉涩，除非其中一组脉象的特性异常强烈，如沉细而甚或沉涩而甚，否则一定要比较出何者更具阴性，临床意义不大，模糊的视之为两组脉象皆为阴即可。

强调一点，以指感测定脉象阴阳属性的量级带模糊性，模糊的测定方法要达到比较准确，心智与经验至关重要。

4. **脉位的阴阳分析**　一般而言，寸部、浮位脉属阳，尺部、沉位脉属阴，关部、中位脉居中。如关部、中位脉的主要表现偏上或偏下，则其阴阳属性也偏阳（脉位偏上）或偏阴（脉位偏下）。可见脉位的阴阳分类是脉象阴阳属性判定依据之一。脉位特征意味着脉道中气血阴阳邪正活动的张力与活跃程度，更与气机活动的空间趋势相关。阳位脉反映气机的升浮、趋上或趋表,阴位脉表示气机的下沉、趋下或趋里,不浮不沉脉,其气机活动在中焦。

对兼脉,其脉位关系有同位相兼和异位相兼两种,如浮位滑数或中位滑数都是同位滑数相兼。如果某人之脉气寸部浮突滑盛,关尺部则沉细弱数,形成寸部二阳较盛之脉,关尺部三阴一阳脉,属阴盛为主略兼阳性的异位兼脉,则此人之脉象反映中下焦脾胃中气或先天肾气阳弱气虚,继发虚火上浮或外浮的病机变化。又如寸脉浮取呈滑数二阳脉,加压至中位或沉位脉转细弦,尺部脉也呈沉细弦数,则其人沉位和尺部均为阴性较重之脉而略带阳动,寸部之浮位呈阳动之脉,反映下焦肝胃阴虚产生亢火,亢火上浮形成上焦或体表的阳性症状,但其病机之本在于下焦肝肾的不足,表现为沉和尺的沉细弦数象。这两个例子都是异位相兼。

由此可见脉位的阴阳分析可大概地提示脉势的状态,脉势又提示阴阳气机运动的三维空间特征,这在脉象分析中是重要的分析内容。但脉位分析必须结合脉象多方面因素综合考虑,才能为脉象分析揭示出丰富的病机过程和因果关系链。

(三)脉气脉质分析

脉气脉质的概念详前篇"脉诊思考与主张"。脉气脉质的变化是脉象变化的内在依据,完成了脉气脉质的正确分析,也就是抓住了脉象的本质。脉气脉质的属性由脉象各构成要素的状态决定,所以脉气脉质的分析就是对脉象中各构成要素的分析,本质上也是脉象阴阳分析的延伸。

1. 脉气分析　脉气是脉中之阳,表现为脉力、脉率、脉势、脉律、脉阻、脉位和胃气神方面的变化,这些变化又归纳为脉气的力量和气机的动势二大方面。

脉力:以强弱轻重评价,一般而言太过不足分别反映脉气的盛衰状态。

脉率:以速度评价,一般而言太快过迟是脉气活动兴奋与不振的反映。

脉势:以浮沉张缩为表现,是显示脉气的气机动势的重要指标,其中浮沉为上下方向的气动趋势,由脉气升降所致。张缩反映为脉幅的高低宽窄,表示脉气的扩张与内缩。浮沉张缩的强度大致上与气机升降张缩的程度一致。脉势宜综合分析(详本文"脉象识别"之(六))。

脉位:左右手、寸关尺、浮中沉皆是脉位,是脉气活动所形成的脉势的变化空间,也是人体气机活动三维空间的信息反映。

脉律:脉动的节奏,以是否规律判定脉气续接有无异常,正常人的脉律规则有序,异常脉律反映脉气之动的失序。

脉阻:以指感利涩即脉气活动的流畅度评价脉道阻力的大小,需注意脉阻的观察有气血由尺向寸流行和脉波上下张缩两个方面,这两个方面是统一的，但在指感上，患者之间可以各有侧重。正常脉阻以带质感的滑利为好，水滑或拖滞分别是脉气虚利和滞涩之象。

胃神根：柔滑略微虚缓、脉动稳定持久有序、对指压大小的反应从容自然、沉尺位气动有源不绝，分别是胃、神、根之象，亦即脉气足而协调好的表现，反之为脉气亏虚、协调力下降之象。

总之以上脉力、脉率、脉势、脉律、脉阻、脉位和胃神根都是脉气的气机活动的变化形式。与脉力共同形成脉气的变化。

正常脉气：脉力柔盛，脉律规则，脉率适度，脉动滑利适中，脉势脉位随体况、季节等变动而适度变化，不太过也不迟钝，如冬偏沉，夏偏浮大，春秋稍弦滑。脉含胃神根等等，亦称中（冲）和之气。

异常脉气：分阳性太过与阳性下降转阴二类。脉气的阳性太过表现为脉力强劲，脉气活动急数、亢盛、高张、滑利太过。如浮滑、洪数、亢劲、滑数等脉象。多与风热、风火、气热、肝阳、肝风、内热、内毒等阳邪的盛实有关。阳性下降的表现为收敛、迟涩、沉降、歇止、脉力不振等。如沉伏、细弱、微细、郁、涩、紧、弦、迟、结、代等脉象。显示阳虚气衰或寒凝气滞或痰、气、瘀、热、积、毒等因素导致的气机滞郁不张。

脉气的变化除单纯的太过或不及之外，还常见太过与不及两种或两种以上脉气活动兼合的变化，单脉如虚脉、濡脉，其脉势张浮，其脉力则虚，弱脉脉力弱而脉势沉，牢脉脉力强而脉势偏滞，则虚、濡、弱、牢都有两种脉气活动的综合。革脉力重，脉势既浮又紧缩，拥有三种脉气的活动。兼脉中的弦滑、细数、沉实等也由两种脉气活动兼合，其中沉、细为脉气下沉，滑、数、实为脉力强盛，脉动利速。不难理解，脉气活动相兼有同气（相同脉气活动）之兼和异气（相反脉气活动）之兼两种情况。

相反的脉气变化的兼合反映了病机的复杂性。如上述虚、濡脉由于气虚乏力，导致虚气失去约束，从而有浮动之性。弦滑、细数、沉实都由阳热内郁，牵制了气机的外达，使脉气之动在阳性太过的基础上又有限制、内收、下沉的一面。实脉的脉力在浮、中、沉位三部皆强劲有力，但强劲中又常有一定的迟滞气，是脉力之重、阳性强劲与脉势略缩、脉阻略大的结合。紧脉通常视为寒凝气收的脉气活动，但紧脉有力，否则不可能紧如绞索。所以紧脉的脉气活动除气收之外，还有内力外撑的一面，也是两种相反的气动的合成之象。从脉气变化的角度看，将紧脉作单纯的寒凝脉看是有欠缺的，紧则气束强烈，惊、寒、痛之甚者皆有可能脉紧，而其中的内力纳入病机判断中应视为里阳内热之象，作为遣方用药的一个依据，紧脉应属强烈气束与里阳内热综合之脉。如果没有里阳内热，而仅有较甚的脉气收束活动，所现之脉不会是紧，而会是沉伏甚细之象。

　　脉气活动的相反之兼有的比较隐蔽，或易掩盖，如虚亢之脉因其亢势较显著而易忽略包含其中的虚气。有的沉弱之脉会在沉位上、中、下层的某一层，或寸、关、尺的某一部有一不强的郁力。如果被疏忽，则脉气分析有失全面。至于对脉气活动相反之兼不以为然者，是思维上的僵化，不利于脉诊的深入。换言之，对脉气活动相反之兼的正视和分析，是脉诊分析可以深入的重要方面。

　　脉诊中对二十八脉形象，通过分析其中脉气的力、率、律、势、阻、位及胃神根的变化，掌握脉气活动特征，太过者示阳旺气强，流行利速，不及者示阳衰气阻、流行迟涩，这是经常性规律。特殊情况又当另作分析，如生命重危阶段也有元气大虚而失去自控，阳气暴张，脉气变为刚劲有力。但其存续时间必不能持久，古人认为甚虚之体见大盛之脉，属于危象的见解是有道理的。

　　2. 脉质分析　脉质分析包括脉象中各种形质的因素，属于脉中之阴的范畴，概念详前文"脉诊思考与主张"。在脉象上又分为二：其一为脉管内流动输注的内容物，即内质。其二为脉管壁质的成分，即外质。它们的存在均可以在脉象中以稠浊度、充盈度及脉道的曲直坚柔、厚薄、弹性等状态在指感中被认识。换言之，脉质信息存在于脉象的脉体、脉形、充盈度及质感之中。脉阻受脉道的阻力、脉气推力与内质对脉壁的摩擦力大小三个因素的制约，则内质对脉壁的摩擦力属于阴质的性质，故列述于此。

　　脉质的变化反映人体阴血津液等阴质的盈虚情况，以及水湿、痰饮、瘀血、积滞等形质性的病邪的有无和盛衰形势。

　　正常的脉质表现为壁质柔软，弹性良好，内容充盈滑利而不实，有质感但不稠浊也不单薄，脉形微曲不直。

　　病脉脉质变化多端，要之也不外太过与不足。脉体单薄者指下轻薄缺少质感，其力软弱，其内质必虚，为气血两虚之象。脉体满盈稍加指压，其脉边无线性指感，惟觉圆厚变钝，反映脉道内充盈程度高，如其脉质尚虚利，有可能为气血甚盛之人的脉象。如其脉质呈稠满、满浊感，则一定是痰湿、瘀浊积滞之象。脉道无论位在浮中沉何处，在一定指压下显发扁中空的感觉，即所谓中空之脉道，是脉内中央缺乏形质充盈的感觉。这种脉象阴血津液必不足，此外脉象细微也是内质失充之故。脉质失充在病机上有三种机制：其一，为阴血津液亏损，无足够的内质充盈。其二，由于阳虚气弱，无力推送阴血津液，使寸口之脉内质失充，这种情况脉气不足是病机之本，故治疗上回阳益气为主要治法。其三，因脉道收束，无足够体积容纳阴血津液，呈现细弦、细郁、细伏类脉象，其细虽属内质不充，但原因由于脉气收束所致，故气机郁滞为其本，治当理气通络。脉道弯曲如蚯蚓，外质（壁质）坚厚不柔，是痰瘀内盛日久，侵阻脉道，兼由脉气失匀这双重因素造成，在分析上应兼顾脉质与脉气。

据其象断其病机,必定有痰瘀阻络之变、多兼心肝阳亢,多出现在高脂血症、动脉硬化、高血压病等老年患者,病机顽固,需长期调治。

脉质分内质外质两部分,在病脉中有时两者可同见于一脉,如革脉其外质坚而内质空虚。但脉质的异常变化以内质为多见。

3. 脉气脉质变化的综合类型 脉气脉质是对脉象构成要素的基本概括,凡有脉动皆是脉气脉质的变化,两者阴阳相对,但不可分离。在疾病中脉气与脉质的综合变化约有以下三大类型。

(1)脉气异常,脉质正常:如浮滑脉之脉气浮盛。弦脉之脉气收引。沉而滑数之脉气既收又盛,主郁热。等等,这些脉象皆脉气异常而脉质无太过不足。

(2)脉气正常,脉质异常:如中位出现的滑满脉或濡缓大滑脉,其脉气升降正常。但内质壅盛,主湿重痰浊之证。

(3)脉气脉质双异:浮满脉脉气升浮,脉质壅盛,芤脉、革脉脉气程度不等发刚而失柔,脉质中空,是以脉质不足为主,兼脉气浮动失制,这些脉象的脉气脉质都失常。脉气与脉质双异又有两实、两虚和一盛一虚等形式(详下"脉气与脉质互动")。

4. 脉气与脉质互动 脉道中的气与质,即脉中之阴阳,有许多相生相制的变化。正常之脉,脉气脉质均处于中和状态。即足而不实,虚而不亏,这是阴阳相互维系达到平衡的状态。在疾病状态下,脉中气与质的任一方失常,都伴生或继发对方的某种状态,两者的互动类型大致有以下9种。粗略地反映了脉气与脉质互动的关联。

(1)气亢质丰:如浮滑脉、洪脉之脉气旺盛升浮有力,气血大量入注,所以内质丰盛,是脉中气与质互生的状态。

(2)气亢质耗:阳明气蒸,大热大汗,其脉洪大,初期脉中气旺质平,如未能及时控制,则易耗气伤阴,于洪象之中可呈现虚像。《伤寒论》26条、168条,均阳明气热,又受误汗或误吐、误下,致脉洪大而大烦渴,或大热(表里俱热)又恶风、大渴引饮、舌上干燥,皆主用白虎加人参汤治疗,其中人参的作用古人视为养阴生津,临床观察患者受此治疗后,有口津自足的效果。反测病机,则应有气旺质耗、热盛伤津的过程。细切其脉,洪大之中必兼虚气,否则无需人参救阴。又细弦亢数之脉可因亢阳日久、气旺质耗所致。亢数为气旺象,细弦为质耗象。

(3)气收质少:沉细、细涩、细弦等脉脉气内收而窄细,其中内质受气之阻束、灌注不足,呈现细、涩之象。气收与质少可以互为因果,互成先后。

(4)气收质满:弦满、细滑、沉满类脉象,脉气收束但内质壅盛,系气滞而致血壅或反之,所以也是一种气与质双异的脉象。

（5）气虚质少：沉细无力、微细弱等脉，表现为气质两失，其气不足，无力振作脉动，并且内质失充，脉形细窄，是气血、阴阳两虚之象。这种气虚质少脉象，可以先因气血不振导致阴质缺乏动力灌注，也可以由于阴质聚失，阴不滋气，继发脉气的不振。

（6）气亢质少：芤、革之脉，脉形有中空少质的特点，但均伴发脉气张动，革脉尚有脉体变坚的特点，芤为急性失血，革为阴精久耗，都是内质不足之脉，同时导致脉气张浮失柔。细数脉的特点是内质（阴质）不足又伴脉气的兴奋快速，因而细数并见，临床上细数多在沉位出现，且常兼弦象，笔者常描述为带刚数之性的沉细脉，这是气收气张与质少并见之脉象，为阴虚火旺、肝气失涵常见的脉象。

（7）气涩质少：沉细带郁力、细弦、细涩、细结、细伏等脉具有2个特点：其一，脉气收束艰涩不利，故有沉、郁、伏、弦、结的状态。其二，内质少，因而脉象收细。成因由气涩致质少，或质少致气涩或互为因果。

（8）气亢质（邪）结：脉象刚劲、弦劲、弦满而劲、细弦劲数等等，其脉象的活动强劲有力过余，脉体失柔，多为阳郁气亢、痰瘀结滞之象。如邪甚毒结，正气奋而张动以抗邪，也可出现这种脉象，则犹如哀兵死战，预后可虑。发展到后期必演变为气张而衰或气收而陷，一方面仍有在邪毒作用下的气张活动，脉象仍呈刚数，另一方面正气已不支，脉气下沉下陷不再上浮，脉象的气质变化至此，患者生命多数月半年之期。

（9）气亢质壅：脉象一方面弦劲数，脉力强大又内收，另一方面内质满浊壅塞。弦劲数为脉气刚亢兼郁束的表现，脉象满浊壅塞为痰浊内盛又滞结之象，脉气刚亢由火热所致，火热易炼津为痰，痰阻气滞又壅生火热，痰浊与火热互结，阴阳相对，相反相成，往往形成痼疾，故这种脉象多持久，需久治方安。高血压病、糖尿病、高脂血症三高合并之体，可见到这种脉象。此外神经系统、内分泌系统、肿瘤等病症也会出现气张质壅之脉。这种脉与前述气旺质丰的气、质变化不同，气旺质丰的脉象，脉气旺而不刚，内质丰而不浊，病机尚不深重顽痼。牢、实之脉属于气亢质满，气亢的表现为有力，但其质满的表现不是满浊，而是满盛，牢、实脉属于实热实邪之气亢质满脉，与气亢质壅的脉象有一定区别，但脉中气与质的互动，两者近似。

以上关于脉气脉质互动的类型未必完全，领会其中精神，熟悉脉气、脉质的变化规律自能举一反三。

5. 脉气脉质的相对性、相兼性和程度差异　脉气脉质即脉中之阴阳，脉象阴阳的相对性、相兼性和程度差异，在脉气脉质分析上，体现如下：

（1）相对性：脉象阴阳分析有相对性，落实在脉气脉质分析上体现为对一种具体脉气脉质的定性，可以根据对照条件的变化而变化，使概念的运用有一定的灵活性,这在形式逻辑中是不能允许的,但由于中医学术比较注重思维的运动,只要有事实依据,概念的灵活是必要的。如浮脉为脉气之浮,沉脉为脉气之沉,则中位脉相对于浮脉为气之沉,相对于沉脉为气之浮。这在脉象动态分析中是必需的。如台阶形脉势,初诊时寸关浮滑、尺部居中沉位呈细滑,乃脉气上张于寸关,意味着气亢于上中焦;而脉气下沉于尺部,为气沉于下焦之变。经治疗后,寸关居中位仍滑(已不浮),尺部居沉位仍细滑。则寸关之中位比较初诊寸关之浮而言,气亢已见缓;但相对于尺部沉细滑而言,寸关呈现中位脉仍由气之升浮所致,可知气亢于上的病机并未消尽。

脉象分析脉气、脉质的相对性,更多由于脉象内在因素的差异所致。例如脉管坚、柔、厚、薄等性状都是脉质(外质)的内容,但有时脉象的管壁刚坚却是脉气收缩所致,则这种脉坚属于脉气的一种性状。这样在脉气脉质分析中,有时管壁坚为脉质之变,有时则为脉气之变,不能将管壁坚作为绝对的脉质概念内涵。同样脉道指下单薄,有时定为气虚,有时定为血虚,有时定为气血两虚,需综合各方面的资料,灵活分析。缓脉在不同条件下分别主为常脉、湿浊、气滞、热郁……,其气和缓为常,其气滞缓为湿盛气郁,其力重而缓为热郁。所以如此,是因为即便同一种脉象,其内在的因素也是多样的,在一种条件下以此为重点,在另一种条件下以彼为重点,重点转移,则脉气或脉质的定性应当据实改变。所以据实分析,是脉诊分析的根本原则。

(2)相兼性:不同脉象因素的互相渗透形成脉气脉质的相兼性。这也是事物的复杂性之一,就是你中有我,我中有你。古制阴阳太极图,一方面阴阳有分界,另一方面阴中含稚阳,阳中含稚阴,层层相续,是中国古代思想智慧的结晶。运用这种思想分析脉象中的气与质的变化关系是适用的。

不同的脉气或脉质变化共聚一脉。就单脉而言,前述濡、虚脉其气之弱与其气之张浮以及实脉其气之强劲与其气之迟滞,都是两种相反脉气共聚一脉的例子。革脉内质之空与外质之坚则是两种不同的脉质变化共聚一脉。

脉气脉质常合变于一脉,两者结合变化是脉气脉质相兼性的常见形式,如上述革脉不仅是内外质的改变,还有脉气的收束,其外质之坚由于气收与瘀滞共同产生,所以革脉的脉气与脉质都有变化。旧称革为亡血失精之脉,意即理解为虚象,实际上其病机虚中带实,实由气收和瘀滞构成。用这样的分析,对《金匮要略》关于虚劳亡血的治法何以偏于温通就容易理解了。仲景《金匮要略》虚劳之治有桂枝加龙骨牡蛎汤、天雄散、小建中、黄芪建中、薯蓣丸、大黄䗪虫丸6方,方方不离温通经络,提示张仲景重视瘀阻在虚劳病中的病机意义。由此引申亡血失精之革脉正是阴弱阳刚、外质瘀滞又兼气收病机的脉象表现。脉气与脉质同变的类型详前述"脉气与脉质互动"。

（3）程度差异：对脉气和脉质的分析一定要引入程度概念，据此可了解病情的轻重。如脉气之强，洪、实、牢为甚，滑、革、动为次。脉气之虚，散、微为甚，濡、虚、弱、细为次。脉气的下沉，伏、微为甚，沉、细、弱为次。脉气的收束，以紧为甚，弦、郁、细为次。同为弦脉，刚弦为气收之甚，缓弦为气收之次。脉气之升以浮洪为甚，濡、革、芤为次。脉气的壅盛，满脉为甚，滑缓为次。脉内质之空，芤、散、微为甚，革、濡、虚、弱为次。脉外质之坚，革、劲为甚，实、弦为次。

以上脉气与脉质的相对性，导致定性时，根据条件变化有一定的灵活性。相兼性则增加了分析的复杂性，在理解其意义时应懂得同性相兼则相加，异性相兼则相制（相反）又相生（相互为因），但又有侧重面的道理。脉气与脉质的程度分析反映其盛衰的差异。

6. 脉气脉质的脉位分析 脉象与脉位相关的变化传递着丰富的信息，是脉诊分析的重点。左右脉、寸关尺、浮中沉统称三部九候，就是人体三维空间的缩影，因而是气机活动的形式。分析脉气脉质在不同脉位的情况，就是分析气机在人体内的空间动向。

前述寸、关、尺分别主上、中、下三焦，上焦包括颅、颈、项背、上肢、上胸、心胸，中焦包括下胸、下肺、脘胁、膈、脐、肝、胆、脾、胃、小肠，下焦包括脾胃、肝胆、肾、大肠、膀胱、盆腔、腰腿。脉之浮位对应上焦和体表，脉之中位对应中焦和较浅的里层，脉之沉位对应下焦和深层的里。脉的外侧边主表，内侧边主里。这是分析脉气脉质在三维空间的变化的方位规定。举例而言：

脉象浮弦（紧）数，且寸部较关尺更浮，说明脉气趋表趋上但有闭束状态，如果患者出现外感症状，则是风寒外袭，卫阳浮动于体表和上焦以抗邪，但又受寒凝而表闭的病证。如果患者通宵失眠，则为肝郁气亢之象。脉象浮滑数，且寸部较关尺浮滑气大，说明脉气张动，上浮外趋，如有表证，则是风热外袭，体阳亢张于外的表现，无表证，必因里阳过盛又上张所致。脉象沉弦而数，为脉气收缩下沉而兼兴奋，如有表证，则是风寒外袭且寒凝较重，导致体阳抑阻于内，为外感风寒之重证，如无感证，则较多为肝郁气滞。

外感之证浮脉，因脉气已上浮外趋，故这种脉象在指压下由浮向中向沉位过渡，呈现清晰的显-糊-逝的过程。如果指力压至中位，脉气即已绵散不支，是根气不足之象，可能为气虚外感的表现；反之当指力下压，在关尺部见细弦偏刚的脉象，反映外邪袭表，脉气上浮趋外，又有里气郁束，是素有肝郁气滞又兼外感六淫。假设寸脉浮滑，关部居中而为郁滑，尺部沉而细弦，寸关尺呈上坡样倾斜（上倾）。其寸脉之浮滑指示脉气旺而升浮，关尺依次显示脉气的沉郁，其中关脉之滑为阳性，阳性的沉郁显然为中下焦的郁热，尺部沉细弦则对应了关脉的脉气沉郁，是里气不畅的又一表现，综而论之，寸脉的浮滑不过是中下焦之热的部分上达，整个脉象反映热郁于下，里气不畅，郁火上扰的病机。

分析不同脉位上的脉气脉质变化，可以测知相应的三焦脏腑的气机变化，综合论之，则可掌握整体的气机动态。但分析有一定方法，以下原则和技巧有助于脉位的分析判断：

（1）整体原则：左右手寸口三部九候，先应逐点分析，最后宜综合形成总体结论，视三部九候为人身气机在上下表里活动的信息窗口。

（2）优势原则：优势脉位主导重点病机分析。三部九候的脉象彼此在病机反映中的地位不一定均等，有时重点病机反映在优势脉位上。所谓优势脉位指其脉动的特征较他位强烈，或具相同脉性的脉位数成双居多。如两寸轻度浮滑、而两关滑盛，或左寸起一气团、两关滑满有力。这两组脉象都以关部的脉气脉质活动强度最大，关部脉动反映了中焦的气热之盛（关部滑盛）或湿热中阻内盛（关部滑满有力），为病机之关键。而寸部的轻度浮滑或左寸气团乃中焦余气向上焦逆升的结果，指示症状可表现在上焦，如失眠、心烦、口干苦、口疮、头昏、面部痘疹等等，但都是病机之标象，而病机之本在于中焦，治当清泄中焦气热或清化中焦之湿热为主，兼以清降上逆之火。又如两寸细滑、左关滑而小满，右关和两尺郁滑而满浊有力，尤以右尺满浊气盛。这一组脉象从滑满有力的强度上而言，以关尺为甚，似乎病机的重点是在中、下焦。但就关尺而言，满滑有力之象为二尺一关，尺多关少，而且满浊气盛最强的脉位在右尺，故可以判知病机的重点是在下焦，为下焦郁热兼湿、痰内盛之象。

前述脉势部分的单峰形之向上的峰突、梭形之关部的膨大以及文献中所谓"独处藏奸"一说之"独"象，都是优势脉位的表现。但分析优势脉位不能舍弃非优势脉位的分析，即应在整体原则的框架内作优势脉位分析。

此外，双峰形有峰有谷、台阶形有台有底、倾斜形有顶有底，以及上下壅束不均、上下虚实不一等都是两种同等重要但性质相反的脉象分布于同一侧寸口脉上，属于双优势的脉位分布，分析时应两者并重。若兼有其他脉象因素者，又当视实际情况而定，如双峰形，其中一峰高大而另一峰较低下，则高大之峰位和中间的山谷脉位是优势脉位，另一较小的峰位就属于次要脉位，等等。

（3）常以沉、尺位为重：脉位中就表里上下的重要性而言，张锡纯以沉位和尺部的变化为重，有一定参考意义。确实许多时候沉位和尺部的脉气脉质变化反映较深重的病机根源。而寸部和浮位的变化，往往是外邪在表，或中下焦的病机在因果链的作用下牵涉上焦的结果。无论如何，关尺部或沉位出现上述脉象，总是中、下焦的病变。如高血压患者其关尺脉或沉位脉弦滑亢劲，又有寸部气团浮突，气团之质虚滑者为肝郁阳亢之风火上亢较甚；其质满坚者，则风阳与痰瘀并犯上焦脑窍；所以寸脉出现气团，大多反映病症表现于上，但病根仍在中下焦，此因关尺和沉位脉弦滑亢劲之故。笔者所见李东垣脾虚生阴火证，其脉关尺或中、沉位脉力必弱，而浮位或寸部常显浮滑、浮大虚数或寸部气团高突。说明病之根在下，阴火的作用在上、在表，所以产生头面、体表种种不同阴火症状，如头昏、头痛、失眠、鼻衄、口疮、皮炎、紫癜、疮疡……但这些症状仅由阴火上炎外发形成，不是病机之本。

（4）重现原则：在一次脉诊过程中，异常脉象的出现有全程和间断两种形式。间断出现者，尤其间断出现次数较少者，容易被忽略，但异常脉象的间断出现无论次数多少仍然是病气在脉象上的一种形式，反映病气尚不牢固，但已经存在。这一方面要求诊者切脉时仔细而有足够长的时间，还应习惯于重复多次以防遗漏。另一方面在脉象分析时，因其能间断，亦即可重现而予以重视，是析脉不能疏忽的方面。假若异常脉气只出现一次即杳无踪迹，则不符脉象分析的重现原则，只能存疑，有待后察。

（5）注意左右手差异：脉气脉质变化尚须注意左右手不同，曾遇某例患者精神失常，虽服抗精神分裂西药，精神大体安定，但仍经常失眠、心烦、抑郁，抗精神分裂西药对此无作用。诊其脉右侧濡滑，左侧沉细，两手脉象明显不同，其右手濡滑为脉气欠旺，而内质偏过，是中虚痰火之象，其左手沉细为脉道郁束，导致脉气脉质失充，为肝郁气滞之象，将两手脉象联系分析，反映了气机的失衡，据此判断病证为中虚痰火上扰、气机失调，予补中化痰清火，开通气机方法长期调治，神气明显平稳，病情已2年无反复波动。

（6）适当留意寸口脉与肱动脉的上下关系：据笔者经验，脉位观察除寸口之外，如脉象细微而病症不能骤然用阳虚血弱解释时，可触取该侧肘弯的肱动脉，通常肘弯的肱动脉都较寸口桡动脉粗大，壁质较坚厚，常呈现弦大稍劲的脉象。如果该侧寸口细而肱动脉偏软大，软大之气弱于通常的弦大，则说明上下脉气是一致的，寸口之细确为气血虚弱所致。反之肱动脉弦大如常，甚至郁劲发涩，则寸口之细为上方气滞或血瘀，导致寸口脉之脉气脉质失充，此种细脉不当作为气虚血弱看待，应判断为气郁血瘀。

（7）三部九候定位保持一定灵活性：脉气脉质的脉位变化对于病机分析意义重大，但是三部九候脉位与三焦、脏腑和体位的对应规定具相对性，临床应用时稍带一点灵活性较好，过于严格定位则思维板滞，反不利于分析的准确性，就是说知常达变作为临床思维技巧和原则，在脉气脉质的脉位变化分析中也是必须遵守的。例如某例脉象左寸关小弦而滑，尺部沉细弦滑耐重压。右脉滑具浮气，以右关滑浮最甚。一般脉滑浮以关为甚，应考虑中焦之热，但此例左尺沉细弦滑而耐重压,反映下焦热郁之甚,则右关滑浮之甚可与左尺脉象合并分析,有可能是下焦热郁热迫之象,询症状,以少腹拘痛为苦,予龙胆泻肝汤合当归、贝母、苦参加减治其下焦。

7. 脉气脉质分析的年龄、性别和时令环境等因素　脉气为阳,脉质为阴,脉象的阴阳分析需要考虑年龄、性别、饮食、个体状态及环境等因素,这些考虑必然适用于脉气脉质的分析。譬如幼儿稚阴稚阳之体,脉气脉质均较成年人和儿童单薄,而且脉气较成年人和儿童动数。所以对幼儿脉气脉质盛衰的分析必须在相对于幼儿的范围内进行。成年人脉率每分钟 72 次,这对于幼儿的来说则过迟为病,幼儿每分钟 120 次为常,在成年人和儿童中则属异常过速。婴儿因脉气、脉质稚嫩柔弱,即使寒侵实证,也绝无紧脉和典型的弦脉,但在数急之中略有细直之象,脉气虽弱滑,即知有寒凝气闭之变。在较大幼儿则会出现稍弦之脉。婴儿之内热,其脉滑数急,较大幼儿以滑数而脉位不浮为特点。这说明不同月龄的幼儿,同一种病机变化,脉象表现有所差别。老年患者较多浮亢、弦滑、脉幅高大,其脉气似乎旺盛,但知阳者知阴,阳盛之下阴精衰,老年人阴液枯竭,制阳之力较差,故脉多盛象,但其脉壁(外质)趋坚,脉幅上下升降之际,有内力发弱的感觉,反映高年精衰、根气不足的基础已显露。如果老衰之体脉盛而底气刚,为孤阳无阴之脉,其寿将不持久。总之脉气脉质的变化需注意年龄差别。

男性脉气脉质通常盛于女性,男性之脉力偏重,脉形较大,内质较充盈,外质较女性略厚实,正常女性之脉柔滑较细,正常男性之脉稍弦滑盛,脉气脉质分析也应当有性别的相对界定。如果男子之脉如女性样偏于柔滑,有气血不足或先天不足之虑。更年期妇女其脉易转弦而失柔,脉气较盛数,此非正常阳旺之变,而是肝郁火旺之象。

不同季节,脉气脉质会应时而变,以冬夏最明显,冬令脉气多内收下沉,脉质也调整为内藏多而外输少,故脉气沉降,脉形较他季细小。则病脉往往隐藏在沉弦偏细之中。夏季脉气活动通常外张,脉质也较他季易于外输而少藏,故夏脉常浮、大、滑稍数,病脉常兼见于浮、大、滑、数之中。故有阳热易出现浮大洪数之脉,此为天暑之阳与体内阳热,二阳相合之象,二阳合邪更易伤气耗阴,这是与他季明显区别的一点。春秋天气还不稳定,升降较频,脉气也相应随天气张落而浮沉,但程度均弱于冬夏,因而脉气在弦、弦滑、浮滑或稍沉而弦之间变动,不可春秋之季一见脉弦便谓肝气,需结合四诊资料综合评估。

饮食方进、运动方罢、情绪高涨,其脉之气与质均较旺盛,原则上诊脉应避开这些因素,在机体处于虚静状态下操作最好。当久饥、久静、久怯时脉气与脉质状态不同程度低落,是机体处于气血不足、气郁失舒的状态,应将此种脉中气质变化纳入整个病机之中统一分析。

前言机体对相关的影响脉动的因素的反应有度的差别，分解在脉气上就是脉力大小、脉势浮沉、张缩、脉率快慢以及复常时间迅迟等区别，在脉质上为充盈度和脉形大小的不同。通过脉气和脉质变化的适度、过度与低度反应的分析，有助掌握气血阴阳盛衰和升降出入的动势情况。

8. **脉气脉质和二十八脉**　二十八脉是象，脉象由脉力、脉率、脉势、脉律、脉体、脉形、脉位、脉阻、充盈度和胃神根十项要素构成。十项要素的本质则是脉气与脉质的变化，所以说脉气脉质变化是一切脉象的形成机制。脉气脉质与二十八脉存在以下关系：

（1）相同或相近的脉气脉质变化可形成同性但多样的脉象。即便在同一种病证中也有这种情况，称为同病异脉。例如《金匮要略·痉湿暍病脉证第二》关于痉病的脉象描述：

"太阳病，发热，脉沉而细者，名曰痉，为难治。"

"若发其汗者，寒湿相得，其表益虚，即恶寒甚。发其汗已，其脉如蛇，暴腹胀大者为欲解，脉如故，反伏弦者痉。"

"夫痉脉，按之紧如弦，直上下行。"

以上关于太阳病变证成为痉的三条文字中，脉象的表现有沉细、如蛇、伏弦、脉紧如弦 4 种，其中如蛇即如蛇之伏的意思，即伏脉。这 4 种脉象在形象上各不相同，但在病机上都是脉气内收不达于外所致，这样的病机不仅导致脉道收缩、沉伏，而且使筋肉失却脉气脉质供养，即通常说的失去气血温煦，从而引发痉。但是同一种脉气脉质变化所产生的不同脉象，并非完全不同，在属性上应有共性，如上述 4 种脉都是收敛沉降的阴性脉，此又为异中有同，虽异实同。

（2）相同或相近的脉气脉质变化即便在不同的病证中，也可以形成相同或相近的脉象。例如痰饮、湿浊内阻和积滞这三种不同的病机所致的病证，皆有脉质过盛，脉气受阻，因而都可以在关部或中沉位出现缓滑或弦滑或滑满脉。

（3）同一病证，由于不同的脉气脉质变化，形成不同的脉象。如《金匮要略·血痹虚劳病脉证并治第六》："夫男子平人，脉大为劳，极虚也为劳。"

都是虚劳病为何分别出现大（浮大）脉和极虚脉（沉细、沉弱）？这是因为虚劳之病如果元气虚而内摄无力，则虚气会张浮于外，形成浮大脉。如果元气虚但并没有虚气张浮而只是无力推送脉气，则其脉为极虚。当然虚劳之浮大脉和极虚脉的共同病机都是元气不足、精血亏损，所以浮大脉也必定是浮大无力之脉。在无力这一点上两种脉象是一致的，反映病机上的共性。

由上可知,同病异脉由于脉气脉质不同的变化,异病同脉由于脉气脉质相同的变化,相同或相类似的脉气脉质变化也可以产生不同的脉象,但这些脉象的属性必相同或近似。总之,脉气脉质变化是比脉象更本质的因素,因而是脉象变化的内在依据。如果仅仅依据脉象直接判断疾病,因其停留在表面的概率联系上,未深入病机而容易失误。脉象分析必须分析脉气脉质变化,进而分析相关病机,再与望、闻、问诊资料合参,才能作出病证的判断。但是脉气脉质的变化不能直接感知,必须分解到构成脉象的要素中去,通过对脉力、脉率、脉势、脉律、脉体、脉形、脉位、脉阻、充盈度和胃神根的分析,才能得到相关的脉气脉质变化的结论。熟练的诊者,因为对脉气脉质的认识过程迅速,似乎看不出由象知机(脉气脉质变化)的阶段性过程,尤其诊脉已达到指、象一体,诊者的神思与患者的脉气合一的境界时,诊者对患者脉象信息的认知往往处于模糊似清非清、难以言表的直感性质,既往许多擅长脉诊的老中医,常常处于这种状态,其实直感的内容就是脉气与脉质的变化,只是缺乏相应的理论表达而已。

(四)脉的气机变化

脉的气机不是脉象中独立的单体因素,而是关于脉气脉质、主要是脉气在左右寸口脉、三部九候之间变化运动的概括。这种变化运动是人体全身气机活动的缩影。人体气机运动在形式上为三维空间的升降出入环转,这种升降出入环转运动不可直接感知,只能通过人体生理的或病理的变化认识到它的存在。例如当人激怒时面红耳赤,胸膺燥热气胀,反之恐惧时面苍肢厥,甚至二便自遗。由此可知前者为气机激发升动,后者为气机收敛下落。风寒表证见畏寒、面不红、鼻气不烫、皮肤无汗等症状。风热表证初起短暂恶寒,不久后恶寒消失,面赤、鼻气发烫、口干鼻燥、皮肤热烫。这两种病证,风寒表证的气机特点为收闭,风热表证的气机特点为浮张。可见疾病的症状能反映人体的气机升降出入环转的运动变化。但是局部或整体的生理病理反应所显示的气机动态大多数模糊、间接而片面,惟脉象中的脉气活动可以十分灵敏、相对直接、比较全面地反映整体的气机动态。

脉象的十项要素中(脉力、脉率、脉势、脉律、脉体、脉形、脉位、脉阻、充盈度和胃神根),力、率、势、阻、位和胃神根均是脉气活动的表现方面,因而也是气机运动的主要的脉象表现形式。一般而言,脉力强弱以及胃神根是气机运动的能力形式,有胃神根是脉中气机运动的保障因素存在。脉力强是气机运动旺盛,脉力弱为气机运动衰弱,脉力冲和不亢不卑,是气机运动的功能发挥不衰不张,有力量但调控健全。脉率即脉动的速度,其适度、快疾、迟缓分别体现脉气兴奋的程度。脉律是脉中气机活动调控状态的另一种表现,以脉动有节律而规则为好。脉势与脉位都是脉中气机升降张缩的表现形式,脉气上浮、扩张、高大为气机浮动张扬的态势,脉气收束、下沉为气机受抑不振的态势。脉阻是气机活动是否畅利的标志,脉阻小说明气动畅利,反之为痹滞不顺。

就二十八脉而言,阳性脉如浮、大、滑、数、洪、实等脉,脉力大,脉幅高,脉率快,脉阻小(实脉例外),都提示气机的升浮、扩张、兴奋、畅利。阴性脉如沉、小、涩、迟、微等脉,脉力小、脉位低、脉率慢、脉阻大,则为脉中气机低落滞涩的表现。有的单脉如濡脉,其脉力弱,脉位浮,是脉中气机少力又浮动,即虚性上浮的动态。革、芤脉脉位也浮,脉气偏刚,内质中空,为阴血失充后,脉中气机失制而偏于浮刚,呈现虚劲的状态。实脉脉力重但脉阻稍大,其形成原因常由宿粪热结,阻痹阳明大肠所致。实热内燔,则气机亢奋;但宿结又使气机内滞,其热不易外达;因此反映为实脉力量强劲之中略带迟滞的矛盾的气机活动特点,等等。

在兼脉中根据兼脉的阴阳属性组合,可把握气机活动同性相加与异性相制的动势。如阳性脉相兼,其气机的动势就向强劲、升浮、扩张、快速方向加强,如洪数、浮数、滑数脉其气机运动的张扬和力量程度都甚于洪、浮、滑、数单脉。阴性脉相兼,则气机动势比其中的单脉更趋低落、内收、阻滞不畅。如沉细、细弦、细迟、迟弦、弦涩等等。如果阴阳脉相兼,反映气机动势的矛盾状态,例如弦数脉一方面气机收束为阴性活动,另一方面脉气兴奋,气机活动加快为阳性活动。沉细滑数脉既有脉气下沉的一面,又有脉气兴奋的一面,是气机之沉降与旺盛的矛盾结合。如寸部细弦内收,关尺脉沉郁滑大有力,这一兼脉的上位脉(寸)显示上焦体表的气机受阻,下位脉(关尺沉位)之气机运动强盛又下沉,合而论之,这一上下兼脉表明阳火内郁、气不外达(或气不上达)。

十分强调,诊脉中对综合脉势的识别与分析,即是对患者全身气机动势的识别与判断,是脉象分析极为重要的环节,其精神在于避免局限于某一位点或某一层面的脉象变化及其意义,而应习惯于整体把握患者脉象及其内在的气机动势特点(详前"综合脉势")。

气机作为一个概念引入脉象分析中,其意义有如下二项:

1. 建立三维立体的动态思维,利于开拓视野　将气机引入脉象分析,使我们对脉象的认知不再是孤立静止的脉与病的直接关系,而是将脉象视为气血阴阳和风、寒、热、火、湿、燥、瘀、气、积、毒等内外病邪在人体内立体的动态的盛衰分布的缩图。在脉象中得到的首先是关于脉气脉质的三维变化,亦即人体气机变化的信息,气机变化则是病机变化的核心环节,例如浮脉是脉气的上浮外趋之象,由此可知一切导致脉气上浮外趋的气机特点,皆有浮脉,这样浮脉可见于表证、气虚、风火上扰、失血等等多种导致气机上浮外趋特征的病证。沉脉是脉气的下沉内收象,一切导致气机如此变化的病证,如阳虚、内寒、肝郁、毒滞、瘀血等等都可以出现沉脉。如一女性病例,咽喉痒、干痛二天,伴鼻塞微痒,背部畏寒,诊其脉沉细弦滑数,舌红,苔薄白。分析其脉象有明显的气机下沉内收兼亢奋的矛盾状况,结合症状判断此证为风寒外束气机,肺胃内有郁热,预测不久将化热为纯阳之证,仿柴葛解肌汤法重用忍冬藤、板蓝根双解表里、平调气机(即笔者经验方"柴葛清解汤"出入),三剂即告体安。通过对脉象气机活动的观察,显然认知面较为周全、活泼,更符合实际,而且在临床中容易操作。

从文献阅读的角度看,古中医文献中关于人体内气机升降、出入、环转的论述,在理解上容易感到空泛不实。但将脉象视为脉气、脉质的三维动态的气机运动表现,在实践中又真切感受到寸口脉动的三维动态性质,就会对文献所述产生具体实在的理解。

2. 强化整体观、动态观和对立统一观点,统一病机环节 疾病之病机单一,则易于分析。如病机复杂多样,则分析较为困难,也易产生认识上的分歧,这在脉诊中尤其多见。解决这个问题的指导思想是整体观、动态观和对立统一观。这三个观点要求将疾病过程所出现的一切变化、表现都置于全局的、过程变动的、彼此统一甚至矛盾统一的角度理解。应当将疾病的病机变化视为一发展的结构,各病机环节宜分清主次,但不主张由于病机之间的主次地位不同而切断其中的联系。这好比列车之重在于机车头,但没有车厢,就不成其为列车。文献屡提脉证从舍的观点,这一观点的依据是病证中有时脉证在表面上不能互相支持,或者说脉证各自的表现不同属性,因此将脉证的病理意义判断为一主一次,一真一假,当认为脉象是主是真时,诊断上从脉不从证,反之认为证象是主是真时,诊断上从证不从脉。从整体观的角度言,脉和证存在必然的内在联系,本无所谓主次真假之分,所以会感到脉证不能互相支持的原因:

(1)四诊观察不到位:即对脉的感知或对证的观察不全面、不深刻。信息的采集出现遗漏、错误,则关于脉诊关系的不统一的认识也是谬误的。举例来说,患者头昏头痛、失眠、心烦、口干、血压居高不下,但脉象似细缓平和。按上述脉诊从舍的观点,应当从证不从脉,可以据证辨为肝郁火旺证。但仔细切取三部九候,则其脉之细以尺为甚,呈沉细少力之象,而关部在中位之下,沉位之上呈现轻微的郁滑象,寸关尺细缓以寸较明显,则从脉象分析而言,其尺部表现为下焦脉气不振,脉质不充,属阴虚气弱之象,关部某一层位的郁滑显示脉气壅郁有盛象,其位应对肝胃,因此应有肝胃郁热病机,寸部细缓明显指示三焦脉道欠畅。如此脉证合参,患者的病证系由于下焦的气阴不足,中焦肝胃郁热,上焦脉络失畅综合引起,脉证之间并无不统一。上例说明四诊资料尤其脉诊资料是否齐全对诊断有源头性质的影响。

（2）病机环节和过程复杂掩盖了脉证之间的内在联系：复杂的病机使临床表现多样纷繁，在病机分析时易于不明头绪，疏理不清病机环节的因果网链。尤其关于脉象分析，如囿于据象测病的路线，则脉诊分析停留在脉动之象与病证的对应关系上，有时会感到脉象与证候之间处于分离的状态。如一般主张浮脉主表，风寒、风热等表证在脉象应从浮象上得到验证，风寒之脉为浮紧（弦）。但有时表证出现的脉象是中位或沉位的细、弦脉，则与传统观点相悖，这时就会有从证不从脉的判断。其实表证见中沉位的细、弦脉屡屡可见，其原因是或兼素体肝郁气滞，或寒凝较重，或寒凝又兼热郁，以致脉气下沉内收。但肝郁气滞之体患表证，不可只解表而弃肝郁气滞于不顾，需表里双解。而寒凝之甚的表证虽然治同通常表证，但药力需增加，并适当引入升降散、柴葛等调节气机之药味。寒凝热郁证也宜表里双解，但应辛温清里并进。如此看，表证而见中、沉位脉自有其病机内容，脉证之间并不矛盾，是可以互相支持的，如此诊断治疗，临床疗效会较好。则说明当病机环节复杂、脉证表现处于所谓的不相从的情况下，执单一直线的因果对应关系思维，难以察觉脉与证之间的内在联系，因而无法正确认识病情。对于中医专业而言，整体联系、动态观察、矛盾统一是根本的思维，在这种思维观点下，决无脉证不相从的情况，有的只是业者本身观察方法的错误。

前曾引述民国张生甫"脉贵活看"的观点，其全文如下：

"脉贵活看，浮虽属表，而凡阴虚血少、中气亏损，脉每浮而无力，是浮不可概言表，沉虽属里，外邪初感时，寒束皮毛，脉不能达，每见沉紧，以及表阳虚，每见沉迟，是沉不可概言里。迟虽属寒，伤寒初退，余热未馨，脉每迟滑，是迟不可概言寒。数虽属热，伤寒发汗，令阳气微，客气动膈，虚热不夺谷，以及虚劳等证，脉每虚数，是数不可概言热。弦强有力类实，而真阴与胃气大亏，及关格真脏等脉，每豁大或弦劲，是强盛不可概言实。代、伏、沉、微、结、涩类虚，凡痛极气闭，营卫不达，及痰阻不利，腹有结块，脉每代、伏、结、涩。又伏气温热及热结旁流等证，往往脉多沉弱小涩。初或反身厥冷，乃热蕴里而不达于表，滞于下而不宜于上使然，是代伏结涩、沉微小弱等，均不可概言虚……"（《张生甫医书合集》天津科技 2009 年第 185~186 页）

以上张生甫所举阴虚血少见浮脉；外感寒邪见沉紧脉；表阳虚见沉迟脉；伤寒余热见迟滑脉；感证发汗伤阳及虚劳见虚数脉；真阴与胃气大亏及关格真脏，均见豁大或弦劲脉；痛极气闭，营卫不达，痰阻不利，腹有结块，见代、伏、结、涩脉；伏气温热、热结旁流见沉弱小涩脉。都是脉象不合常规之变，看似矛盾，实由内在的病机联系，导致脉气脉质的相应气机活动。原文中有的已予阐明，如"脉不能达""营卫不达"以及"热蕴里而不达于表，滞于下而不宣于上使然"。有的虽未明言脉气脉质的气机动势，但脉象的这种内含显然可见。如阴虚血少、中气亏损所以产生浮脉，系由于脉质不足，阴虚气动，中虚气浮，因而脉浮无力。

所以犯割裂病机环节的统一性、分离脉与证的内在联系错误的原因，一由技术原因致四诊信息不全，二由思维上违背了整体、动态、矛盾统一的原则。对后者的纠误在于牢固树立中医特色的临床思维方法。而在脉诊上体现整体、动态、矛盾统一的原则最好的理论工具就是脉气脉质的气机运动分析，气机运动分析立足于人体三维空间的气机动势，通过整体联系将对立因素统一起来，运用这样的脉诊理论可以得到关于疾病病机较深入全面的认识。

换一个角度说，脉气脉质的气机运动是机体展现整体统一性和动态性的最重要的物质载体，我们大体上不知道脉气脉质的各种结构，但在人体中肯定存在细微物质的流通分布，它们的流通分布均衡或失衡的变化，按照上千年中医实践的体验，可灵敏、系统地反映为寸口脉象上的变化，而寸口脉象变化之机制就是无形质之脉气和有形质之脉质的变化。所以寸口脉象中脉气脉质的气机动势就是全身整体联系与动态变化的缩影，一切生理和病机变化都可以从中得到反映。

（五）兼脉分析

兼脉分析与单脉分析在分析方法上并无本质上的区别，都要将阴阳、脉气脉质和气机的变化作为分析的内容，把病机判断作为分析的目的。但是兼脉由更多样、复杂、多变的因素构成，因而内含了更丰富的信息，更能反映立体的动态的病机变化，而非平面的、静态的变化，兼脉又是脉动的常态，因此是脉诊分析的重点。

兼脉分析的通用技巧，就是前述的阴阳分析、脉气脉质分析和气机动态分析。但有要点：

1. **先点后面、点面结合**　兼脉的内容多，分析时先注意细节和局部，可防止细节遗漏。再予整体分析，得到总体的认识。如《金匮要略》：

"寸脉沉大而滑，沉则为实，滑则为气，实气相搏，血气入脏即死，入腑即愈，此为卒厥……"（"脏腑经络先后病脉证第一"）

"寸口脉浮而紧，紧则为寒，浮则为虚，寒虚相搏，邪在皮肤"

"寸口脉迟而缓，迟则为寒，缓则为虚，营缓则为亡血，卫缓则为中风"

"寸口脉沉而弱，沉即主骨，弱即主筋，沉即为肾，弱即为肝"

"少阴脉浮而弱，弱则血不足，浮则为风，风血相搏，即疼痛如掣"（以上

"中风历节病脉证并治第五")

在以上《金匮要略》原文五段中,张仲景对兼脉分析的程序,明显地采取了先点后面的方法,第一段"沉则为实,滑则为气",第二段"紧则为寒,浮则为虚",第三段"迟则为寒,缓则为虚",第四段"沉即主骨,弱即主筋",第五段"弱则血不足,浮则为风",都分别对沉大滑脉,浮紧脉,迟缓脉,沉弱脉,浮弱脉先进行细部(此为针对单脉)分析,然后再作"实气相搏""寒虚相搏"等综合判断。

2. **分清病机环节的主次层次和因果关系** 兼脉反映的是整体的动态信息,也就是整体的病机信息,但病机各环节存在主次地位,有的环节之间是平行的关系,例如阴虚外感,其脉浮而细数少力,脉浮因外感而阳动外浮,细数是阴血不足阳气偏亢,脉气之浮与细数虽同聚一脉,但彼此的关系是平行的,是阴虚与外感内外合病的平行关系的反映。有的环节有因果、主次不同,如尺部沉郁滑耐重压,寸部浮滑上张,有可能尺部脉象是本,即下焦郁热内积,寸部脉象为标,是郁热的上炎,两者有因果关系。分析主次指两个方面,其一是在因果相生的病机环节中,作为因的一方是主要环节,其二是在平行关系的病机环节中,表现强烈与主要临床表现相关的环节为主要方面。

3. **以脉性和脉位的交织变化为分析的思路** 脉性与脉位的交织也存在于单脉,但在兼脉中表现更突出,是兼脉之所以为兼脉的脉象构成。这也是兼脉能够更全面地反映病机的总体动态的原因。

4. **局部分析从属于整体分析** 兼脉分析由点到面,点面结合,但点与面不是平行关系,两者是局部与整体的关系。这意味着对兼脉各点的意义,最后要经过联系,从整体来审视确定,其中有可能对点的分析会被改变。

例如脉象浮中位均细濡而滑,细则脉道失充,濡则脉气浮虚,两者相合当有气虚可能,滑为阳脉,与濡相合,显示内质的改变,即壅而不实,可能为湿热之邪所致。但当加重指压时,尺部较耐重压,将关脉压绝,尺部稍松开一点,则关部的指后缘出现较强的气团冲击。这个气团的出现可肯定下焦阳气甚亢甚郁,如此浮中位的细濡滑脉是由于阳热内郁失达,只有少量的脉气升浮,产生似乎有气虚和湿热合脉的虚假判断,但是对浮中位的单点分析是错误的,这一脉例最后的分析应当是里热内郁。浮中位的细濡滑与尺部耐压,重压后气团出现在整体上是统一的,前者是后者的郁象的异位表现而已。

5. **兼脉分析在脉性意义上的判断**

(1)同位同性相兼,表示某种病性的强化:一般来说,二阳、二阴脉较单一阳脉或阴脉的脉性强,三阳、三阴更强。如寸部浮滑,又见气团高突,是上焦阳热之气的聚集。关部滑而盛大,是中焦气热之甚。尺部沉细弦,由三个阴脉相兼，显示脉气的收沉较重（比细弦、沉细、沉弦重）。但又不可一概而论，还应当结合每一种脉性的自身强度，如虽沉细弦但程度轻，则其收沉的力度弱于细弦、沉细、沉弦之甚者。

（2）同位异性相兼，表示某一部位病性的矛盾结合：如关尺部弦滑而数，两个阳脉合一个阴脉，滑数为阳张气动之象，弦则郁束，一张一束只有气滞火旺或郁热等病机有此脉气变化，同此者如郁滑、沉滑、细滑等等。也要评价每一种脉性的强度（程度）以确定主次。如弦滑而数，滑数轻但弦象重，则气滞气郁重于火热，反之以火热为主。同位异性相兼脉在脉气性质上的分析一般比较稳定，但也有不同病机引起不同脉气脉质变化，但其性相近，产生的脉象相近。如沉位细数，其数由脉气之兴奋，主热，其细可由两种情况，其一，阴血不足不能充盈脉道，其二气机滞郁，阴血难以充分入注脉道。前者阴虚火旺，病机属虚。后者气滞化火，病机属实，如何区别？要分析附带因素，如细数而不耐重压，脉气稍稍发刚，应为阴虚火旺。如重压之下细数不绝，则表明气滞化火。

（3）异位的同性相兼，表示同种病机的强化与呼应：如寸脉细滑，关尺郁滑，细与郁都指示脉气的收束，滑则气利兴奋，寸与关尺脉象稍有不同，但都是同性相兼，范围涉及三焦，上下互相呼应，是气滞火旺较盛，为郁热的重证。

（4）异位的异性相兼，表示病机环节的复杂和矛盾活动：下举某肝癌病例：何某，男，77岁，因右上腹隐痛、腹胀、纳呆、大便干结、数日不引、疲惫无神1个月来诊。外院 CT 检查见左右肝叶各有一 133mm×82mm 占位团块，并有多个肝内转移灶。门静脉左支癌栓形成。因患者已无手术指征，来找中医治疗。原有高血压史，已十天未服药。测血压：133/84mmHg。2014年1月29日首诊其脉浮亢弦滑，数促不宁，但有内虚之象，而且寸关部沉位底气不足，稍压即逝，独尺部耐重压。2014年2月14日二诊，脉象大致同前，但在两关稍加压的条件下，程度不等出现脉气忽然低陷。患者舌苔首诊白糙，二诊白腻，均红甚少津。面色晦黯。这里着重分析其脉象，是一个较复杂的异位异性相兼脉。此例首诊第一个特点是浮亢弦滑，数促不宁，由4种阳脉合一阴脉构成，浮亢滑数促都是脉气盛数之象，弦则阴脉，为脉气郁束、脉气失柔之象。两者相合必有郁火，但不太可能为气郁阳亢单独生成，因脉数促不宁脉气刚弦失柔，乃兼有正气大伤而奋力保生的特点，则可考虑肝阳毒火合邪。尺部耐重压，显示火热的发生位置深里。首诊第二个特点为亢脉之中已显虚气，而且寸关的底气不足，此由阳邪过甚已伤正气所致，这两点脉象与浮亢弦滑数兼合成虚实迥异但相关的异位兼脉。二诊时两关脉气沉陷，指示中焦某大的脏器的脉道被堵，气血难以入注。最后综合判断：癌毒挟肝阳鸱张，肝络痹阻,阳明气钝,气阴大伤。这一患者病势险重,不敢言可以治疗缓解。但对脉象的分析与其病证是相符的。

(六)脉象分析的思维技巧

思维的讨论通常从思维方式(模式)和逻辑展开。思维方式如线性思维与非线性思维、抽象思维与形象思维及辩证思维等,逻辑有形式逻辑、辩证逻辑等。这些议题对于笔者来说非所能所及。但又深切感到脉诊分析中实在无法回避思维问题,因此以思维技巧为名,斗胆介绍一些体会和认识,以期抛砖引玉引起专家对脉诊思维的重视。

1. 分析比较综合

(1)分析:"分析"是将脉象三部九候总体分解、化整为零,进行细节的探知,但尚未将各细节联系成一整体认识的思维技巧。譬如对于单脉的分析,就要分解到脉力、率、律、势、阻、容、位、体、形、胃气神各个方面,弄清各自的性状程度。如果分析复脉则结合脉位将三部九候各位点的脉象逐一分析,如单脉一样也要分析其中的脉象要素的性状与程度。但是分析与比较、综合等思维不可能绝对的割裂,所以兼脉分析中,对某一局部位点的单脉进行分解或分析,就这个点的脉象仍需要进行局限的比较和综合,否则不能完整得到某一点的脉象认识。例如一组兼脉,其寸部细弦,关部弦滑小满,尺部沉满有力,可先各自分析寸、关、尺。寸部细弦,为二阴脉,都有脉气郁束的特点,当为气滞之象。关部弦滑小满,弦为阴脉主气收,滑为阳脉主气张,小满由阴质内盛所致,三者相合似有中焦湿热气滞的病机。尺部沉满,为有力之脉,沉主气降,满为阴浊充盈,其满重于关部,应为阴浊壅滞之源,而且有力之脉显示阴浊带热性。以上对寸、关、尺各点脉象都分别作了分析,为下一步总体的综合做好了准备。但对寸、关、尺各点的分析,是相对意义上的分析,其中已经结合了其他思维的技巧。

(2)比较:人类对事物的认识是在比较中产生的,故《素问·疏五过论》说:"善为脉者,必以比类奇恒,从容知之"。比类即比较或类比,奇者少见与偶然,恒者常情常规。比类奇恒就是对脉的认识需进行常异的比较。可见两千年前的古人都知道,没有比较形成不了对脉象的认识。类比是一种特殊的比较,即将不同质的事物进行某一方面属性的比附。这种思维方法不精确,但可以激发想象,扩张思维线索。

脉象分析中几乎所有的分析内容都需要比较的运用,综其大要不外脉性和脉位的分析比较。

1)脉性比较:在脉象识别完成后,在二十八脉的基础上深入到脉动要素(力、率、律、势、阻、容、位、体、形、胃神根)的偏重与程度的分析,其强弱、快慢、高低、畅滞、亏盈、曲直等等都由比较产生。在要素分析的基础上,需进一步归类到脉气脉质的性状分析,其阳性和阴质的区别,以及阳性与阴质的盛衰、盈亏、升降、浮沉等也是比较产生。

2)脉位比较:脉形依托脉位才能表现其变化状况,左右手、寸关尺、浮中沉的脉位分析实际上就是上下、前后、中外和左右的方位比较。有了这个比较就有了立体的脉气脉质的气机动态分析。假如一手脉大一手脉小,这是左右半侧身之间的脉气不平衡,再进一步联系寸关尺、浮中沉位的比较,自可找到重点病位。如左寸细小,右寸大弦,反映上焦某个部位的气血分布左右失衡。前述上倾脉,即尺沉、关部中、寸部浮,为脉气下焦收束、向上焦升浮的表现,如肝郁火逆之脉;下倾脉,即尺浮、关部中、寸部沉细,反映下焦气盛而上焦痹窒失畅的变化;又有梭形脉寸尺沉小、关部独大,为中焦脉气或脉质独盛之变,如湿热中阻、积滞之脉;还有双峰脉形,寸尺浮、关部沉,又有单峰形脉,如关部浮突,寸尺沉降。双峰脉多显示中焦气痹或气怯,或上、下焦脉气偏盛。关部浮突之单峰脉由中焦脉气过旺,或上、下焦偏衰产生。这些脉形都意味着三焦之间脉气不同特点的失衡。寸关尺平直如杆,是三焦气道缺少波动变化,为气郁所致。如果平直而长大则要认定为气血旺盛,三焦平衡。以上各例彼此之间都存在可比较的区别。此外认识病脉可与正常脉比较,常脉也有男女、老幼以及季节变化的比较,否则就没有分析的结论。

3)诊脉先后和病程先后的脉象比较:这种比较有时意义很重要,如诊脉先后的脉动一致,表示脉气活动稳定。初强后弱,则是气虚易动之象,初弱后强,为郁热在里的表现。脉象是否受药物干扰,需收集用药前后的脉象资料作比较。当然经验和药物知识丰富者可以作出快速的判断,但快速判断仍然存在比较,这种比较完成于既往的经验和学习之中。

至于对病情转归和预后的判断,更离不开病程中脉象变化的比较。如脉性渐衰,真脏脉显露,其生存期限不长。脉象渐善,胃神根渐复,则病愈无疑,等等。

脉象分析中比较的运用渗入脉象的全部和最基础的内容单元,可以说脉诊分析就是关于脉象一切性状与程度变化及其中的信息意义的比较。

(3)综合:综合是把先期所作的化整为零,渗入细节的分析资料,进行还原、整合为脉气脉质变化的总体情况的思维加工。如前所述,综合的运用是普遍的,在局部的分析之中已经有了局部的综合,这里说的综合是整体的综合。综合对于形成三维的脉气脉质动态认识是关键一步。在上述"分析"之中的脉例,已对寸、关、尺脉各自作了分析,如果停留在这一步,则对于患者的病机认识是不完整的。需要将寸关尺的脉动及其含义综合评价,就这一组兼脉而言,尺部沉而壅实,关部脉象虽也壅实,但程度较轻,尺脉意义大过寸关,所以以湿热下壅为整个病机的核心,寸部的细弦,由于湿热下壅,气机失宣所致,最后确定病机:湿热下壅,气机不宣。是否善于综合,对复杂脉象的分析,关系到能否获得正确的整体病机判断。

分析、比较、综合三者的运用穿插交织交融,所以三者的运用一定是综合的运用。以上分别阐述,一是为了便于说理,二是分析和综合有局部与整体的区别。

2. **形象思维** 脉诊的操作依靠指感,指感无法使用参数图像和数学公式等形式描述,形象思维是指感脉象最实用可行的方法。

(1)形象描述脉象:脉象浮、沉、迟、数、虚、实、滑、涩、大、小、长、短、弦、紧、牢、实、革、芤、濡、虚、弱、微、伏、结、代、促、动、疾还有笔者提出的郁、满、气点、气团、亢劲、浮势、沉势等脉象,在名称和形象的规定上无一不依靠形象思维,浮如漂木就是一种形象说法。

(2)形象归纳脉象十项构成要素:脉之力、率、律、势、阻、容、位、体、形、胃神根,分别用阴、阳、气、质归类。阴性因素凝滞成形,阳性因素张动与力量为无形的活力,起到了提纲挈领的归纳作用。

(3)用脉气的动和脉质的充注和构成形象描述二十八脉脉性意义:如:浮——气升,沉——气降,迟涩——气滞,动数——兴奋,亢——强盛,实牢劲洪——力甚,濡虚细弱微——力弱,满——内质壅盛,芤革虚——内质不充,滑——气血丰利,缓——气柔或气钝,结代促——间歇气止,细小——气质失注,气点气团——气质的聚集,气陷——气质的缺失。通过对脉象中气与质的性状的描述很好地帮助我们理解脉象的内在变化。

(4)形象描述脉位的三维气机缩影:寸关尺分别对应上中下焦,浮中沉分别对应表中里,脉之外边主表,里边主里,左右脉各主半侧身等等,大概地形成一个整体的三维缩影。而脉气脉质就在三维缩影中呈现千变万化的脉象,如此复杂的脉象变化,从三维空间的气机活动理解,可有效地掌握脉动的规律性。

形象思维对于脉象分析的黑箱性质(避开组织结构,通过表象宏观地观察脉象)是不可缺少的思维方法,这也是中医学术主流思维方式之一。

3. **阴阳思维** 阴阳思维不是思维科学的专用名词,系由于中医学术的哲学指导思想之一是中国古代的阴阳学说,这一学说用在中医学中以生命为观察对象得到了进一步的唯物的发展,视生命为不止息的运动过程。生命运动不论生理病机均遵守对立统一、双方互生互制、消长转化的规律,以此平衡则维生健康,失衡则疾病夭折。从对立因素的生、制、消、长和转化的相互关系来理解生命,是中医学最基本的思维方法。阴阳学说与现代辩证法思想相近,反映在思维模式上也与现代辩证逻辑相近,但又与辩证法和辩证逻辑有某些不同。两千多年来,中医的阴阳思维用来反映人体生理和病机的对立统一运动十分成功,是中医学术的主流思维之一,也是理解脉象(含兼脉)的有效思维工具,姑名之为阴阳思维,这对于中医学人都能理解。

脉象分析中阴阳思维的特点如下:

(1)脉象变化:理解为脉象中各因素既相对立又相统一的关系,对立统一的关系以层次和平行的相互链接形成因果链。首先二十八脉按其性质分阳性脉、阴性脉。组成兼脉的脉性关系有阳脉相兼、阴脉相兼和阴阳脉相兼,彼此存在程度的变化。阳性脉的脉气活动张扬、浮动、迅速、滑利,多数较有力。阴性脉的脉气活动沉降、郁束、迟涩,多数软弱少力。同性相兼,是脉性增长,如阳性脉相兼(二阳脉、三阳脉……),多数情况下其脉气的阳性比较阳性的单脉有所加强。阴性脉相兼(二阴脉、三阴脉……),其阴性也多较阴性单脉强。阴阳相兼脉的脉形有对立因素,当从相制又相生的关系理解。如沉实脉,其脉力脉率均指示阳盛气重,但沉则气降,是因为阳邪内郁,气机不能外达。阳邪之力量反映为实,气机不能外达反映为沉,所以脉实之象不能显于浮和中位,只能在沉位出现,内实导致郁,郁又致内实不泄,互为促长,故脉沉与实是相反相成的结果。

二十八脉和所有兼脉都有脉象内生的力、率、律、势、阻、容、位、体、形和胃神根构成。其中力、率、律、势、阻、位和胃神根都是无形脉气的体现。形、体、容则是有形脉质的表现因素。脉气为阳,脉质为阴,这些因素以不同的侧重比例组成不同的脉象,所以二十八脉就是这些因素消长变化的结果,也就是脉气脉质消长变化的结果,归纳言之是脉之不同阴阳属性因素的盛衰变化的结果。脉象只是反映阴阳关系变化和脉气脉质关系变化的现象。脉象分析要寻找病机信息中生成脉象的脉气脉质变化,这是病机在脉象上的直接体现,脉气脉质变化则由更深层次的病机引起。上述沉实脉由脉气之强劲与郁束双重因素组成,脉气强劲与郁束则由阳明热结或肝胃郁热或伏热不解所致,沉实—脉气强劲郁束—阳明热结……,形成了一个因果链的关系,各种关系无不阴阳、无不相生相制、无不消长变化。所以阴阳思维是兼脉分析的钥匙。

(2)运动的思维:任何思维方式其思维过程本身是运动的,但有的思维反映事物发展中的一个片段,以固定的、直线的、片段的因果关系为思维产物。有的反映事物的动态,认识的是变化的过程。

阴阳思维分析脉象从脉气脉质的三维气机运动理解,又从脉气脉质变化追溯有关病机的变化,是一种积极的以过程为认识内容的动态思维。因此手指触到的是脉动之象,在头脑中需要转换成虚拟的脉气脉质的三维动态图。例如一患者失眠,头昏胀不适,诊其脉双手弦滑,其寸弦滑而细,其关弦滑而满,其尺弦滑力重,重压之下脉动不绝。脉象总体为弦滑,是气郁阳盛内质丰盈之象,有痰热可能。尺部弦滑有力,重压不绝,指示下焦脉气阳重气甚,为肝火肝阳内盛之象。关部弦滑带满,则气郁阳盛之外,内质尤壅盛,据此可判断中焦脾胃痰热较甚。寸脉弦滑而细,既有痰热因素,又有脉气收束,指示上焦颅络收束不畅。综合辨证,此人为肝胃痰火壅盛致痰火上扰,进一步引起颅络不畅之证。失眠、头昏胀病症在上,病根在下。

思维的运动还反映为从已知推论未知、从已见测知未见。譬如许多糖尿病例脉象在弦滑基础上全部或局部脉位带满浊象。弦为气束,滑乃阳盛,糖尿病见弦滑多有内热阴火、气机不调的病机环节,局部或全部脉位显满浊,是内质壅盛,为湿浊、痰浊太多之象,其生成原因即有内热阴火烁结阴液和气机不调津液转输不畅两个因素,这是两个生痰的病机因素。从脉象进一步分析阴火烁结阴液将耗阴生痰,况且脉络受火、气、痰三者痹阻,继发脉络瘀滞的可能更大。辨证结论:郁火生痰、痰火内盛、致脉络不畅、有耗阴瘀痹之虞。耗阴瘀痹当时还隐蔽不显,受痰火掩盖,在脉象上尚无显然的迹象,但从病机关系上看必然性较大,所以思维不能停留在当时的弦滑满现象上,要进行必要的运动延伸,满则气滞,弦则气刚,分别为瘀痹和阴耗前期的表现。同样暑热外袭,脉洪滑数一派脉气高张之象,但只要加重指压,就微现濡象,就是气热太甚伤阴耗气的早期反映。阴阳消长规律说明亢阳耗气、亢阳伤阴为必然的过程,所以脉象上伤阴耗气迹象虽微,思维上就一定要从阳盛推测到气阴不足这一点。这种推论依据的是阴阳消长的因果变化。

反推也是一种思维运动,《素问·阴阳别论》:"脉有阴阳,知阳者知阴,知阴者知阳"。脉象表现为是阳的变化,在一定条件下可以反推阴的变化,反之亦然。反推的前提是阴阳矛盾因素之间的相生相制规律,反推的性质由已知、已见推论未知、未见,反推的验证依靠相关事实的重复,所以反推是推论的特殊形式。上述糖尿病的脉例就有反推的运用。《黄帝内经》关于真脏脉有弦刚太过一种,弦刚太过为什么成为真脏死脉?系其脉反映体内阳气的运用达到极点,系因邪盛而正气竭尽全力调动起来奋争维生,根据这一因果变化可反推其正气已受邪气损伤和超前消耗,已亏空殆尽,所以弦刚太过是死脉,这在恶性肿瘤和恶性发热病例的病程中常可见到。

(3)具体情况具体对待:阴阳思维如同辩证思维一样以反映事物运动变化为务,假如脉象中的因素和环节多样而变动,则有关的思维结论不可能无条件永远正确,所以在思维中一定要做到具体情况具体对待。

用十大纲脉归类各种脉象,传统的做法都是一种脉只归于一种纲脉。如果将纲脉的作用仅局限为记忆二十八脉,这种传统做法是无可非议的。但如果将每一种脉象的脉性认识融入纲脉之中,使便于掌握,则这种单一归类的方法就有问题了。因为有的单脉所包含的因素不止一种,从因素特性的角度看,归于一种纲脉之中是不全面的,所以笔者提出的十纲脉,每种单脉根据情况可归入一纲,也可归入不同纲,这就叫做具体情况具体对待。例如濡脉,其位浮可入浮纲,其力虚又可入虚纲;洪脉其位浮、其气滑、其形大、其力重,与浮纲、滑纲、大纲、实纲均可关联。当然这样交叉归类的方法产生记忆上的困难,但记忆的目的是反映客观,不应当人为的抹杀脉象属性多样的存在。

在兼脉中对一组兼脉的分析更需要具体情况具体对待。如濡数,濡脉力弱为脉气活力的下降,但濡性浮,配合数脉兴奋,又显示阳性之动。最后的判断要根据少力和浮数的比重,假如无力明显,则应定为气虚,所见浮数不是热郁产生,而是因虚带来的气张。假如脉力之弱轻微,则浮数相对成了主要方面,就要考虑风火、风热轻伤气分。

三部九候与三焦脏腑的定位,一方面应该明确,又不可不问情况死拘不变。如同样左右脉一般分别显示左右半侧身的病变,但有时不能分。脉位与三焦脏腑关系的既分又不分、区别又不区别都有内在的依据,脉位与三焦脏腑的联系是人体整体联系的反映,这种反映有两种形式,其一,为三部九候、左右脉与三焦脏腑发生定向联系;其二,三部九候、左右脉与三焦脏腑发生不定向泛化的联系。定向联系时,左右上下脉位与脏腑三焦的关系是可以明确区分定位的。而泛化联系时,脉位与脏腑三焦的联系难以严格定位,如此而已。

相同或相近的脉气脉质变化既可产生同一种脉象,如寒凝气滞或热郁都可以引起脉气郁束,都产生沉弦脉。但也可以产生细弦、沉细、郁伏等等脉象。不同的脉气脉质变化通常发生不同脉象,但有时会见到同一种脉。如微细脉在阳虚脉气无力外达时可见,气寒较甚致脉气收凝郁束以及热郁太甚导致脉气内闭这两种情况下也会出现微细。三者病机不同,脉气活动也有不同,只是在最后导致寸口脉无脉气入注这一点上是相同的,三种病机同现微细脉,原因就是这最后一环的脉气变化是相同的。这说明病机复杂,脉象多变,同异不一。从脉象的形象上死执单一思维进行分析,失误必多,而从脉气脉质的变化上具体情况具体对待较为明智可循。

4. 脉诊分析易犯的思维错误

(1)先入为主:这种思维状态不以充分反映脉象的客观变化为目的,是一种主观的错误。每一位中医业者都需要在头脑中储存既往学习和经验所获取的知识,转而成为大脑中的主观认识。这种主观认识由于业者的体况、情绪、性格、季节变化等因素的干扰,有时会将大脑储存的主观认识作更加主观的发挥,从而不顾患者的脉象实际,作出错误的分析判断。克服这种先入为主的主观性质的负面作用,最根本的是树立主观服从客观的习惯。心中常留警觉,防范是否主观思考已不符客观的可能性。此外思维的视野宜广,胸中的容纳力应大,情绪把握有序,谨慎戒躁,删除杂念,这也是业者的修养水平。

既往有一膀胱癌术后、双下肢先后高度浮肿案,患者下肢自下延至会阴均明显凹陷浮肿。经查心功能、肝功能、血常规以及盆腔双下肢动静脉超声等检查均无异常,病史中有时血尿素增高,尿微量蛋白升高。切其脉,呈沉细滑,加压后微涩,首诊从手术后脾肾阳虚、气化不良、水饮下注论治,一周后复诊反映肿势不消,经思索仍坚持首诊的诊断,将原方略事加减交付患者。此刻忽然意识到判断可能有误,再细切脉象另作分析,以为脉沉细略涩属脉气不利,由瘀血所致,瘀则气涩,瘀涩则由风水壅滞化热所致,脉象带滑并发浮肿是风、水、壅热存在的证据。立即废已出之方,改投活血化瘀、疏风调气、清利湿热,嘱服1周以观后效。三诊时患者反映此方服下浮肿似见减轻,但足踝上下出红疹隐约,夜间痒。脉转细滑略弦,示脉气不利已好转,皮疹的出现证明风、水、壅热的存在。原方加味清热疏风,又一周浮肿显消,但红疹未退反夹杂红斑,再予加减半月,浮肿疹斑尽消。此例首诊用惯性思维作出错误诊断,就是先入为主的表现,幸而能反省纠正。在诊治中患者下肢出现红色疹斑,更进一步证明此证的病机为风水化热,然后致瘀致肿。

(2)漫无章法:表现为脉诊操作与分析时思路不清,概念错乱,结论随意而出,思维缺乏逻辑性。这种思维错误一由专业知识不扎实,头脑中缺乏足够的理论和经验知识,对脉象规律认识不足,脉诊过程犹如瞎眼摸象,盲目较多。二由缺乏思维能力的学习,思维虽活跃,但漫无章法,散而失控。已经形成这种思维习惯的人,一方面应强化脉诊专业知识的学习,另一方面应当学习必要的逻辑思维知识,使思维的组织和演化处于有条理、合乎逻辑的状态中。中医有特色的思维方法,在专业的思维科学专著中较难找到。但经常阅读名师的医案是个好办法,久而久之可以潜移默化地学会按名师的思维习惯去分析脉象,如果亲聆名师指点当然更加有效。

(3)刻舟求剑:系对所学脉诊知识消化不良,认识僵化,做不到洞悉本质,掌握规律。思维过程静止不能及时反映脉象和脉义的转化。(清)黄宫绣强调:"持脉之道,贵于活泼,若拘泥不通,病难以测"(《脉理求真》)。民国张生甫也指出"脉贵活看"(《医学达变》)。黄、张二先贤所言,要求脉诊思维应深入,讲究脉中之"理",活法不是乱法,而是据理的分析判断,不是停留在表象上的浅近分析。这个脉理反映了对生命阴阳对立统一运动的理解,是关于脉象本质属性和规律的总结。而至今多数文献在脉理上的总结进展不足，仍以据象主病理论为主流论说，所以给据"理"析脉带来较为普遍的负面影响。本文的目的就是希望对脉学现状有所改善。此外学习者学习文献时应掌握其脉络，分析出正误，细细品味高质量的脉案及《黄帝内经》、《伤寒杂病论》和各家学说中有关的脉诊的内容，都有利于克服思维僵化的缺点，然后达到由此及彼、举一反三的效果。

（初稿于 2014 年 6 月美国康涅狄格州纽黑文市汉姆顿镇，2015 年春、秋两次修改）

下篇　脉案

内儿科疾病

一、感冒

1. 外邪郁肺化热感冒案

汤某,男,42岁。

2007年12月21日首诊:

脉诊:郁弦细而数。望诊:舌红,苔薄白燥腻。主诉:外感10天,已静脉注射头孢等抗生素8天。现头昏、胸闷、气喘、口干苦、咽痛、尿赤。

病机辨证:外邪不解,郁肺化热。

处方:麻黄10g、柴胡18g、黄芩18g、葛根15g、豆豉15g、茯苓24g、白果15g、紫苏子12g、桑白皮15g、款冬花30g、海蛤30g、川贝母粉6g(冲)、浙贝母15g、知母15g、杏仁12g、当归15g、鱼腥草30g(后下)、天门冬15g、麦门冬15g、金荞麦50g、冬瓜子30g,4剂。

2007年12月26日二诊:

脉诊:脉沉细,微弦。望诊:苔薄淡黄腻,舌红。主诉:服药后症状减轻,尚稍感胸闷,精神好转,尚感轻度疲惫,大便正常。

前方加党参24g、南沙参24g,减麻黄为6g,6剂。

按:本例外感已10天,其病机性质仍需从脉证上确定,脉象郁、弦、细、数为三阴一阳脉,反映脉气的郁束较重,外感病脉气郁束最易见于风寒外袭,故虽然病程已10天,风寒之邪尚未解去,脉数为里热之象,发生原因为外邪久滞总会部分或全部入气化热,症状头昏、胸闷、气喘无分辨寒热虚实的价值,只能证明病位在肺和上焦,但口干苦、咽痛、尿赤则是脉数内热的临床表现。处方综合了柴葛麻黄汤、小柴胡汤、定喘汤、二冬二母汤的方理和关键药味,并重用金荞麦、鱼腥草、黄芩清热。二诊时加用党参、南沙参是因为脉弦减轻,精神疲惫,以此二味养气。

2. 气虚感湿外感案

陈某,女,64岁。

2009年9月2日首诊:

脉诊：濡滑。望诊：苔薄白糙腻，舌黯红。主诉：神疲、乏力、畏寒、头昏背痛 10 天，体温正常，外院查外周血常规后认为病毒性感染，静脉注射 8 天，仍不减轻。

病机辨证：气虚，湿邪犯表。

处方：西洋参片 5g、黄芪 40g、苍术 15g、羌活 10g、杏仁 12g、薏苡仁 30g、白豆蔻 10g（后下）、厚朴 15g、葛根 15g、法半夏 10g、滑石 15g、川木通 10g、藿香 10g、忍冬藤 30g，2 剂。

2009 年 9 月 4 日二诊：

脉诊：细缓滑。望诊：舌红黯，苔薄白腻满舌。主诉：药后症状消失，现脘痞。

病机辨证：脾虚胃气失和。

处方：砂仁 10g（后下）、广木香 10g、法半夏 10g、化橘红 10g、南沙参 15g、炒白术 15g、茯苓 15g、豆豉 15g、厚朴 15g、紫苏梗 10g、鸡内金 15g、炒山楂 15g、炒神曲 15g、炒麦芽 15g、山药 30g、扁豆 30g，3 剂。

按：本例病程也 10 天，脉象濡滑而证见经络症状（头昏、背痛）和寒性，因而确认濡滑为湿邪黏腻气机的表现，同时患者神疲，则濡象的产生不仅是湿的影响，也有气虚的作用，所以判定患者存在气虚。治法益气、苦、辛、淡合化以除表湿。此外加一味忍冬藤以解毒，系基于任何外邪对人都是淫毒之识，在实践上也确能提高疗效。

3. 感后余热案

孙某，男，49 岁。

2013 年 10 月 30 日首诊：

脉诊：浮位脉虚滑浮小数，加压至沉为细弦郁，但其中仍带亢势，右尺沉位尤为弦劲。即测血压 144/90mmHg。望诊：苔薄白腻。主诉：24 天前突发高热咳嗽住重庆某军医大学附属医院，经查为：①右中叶肺炎。②右肺继发性结核（？）、肺癌（？）。③慢性乙肝。治疗后高热退，但口干、低热（？）、咳嗽始终不消。

病机辨证：肝郁阳亢、气阴小伤。

处方：夏枯草 30g、野菊花 10g、生晒参 5g、五味子 10g、桑白皮 15g、地骨皮 15g、天花粉 15g、麦门冬 15g、莪术 15g、黄芩 24g、僵蚕 10g、金荞麦 50g、谷芽 30g，7 剂。

2013 年 11 月 6 日二诊：

述药后诸症均减轻。诊其脉呈虚亢滑，脉幅高大；尺部仍见郁力耐重压，测血压 124/76mmHg。原方又 7 剂。

药后症状基本消失，但脉象虚亢底力偏重未消，稍事加减 14 剂。

按：本例肺炎和肺部其他未明确的病变致口干、低热（自觉？他觉？）、咳嗽达 24 天不消，初病时曾高热咳嗽，所以现症属于感后余症。病机分析明确在内伤虚实因素上，系脉象虚性张扬，重按之下转郁束而亢，右尺沉位弦劲，是气阴两虚与肝郁阳亢病机的综合脉象，故虽然有外感经过，目前口干、低热、咳嗽不止，仍从内伤方向论治并收到效果，而且首诊时血压：144/90mmHg，治疗降至正常。

【小结】

中医感冒包括四季散发的感冒和多种流行性呼吸系统感染性疾病，如流感、冠状病毒感染等等。致病源多样，只是一个根据症状归纳的病名，因为中医学基本上没有微生物学和人体病理学知识，而有六淫分类、病机分析和辨证论治。感冒而发热的病例和证治观点与经验另详《中医思学践悟录》"感证热病"一文，不发热而出现呼吸系统或全身症状的感冒在证治思维和论治经验上与发热的感冒并无大的区别。但部分病例先经过抗生素的治疗、生活因素以及宿疾等影响，在病机分析和证型判定上思路会时时涉及常与变、外邪与内伤相兼局面的应对，以上三案例证的就是这个情况。

二、呼吸系统疾病

（一）肺部感染

1. **气阴两虚、肝亢、痰瘀阻络案**

朱某，男，64 岁。

2011 年 7 月 16 日首诊：

脉诊：右脉中位沉细虚弦，脉气不振，左中位稍细弦郁而满。测血压 140/90mmHg。望诊：舌稍红，苔薄白。主诉：患慢性支气管炎 30 余年，高血压 30 年，2 型糖尿病 30 余年。一直服药治疗。近半年因双肺下部感染，一直在某三甲医院住院，久予静脉注射抗生素，但炎症不消。近期胸片示：双下肺纹理紊乱，右心膈区尤紊乱，呈模糊状，主动脉迂曲钙化。小便常规：尿素氮 11.47mmol/L。超声示：前列腺肥大。自觉症状：咳而不勤，平静时无胸闷，但动则胸闷不畅，小便不利，血压波动不定。

病机辨证：气阴两虚，肝郁阳亢，痰瘀阻络。

处方：柴胡 15g、赤芍 15g、白芍 15g、桔梗 10g、莪术 15g、炒枳壳 10g、怀牛膝 15g、川芎 15g、当归 15g、桃仁 15g、制何首乌 30g、麦门冬 15g、黄芪 15g、黄芩 24g、地龙 15g、淡海藻 15g、金荞麦 50g，7 剂。

嘱低脂低盐饮食，注意劳心劳体平衡，控制血压血糖。第二诊以此方加冬瓜子30g、浙贝母15g，14剂。

2011年9月13日三诊：

脉诊：两寸虚细(左)小弦(右)，关尺自中位至沉位弦郁小满有力，右脉弦象较重，均小数。主诉：服中药后血压较稳定，以下午至晚上较高，自我感觉良好，胸宇宽松。

病机辨证：上焦虚痹，肝郁气亢，痰瘀互结阻络。

处方：南沙参30g、黄芪30g、川芎15g、当归15g、柴胡10g、赤芍15g、白芍50g、牡丹皮15g、炒栀子10g、龙胆草10g、钩藤15g(后下)、天麻15g、冬瓜子30g、浙贝母15g、天竺黄10g、炒枳实10g、黄芩24g、淡海藻15g、莪术15g、金荞麦50g，此方共服42剂。

2011年12月13日四诊：

脉诊：脉右沉细郁小弦，左沉郁弦有力，主诉：体况良好，胸宇轻舒，散步走路无碍，以往小便时尿分叉的症状也消失，排尿通畅，近期痰多耳鸣。血压欠稳定，测血压130/80mmHg。

病机辨证：中虚气运无力，肝郁阳亢，痰瘀阻络。

处方：南沙参30g、黄芪30g、桂枝10g、白芍50g、柴胡10g、黄芩24g、黄连10g、黄柏15g、怀牛膝15g、桃仁15g、红花10g、石决明30g、胆南星10g、京半夏10g、茯苓15g、葛根30g、莪术15g、蒲公英15g、当归15g、天竺黄10g，14剂。

按：患者有慢性支气管炎、肺部感染、高血压、2型糖尿病和前列腺肥大多种疾病，症状不多，以动辄胸闷，轻咳，尿不畅为主症。血压波动大，病程较长，肝肾功能异常。显然病机复杂深沉。各种病变相互影响，较难速愈。仅从自觉症状无法辨证，而脉象提供了可靠的信息，右脉沉细虚弦(右脉之弦与左脉之弦相呼应)，脉气不力，为气不振、阴失盈的反映，左脉中位见稍细而弦郁之气刚象，又见痰盛之满象，再参考血压波动大，是肝郁阳亢、痰瘀阻络的病机反映。按血府逐瘀汤和生脉饮方义加减为方，三诊开始又因右脉弦而又配伍清降肝气药味，前后共77剂，患者体况显然明显好转。此案如只从肺部感染思考，用西医观点支配中医论治，以清热化痰为主法，忽略患者久病气阴之虚和肝郁阳亢以及痰瘀阻络的病机，皆不利于肺部炎症的消散和修复，将治而无效。

2. 肝亢、痰瘀阻络案

何某，女，67岁。

2014年11月11日首诊：

脉诊：双手脉中沉位，弦劲数，血压138/90mmHg。望诊：舌红，苔薄黄腻。主诉：久咳4月余，咽喉干涩发痒，昼重夜轻。2014年7月14日~7月30日住某院经胸部 CT 检查为右肺中叶小结节，双肺感染，予抗感染治疗，7 月 23 日复查 CT，右肺上叶、左肺下叶均现点状影。右肺上叶后段及中叶现结节影，考虑炎性肉芽肿，双肺下叶少许条索影。

病机辨证：肝郁气亢，痰瘀阻肺。

处方：青黛 15g(包)、夏枯草 30g、淡海藻 15g、山慈菇 10g、浙贝母 10g、海蛤壳 30g、桔梗 10g、乌梅 10g、僵蚕 10g、忍冬藤 30g、金荞麦 50g、黄芩 15g、莪术 15g、当归 15g、麦门冬 15g，7 剂。

2014 年 11 月 25 日二诊：

脉诊：双手脉沉弦劲，寸关气盛，尺较沉，右比左脉滑。望诊：苔薄白，少许苔。主诉：言药后咳大减，仅有偶咳，早晨痰多，色白，稀稠混合，胃脘胀。

处方：上方加桑白皮 15g、南沙参 30g、陈皮 10g，7 剂。

按：老年女性。久咳来诊。双手脉中沉位，弦劲数，舌红，苔薄黄腻。综其脉舌，体内有痰湿瘀滞，气郁气亢，予疏肝降气、软坚散结、祛痰除湿、活血通络治疗，7 剂药后咳大减。二诊时加桑白皮、南沙参、陈皮，系脉象寸关气盛，右脉滑象明显，为肺胃气旺不和之象。本例胸部 CT 右肺上、中叶结节影考虑肉芽肿可能，中医视为痰毒之结，所以用夏枯草、海藻、山慈菇、浙贝母、海蛤壳、乌梅以化其结。其中乌梅一味，既能酸敛，也能消散，(梁)陶弘景《名医别录》言"乌梅能利筋脉，去痹"。重庆市中医院根据济生乌梅丸方制成济生乌梅片(主药：乌梅、僵蚕)主治多种内生息肉，有一定疗效。故本例用乌梅作为散肺结药之一。不过乌梅的缺点是生胃酸，故需在观察中调节剂量和决定去留，如患者胃酸不能忍受，或有严重胃溃疡者应禁忌。

3. 肺热痰滞案

刁某，男，6 岁。

2009 年 10 月 24 日首诊：

脉诊：脉滑数。望诊：苔薄白腻。主诉：频咳嗽 4 天，痰声重浊，儿童医院静脉注射 4 天病情无好转，遂摄胸片，显示肺炎，无咽痛，大便正常。

病机辨证：风热犯肺，肺胃郁热，痰滞肺络。

处方：炙麻黄 6g、杏仁 6g、炙甘草 3g、紫苏子 10g、桔梗 6g、前胡 10g、浙贝母 10g、桑白皮 10g、黄芩 10g、莪术 5g、鱼腥草 30g(后下)、忍冬藤 30g、蒲公英 30g、板蓝根 20g、莱菔子 10g，3 剂。

2009 年 10 月 27 日二诊：

脉诊：脉小滑。望诊：苔薄白腻，舌红。主诉：药毕，仅早晨略咳，闻其咳声，痰声松动易咯，余无所苦。系余邪未尽。

处方：炙麻黄 4g、杏仁 4g、紫苏子 5g、桑白皮 10g、黄芩 10g、浙贝母 6g、桔梗 6g、前胡 10g、化橘红 3g、瓜蒌皮 10g、麦门冬 10g、蒲公英 15g、鱼腥草 20g

（后下）、忍冬藤 24g、莪术 5g、炙甘草 3g、莱菔子 10g，5 剂。

嘱三剂后症状消失，可再续 1 剂。如仍有微咳，则尽 5 剂服完。症状消失后不必复诊。

按：婴幼儿、幼童因外感而发生肺炎的往往伴发热，而且高热较多，但也有如本例无发热，仅以咳嗽为苦。本例从风热和内热、痰滞三个方面判断，系脉象浮滑无弦细收束之机，分明表示病状由阳热之邪所致。风热之咳必兼内热，且闻诊痰声重浊，知内有热痰滞肺。方剂选用华盖散加减，并重用清热解毒药。外感肺炎只要辨证正确，用药果断，多能一击而中，疗效较迅速明显。治疗此等病症笔者从不依赖抗生素。非炫能，而是实践所见中医药疗效的确十分优秀，不必再加用抗生素画蛇添足之举。多年来笔者与同事言及此事，信者甚少，面对当今中医业界的现状颇感茫然而无奈。

【小结】

本节肺部感染脉案皆以咳喘为主症，不伴发热，有发热的肺部感染脉案，在《中医思学践悟录》之《感证热病》一文中有举示。但发不发热只反映阳气的活动强度，治疗上，与普通咳嗽的辨证论治没有绝对的区别，所以肺部感染、感证发热和咳嗽可以互参，一通百通。

（二）咳嗽
1. 风邪犯肺、痰热内蕴咳嗽案
张某，男，54 岁。

2011 年 10 月 19 日首诊：

脉诊：脉浮中位俱缓大滑满，关部尤甚，按至沉位则脉形消失。望诊：舌红苔薄白。主诉：多年来反复咳嗽，频频发作。今又咳嗽已 1 周，痰多色黄，喉头痰声重浊，平素痰亦多。

病机辨证：风邪外犯，肺胃痰热壅盛内应。

处方：柴胡 18g、荆芥 10g、黄芩 24g、生石膏 30g、知母 15g、浙贝母 15g、芦竹根 15g、冬瓜子 30g、桔梗 10g、前胡 15g、胆南星 5g、京半夏 10g、金荞麦 50g、忍冬藤 50g、板蓝根 30g、鱼腥草 30g（后下），6 剂。

2011 年 10 月 26 日二诊：

药后咳减，痰色转白，脉缓大滑满。脉形示痰浊内壅，前方生石膏，黄芩减为 18g，金荞麦、忍冬藤减为 30g，加岩白菜 15g，6 剂。

2011 年 11 月 12 日三诊：

咳嗽痰液消尽，脉缓，右脉之气已较和顺，左关仍显浮满。症虽消失，脉象也改善，但多年来频发咳嗽，系痰热痼结，久病正虚。换方：

黄芪30g、红景天15g、女贞子15g、锁阳15g、莪术15g、当归15g、川芎15g、胆南星5g、京半夏10g、制白附子10g(先煎)、冬瓜子30g、紫菀15g、浙贝母10g、金荞麦30g、忍冬藤30g,14剂,嘱常饮白萝卜汤。

按:本案脉浮中位俱缓大滑满,但沉位不见,提示风邪外犯;关部滑满较甚,结合咳嗽,频频发作,痰多色黄,喉头痰声重浊,而且平素痰亦多,提示肺胃痰热壅盛。按表里卫气同病、双解治疗,柴胡、荆芥、忍冬藤、芦竹根透表解风热,知母、石膏、黄芩清气分之热,浙贝母、半夏、胆南星、金荞麦、鱼腥草、冬瓜子清热化痰。二诊咳减,痰色转白,脉缓大滑满但不浮,提示风邪已去,痰浊仍内壅,前方去生石膏,黄芩减为18g,金荞麦、忍冬藤减为30g,加岩白菜15g,加强镇咳祛痰。三诊脉转缓,症已消,但关部仍显浮满,示痰热痼结仍需清化,其病史中咳嗽频发,正气素虚,故改方扶正益气与清热化痰合施,以求巩固。

2. 风热肺火咳嗽案

王某,女,3.5岁。

2009年10月31日首诊:

脉诊:两手脉均滑。望诊:舌红,苔薄白腻。代诉:咳嗽20余日,痰多而黄,咳声重浊,昼发夜静,动则加剧。胸片示支气管炎,已在儿童医院静脉注射,并口服抗生素等,病症不愈。

病机辨证:风热肺火合邪。

处方:桑白皮10g、地骨皮10g、杏仁4g、桔梗5g、浙贝母6g、牛蒡子10g(打碎)、辛夷5g(后下)、瓜蒌皮10g、冬瓜子15g、芦竹根10g、薏苡仁10g、蒲公英20g、金荞麦30g、黄芩10g、鱼腥草20g(后下)、金银花15g,3剂。

2009年11月3日二诊:

服上药仅2剂,咳即大减,痰转稀,痰色之黄明显变淡,尚有一剂未服。脉转细而小数,苔薄白不腻。嘱上方尽剂。服毕再予上方加莱菔子10g,续3剂。

按:本例风热兼肺火(热)与上例张某案风兼痰热,都存在肺热因素,上例祛风、清肺解毒、化痰并重,本例疏风小进(牛蒡子、辛夷),清热则用泻白散法合清肺解毒之味,药力逊于张某案,系本例幼童体稚,咳嗽发作时久(20余日),脉滑无剧烈外邪之象,故疏方时以桑白皮、地骨皮为首。

3. 少阳郁邪犯肺久咳案

张某,女,59岁。

2014年11月15日首诊:

脉诊:左脉沉细弦坚小数,右脉沉而稍细而滑,关部较滑,寸尺偏细。望诊:苔薄白,舌正。主诉:咳嗽8月余,经3次X光片检查均为双肺纹理增多,左下肺少许炎症,但久治不愈(最近一次 X 光片,2014 年 11 月 5 日)。

病机辨证:少阳邪郁,上阻肺络。

处方:柴胡 24g、黄芩 24g、当归 15g、莪术 15g、紫菀 15g、款冬花 15g、知母 15g、天门冬 15g、麦门冬 15g、浙贝母 15g、金荞麦 50g、忍冬藤 30g、炙甘草 5g、乌梅 10g、僵蚕 10g,3 剂。

2014 年 11 月 20 日二诊:

药后咳嗽显减,脉仍沉细,但无弦坚盛。效方不更,上方又 6 剂。

按:脉见左侧沉细弦坚小数,显示内有郁热收束脉气;右脉沉而稍细而滑,关部较滑,示中焦痰滞;寸尺偏细,则为脉络不畅。症见久咳,左下肺少许炎症,多方医治无效,本例认定为少阳邪郁,上阻肺络。系足少阳胆宣畅气机,但一旦风邪内热滞于少阳,易发生两种病机,其一表里三焦气机动荡,出现往来寒热与三焦之一部或多部失调,其二,少阳内热郁束气机,致三焦之一部或多部失调。本例即后一种少阳病机的咳证。在临床上并不少见,用小柴胡汤加减疏解少阳之郁,清肃肺络之热,兼以化痰诸法,疗效较好。

4. 邪入少阳,中焦失和,痰滞互结,热化、燥化逆肺咳嗽案

席某,女,34 岁。

2010 年 12 月 7 日首诊:

脉诊:脉沉细小弦如丝。望诊:苔薄白糙腻而干,舌红黯。主诉:咳嗽 1 周,无痰,口干苦,自感主气管内不适,发闷,已静脉注射 3 天不减轻。

病机辨证:邪入少阳,中焦失和,痰滞化热犯肺。

处方:柴胡 15g、黄芩 15g、藿香 10g、茵陈蒿 30g、川贝母粉 6g(冲)、浙贝母 10g、桔梗 10g、桑叶 15g、黑芝麻 15g、天门冬 15g、麦门冬 15g、京半夏 12g、化橘红 10g、生石膏 30g、知母 15g、瓜蒌皮 15g、石菖蒲 10g、炒山楂 15g、炒麦芽 15g、炒神曲 15g、板蓝根 30g、鱼腥草 30g(后下)、杏仁 12g,4 剂。

2010 年 12 月 11 日二诊:

脉沉细弦小数,苔薄黄腻。咳显减,鼻塞。

余邪尚在,原方加苍耳子 15g、辛夷 15g(后下),3 剂。

按:本例干咳的病机,系邪入少阳,致中焦失和,则生痰生积滞,痰滞互结,化热化燥犯肺,属于《伤寒论》96 条小柴胡汤证的或见证之一,虽然临床表现并非典型小柴胡汤证,但病机则相通。其脉沉细弦、口干苦都指向少阳不和,舌苔糙干腻反映中焦痰滞互结热化、燥化之变。用药设方以小柴胡汤、二冬二母汤和清燥救肺汤加减,融辛开苦降、芳化凉润为一方。

5. 少阳化燥咳嗽案

许某,男,84 岁。

2015年3月26日首诊：

双手脉均双歧，外侧脉濡滑郁，寸关部带满，尺部沉细弦，内侧脉细弦如丝，苔晦黄腻少津，色黯红。主诉：头昏、纳呆、咳嗽半月，痰多质稀，伴畏寒、口干苦，大便干结，已在外院输液1周未愈。

病机辨证：邪入少阳，化燥犯肺。

处方：柴胡24g、黄芩24g、藿香10g、茵陈蒿30g、浙贝母10g、蚕沙15g（包煎）、冬瓜子30g、石斛15g、厚朴15g、全瓜蒌30g（打碎）、炒山楂15g、炒麦芽15g、炒神曲15g、莱菔子30g、忍冬藤30g、桔梗10g、杏仁10g（打碎）、薏苡仁30g、板蓝根30g、鱼腥草30g（后下），6剂。

此方6剂后又据脉症稍事加减6剂，咳止，头昏消。

2015年4月9日三诊：

双手脉轻微上倾，寸部略浮，关尺渐中渐沉，右脉细濡，左细而小弦，寸部尤细，苔淡黄腻。诉长期畏寒。

病机辨证：少阳余邪未尽，肝胃不和，正气不足。

处方：柴胡15g、葛根15g、黄芩15g、法半夏10g、化橘红10g、冬瓜子30g、薏苡仁30g、党参30g、仙灵脾15g、干姜10g、桔梗10g、莱菔子30g、炒山楂15g、炒神曲15g、炒麦芽15g、当归10g、忍冬藤30g、金荞麦50g，6剂。

按：本例外感咳嗽，证见表寒和里热（畏寒、口干苦），并肺与大肠升降失调（咳嗽、大便干结）者一定是少阳病小柴胡汤证。苔黄腻少津伴纳呆、大便干结，必与湿滞中阻化热有关，病位在少阳、中焦胃肠和肺，但以少阳和中焦为主。证之其脉，双手脉均双歧，其外侧脉濡滑郁，寸关部带满，尺部沉细弦，示气郁湿滞中阻，内侧脉细弦如丝，为里气失畅之象，脉、舌、证都能相合，所以采取小柴胡汤的柴、芩分解表里，兼芳化凉通水湿、消导积滞、清热化痰、清热解毒诸法合施。与上例席某案比较，两案都是以少阳为病源，即表寒里热、中焦失化，从而分别产生痰滞互结（上案）或湿滞互结（本案），又进一步化热化燥，上逆犯肺。只是席某案燥气重，本案湿气重，所以在治疗上同而有异。

6. 肝火痰热咳嗽案

蒋某，女，55岁。

2011年3月5日首诊：

脉诊：弦郁而劲，小数，脉气不畅扬，即测血压：130~120/80mmHg。望诊：舌边尖红，苔薄白。主诉：反复咳嗽频频发作4年，近持续1月余，咳嗽不息，待诊期见患者气逆上呛，面红目赤，咳声不绝，患者称剧烈时自感双目欲脱，症状昼轻夜重，少痰。胸片示：肺纹理增粗增多。

病机辨证：肝火犯肺，痰热结滞肺络。

处方:青黛 15g(包)、炒栀子 10g、诃子 10g、瓜蒌皮 30g、天门冬 30g、麦门冬 15g、百部 15g、桔梗 10g、淡海藻 15g、川贝母粉 6g(冲)、浙贝母 15g、莪术 15g、柴胡 24g、黄芩 24g、金荞麦 50g、僵蚕 15g、当归 15g、海蛤壳 30g、桑白皮 15g、杏仁 12g、炙甘草 15g,6 剂。

2011 年 3 月 19 日二诊:

脉象仍郁弦而劲。述药后症状大减,为求巩固专程从安岳赶来复诊,患者在待诊的数小时中仅微咳数声,痰仍少,并诉头昏痛。

予前方加蔓荆子 15g,10 剂。

按:本例四川安岳人,肝火痰热并犯肺络,脉证均很典型。其症咳嗽频作、气逆上呛、少痰、夜重,及其脉弦郁而劲数均显示肝郁化火,痰热在舌苔上无反映,但胸片肺纹理增粗增多,久咳不绝,脉气郁劲,必有痰热滞留肺络、肺气失清肃的病机。况且脉劲又为痰瘀互结之象,故处方予清肃肝火、化痰通络法,以丹溪咳血加减方(自拟方,详下案)出入,合重剂柴、芩、金荞麦和当归、莪术。方中重用天门冬,系此咳有火燥的特征。

7. 肝火风痰咳嗽案

蒋某,女,50 岁。

2011 年 4 月 7 日首诊:

脉诊:沉细郁弦,脉气略感迟涩。望诊:苔薄白微腻,舌红,面部潮红。主诉:咳嗽 20 余日不歇,咳声壅闷,痰浊难出,昼夜不绝。

病机辨证:肝郁化火,风痰滞肺。

处方:青黛 15g(包煎)、炒栀子 10g、柴胡 24g、黄芩 24g、桔梗 10g、前胡 15g、牛蒡子 15g(打碎)、百部 30g、僵蚕 15g、知母 15g、桑白皮 15g、天门冬 15g、麦门冬 15g、诃子 10g、乌梅 15g、海蛤壳 30g、鱼腥草 30g(后下)、川贝母粉 6g(冲)、浙贝母 10g、金荞麦 50g,6 剂。

2011 年 4 月 14 日二诊:

药后咳嗽显减,喉头仍有痰滞样不适,脉同上,测血压:130/70mmHg。前方减青黛为 10g、黄芩、柴胡为 15g,另加罗汉果 1 只,6 剂。

按:此案久咳频咳,咳声发闷,痰咳难出,脉气郁滞,显为火郁之象。脉郁弦、面部潮红,当断为肝郁化火犯肺。但肝火之起常与外风内痰共同为患,肝火犯肺又伤肺津,故处方以丹溪咳血加减方合小柴胡汤出入,取清火化痰、祛风敛肺、养阴润燥为法而显效。方中柴、芩既可疏风清火,又可疏肝气之郁为小柴胡的引申用法,量必重用,轻则无效。

本案咳声发闷通常作湿热理解,实则火郁于肺也往往如此。脉象略感迟涩不一定为寒痰,火郁也可导致气行艰涩。联系脉沉细郁弦,显然都是脉气郁滞之象,故不作寒痰看待而从肺郁化火、火郁于肺理解。

注：丹溪咳血加减方（自拟经验方）组成：青黛、栀子、黄芩、桔梗、瓜蒌、诃子、款冬花、贝母、麦门冬、天门冬、海蛤壳、枇杷叶。

8. 肝郁火逆咳嗽案

赵某，男，36岁。

2015年8月10日首诊：

脉诊：弦小劲小数。望诊：苔淡黄白薄腻。主诉：干咳4个月，昼发夜止。某院曾查肺通气试验呈轻度混合性通气障碍。胸片示支气管炎。

病机辨证：肝郁火逆。

处方：柴胡15g、防风15g、黄芩15g、炒栀子10g、青黛15g（包）、海蛤壳30g、款冬花15g、川贝母粉6g（冲）、天门冬15g、麦门冬15g、知母15g、桔梗10g、炒枳壳10g、地龙15g、炙甘草5g、紫苏子15g，7剂。

药后症减，脉转小弦滑数。又7剂咳大减，因苔薄腻不消，加苍术10g、炒山楂15g、炒麦芽15g、炒神曲15g，3剂。

按：本例判断咳嗽病机为肝郁火逆肺络，依据是脉弦中带劲数，系较强的气郁化火象，虽其咳嗽昼发夜止，症状的发作不在肝胆时分，病机仍然为肝火犯肺。故以丹溪咳血加减方治疗而收效。

9. 肝胃郁热夹湿滞咳嗽案

牟某，男，31岁。

2011年5月28日首诊：

脉诊：沉细郁弦劲小数。望诊：苔黄腻满舌，舌红，血压：120/88mmHg。主诉：晨咳伴反胃已月余，痰泡沫状，患者嗜食辛辣油荤，但食即腹泻。

病机辨证：肝郁胃热，湿滞互结。

处方：柴胡15g、黄芩15g、生石膏30g、知母15g、炒栀子10g、法半夏15g、化橘红10g、茯苓15g、茵陈蒿30g、射干15g、桔梗10g、炒苍术15g、莱菔子30g、炒山楂15g、炒麦芽15g、炒神曲15g、鱼腥草30g（后下），6剂。

2011年6月11日二诊：

药后咳嗽反胃均显减，尚感身软口淡。脉右侧仍沉弦劲数，左沉滑弦小兀，两侧脉体均盛大，苔薄白腻。血压：124/76mmHg。

症状虽缓，脉象未改善，系长期嗜食油辣厚重，偏性积累之故。

原方加藿香10g、石菖蒲10g、南沙参30g，去生石膏、知母，又6剂。

2011年9月10日三诊：

略咳，脉沉细弦小劲，血压：128/96mmHg。

病机辨证：肝郁阳亢，气滞血瘀，痰热化燥。

处方：柴胡10g、白芍30g、炒枳实10g、怀牛膝15g、浙贝母10g、川贝母粉6g（冲）、淡豆豉10g、桔梗10g、黄芩15g、当归15g、地龙15g、炙甘草5g、诃子

15g、款冬花15g、麦门冬15g、紫苏子15g,6剂。

按:咳嗽达半月20天以上不愈者临床上不在少数。成因很多,但不慎饮食、中焦湿邪与积滞互结化热上激肺络者较多。辨识要点,脉弦郁,苔厚重或糙腻,舌苔布满舌面或舌后根部厚重。本例脉弦劲小数,且咳嗽伴反胃,系肝郁胃热,肝胃不和之故。这种咳嗽仅依赖化痰止咳、清肺宣肺之法,绝无效验,务必求助柴平加减方法,疏化中焦湿滞,兼顾病机其他环节,则疗效可靠。

注:柴平加减方(自拟经验方)组成:柴胡、黄芩、苍术、厚朴、陈皮、法半夏、茯苓、茵陈蒿、藿香、郁金、石菖蒲、枇杷叶、莱菔子、炒山楂、炒神曲、炒麦芽。

10. 三焦郁热咳嗽案

李某,女,48岁。

2012年10月19日首诊:

脉诊:脉郁小满,气小数,右寸关居中位,右尺及左手脉居沉位,两尺沉细带郁力。望诊:苔薄白,舌红甚。主诉:胸闷伴咳嗽2年,咽不痒,1月前在某医科大学附属医院住院检查并未发现异常。

病机辨证:三焦郁热阻络,以上、中焦为甚。

处方:杏仁10g(打碎)、淡豆豉15g、川贝母粉6g(冲)、郁金15g、蝉蜕10g、莪术15g、当归15g、黄芩15g、炒栀子10g、炙麻黄10g、通草10g、滑石15g、柴胡15g、枇杷叶10g、炒枳壳15g,4剂。

2012年10月24日二诊:

脉诊:脉居中沉位,细郁小弦,右关郁满,右尺沉细弦。望诊:苔薄白微腻,舌红,中路少苔。咳嗽显减,夜间有时突发胸部闷紧伴心悸。

症状显减,但脉、舌指示上焦郁热未消,阴分已不足。上方加北沙参15g、玉竹15g,6剂。

2012年11月2日三诊:

脉诊:双手脉寸部及关前脉濡滑,右寸外侧边脉感较滑小满,内侧偏虚,关后及尺部脉气沉滑具郁力。望诊:苔薄白,舌红。主诉:……。

后记:第三诊资料保存不全,主诉以及方药部分尽失。此例资料之所以仍列示,一是因为本案脉象总体上沉郁有力(二个位点在中位,四个位居沉位),三焦郁热之机典型而明显。所用治法取《温病条辨》上焦宣痹汤(枇杷叶、郁金、射干、通草、豆豉)和中焦宣痹汤(防己、杏仁、滑石、连翘、栀子、薏苡仁、半夏、蚕沙、赤小豆衣)的方理变通而立,方中通草、滑石淡渗又通下焦之痹。莪术、当归、麻黄为通痹重剂,如此宣泄三焦郁热至第二诊久咳之症已明显缓解。二是在第三诊,其脉转柔,证明郁热之痹已基本缓解,故虽失第三诊资料,疗效却可肯定。

11. 痰热咳嗽案

周某,女,13岁。

2009年10月13日首诊:

脉诊:脉浮濡滑结代,强弱不一。望诊:舌红,苔薄白腻,唇红。主诉:咳嗽28天,痰黄稠,痰味略甜,喉不痒,但气呛阵咳。自幼频发感冒,心电图示右束支传导阻滞,心律不齐。

病机辨证:素体气虚,肺胃痰热内蕴。

处方:蒲公英30g、金荞麦50g、忍冬藤40g、知母15g、天门冬15g、浙贝母15g、麦门冬15g、海蛤壳30g、冬瓜子30g、薏苡仁30g、芦竹根15g、桔梗10g、黄芩15g、炙甘草5g、党参15g、冰糖20g、款冬花15g,6剂。

2009年10月18日二诊:

家长代诉:服上方仅一剂即不咳。询问余剂是否续服? 嘱为巩固继续服3剂无复发可停余药。

按:本案咳时已久(28天),痰黄稠味甘,为典型痰热蕴肺症状,通常脉应滑盛或滑满或滑数有力。而本案脉象浮滑又濡而结代,系患者心脏有病变,素体气虚抵消了部分痰热的滑力之故。本例处方除重剂清热解毒(蒲公英、金荞麦、黄芩、忍冬藤)外,清化痰热和补气也为方剂重要构成。用冰糖20g,系笔者童年常患此证,家母每当痰色浓黄,痰味变甘时以秋梨去心1~2枚,内置满冰糖,隔水蒸软出汁,分2~3天饮汁食梨肉,服尽必愈,年年如此从无失手。无秋梨季节改白萝卜长者半支,切碎与多量冰糖同炖,待萝卜软熟,汤汁溢出即可,疗效相同,因而知冰糖实有清化痰热之功。

12. 痰热挟风咳嗽案

丁某,女,60岁。

2014年1月6日首诊:

脉诊:左脉沉细少力,关后部现气点,右寸及寸关间浮而小满,脉气不均,关尺沉而细滑,两手脉气均小数。望诊:舌红黯,苔白腻满舌。主诉:干咳1月,咽喉堵,伴潮热夜作,摄胸片未见结核或占位病灶,为炎症灶。

病机辨证:痰热下结,挟风上壅。

处方:柴胡24g、前胡15g、黄芩15g、青黛15g(包)、炒栀子10g、乌梅10g、天门冬15g、麦门冬15g、海蛤壳30g、瓜蒌皮15g、胆南星5g、浙贝母10g、白芥子10g、淡海藻15g、连翘30g、款冬花15g、桔梗10g、桑叶10g、地骨皮15g,6剂。

2014年1月13日二诊:

脉象转糊、郁、涩,小数。诉药后潮热干咳均消,今求治长达20余年睡眠不实,似睡非睡且常嗳气,高胆固醇血症。

病机辨证:痰瘀阻络。

处方:南沙参 30g、炒白术 12g、茯苓 15g、法半夏 10g、化橘红 10g、竹茹 15g、郁金 10g、远志 10g、石菖蒲 10g、厚朴 15g、黄连 10g、胆南星 5g、礞石 10g、川芎 15g、天麻 15g、丹参 30g,14 剂。

按:本案脉象特点在于左脉沉细少力,关后部现气点,病位在中焦偏下,痰热结于中下焦,气机不扬;右寸及寸关间浮而小满,脉气不均,示风痰上扰;关尺沉而细滑,两手脉气均小数,示痰壅化热、气机不扬,故辨证为痰热下结、挟风上壅,予柴胡梅连散(又称柴前梅连煎)化裁,治以宣肺通阳,疏肝滋阴,清热敛降,1 周后潮热干咳均消,脉象转糊、郁、涩,小数,示痰瘀阻滞,气血运行不畅,患者诉眠差,似睡非睡且常嗳气,辨证为痰瘀阻络,续治以益气通络、疏肝涤痰,方选四君子汤和温胆汤化裁治疗。

13. 痰滞互结咳嗽案

某男,26 岁。

2010 年 10 月 16 日首诊:

脉诊:浮弦滑小数。望诊:舌红,苔白腻满舌。主诉:咳嗽、胸痛、口干苦 2 周,虽饮水仍不解渴,心中烦热。外院予静脉注射 10 天未解,1 年前患肺炎,大便正常,胃纳可。

病机辨证:痰滞互结,化热上扰肺络。

处方:柴胡 24g、黄芩 24g、藿香 10g、茵陈蒿 30g、苍术 15g、厚朴 15g、法半夏 10g、化橘红 10g、茯苓 15g、竹茹 15g、蚕沙 15g(包)、石菖蒲 15g、炒山楂 15g、炒麦芽 15g、炒神曲 15g、鱼腥草 30g(后下)、忍冬藤 30g、莪术 15g,6 剂。

2010 年 10 月 23 日二诊:

脉诊:浮细弦滑小数。望诊:苔薄白,舌红。症状基本消失。

处方:柴胡 18g、黄芩 18g、南沙参 30g、莪术 15g、浙贝母 10g、瓜蒌皮 15g、天门冬 15g、麦门冬 15g、当归 10g、川芎 10g、忍冬藤 30g、鱼腥草 30g(后下)、炙甘草 5g,6 剂。

按:本病特征,咳嗽之外,胸痛,口干苦,饮不解渴,烦热。症状已显热象,脉浮弦滑小数则明示热盛而有内滞,故脉质盛、脉气盛亢之中又兼收滞(弦),更兼舌苔白腻满舌,反映湿滞并重。脉、舌、症三者含义一致,辨为痰滞互结内阻,化热上扰肺络,为肺胃同病咳嗽。予柴平加减方出入,6 剂显效,又 6 剂收功。

14. 中虚湿热泻咳并作案

张某,男,63 岁。

2013年11月22日首诊：

脉诊：双手脉中位，细缓虚弦。望诊：苔薄淡黄腻满舌。主诉：腹泻日行5~6次近1月，伴咳嗽，经中药和抗生素静脉注射，泻、咳有所减轻，但未止，自感乏力。心电图示：完全性右束支传导阻滞。

病机辨证：中虚湿热，上扰肺络。

处方：生晒参3g、炒白术10g、炒苍术10g、茯苓15g、扁豆30g、滑石15g、车前子15g(包)、厚朴15g、藿香10g、黄连10g、苦参10g、干姜5g、杏仁10g、薏苡仁30g、桔梗10g、枇杷叶10g、鱼腥草30g(后下)，4剂。

2013年11月27日二诊：

脉仍中位，缓弦滑中微带虚气。望诊：苔薄淡黄腻。药后症减，但昨日饮食不当致腹泻加重。脉、舌示实(湿热)多虚(中气)少，前方加葛根15g，苦参加至15g，7剂。

2013年12月4日三诊：

脉诊：右侧沉细小弦郁，尺部力重耐重压，右寸气团郁满滑，带濡象。望诊：苔薄淡黄腻。药后症减，脉舌仍实多虚少，11月27日方续14剂。

2013年12月27日四诊：

大便正常，咳止，脉细滑小弦小数微虚，寸关浮，左寸气团浮突，尺部沉有力，苔薄淡黄腻，津多，显示中虚湿热未尽，前方又14剂。

按：中年男性，脉中位，细缓虚弦，苔薄淡黄腻满舌，舌脉合参，示中虚、湿滞、化热，予四君子汤加清热除湿化痰药味成方，4剂服后症减。二诊因饮食不当腹泻复作，脉仍中位，缓弦滑中微带虚气，苔薄淡黄腻，舌、脉示湿热未清，中气未复，前方加葛根、苦参加量以强化清热除湿之功效，服7剂后症状缓解，但脉仍见沉细郁弦，左寸气团出现，并兼滑满带濡象，是体内痰浊之邪深伏，脉舌显示仍实多虚少，上方续服半月，大便正常，咳止，四诊时脉转小弦小数，寸部气团未消，沉部尺部沉有力，苔薄淡黄腻，津多，显示中虚湿热未尽，前方又14剂以达收工之效。

15. 痰饮咳嗽案

谭某，女，27岁。

2010年11月13日首诊：

脉诊：脉缓滑。望诊：苔薄白，舌红有黯气。主诉：反复咳嗽1年余，咽痒，痰白泡状量多，二便正常。曾作2次胸片未见异常。

病机辨证：痰饮咳嗽。

处方：炙麻黄10g、杏仁10g、紫苏子15g、法半夏10g、射干10g、五味子10g、北细辛5g、南沙参15g、当归15g、炙甘草5g、黄芩15g、紫菀15g、款冬花15g、乌梅10g、干姜10g、荆芥10g、岩白菜15g、金荞麦50g，6剂。

2010年12月4日二诊:

药后咳嗽显减,后因工作繁忙停药半月。近因阴雨之后感凉,略见咳嗽,但痰少与既往不同。为肺寒失宣之咳而非痰饮寒咳,予11月13日方去半夏、射干、五味子、岩白菜,加桔梗10g、白前15g、鱼腥草30g(后下)、板蓝根30g,6剂。

按:本例一年之中经常咳嗽,痰多白泡状而脉缓滑,显为痰饮病之咳嗽。方取小青龙、杏苏散出入十分对证。方中乌梅与款冬花针对久咳而设,久咳气易散,且本例脉证也无气机收抑之机;射干与夏、味、细辛为收痰之味,岩白菜是地区草药,适用于慢性咳嗽痰多之症,尤其是寒湿证;金荞麦、黄芩与温燥药为相反相成的配伍法。从病机上讲咳嗽纯寒之证较少,往往寒热错杂,只是彼此多少而已。所以温法中适当配伍寒凉清肺是有好处的。

16. 少阴寒凝、少阳气郁咳嗽案

周某,女,55岁。

2010年9月9日首诊:

脉诊:沉细郁弦。望诊:苔薄白微腻,舌红。主诉:咳嗽、咽痛3个月,伴头昏、失眠、耳鸣,久治不愈。

病机辨证:少阴寒凝,少阳气郁。

处方:炙麻黄10g、北细辛4g、制附片5g(先煎)、柴胡10g、白芍30g、黄芩15g、炒枳壳15g、炙甘草3g、板蓝根30g、金果榄10g、桔梗10g、玄参15g、胖大海15g、龙骨30g、牡蛎30g,3剂。

2010年9月13日二诊:

咳嗽减,但口干苦。脉略浮而虚弦细滑小数。苔薄白腻满舌,舌红。

前方减附片为3g,另加炒山楂15g、炒麦芽15g、炒神曲15g、竹茹15g、鱼腥草30g(后下)、枇杷叶10g以和胃,3剂。

注:患者后以他症来诊,云历3个月之咳嗽经以上二诊速愈。

按:本例咽痛久咳,虽有头昏、失眠、耳鸣之症,似肝郁化火、犯肺上僭之证,但据脉沉细郁弦,辨为少阴气寒、少阳气郁内收之象,少阴寒则气凝,脉必沉细,少阳郁则气收,脉必郁弦,少阳气郁比较容易掩盖少阴气寒的脉象特征。诊脉与分析需细心体会、分辨。借用麻附细汤加味温散少阴、疏泄少阳,佐用利咽之剂,疗效显著,随病情改善,脉象也转变,寒凝气郁减轻,但出现胃湿脉象,再加味和胃化湿药病愈。麻黄附子细辛汤《伤寒论》中用于太阳少阴相兼证,但少阳与少阴相兼,仍然属于表里阴阳同病、气机不畅之证,经过加味,此方可用。

17. 阳虚气逆久咳案

喻某,女,53岁。

2011年8月25日首诊：

脉诊：脉沉细，脉气略迟。望诊：舌红，苔薄白。主诉：干咳或痰咳1.5年，咳嗽好发上午，久治不愈，胸部CT未见明显异常（未详原始资料），咽部也不干不痛，仅咳甚时诱发咽痛。

病机辨证：阳虚于下，虚阳浮逆，上扰肺络。

处方：制附片5g（先煎）、干姜10g、北细辛5g、杏仁10g、款冬花15g、百部30g、麦门冬15g、海蛤壳30g、苏子15g、炙麻黄10g、党参30g、炙甘草5g、金沸草10g，4剂。

2011年9月5日二诊：

药后咳嗽虽减，但口角红糜。脉右及左寸细弦，其气郁沉，左关尺细而虚弦。脉象示阳有所复但未全，温药已生发虚火。

原方减附片为3g，干姜为5g，加知母15g、石斛15g、天花粉15g，3剂。

按：阳虚致咳，临床少见，但脉沉细而脉气迟均示阳气不足。据脉辨证以四逆汤加味。服药后咳嗽虽减轻，但热药动火之象又出现，故二诊时加用清润制火之味。

18. 阴虚久咳案

肖某，女，54岁。

2010年7月14日首诊：

脉诊：沉细弦小数。望诊：舌苔薄白，舌红稍黯。主诉：咳嗽，咽喉有痰且不爽已2月。时而潮热。

病机辨证：阴虚夹痰。

处方：炙鳖甲15g、青蒿10g、生地黄15g、熟地黄15g、天门冬15g、麦门冬15g、当归10g、京半夏12g、化橘红10g、茯苓15g、炙甘草5g、玄参15g、诃子10g、木蝴蝶15g、罗汉果1只、黑芝麻15g，6剂。

2010年7月21日二诊：

咳止，尚稍现潮热，矢气多。脉转沉细弱，舌红，苔薄白。

病机辨证：肺胃气阴两虚。

处方：党参15g、南沙参15g、炒白术10g、茯苓24g、砂仁10g（后下）、广木香10g、麦门冬15g、木瓜15g、厚朴15g、紫苏梗10g、青蒿10g、白薇15g、扁豆30g、浮小麦30g、鱼腥草30g（后下），6剂。

按：阴虚咳嗽其脉象特征一为脉质内充不足，故沉细，二为阴虚则气不顺，易于气郁气动，故在沉细之中见程度不同的弦数，指感上阴虚沉细与阳虚气虚沉细的差别，前者脉气失柔，而后者脉气柔弱。但阳虚气虚之甚可能发生虚阳、虚气的虚动虚收，则也可见到沉细不柔之脉，但其不柔无底气，稍加指压，脉气即逝，以此可区别于阴虚之脉。阴虚致咳缘由虚火上逆激肺，或肺燥火动，所以治疗上养阴之外尚应兼酸收之味或知母黄柏等降火之味。天门冬对阴虚燥咳有特殊效果，配伍款冬花或其他利咽药很有效。

19. 气虚咳嗽案

张某，女，57岁。

2015年9月23日初诊：

脉诊：两寸关脉居浮中位，尺部沉，形成台阶形，均虚浮滑数，底气弱。望诊：舌正，苔薄白。主诉：干咳伴咽喉痒1月，自述源自胸部撞击后。2015年8月18日某院胸部CT报告：①右肺上叶下舌段少许纤维灶。②右肺中叶局限性肺气肿可能。③双肺尖胸膜增厚粘连。

病机辨证：中气不足，虚火犯肺。

处方：党参30g、南沙参30g、乌梅10g、款冬花15g、天门冬30g、百部15g、郁金10g、丝瓜络15g、枇杷叶10g、黄芩24g、黄连10g、柴胡18g、桑白皮15g、地骨皮15g、川贝母粉6g(冲)，6剂。

此方药后干咳显减，2015年9月30日复诊脉气仍呈台阶形，原方去丝瓜络、枇杷叶，加青黛10g(包)，又6剂。

按：本例病机分析根据脉象浮、滑、数而且寸关脉位高浮但内含虚气，这一虚气不仅出现在寸关，也出现在尺部，故知气虚为病机之本，而浮、滑、数，寸关脉位高，是虚气上逆之故。上逆于肺则为咳，治法宜健中益气、清降浮气，此外肺络受虚气扰动，清窍不清，佐以丝瓜络、郁金以清通肺络。方中党参、南沙参为笔者外感咳嗽而兼脉虚、濡之证惯用的药组，对痰稠少的患者有利于痰液稀化而易咳，其中天门冬重用，与款冬花、乌梅合用，对咽性燥咳有效。

20. 肺虚痰热案

王某，女，68岁。

2008年12月15日首诊：

脉诊：脉左弦细，右细。望诊：苔薄白腻，舌正，人消瘦，面色晦滞。主诉：慢性支气管炎冬发夏缓13年，复发月余，已先后静脉注射头孢等多种抗生素不愈。一周前曾予益气养阴，清化痰热中医治疗，咳嗽略减，夜间痰鸣辘辘，咳吐不顺，大便欠畅，口干喜饮，鼻燥。

病机辨证：肺气不足，痰热内蕴。

处方：南沙参30g、党参30g、紫苏子10g、白芥子10g、莱菔子30g、胆南星10g、天竺黄10g、桔梗15g、紫菀15g、知母15g、浙贝母15g、天门冬15g、麦门冬15g、海蛤壳30g、旋覆梗10g、黄芩15g、金荞麦50g，3剂。

2008年12月18日二诊：

脉诊:脉细数略涩。望诊:苔薄白,舌红。主诉:药后晨痰较多,咳吐难,心累。

上方重用紫菀24g,加西洋参3g、化橘红10g,6剂。

2008年12月25日三诊:

脉诊:脉右细微,左浮位细,较之前弦郁有力。望诊:舌苔薄白微腻,舌红。主诉:不动则咳嗽轻微,但动则心累气逆,此时易激发咳嗽致痰吐尽方缓。

病机辨证:肺肾两虚,痰热蕴肺。

处方:1.红参50g、蛤蚧1对、五味子50g、化橘红30g,共研细,混均匀,每次5g,开水调服日二次。

2.白芥子10g、莱菔子30g、紫苏子12g、党参30g、南沙参24g、当归15g、僵蚕10g、炒枳壳10g、法半夏10g、胆南星10g、紫菀24g、款冬花15g、北细辛4g、黄芩15g、鱼腥草30g(后下)、金荞麦50g、五味子10g、麦门冬15g,6剂。

2009年1月8日三诊:

脉诊:脉细,微滑。望诊:苔薄少,舌正红。主诉:症减痰量转少。

前散剂煎方再服。

后记:本例调治至2009年5月26日,咳止,喉头有少量清稀痰可轻松嗽出,体况较佳。其间曾有1次急性发作,但虽住院治疗,咳喘有所减轻但始终不愈,出院改中医辨治逐步缓解。

按:本例慢性支气管炎病程长,反复急性发作,13年来未能终结疾病进展。治疗这种病证,变化多,疗程长,医患双方都需耐心,尤其医者一定要既抓长线,即正虚邪实变化,又抓每一次诊疗的重点,或祛邪为主,或扶正固本为主,贴切而为,则积累到一定时间,患者体况会发生好的大转变。

【小结】

本节"咳嗽"以急、慢性支气管炎为主,已明确为肺炎者当列于"肺部感染"。但部分病例并无影像学资料,不能绝对排除肺炎的可能性。"咳嗽"一症是临床上十分常见之症,但诊断、治疗都未必轻松,况且有不少病例先试西医疗法,因不能缓解,转而求助中医。中医治疗的有效与否,每因脉症识别之细微处和制法用药的经验而异,本节列20案之多,同异对举,即为了说明辨识脉证如何细微以及关于用方选药的一得之见,较为系统的经验总结,详《中医思学践悟录》"咳嗽"一文。

(三)喘

1. 脾肾两虚、痰热壅肺作喘案

程某,男,67岁。

2013年7月24日首诊：

脉诊：双手脉居中沉位，右寸尺及左寸关糊滑弦带浮亢气，右关、左尺虚滑，右关尤虚。望诊：舌红黯甚，苔薄黄腻，两手肝掌。主诉：慢性支气管炎、慢性阻塞性肺病、肺气肿10余年，加重半年，稍动即喘累，咳喘尚轻，伴头晕汗多。外院检查还有脑供血不足。

病机辨证：脾肾下虚，痰热内盛，上壅肺、颅。

处方：生晒参5g、鹿茸粉3g(冲服)、红景天15g、苍术15g、厚朴15g、葶苈子15g、车前子15g、制白附子10g(先煎)、法半夏10g、紫菀15g、莪术15g、款冬花15g、金荞麦50g、冬瓜子30g、忍冬藤30g，14剂。

2013年8月2日二诊：

脉诊：脉仍中沉位，右关已无虚，总体上滑满浮盛，重压下脉力厚重，望诊：苔薄白色晦，舌红有黯。主诉：药后纳增，汗减，仍喘累，下肢浮肿。

处方：上方去生晒参、鹿茸粉，加南沙参30g、当归15g、泽泻15g、杏仁10g、紫苏子15g，14剂。

2014年8月15日三诊：

脉诊：两寸气团郁满，居中位，左关、右关尺滑满之中带小濡小数，左尺仍沉而虚滑欠振。望诊：苔白干糙腻，满舌，舌黯。主诉：言去年自行将2013年8月2日方连续服33剂，症状显减至今初夏。近2月喘累复发，伴头昏纳呆。

病机辨证：脾肾两虚，痰滞互结，郁而化热，上壅肺颅。

处方：生晒参5g、鹿茸粉3g(冲服)、红景天15g、莱菔子30g、白芥子10g、厚朴15g、猪牙皂角1.5g、当归15g、莪术15g、紫菀15g、款冬花15g、法半夏10g、蚕沙15g(包)、桑白皮15g、杏仁10g、黄芩15g、金荞麦50g，14剂。

按：本案首诊之脉居中沉位，脉气不浮也非纯阴沉。右寸尺及左寸关均糊滑弦带浮亢气，左右寸关尺中有4个位点呈二阳三阴象，反映痰热之重，这4个位点之中又有2个在寸、一个在关，寸是优势脉位，兼舌红黯甚，苔薄黄腻，示上中焦痰热壅盛，以上焦为盛。右关、左尺虚滑，右关尤虚，示脾肾下虚，故症见稍动即喘累，而咳喘尚轻，伴头晕多汗，病史长久。治以宣肺平喘，清热化痰，补益脾肾，加减续服47剂，症状显减稳定至第二年初夏。第二年复发后来诊，脉象两寸气团郁满，居中位，这是痰热郁伏之象，与左关、右关尺滑满上下呼应，优势脉位仍在于上焦，这与首诊脉象性质相同。但左关、右关尺之中又带小濡小数，左尺仍沉而虚滑欠振，系在痰滞互结郁而生热、上壅肺颅中兼脾肾两虚，续治以宣肺平喘，清热化痰，补益脾肾。慢性支气管炎、慢性阻塞性肺病、肺气肿为咳喘痼疾，务必久治才能维持比较长的远期疗效。

2. 肺胃积热咳喘案

李某,女,67岁。

2001年12月28日首诊:

脉诊:脉细滑小数。望诊:舌红,苔黄厚腻。主诉:咳喘1年,加重半月。病因冬冷而发作,痰少色白质黏涎,口咽俱干,喜饮,纳呆,大便干结,2~3日一行,常双膝酸痛,小腿转筋。

病机辨证:肺胃积热,气机失降。

处方:杏仁12g、紫苏子12g、胆南星5g、海浮石30g、天竺黄10g、全瓜蒌20g(打)、莱菔子30g、厚朴15g、浙贝母15g、冬瓜子30g、芦竹根30g、黄芩15g、白果15g、款冬花15g、法半夏10g、前胡15g、桑白皮15g、鱼腥草30g(后下)、金荞麦30g,3剂。

2001年12月31日复诊:

药后诸症显减,咳喘基本消失,食欲已开,大便通,仍口干。

原方加天花粉15g、麦门冬15g,去白果、款冬花,5剂。

按:本案例脉细滑小数,为一阴两阳脉,脉气阳而又受郁束,由痰火、郁热、湿热所致可能较大,参合舌红,舌苔黄厚腻。证明体内痰热较重,故症见咳喘,痰少色白质黏涎状,口咽俱干,喜饮,纳呆,大便干结不畅。病位在肺胃,损及下焦,予杏苏散加减清化痰热、降气平喘,3剂后诸症显减,咳喘基本消失,大便通,但仍见口干,加天花粉、麦门冬养阴,减平喘药物白果、款冬花,续服5剂。此证宜久治。

3. 心肺两虚,痰瘀痹肺作喘案

王某,女,86岁。

2011年4月19日首诊:

脉诊:脉沉细结数,糊滑,左脉带小满。望诊:舌黯红,唇绀,苔白腻,布舌之中络,血压110/70mmHg。主诉:喘累9个月,初病时咳喘交加,经治疗后咳嗽趋缓,仅早晨有一阵咳吐白黏痰过程,但喘累加重,动则气息短促不支。2011年4月1日重庆某医科大学附属医院作胸部CT示双肺气肿,双肺间质改变,气管右偏,双肺纹理增多紊乱,左下肺少许炎性改变,双上肺陈旧性结核,双侧胸膜增厚粘连,心影增大,主动脉迂曲。患者以往嗜吸叶烟,发现高血压3年。

病机辨证:心肺气虚,痰瘀阻络。

处方:西洋参3g、黄芪15g、麦门冬30g、五味子10g、丹参30g、莪术15g、川贝母粉6g(冲服)、化橘红10g、当归10g、淡海藻15g、金荞麦50g、黄芩15g、鱼腥草30g(后下),6剂

嘱降压药续服。

2011年5月3日复诊:

脉诊:脉仍沉细结,脉力弱以尺为甚,寸为次,关部又次,脉小数但无糊象。望诊:苔转薄白少,舌黯红,两边因苔较薄,显出两条宽大瘀斑,舌少津。主诉:药后喘累消,但纳呆腹胀。

处方:前方加山药30g、木瓜15g、茯苓15g、谷芽30g、鸡内金15g,6剂。

2011年5月10日三诊:

脉细小弦结小数,脉气略虚。舌黯红,两侧之瘀斑色转淡,苔薄白。经2周治疗已无喘累,胃纳增加,轻咳痰顺。

予2011年4月19日方加紫菀15g、款冬花15g、鸡内金15g、谷芽30g,6剂。

按:高龄老人,喘累数月。胸部CT检查提示心肺多种病变:双肺气肿,双肺间质改变,左下肺少许炎性改变并有双上肺陈旧性结核;双侧胸膜增厚粘连,心影增大,主动脉迂曲。而双手脉亦兼合数种脉象,首诊呈现沉细结数,糊滑,左脉小满。其中沉细而数,为气阴不足;脉结为血行不畅、脉络瘀阻;而脉现糊满则提示痰浊内蕴。舌黯红苔腻、唇绀,亦是痰瘀结滞之象。脉症舌与西医检查结论基本互通,据此治以补气养阴以益心肺,化瘀祛痰通络以利肺气。咳喘急性期,重用金荞麦、鱼腥草、黄芩等清化痰热治标,症缓则宜用丹参、莪术、当归、贝母等化痰散结、软坚之品,虽高年痼疾亦能收到速效。处方重用麦门冬不仅养阴,也有滋阴扶阳、平补心气的作用。

4. 硅沉着病喘累案

文某,男,47岁。

2011年9月27日首诊:

脉诊:两关脉浮满气盛,右侧尤甚,寸尺沉细滑。望诊:苔薄白腻满舌,舌红黯。主诉:喘累咳嗽多年,患有Ⅲ期硅沉着病。

病机辨证:肺肾两虚,肾不纳气,痰阻肺胃。

处方:黄芪50g、五味子10g、麦门冬15g、浙贝母15g、莪术15g、天竺黄10g、化橘红10g、制白附子20g(先煎)、款冬花15g、知母15g、瓜蒌皮15g、海蛤壳30g、淡海藻15g,14剂。

2011年10月11日二诊:

脉诊:脉象浮虚滑数,右关偏沉陷,尺部则稍起浮而小滑满。望诊:苔腻有糙象。询症状,咳累俱减,痰仍多。

上方加紫河车粉10g(冲服)、丹参30g,14剂。

按:硅沉着病为无法根治之病,但经长期的正确治疗,可在相当长一段时期内保持相对好的体况。本案脉寸尺均沉细滑,独两关浮满气盛,提示中焦盛实而上下焦均亏虚；苔腻满舌示痰湿内盛。综合脉、舌症，属本虚标实之证，治以补益肺肾、摄纳虚气兼化痰浊，近期疗效尚好。

5. 痰热痹肺喘悸案

帅某，男，56岁。

2011年2月16日首诊：

脉诊：脉沉细郁弦数，脉气失柔。望诊：舌红苔黄干腻。主诉：患者为笔者结识10余年的兰友，素嗜烟，并好食油荤。患慢性咳嗽有时喘气近20年，加重2年，以心累呼吸困难，动则喘气为主。先寻求西药治疗，后邮购湖南某地药丸（成分不详），初尚有减轻症状之效，服至半年则症状反逐渐加重，劳动力丧失，步行数米距离即需停步喘气，饮食不振，痰黄稠，2011年2月9日某院肺功能全项图文报告：①极重度混合型通气功能障碍。②小气道功能严重障碍。③弥散功能减退。④气道阻力明显提高。心电图：慢性阻塞性肺病、肺心病心电图改变。某医院胸片示：慢性支气管炎、肺气肿、右下肺炎。

病机辨证：痰热蕴肺，肺络不通。

处方：桑白皮15g、杏仁12g、紫苏子15g、川芎15g、当归15g、莪术15g、黄芩24g、浙贝母15g、天竺黄10g、芦竹根15g、金荞麦50g、忍冬藤30g、板蓝根30g、鱼腥草30g（后下）、葶苈子30g、厚朴15g、冬瓜子30g，此方共加减19剂，后期的7剂药中忍冬藤用至70g，并加柴胡、葛根各24g。

2011年3月9日二诊：

经前19剂调治，痰吐已顺，胸闷动则喘累有所好转。脉象转细虚弦，左尺仍沉郁弦，苔黄腻。

病机辨证：肺肾两虚，痰瘀阻络。

处方：南沙参30g、党参30g、桑白皮15g、杏仁10g、紫苏子15g、川芎15g、当归15g、莪术15g、浙贝母15g、紫菀15g、款冬花15g、海蛤壳30g、黄芩15g、女贞子15g、枸杞子15g、丹参30g、金荞麦50g、板蓝根30g、鱼腥草30g（后下），7剂。

2011年3月16日三诊改方：

黄芪40g、五味子10g、麦门冬15g、锁阳15g、当归15g、莪术15g、丹参30g、杏仁10g、紫苏子15g、熟地黄15g、黄芩15g、仙灵脾15g、金荞麦50g、炙甘草10g，7剂。

此后因脉象细而虚弦之外，总显郁弦或带满象，舌苔腻重时选加苍术15g、藿香10g、石菖蒲10g、炒山楂15g、炒麦芽15g、炒神曲15g、莱菔子15g、白芥子15g，共52剂。其中2011年3月30日外院胸片复查：慢性支气管炎、肺气肿改变。其中双肺纹理纤细扭曲细网状改变，双肺门影浓，周围血管减少变细。肺功能测定：重度限制性阻塞性通气功能障碍。

2011年5月6日又诊：

总体情况明显好转，可以平地步行数十、百米，但步速不能快，有时痰多，脉象仍气弱与气郁并见。

改方：黄芪30g、白鲜皮15g、五味子10g、麦门冬15g、红景天10g、当归15g、莪术15g、蝉蜕10g、防风15g、杏仁10g、冬瓜子30g、紫苏子15g、白芥子10g、莱菔子15g、浙贝母15g、黄芩10g、金荞麦50g、岩白菜15g，痰少时去岩白菜，共服14剂。

2011年5月18日就诊：

体况稳定，脉虚、郁并见，沉细，皆弱涩，左关尺带弦，左寸浮位有一气点，苔黄腻糙。

改方：西洋参5g、五味子10g、麦门冬15g、黄芪30g、红景天10g、当归15g、莪术15g、淡海藻15g、制白附子10g（先煎）、僵蚕10g、金荞麦50g、海蛤壳30g、丹参30g、制大黄6g，7剂。

2011年5月25日又诊：

苔糙腻不退，上方加茵陈蒿30g、生山楂15g、胆南星10g，9剂。

2011年6月8日又诊：

苔转薄黄腻，脉沉细弦，右脉气见虚，将5月25日方稍加调整：黄芪30g、五味子10g、麦门冬15g、女贞子15g、红景天15g、川芎15g、当归15g、莪术15g、茵陈蒿30g、肿节风15g、淡海藻15g、金荞麦50g、白鲜皮15g、柴胡10g、葛根15g、胆南星5g，14剂。

之后述体况日益好转，脉以细虚弦为主，以6月8日方，略事加减，每诊予14剂，服至11月秋季，又酌加桂枝或制附片2g（先煎）以通畅气脉，服半月，舌苔又显黄糙腻，即去附、桂，酌加苍术、生山楂、石菖蒲、法半夏等除湿之味。调治至2012年1月时值隆冬季节，患者无一次急性发作，而且自2011年初夏已可上班从事轻体力活动，不咳不嗽，仅步行较久或上坡时仍感心累，而往年一入冬即病状急剧加重。目前患者仍在作长期性调治。

按：COPD即慢性阻塞性肺病（慢性支气管炎、肺气肿）为难治性难以根绝的痼疾。本人经验凡作长期准确治疗者（1年以上），有不少患者可带病延年，健康质量可较大提高。表现为生活能力和体力改善、急性发作减少、减轻，经常性咳、喘、胸闷、心累或下肢浮肿等症状也可不同减轻，但确实至终仍会进展恶化而至不治。慢性阻塞性肺病的诊治因个体差异大、变化多和疗程长，因而很难依靠一、二张经验方广治天下患者，脉证分析是最可靠的判断依据。虽然如此，仍有一定规律可寻，即总体上为正虚邪盛，急性发作时以风、痰、热为主,缓解期以脾、肺、肾虚,气不下纳为主,但痰、瘀常存,只是不同时期轻重不一而已。本例多年慢性阻塞性肺病以喘累为主症。其脉象沉郁不扬(细弦失柔)又亢数或虚数为常见,苔黄糙腻,初诊时并发右下肺炎,咳黄稠痰,因而初诊以痰热蕴肺、肺络不畅为辨,此为第一治疗阶段(2011年2月~2011年3月9日),第二阶段(2011年3月10日至今)以脉细弦郁满,部分脉位带虚气,舌苔黄糙腻,显示痰热痼结,肺络气机不畅,肺肾两虚。处方根据就诊时各方面情况确定,但扶益肺肾、清化痰热、化瘀通络为不移之法,坚持10个月以上的治疗,至今仍在续治,取得上述期待疗效。

后记:患者自2013年夏至今2年多未再求助中医治疗,询故,为久药生厌,经济上不敷费用,而且疗效未达更高的期望值,体复如初无望,心生消极。

6. 痰瘀痹肺伴喘案

李某,男,75岁。

1998年10月30日首诊:

脉诊:脉弦数。望诊:舌青紫,以舌边缘为甚,舌系静脉粗大,舌苔薄白略黄略腻。主诉:喘累2月余,在某职工医院住院,诊为肺炎,予抗生素治疗,但始终胸部憋喘,不能平仰睡卧,只能侧卧,咳不重,咳痰难,气道内痰声喘鸣,痰呈珠状。稍进食即胸脘痞满难受。大便少而质干,每日一行,尿频,每次量少,口中黏腻不爽,无胸前区闷痛。血常规(-)。

病机辨证:心脉瘀阻,痰浊中阻,肺胃失降。

处方:桃仁15g、当归10g、川芎10g、莪术10g、石苇15g、京半夏12g、茯苓20g、化橘红10g、莱菔子30g、丹参30g、降香10g、炒枳实10g、全瓜蒌20g、制大黄3g,3剂,每日一剂,嘱清淡饮食。

1998年11月2日二诊:

脉诊:脉细弦而缓。望诊:苔薄黄腻,舌仍带青瘀之色。主诉:药后大便日行3~4次,带多量浊沫,喘累即大大减轻,上脘痞满也消失,可进食一碗饭,痰吐较顺。

病机辨证:同上。

处方:莱菔子30g、京半夏10g、茯苓20g、化橘红10g、丹参30g、莪术15g、当归10g、川芎15g、降香10g、全瓜蒌30g、浙贝母15g、厚朴10g、紫苏子10g、鱼腥草30g(后下),4剂,每日一剂。

1998年11月6日三诊:

脉诊:脉虚弦而细。望诊:苔黄腻。舌青瘀明显减轻。主诉:症状减而未尽,感觉乏力,动作后尤累,脘部痞满,偶咳,痰少。

病机辨证:痰浊瘀血未全消,心肺气虚。

处方：党参 15g、北沙参 15g、女贞子 15g、京半夏 10g、川贝母粉 6g（冲服）、化橘红 10g、莱菔子 30g、莪术 10g、当归 15g、川芎 10g、紫苏叶 10g、紫苏子 10g、炒山楂 15g、炒神曲 15g、杏仁 10g、降香 10g、佛手 10g、鱼腥草 30g（后下），7 剂。

1998 年 11 月 16 日四诊：

脉诊：脉浮滑。望诊：苔薄黄，舌稍显青瘀。主诉：咳消失，喘累不明显，脘不痞，大便 1~2 次／日，质溏，饮食达每餐一碗多。尚有气短下落感。效方不更，前方加三七粉 3g（冲服），黄芪 15g，7 剂。

按：患者以喘累胸憋为主症，显然病在心肺，其脉弦数，为有郁力的阳邪所致，气道内痰声喘鸣、痰质如珠，口黏不爽与舌苔脉象合参，痰浊内蕴可证。胸闷气喘，大便难，胸脘满纳呆，一派肺胃气机失降的表现，故此例治法以化痰通络、清降肺胃为法。至第三诊脉气有虚，加补气药味再治。可见中医诊治疾病须根据脉证以定病机，掌握病机结构就可确立治法，病机变，治法必变；病机不变则治法也不变。

7. 下虚上实咳喘案

叶某，男，82 岁。

2010 年 5 月 13 日首诊：

脉诊：脉结而滑，左尺兼沉滑满盛有力，其滑满之力甚于寸关部，呈下盛脉势；右尺则沉细滑。望诊：苔薄白腻，舌红。主诉：患咳喘 5 年，半年前某医院收治，诊断：①慢阻肺。②肺气肿。③肺心病。④骨质疏松症。发病冬重夏轻，痰量少，质地黏稠如丝，色白。胸闷需不时吸氧，无明显下肢浮肿。

病机辨证：肾气下虚，肺滞湿痰，内蕴化热。

处方：黄芪 50g、巴戟天 15g、仙灵脾 15g、锁阳 15g、五味子 10g、麦门冬 30g、当归 15g、杏仁 15g、紫苏子 15g、厚朴 15g、莪术 15g、浙贝母 15g、海蛤壳 30g、化橘红 10g、紫菀 15g、款冬花 30g、南沙参 15g、桑白皮 15g、黄芩 24g、柴胡 18g、苦参 10g、金果榄 10g、穿心莲 15g，6 剂。

2010 年 5 月 20 日二诊：

药后症状稍减，近期右目外眦结膜下出血。两手脉转细虚弦滑，左尺细弦，已无明显滑满象，苔薄白微腻，舌红。脉象示痰热减弱，前方已收效，加三七粉 5g（冲服），续投 6 剂。

2010 年 5 月 27 日三诊：

脉诊：脉沉细虚弦而滑，右脉稍有满象，苔薄白舌红。呼吸深沉不畅，动则喘气或闻及哮鸣音，右目出血斑转淡。

病机辨证：痰瘀减而郁滞肺络，肺肾两虚，气不下纳突出。

处方：黄芪 40g、当归 15g、五味子 15g、麦门冬 15g、熟地黄 15g、山茱萸 15g、紫苏子 15g、厚朴 15g、葶苈子 15g、莪术 15g、黄芩 15g、桑白皮 15g、川贝母粉 6g（冲服）、浙贝母 10g、天竺黄 10g、款冬花 30g、海蛤壳 30g、金荞麦 50g、穿心莲 15g、南沙参 15g、北沙参 15g，6 剂。

另红参 50g、蛤蚧一对、锁阳 50g、沉香 15g，共研细，每取 10g 冲服，2 次/日。

2010 年 6 月 3 日四诊：

脉诊：两手脉以滑为主，右脉稍饱满有力，左脉则较濡柔。望诊：舌红，苔薄白微腻，喘咳状同上，痰吐不易。辨证同上，痰象不退，前方加杏仁 15g、平地木 15g、紫菀 24g、白前 15g，6 剂。

2010 年 6 月 10 日五诊：

药尽，咳喘轻，痰量减，已 2 日不需吸氧，但仍动则喘息，上方再投 6 剂。

2010 年 6 月 17 日六诊：

症状明显缓和。脉左缓滑有序，右中位稍觉饱满。但沉位脉势和顺。舌红苔薄白微腻。2010 年 6 月 3 日方再投 6 剂，参蛤散加味续服。

2010 年 6 月 20 日七诊：

脉缓滑较细，沉取稍觉饱满，但三部胃、神、根气充足，来去从容，舌红，边有小块瘀斑，苔薄白。症状已不明显。

2010 年 6 月 3 日方加山药 30g，干姜 5g，14 剂。

按：本案先经四诊，服药 24 剂，咳喘、胸闷方有减轻，又经三诊共 20 剂病状明显好转，脉象也转平缓有胃。这个过程是许多慢性病症起效缓慢的真实反映，医者需心中有数，随脉证变化从容应对。本例在第三诊时，加用参蛤散加味，对于喘证久虚之体确有增效和巩固疗效的作用。

8. 肾不纳气，痰热瘀阻肺喘累案

苟某，男，60 岁。

2015 年 12 月 23 日首诊：

脉诊：双手脉滑数，气浮大虚而无根。望诊：苔晦黄糙腻，舌色黯红，面色和手掌苍晦无华。主诉：突发喘息 14 个月，无既往史，但一病不起，先后在某军医大学附属医院和重庆某医科大学附属医院重症监护室治疗，累计共达 5 个月，至当年 5 月份才出院。症状有轻微好转，可以不吸氧就能缓缓外出。但喘累从未间断，痰液特多，需时时用纸巾擦拭，一天用纸 2 大包。患者就诊时俯卧桌边，喘息不断。2015 年某军医大学附属医院出院诊断：①双肺肺炎。②Ⅰ型呼吸衰竭。③2 型糖尿病。④冠心病。⑤低蛋白血症。⑥机体免疫功能低下。

病机辨证：元气大虚，肾不纳气，痰、热、瘀互结肺络，肺气失畅。

处方：

（1）散剂：红参30g、蛤蚧一对、五味子30g、化橘红10g、川贝母粉30g，共研细末，每次服8g左右，一日早晚各一次。

（2）煎方：南沙参30g、党参50g、炙麻黄10g、葶苈子15g、杏仁10g、紫苏子15g、厚朴15g、莪术15g、当归15g、紫菀15g、款冬花15g、干姜10g、法半夏10g、白芥子10g、莱菔子30g、麦门冬50g、柴胡24g、黄芩24g、金荞麦50g、忍冬藤70g，6剂。

嘱复查血常规和胸部CT。

2015年12月30日二诊：

脉诊：同上。望诊：舌象同上。药后患者喘累减轻，精神好转，就诊时上半身笔挺，痰量也显减。2015年12月26日胸部CT平扫显示①双肺肺气肿，双肺支气管扩张，双肺间质纤维化改变，肺大疱形成。②冠脉钙化。③双侧少许胸膜增厚。④肝囊肿。血常规：白细胞12.7×10^9/L，中性白细胞7.40×10^9/L，淋巴细胞4.24×10^9/L。

处方：病机未变，原方（散剂和煎剂）再服7剂，其煎方莪术加至20g，另加淡海藻15g，冬瓜子30g，去干姜。

以上方服至2016年元月6日，血常规白细胞8.8×10^9/L，中性粒细胞75.4%。又照方3次服18剂。患者精神显著改善，喘累不明显，但痰量虽减，有时色黄。肺部病理变化为痼久之疾，双肺如贮痰之器，根治困难，仅缓解可图。嘱患者坚持中医门诊，慎出行，避客人。患者求治愿望强烈，其配偶因患者在病症未缓解时，日夜护侍，辛劳不堪，而患者治疗至此，夫妻双方夜间都可以安宁4个小时，故甚为欣慰，至2016年2月截稿止，患者仍续治，安度春节。

补记：笔者在清稿过程中，患者不间断求治，体况虽改善，但痰喘诸症从未消失，2016年2月之后对患者的病机辨证增加劳风的思考，处方中加用柴前梅连煎组合，体况又有进一步的改善。——2016年3月底。

按：本例喘息、心累、气道出痰无度、体力不支、面和手掌苍晦无华，起病突然，病势沉重，持久不消。经胸部CT检查双肺发生混合性、广泛性改变，如不能有效控制病情，势必因肺功能的严重衰竭而继发全身各个系统和器官的功能下降。患者面和手的苍晦即为肺失宣肃、不能有效布散胸中大气之故，反映患者已处于由喘症迅速向虚劳发展的过程中。其脉浮大无根乃肾气下虚、肺气不能下纳之变，脉滑数、舌苔浊腻是痰浊热邪滞肺之象，痰热久滞于肺，肺络必瘀，以上各诊所用处方都围绕下虚上实的病机施展。本例是典型的下传型肾不纳气，即由上焦肺病导致下焦肾虚不能纳气。

【小结】

喘证多见于慢性支气管炎、慢性阻塞性肺病、肺气肿、肺源性心脏病、硅沉着病、肺间质病变等疾病中，也是临床常见病症。为慢性痼疾，临床治疗应着眼于整体联系、动态调整和个体特点，往往虚实寒热错杂，但又要从病机整体结构中分析标本虚实寒热的轻重，治疗还应着意远期疗效，疗程宜长。心力衰竭也可致喘，即心源性喘息，多与心悸、下肢浮肿、心功能下降并见，治疗目的是改善和维护心功能，常取温阳、益气或双补气阴、阴阳和化瘀通络、淡渗利水法。

（四）哮喘
1. 肺肾两虚、气郁痰凝哮喘案

杨某，男，58岁。

2010年4月20日首诊：

脉诊：脉细而郁弦。望诊：苔薄白腻满舌，舌红黯。主诉：喘息胸闷反复发作1年，常在夜间突然胸闷喘累，历时数分钟或半小时不等，逾时自行缓解，发作时无须端坐。近发作转频2月余，已无明显时间规律。平时嗜烟。2010年3月4日某医院查肺功能全项，图文报告：小气道功能减退。肺容量略增高，通气功能、舒散功能、气道阻力均正常。但乙酰甲胆碱激发试验(+)，心电图正常，诊断为支气管哮喘。已予抗哮喘药治疗，但效果却不理想。

病机辨证：肺肾两虚，肝郁气逆，痰凝肺窍。

处方：仙灵脾15g、五味子10g、当归15g、生地黄15g、熟地黄15g、锁阳15g、柴胡10g、杏仁15g、紫苏子15g、厚朴15g、胆南星10g、法半夏10g、莪术15g、金荞麦50g、鱼腥草30g(后下)、桑白皮15g、白果15g、款冬花30g、白芍30g，7剂。

2010年4月27日二诊：

脉诊：脉左沉细，右中位脉细滑带弦，两手脉幅均低。望诊：苔薄白微腻，舌红有黯气。主诉：喘累减而未止。

处方：上方加僵蚕10g、炙百部30g，7剂。

2010年5月4日三诊：

脉诊：脉沉细弦而失柔。望诊：舌淡红黯，苔薄白微腻但满舌。主诉：咽痒阵发咳嗽，程度较轻。

病机辨证：肺肾阴虚，肝郁夹风。

处方：五味子10g、麦门冬15g、天门冬30g、生地黄15g、熟地黄15g、玄参

15g、柴胡10g、乌梅15g、僵蚕15g、川贝母粉6g(冲)、海蛤壳30g、蝉蜕10g、辛夷花10g(后下)、黄芪15g,7剂。

2010年5月11日四诊:

脉诊:脉沉细弦仍失柔,兼小迟。望诊:苔薄白微腻,舌淡红有黯气。主诉:近期已无明显自觉症状。

处方:2010年5月4日方重加白芍30g、炙甘草5g,以柔肝气,7剂。

2010年5月18日五诊:

脉沉细小弦。无明显自觉症状。

予2010年5月11日方再投7剂。

按:本例哮喘首诊从肺肾两虚、肝郁气逆、寒凝肺窍论治,这一病机结构仅从喘闷的症状上无法分辨。系脉象细而郁弦,细为虚,病在肺肾,郁弦为气滞,病在肝,舌苔虽薄,却白腻满舌,说明内有留痰。从脉象细而郁弦却不数,患者病机热势不重,可推导其虚为阴阳两虚。第三诊时咽痒为有风,故设方补肺肾、化痰热外结合疏风之味,并用芪鲜饮,以抗致敏的风毒。第四诊因脉弦失柔总不改变,重用白芍柔肝(芍药甘草汤)。

2. 变异型哮喘

蒋某,男,3岁。

2008年8月23日四诊(前三诊资料略):

脉诊:虚滑。望诊:苔薄白,舌红。主诉:(母代诉)夜间咳嗽、气呛阵作半年。儿童医院作肺功能及哮喘激发试验为阳性。诊断为咳嗽变异型哮喘。但久治效果不显。之前三诊均按哮喘习惯思维,从肺肾两虚、痰热蕴肺论治。投麦味地黄汤与定喘汤加减,但症状不减。细询病情,其母告知患儿每夜大汗淋漓,并至午夜时分必剧咳。

思辨患儿因出生后体弱多病,营养发育欠佳,曾因发热、咳嗽反复,长期由本人诊治(按外感和痰热论治很见效)。目前体质仍弱,先天、后天均不足,每夜大汗淋漓,且脉虚提示阴亏气弱,虚气浮动外泄。午夜剧咳,夜半是肝气转旺时刻,反映肝旺气盛。脉滑,是痰热仍存之象。

病机辨证:气阴两虚、肺肾不足、肝火犯肺、痰热内蕴。

处方:党参10g、黄芪10g、五味子5g、麦门冬10g、熟地黄10g、生地黄10g、当归5g、海蛤壳15g、瓜蒌皮15g、紫菀10g、胆南星5g、京半夏5g、知母5g、乌梅5g、北细辛3g、锁阳10g、紫河车粉5g(冲服),6剂,每日一剂。

一周后复诊,其母述上方服完第一剂,当夜即咳嗽平息,一周来未再咳嗽,为半年以来从未有过。效方不更,原方再予6剂。之后未再因此病症来诊。次年元月,其母携他人诊病,询及患儿体况,称患儿自上方治疗后从不咳嗽。

按：患儿自首诊至第三诊，因被"哮喘"二字局限，投麦味地黄汤和定喘汤出入，治疗3周无效。后据患儿既往病史和当前脉证判断为肺肾气阴不足、肝火犯肺、痰热内蕴。投生脉、黄芪、归地、锁阳、紫河车补益肺肾、气阴并养。予乌梅抑肝之所急。海蛤、瓜蒌皮、紫菀、胆南星、知母、京半夏清化痰热。方中浮小麦不仅固表止汗，也可敛气抑火。夜咳剧烈，气呛不息，时日虽久，仍有肺闭不畅，加一味北细辛宣畅肺气，又可止咳。此症因汗多，不宜使用麻黄宣肺。本例前三诊治疗乏效，系对病机结构的整体联系把握不够，疏忽了肺肾两虚、痰热内蕴之外还有肝火犯肺，此外清化痰热之法，对通常哮喘病例而言，多采用定喘汤为清化降气为主，而本例清化应以除顽结之痰为要。

【小结】

哮喘与慢性支气管炎、肺气肿、肺源性心脏病等病症的喘息不同，涉及免疫异常的支气管病变（支气管平滑肌痉挛），在中医文献中通常以虚、实为纲，实之中又以痰为主要目标，而且视为宿痰。但痰不是一个孤立的因素，是与其他虚实诸因素互相形成的因果的或并行的病机结构关系，针对每一例的治疗都需要分析清楚其人其病的病机结构，据此为援引方药的根据，除少数特例外，通常需按标本虚实久治才有比较长期的缓解。就笔者自身数十年的体验而言，对中医方剂或药味尚未有过专效、特效，不必辨证论治而可普遍生效的体验。

（五）肺间质性改变
1. 间质性肺炎案（1）

薛某，女，59岁。

2009年7月31日首诊：

脉诊：左手因骨折手术而变形，其脉细弦，右脉则滑满有力。望诊：舌红，苔薄白腻。主诉：干咳8月不愈，仅晨间有少量痰，久服西药抗生素和化痰止咳中药无效。外院2009年4月27日胸部CT显示双肺中下部间质炎变，有数处呈毛玻璃样阴影，诊断为双肺间质性肺炎，有纤维化倾向。

病机辨证：风邪久滞，肝肺痰火上壅，肺络不畅。

处方：柴胡24g、黄芩24g、当归15g、川芎15g、赤芍15g、莪术15g、玄参15g、淡海藻15g、昆布15g、天花粉15g、海蛤壳30g、天门冬15g、麦门冬15g、生山楂15g、青黛15g（包）、忍冬藤30g、排风藤30g，6剂。

2009年8月7日二诊：

服上方毕，咳嗽减，原方加白芥子10g、僵蚕10g、炙甘草5g，6剂。

按：间质性肺炎咳嗽少痰，顽固不愈，但全身情况尚安。脉象信息提示有形实邪壅盛体内（右脉），肺络极为不畅（左脉），而右脉滑满有力又当为风痰内盛之象，结合患者外感病史和咳嗽一症，本例中医辨析病机存在三大要素：①风邪滞肺。②痰火壅肺。③肺络不畅。如从燥咳论治则效果不理想，润燥一法只能在某些病例上辅助应用，此例为证。甘草与海藻犯十八反之禁，但笔者屡用于肺纤维化、肿瘤等病症，从未遇见相反之害。

2. 间质性肺炎案（2）

陈某，女，51岁。

2009年5月26日首诊：

脉诊：脉左细弦，右弦滑。望诊：舌苔薄白而糙腻，舌红。主诉：咳嗽5个月，伴咽痒，二便、饮食正常。已输注抗生素类10余天仍未愈。外院5月25日胸片显示：双肺间质改变，右肺中叶炎变，左肺小结节影。

病机辨证：肺脾气虚，风邪久羁，痰热滞肺。

处方：柴胡24g、黄芩24g、党参30g、法半夏10g、桔梗10g、紫菀15g、浙贝母15g、赤芍15g、海蛤壳30g、莪术15g、蒲公英30g、金荞麦75g、忍冬藤50g、鱼腥草30g（后下），6剂。

2009年6月6日二诊：

脉诊：脉细弦滑小数。望诊：苔薄白，中后部罩灰苔，舌红。主诉：咳嗽减轻，近期背痛。

前方加薏苡仁30g、三七粉3g（冲）、延胡索15g，6剂。

2009年6月23日三诊：

脉诊：脉细弦小数。望诊：舌稍偏红，苔薄白。血压：96/70mmHg。现仅有微咳，睡眠好，但心绪不宁。

前方加钩藤10g（后下）、珍珠母30g，6剂。

按：本例病机大体同薛某案，多一个肺脾气虚，理由是初诊脉象左细弦之中又有小虚气，因而疏风、化痰、通络处方中加上一味党参。

3. 间质性肺炎案（3）

邓某，女，68岁。

2011年5月6日首诊：

脉诊：脉浮弦滑满小数。望诊：苔白腻罩灰。主诉：咳嗽20余日，在某院住院10余日，日输抗生素数种，咳稍减而始终不止，摄胸片示右下肺间质性改变（呈网织状模糊影）。患者因高脂血症服舒降之、血脂康半年致肝功能异常，谷丙转氨酶：206.5U/L，谷草转氨酶：122.3U/L，谷氨酰转肽酶：55.5U/L。

病机辨证：风痰火挟滞，阻痹肺络。

处方:柴胡 24g、黄芩 24g、藿香 10g、佩兰 10g、桔梗 10g、茵陈蒿 30g、法半夏 10g、苍术 15g、茯苓 15g、广木香 10g、石菖蒲 10g、浙贝母 15g、莪术 15g、板蓝根 30g、鱼腥草 30g(后下)、淡海藻 15g、排风藤 15g、炒山楂 15g、炒神曲 15g、炒麦芽 15g,6 剂。

2011 年 5 月 20 日二诊:

脉中位滑数小弦,沉位显满象。舌红,苔黄腻满舌。咳嗽仍作,咳痰不利,稍受凉即发,便溏。2011 年 5 月 11 日查肝功能:谷丙转氨酶:74.6U/L、谷草转氨酶:39U/L、谷氨酰转肽酶:54.6U/L。

病机辨证同上。

处方:柴胡 24g、黄芩 24g、杏仁 12g、紫苏子 15g、藿香 10g、厚朴 15g、苍术 15g、茵陈蒿 30g、桔梗 10g、当归 15g、莪术 15g、生山楂 15g、石菖蒲 15g、川贝母粉 6g(冲)、法半夏 10g、金荞麦 50g、鱼腥草 30g(后下),6 剂。

2011 年 6 月 3 日三诊:

咳嗽显减,仅微咳,便溏,脉转浮滑小数。

原方加百部 30g,去川贝母,6 剂。药后复查肝功能已正常,6 月 17 日四诊,上方加减又 6 剂。

2011 年 6 月 24 日五诊:

略有阵咳,脉细弦数。近查血脂总胆固醇:7.85μmol/L、三酰甘油:1.5μmol/L、低密度脂蛋白:5.87μmol/L。

处方:南沙参 30g、党参 10g、莪术 10g、当归 10g、制南星 1g、紫苏子 5g、柴胡 10g、黄芩 10g、川贝母 6g、浙贝母 6g、白鲜皮 15g、款冬花 10g、紫菀 10g、桂枝 2g、百部 10g、海蛤壳 10g、淡海藻 10g、炙甘草 5g。

以 10 剂量共研制蜜丸,每服 10g,每日早晚各一服。

2011 年 9 月 14 日六诊:

脉诊:浮糊滑满小数,尤以关部浮滑满为甚。苔淡黄腻满舌。久咳之症经前调治已消,但常腹胀矢气。系湿滞互阻中焦。

处方:藿香 10g、佩兰 10g、茵陈蒿 30g、苍术 15g、厚朴 15g、炒山楂 15g、炒神曲 15g、炒麦芽 15g、莱菔子 30g、蚕沙 15g(包)、白豆蔻 10g(后下)、广木香 10g、石菖蒲 15g、黄芩 15g、法半夏 10g、郁金 15g、制南星 5g(先煎)、制大黄 6g、鱼腥草 30g(后下),6 剂。

后记:9 月 19 日胸片复查:双肺清晰,无异常改变。

按:本例老年患者,咳嗽抗炎治疗无效。初诊脉浮弦滑满小数,苔腻均为痰热蕴结之征。以柴平加减方加味茵陈蒿、鱼腥草、金荞麦等清化痰热,莪术、排风藤、浙贝母、海藻等加强消积散结。以清热、化痰、消滞为基本治法,后期改以化痰消浊为主,经五诊 2 个月调治顽咳消失,且实验室指标改善明显，肺部间质改变消失。2个月后又诊，脉症都显示中焦湿浊与内积病机的存在，可印证之前的顽咳不仅受外风之害，也有内伤实邪的参与胶结，因而其咳顽痼。

4. 间质性肺炎剧咳案（4）

詹某，女，85岁。

2010年9月14日首诊：

患者家属电话联系云患者咳嗽已近1月，重庆某医科大学附属医院胸片诊断为间质性肺炎。咳嗽频剧，痰吐不易，需猛烈剧咳咳出白黏少量痰之后方暂缓，不久又作，院方给药及自购化痰止咳药，始终不缓解。不发热。脉不详，询及苔较厚。

思高年体质虚弱，痰少而黏白难咳，显然肺气阴两虚。咳频气呛，咳状猛烈，当有风火，与病在肺肝相关。间质性肺炎，胸片呈肺纹网状粗乱表现当有痰瘀阻络，据此拟方如下：

党参30g、柴胡15g、桔梗10g、乌梅15g、前胡15g、青黛15g（包）、海蛤壳30g、炒栀子10g、诃子10g、黄芩15g、天门冬15g、麦门冬15g、莪术15g、淡海藻15g、当归15g、川贝母粉6g（冲）、瓜蒌皮30g、桑白皮15g、地骨皮15g，6剂。

2010年10月4日二诊：

赴患者家，家属言上方仅服两剂就因夜间剧咳而畏患者高龄气憋致危，急送附近医科大学附属医院呼吸科，予最新抗生素及对症药静脉注射，症状稍缓，但一周后出院至今仍咳嗽气呛如初。见患者不咳时尚安静，咳则声气冲击，痰液难出，面红耳赤，至咳出黏白痰，咳呛才缓。脉弦浮滑而小数，脉幅较大，脉气虚亢。苔白腻偏黄。思患者病机仍属肺气阴两虚、风邪羁肺、肝火犯肺、肺络痰瘀互结，嘱将上方尚留存之4剂继续煎服以观后效。

药毕来电话说服药后症状大减，唯大便难，苔仍厚，嘱原方去川贝母加莱菔子30g，以此方共配服18剂，症状基本消失。

按：间质性肺炎之咳呛势重时久而一般全身情况尚好，但高年体弱患者可能因咳呛气憋致危。患者为笔者远戚，初诊患者未完成治疗至西医院住院一周，将危状暂时控制，有一定合理性。但当时抗生素疗法及对症处理，对肺部间质性炎症常疗效不能持续，大剂量最新强有力抗生素的运用本身也存在培养超级耐药菌和导致其他不良反应的风险。纯中药辨治此种剧咳多有验效，思路以风、火、痰、瘀为病机要素，再分析是否存在其他外感内伤因素，如本例兼有气阴两虚。本例处方合柴前梅连煎、泻白散、丹溪咳血方三方出入。

5. 间质性肺炎案(5)

朱某,女,54岁。

2013年12月5日首诊:

脉诊:右手脉弦郁数急,寸关明显满大,左脉细沉数急,寸关部各现微满气团。望诊:苔薄白腻,舌红黯。主诉:咳嗽、头昏1周,痰多而白,质稀,易汗。10天前因发热3天在某军医院住院,胸片示肺间质改变,静脉注射10天,但热退而咳不止。有类风湿、干燥综合征、重度骨质疏松病史7年。

病机辨证:风邪郁滞上焦,热、痰、瘀痹阻肺络。

处方:柴胡18g、黄芩24g、赤芍15g、当归15g、莪术15g、僵蚕15g、前胡15g、防风24g、蝉蜕10g、豆豉15g、枇杷叶10g、浙贝母10g、桔梗10g、白芥子10g、玄参15g、南沙参30g、大青叶15g、蜂房15g,10剂。

2014年1月9日二诊:

脉诊:脉近同前诊,但右寸关满大之象减少。血压:138/90mmHg。望诊:苔薄白腻,舌红有黯气。主诉:药后咳嗽显减,目前仅偶咳。

病机辨证:脉象显示病机未变,仍有风、痰、热、瘀上阻,兼肝郁阳亢。

处方:予上方加减调治:柴胡15g、白芍30g、黄芩24g、炒枳壳10g、怀牛膝15g、川芎10g、当归10g、地龙15g、僵蚕10g、蜈蚣2条、钩藤10g(后下)、天麻15g、桃仁10g、红花10g、郁金10g、制白附子10g(先煎)、白芥子10g、淡海藻15g、金荞麦50g,14剂。

2014年3月20日三诊:

脉沉弦满劲数,右寸和左寸关间微满郁状。望诊:苔薄白,舌红黯。主诉:肺间质改变咳嗽经前两次中药调治咳嗽已止,目前以头项右侧及枕部紧痛麻木、指关节轻痛为苦。

病机辨证:痰瘀阻络。

处方:柴胡15g、葛根30g、苍术15g、淡海藻15g、制白附子10g(先煎)、川芎15g、当归15g、莪术15g、地龙15g、桃仁15g、蜈蚣2条、僵蚕10g、秦艽10g、怀牛膝15g、忍冬藤30g、没药10g,14剂。

按:本例间质性肺炎从发热咳嗽始至来诊仅10天之隔,病程不长则肺部病变相对较轻浅,有利于迅速控制病情。故本例初诊10剂即咳嗽显著减轻,与詹某案的疗效速度相近。病机分析仍是风、热、痰、瘀为主,依据是初诊脉象一手弦郁数急而且寸关满大,显示上焦风邪痰火内重而脉络不畅。另一手脉沉细数急而寸关各出现气团,脉质微微发满,仍然是风、痰、火滞郁上焦和脉络不畅,只是沉细脉反映脉络不畅的成分多于右脉,而且苔腻舌黯与脉象十分相合。

6. 肺纤维化久咳案（1）

王某，男，69岁。

2010年2月5日首诊：

脉诊：细虚弦滑小数，脉幅低，望诊：舌红，苔薄白。主诉：间断性阵发干咳1年多，走路时胸闷气紧，半年前某医院胸部X光片及CT显示双肺间质改变并纤维化改变。

病机辨证：肺肾气阴两虚，肺经痰热致瘀。

处方：黄芪40g、白鲜皮15g、女贞子15g、五味子10g、淡海藻15g、莪术15g、桃仁15g、红花10g、当归15g、天门冬15g、排风藤30g、丹参30g、刘寄奴15g、马鞭草15g、瓜蒌皮15g、知母15g、浙贝母15g、海蛤壳30g，7剂。

2010年2月12日二诊：

脉寸关细弦小数，尺沉细。干咳如前，原方去刘寄奴、马鞭草，加丝瓜络15g、僵蚕15g、乌梅15g、炙甘草10g，7剂。

2010年2月19日三诊：

咳嗽偶发，走路时不再闷累。2月12日方又7剂。

2010年3月5日四诊：

脉诊：细虚具浮象，苔薄白，舌红。近日干咳增剧，伴咽痒。系气阴两虚，又新受风热所致。改方：

南沙参15g、北沙参15g、党参15g、桑叶15g、生石膏30g、知母15g、黑芝麻15g、玄参18g、天门冬15g、麦门冬15g、桔梗10g、前胡15g、山豆根6g、蝉蜕10g、黄芩15g、鱼腥草30g（后下）、板蓝根30g、忍冬藤30g、杏仁15g、牛蒡子15g（打碎）、连翘30g、浙贝母15g，4剂。

2010年3月10日五诊：

脉诊：脉细弦缓。望诊：舌红，苔薄白。主诉：外感已消，咳仅偶作。用2月12日方加板蓝根10g、百部30g、玄参15g，6剂。第六、七诊又续服14剂。

2010年5月15日八诊：

脉中位细虚弦如前，但按至沉位弦涩，有一定力度。右脉细弦硬而涩劲。无咳喘、胸闷心累等症。

病机辨证：据脉形分析气阴两虚，痰瘀阻络。

处方：黄芪40g、白鲜皮15g、莪术15g、三棱10g、淡海藻15g、白芥子10g、红花10g、当归15g、川芎15g、桃仁15g、黑芝麻15g、北沙参30g、排风藤15g、僵蚕15g、丝瓜络15g，14剂。

2010年5月26日九诊：

脉诊：沉弦涩劲，脉气强而不畅。望诊：苔薄淡黄腻。主诉：20天前又剧咳，胸片示两肺下野炎症，仍继续服上药至今已不咳。复查胸部CT示肺间质改变,呈条索、结点状变化,与2009年首次CT片比较无纤维化增加。

处方:5月15日方加炙鳖甲15g、苦参10g、乌梅10g,14剂。

2010年9月10日十诊:

脉诊:沉细弦欠柔。望诊:舌红,苔薄白。主诉:因暑热畏药自行停服中药3个月,目前无明显症状。又予5月26日方续服14剂后未再继续治疗。

后记:2012年1月21日因心电图:ST-T改变就诊,言治疗后再无咳嗽,也不感冒。

按:本例肺部间质性纤维化改变病程达1年余,经中医辨证论治十诊8个多月病状消失,但肺部旧有的改变并不消失,只是无新的纤维化进展。这说明肺间质的纤维化病变已病久难以逆转。本例初诊脉象虚细弦滑小数,脉幅低郁,故判断为气阴两虚,痰、热、瘀三邪滞肺导致肺络不畅,这是对病机认识的主线。但在治疗过程中病症加重二次:其中第四诊脉带浮,为患新感,结合辛凉疏风清热治疗。第九诊患者虽咳嗽加剧,病机未离主线,故坚持第八诊处方服毕,其咳自歇。总之慢性病在治疗过程遇变的证治,据脉证而定,则胸中自有成竹。

7. 肺间质纤维化案(2)

都某,女,79岁。

2014年9月20日首诊:

脉诊:脉象坚而失柔,左寸后、右尺均郁满若气团样,整体脉气沉郁小涩而数。血压:120/70mmHg。望诊:苔薄白,少量布于舌后,舌红。主诉:慢性支气管炎20余年,双肺间质性改变3年余,有一支冠状动脉狭窄>50%。咳嗽痰少,全身乏力,神疲,上午症状尤其明显,夜间7点左右则好转,腹胀,食后即作,大便不畅。右上肢背面自肘部至第2、3掌骨处肌肤筋腱红肿痛3年,诊断为嗜酸性筋膜炎,近5个月用激素治疗后减轻,但不愈,目前右2、3掌骨背面肌肤仍红肿痛,触之厚硬。现服泼尼松15mg/日。

病机辨证:久病正虚邪盛,致三焦气痹,目前以气滞血瘀为重。

处方:柴胡10g、赤芍15g、川芎15g、当归15g、蜈蚣2条、桃仁15g、红花10g、茯苓15g、桂枝5g、制大黄3g、地龙15g、怀牛膝15g、莪术15g、僵蚕10g,7剂。

2014年9月27日二诊:

脉诊:双手脉中沉位均浮尢弦滑满而数,左寸中部靠内侧,稍加压可见气点。望诊:苔薄白腻。主诉:本周因感冒致喘促加重而自行加量激素并服氨茶碱等4天,症状缓解。

病机辨证:新感风热,痰热内蕴。

处方:柴胡18g、黄芩18g、忍冬藤40g、牛蒡子15g(打)、杏仁10g、紫苏子

15g、桔梗 10g、桑白皮 15g、浙贝母 10g、知母 15g、芦竹根 15g、厚朴 15g、葶苈子 15g、地龙 15g、板蓝根 30g，3剂。

2014年9月30日三诊：

脉诊：双寸关均为中位脉，左浮滑数稍濡，右细弦，两尺均沉弦数，脉力重耐重压，右尺脉气盛于寸关，左尺则细于寸关。望诊：苔薄白，舌红黯明显。主诉：夜咳，咽痒，痰少难咳，难眠。

病机辨证：肝火犯肺，痰热蕴肺。

处方：青黛 15g（包）、炒栀子 10g、黄芩 15g、海蛤壳 30g、浙贝母 10g、川贝母粉 5g（冲）、天门冬 15g、麦门冬 15g、知母 15g、款冬花 15g、桔梗 10g、桑白皮 15g、杏仁 10g、百部 15g、白前 15g、柴胡 15g、当归 10g，4剂。

2014年10月7日四诊：

脉诊：两寸浮而郁满，关尺沉位虚滑数带小亢虚气，两寸脉差别已不明显。望诊：苔薄白微腻。主诉：咳嗽痰少，仅偶咳，痰泡状，身体畏凉，凉则气累、气短。

病机辨证：火势减，痰热未尽，有下虚上盛象。

处方：熟地黄 15g、五味子 10g、天门冬 15g、北细辛 5g、党参 30g、桑白皮 15g、海蛤壳 30g、川贝母粉 6g（冲）、炒栀子 10g、黄芩 15g、地骨皮 15g、款冬花 15g、紫菀 15g、紫苏子 15g、当归 10g、法半夏 10g、炒山楂 15g、炒麦芽 15g、炒神曲 15g、炙百部 15g，7剂。

2014年10月14日五诊：

脉诊：双寸气团可及，关尺居中沉位，弦滑数小劲。主诉：咳嗽显减但未止，右上肢筋膜炎，肘下部皮肤僵硬，手背红肿转黯，肿势减轻，仍感气短。

病机辨证：肝火伤阴，痰瘀阻肺。

处方：豨莶草 15g、荷叶 10g、炒栀子 10g、黄芩 15g、青黛 10g（包）、海蛤壳 30g、生石决明 30g、桑叶 15g、北沙参 15g、麦门冬 15g、石斛 15g、当归 15g、莪术 15g、僵蚕 10g、茯苓 15g、淡海藻 15g，7剂。

2014年10月28日六诊：

患者反映精神体力显著好转，右手背红肿发僵也减轻，既往在秋凉冬寒时节必至喘息气紧，目前尚未出现，痰色转清，但痰量仍少，阅重庆某医科大学附属医院 2014年10月21日 CT报告：①双肺气肿、双肺间质变。②右肺上叶炎症、左下肺间质炎症。③右膈下小结节。④心影稍增大、主动脉硬化。因畏惧重庆冬季湿冷易致发病和药苦难耐，计划赴海南越冬，暂时停药。诊其脉右寸气团浮突，关尺郁弦小劲小数，左脉弦劲轻于右脉。苔薄白腻。

病机辨证:脉象显示寒凝气滞,痰瘀阻络。

处方:炙麻黄 5g、杏仁 10g、北细辛 8g(先煎)、紫苏子 15g、炒枳壳 10g、川芎 15g、当归 15g、柴胡 15g、黄芩 15g、赤芍 15g、莪术 15g、淡海藻 30g、防风 15g、忍冬藤 30g、丝瓜络 15g、僵蚕 10g、蜂房 15g、麦门冬 15g、海蛤壳 30g、南沙参 30g、大青叶 15g,7 剂。每剂服 2~3 日,嘱随身带走,愿服则服。

按:本例病多、症重、病程久,2011 年 1 月 24 日某院检查即发现肺部慢性支气管炎、肺气肿、肺大疱、纤维变、小结节改变和主动脉冠状动脉粥样硬化等病变,至 2014 年 10 月 21 日 CT 复查,肺部炎症、肺气肿、间质变、结节及主动脉硬化依然存在。近三年来又患嗜酸性筋膜炎,均为难以根治的宿疾。回顾患者求助中医治疗 38 天内共 6 诊,虽然病情得到缓解,但因患者病症多,而且病情易受外感等因素影响,药法难以专一,这是治疗这类疾病常常遇到的问题,需要在较长期的辨证论治过程中一一化解。但患者移居海南,未能坚持治疗。如能坚持则长期缓解或许可图,但根治无望。

8. 肺间质纤维化案(3)

许某,男,74 岁。

2002 年 2 月 1 日首诊:

脉诊:脉浮弦。望诊:舌黯红,苔薄白满舌,杵状指,唇绀。主诉:干咳喘累已 3 年,冬重夏轻,某部队医院 2002 年 1 月 8 日胸片显示:双肺纹理增多,结构紊乱,有大片弥漫性分布的条索状影,呈网状改变,未见占位与结节样肿块影,气管略右移。诊断为:①肺部感染。②特发性弥漫性肺间质纤维化。已经多方治疗病情无好转。现干咳喘累,面部潮红,二便正常,食少,睡眠尚安。

病机辨证:肺燥肺萎,肺络瘀阻。

处方:干姜 10g、桑叶 10g、麦门冬 30g、北沙参 30g、莪术 15g、天门冬 15g、夏枯草 30g、金荞麦 30g、桃仁 15g、阿胶 10g(化)、乌梅 15g、僵蚕 15g、百合 30g、党参 15g、炙甘草 10g、天花粉 15g,6 剂。

2002 年 2 月 8 日复诊:

脉诊:脉弦不柔。望诊:舌黯红,苔薄白。主诉:气短减轻,但干咳如前,近现少量鼻衄。

处方:上方加白鲜皮 20g、黄芪 30g、茅根 30g,去干姜,6 剂。

后记:本人诊治患者半年多,后失去联系,不及 1 年其家属来诊,询及患者病情,知终于病情加重不治已故。

按:2002 年及之前,连同本例,共诊治过三例肺间质纤维化患者,均在 1~2 年左右不治身亡,患者的平均生存时间 3 年左右。其中有一例病患诊断为"风湿肺",外院予激素治疗,无好转,但改由本人接诊后当时对此病的病机认识茫然,故没有效果。本例为当时心存重负,而有意留下一点资料,目前已认识到,此病不能从燥证肺痿论治。

9. 肺间质纤维化案(4)

肖某,男,81岁。

2008年12月29日首诊:

脉诊:弦、滑、结、数中见虚亢气,根气不足。望诊:舌苔厚、酱黄色、腻,舌红、有瘀斑,面色黧黑,双目眭黯滞,手指凉。主诉:心悸、喘累、倦怠乏力、思寐、时咳、纳呆、不知饥、恶心、双下肢水肿,病程已达2年余。患者3年前在某医院检查、诊断为类风湿关节炎伴肺间质性肺炎、肺纤维化。有高血压、冠心病、糖尿病史。

病机辨证:气虚失运失化,痰瘀交阻肺络。

处方:黄芪60g、当归15g、竹茹15g、胆南星15g、川贝母粉6g(冲)、排风藤30g、炒白术24g、薏苡仁100g、僵蚕15g、石斛30g、茵陈蒿30g、射干10g、枇杷叶10g、郁金15g、大腹皮15g、川木通10g、刘寄奴15g、三七粉3g(冲)、白鲜皮15g,12剂,水煎服,每日1剂。

2009年1月12日二诊:

脉诊:细、虚弦滑,根气有所恢复,而虚亢之势显减。望诊:苔转黄腻,仍厚,中有裂纹,舌红仍有瘀斑。主诉:药后下肢肿缓解,咳也减轻,但胸闷、恶心、纳呆,询大便正常。

上方去胆南星、川木通、大腹皮,加法半夏、扁豆、砂仁、紫苏梗、黄连又12剂。

2009年1月25日三诊:

脉诊:脉转沉细弦滑,偶有结象。望诊:舌苔白腻,舌红有瘀斑,面色黧黑,目眭黯滞。主诉:药后胸闷、恶心等症减轻。

病机辨证:湿浊显消,脾虚气郁,痰瘀阻肺。

处方:太子参30g、生白术15g、扁豆30g、茯苓24g、山药30g、砂仁10g(后下)、莪术15g、黄芪50g、白鲜皮15g、僵蚕10g、川贝母粉3g(冲)、刘寄奴15g、昆布15g、当归15g、桃仁15g、橘核15g,12剂。

此方后又选加蝉蜕、土鳖虫、白花蛇、蜈蚣、红花、乳香、没药、赤芍等活血剔络药味,去昆布,改淡海藻、白芥子等化痰药,去橘核,更以炒枳壳、桂枝等理气药,但胃纳差时重用甘淡健脾药,大便不畅临时加大黄等泻下药,脉转亢弦劲时使用龙胆草、栀子、黄芩三味,痰色黄用芦根、冬瓜子、知母等等。治疗10个月患者精神好转、食欲增加、无恶心、无喘累心悸,仅偶咳,目眭周边黯滞渐淡。嘱复查胸部CT,示肺部纤维化无加重表现,测定肺通气功能正常。因久药不便,从2010年3月1日始,改用膏方调治。

处方：黄芪 100g、西洋参粉 50g、白鲜皮 100g、当归 50g、莪术 50g、三棱 50g、淡海藻 100g、玄参 100g、桃仁 50g（打碎）、红花 30g、排风藤 50g、僵蚕 50g、乌梅 50g、防风 50g、地龙 50g、葛根 50g、石斛 50g、木瓜 50g、蜈蚣 15 条（研碎）、三七粉 50g、黄芩 100g、胆南星 50g、锁阳 50g、秦艽 30g、豨莶草 30g、生地黄 50g、熟地黄 50g、丹参 100g、白花蛇 8 条（焙干研末），1 剂服 20 天。

患者服用膏方后感觉方便，以此方法调治至 2010 年 7 月下旬共 4 个月。

2010 年 7 月 29 日又诊：

脉诊：双手脉细弦滑。主诉：服膏方以来多次测类风湿因子升高（＞70IU/ml），常恶心、纳呆，有时脘痞。

病机辨证：气虚，风、湿、瘀交结，久滞脉络为顽疾。

处方：黄芪 40g、防风 15g、白鲜皮 15g、僵蚕 15g、胆南星 10g、淡海藻 15g、莪术 15g、葛根 15g、薏苡仁 50g、苍术 15g、木瓜 15g、石斛 15g、肿节风 15g、蜈蚣 2 条、生地黄 30g、水牛角 15g、厚朴 15g、砂仁 10g（后下）、陈皮 10g、藿香 10g、柴胡 10g、茵陈蒿 15g、制白附子 10g（先煎），7 剂。

2010 年 8 月 5 日又诊：

脉同上，舌苔黄腻。主诉：恶心等胃部症状不消。

上方过于庞杂，易伤胃气。

改方：紫苏叶 10g、黄连 10g、厚朴 15g、苍术 15g、薏苡仁 30g、砂仁 10g（后下）、木瓜 10g、蚕沙 15g（包）、石斛 15g、干姜 10g、法半夏 10g、竹茹 15g、陈皮 10g、枇杷叶 10g，3 剂。

此后，所治基本上围绕益气和胃与祛风、湿、瘀邪两法之间进退，遇感冒咳剧则暂治外感咳喘，体况大致稳定，时有小波动。类风湿因子检测则从未降至正常范围，多数测值为 70~80IU/ml 左右，多次测值可升高至 100IU/ml 以上。患者坚持续诊从不间断。

2012 年 2 月 24 日又诊：

脉诊：脉转细滑但少力。主诉：从 2008 年中医治疗以来身体较治疗之前显著好转，无喘累、下肢浮肿、行动不便等症状，但近一段时间恶心加重，纳呆不思食。

病机辨证：脉气转中虚，胃气失降。

处方：党参 30g、炒白术 10g、茯苓 15g、紫苏梗 10g、黄连 10g、竹茹 15g、枇杷叶 10g、砂仁 10g（后下）、法半夏 10g、厚朴 15g、当归 15g、代赭石 15g，6 剂。

2012 年 3 月 26 日又诊：

脉诊：脉气转弦滑。主诉：上方服药后胃部甚安。

改方：黄芪 15g、白鲜皮 10g、法半夏 10g、莪术 10g、制南星 10g（先煎）、枸杞子 15g、丹参 15g、滑石 15g、炒谷芽 30g、防风 10g，14 剂。

之后诊治处方以此方与 2012 年 2 月 24 日方交替加减应用，但以 2 月 24 日方应用最多，患者反映经此治疗胃脘不适、恶心均显著减轻，而且查 2 次类风湿因子都降至 60IU/ml 以下，为多年来所测该项目的最低值。言及于此，喜形于色。

2012 年 11 月 15 日最末一诊：

处方：西洋参 10g、麦门冬 50g、党参 50g、炒白术 12g、茯苓 15g、竹茹 15g、砂仁 10g（后下）、枇杷叶 10g、姜半夏 10g、石斛 15g、陈皮 10g、茵陈蒿 30g、代赭石 15g、玉竹 15g、枸杞子 15g、黄连 10g、厚朴 15g、炒山楂 15g、炒麦芽 15g、炒神曲 15g，15 剂。

2012 年 11 月底患者配偶，由子女携扶来诊，云患者不久前因患感冒却一病不起，急送至某医科大学附属医院监护病房，仅 3 天即因呼吸衰竭而病故。

按：本案为重庆大学退休教授，患类风湿疾病继发的肺间质病变、肺纤维化，来诊时病程已 2 年以上。经纯中医药调治，自 2008 年 12 月至 2012 年 11 月近 4 年时间，即患者在病情严重，经治后仍存活近 4 年。最后病故，不是肺间质病变直接引起，而是在此病变基础上，患感冒引发急性呼吸衰竭。对患者的证治，大体分三个阶段，第一阶段为首诊和第二诊，其时病状严重，元气甚虚、痰、湿、瘀痹阻肺络甚重，脉气少根气，其脉弦、结为络脉不通，滑、数、亢为痰浊盛，予重剂益气振脉、清肃痰浊、宣发上焦痹郁之气，共 22 剂，主要症状缓解。第二阶段为第三诊至 2012 年初，时间长达 3 年余，治疗的指导思想是病机结构由气虚失振、血脉运行乏力、风、痰、瘀顽结肺络，这从患者长期脉象呈细、滑、弦、结以及面色黧黑、目眶黯滞、舌上明显瘀斑可证实。用药处方一方面立黄芪为扶正主药（与白鲜皮同用，系针对患者之病为变态反应性疾病），但重点却在于祛风、除痰湿、逐瘀别络攻邪的方面。其结果是患者体况继续好转，已恢复日常行动能力，但类风湿因子却一直无显著降低。其间曾应用 4 个月的膏方作为病情明显好转之后的善后方，这一方法患者易于接受，但显然无降低类风湿因子的作用。第三阶段从 2012 年 2 月下旬至当年 11 月共 9 个多月，因患者脾虚胃气失和频发，恶心、纳呆、脘腹痞满有时严重，故改以四君子汤合和胃降逆之药味，有时参以芪鲜饮、化痰、理湿等，但重点在健脾和胃，患者自感胃症缓解，类风湿因子也显著下降，这一点是始料未及的结果，说明类风湿因子的升高，在病机上该患者与脾虚胃不和关系较密切。但其他病例不能据此思维，仍当以各自的脉诊分析为依据。

114

【小结】

导致肺间质改变的始发因素包括生物因素(细菌、病毒)、物理因素(各种粉尘)、化学因素(有毒气体、农药)以及免疫因素(如风湿性、类风湿性肺部间质纤维化),本人临床所见以生物因素所致间质性肺炎和免疫因素所致肺纤维化较多见,偶有硅沉着病患者来诊。以上收集感染性间质性肺炎 5 例,免疫性肺间质改变 4 例。其中感染性间质性肺炎根据脉证特点,病机共性为风邪久羁、郁滞肺络、化热生痰成瘀,风、热、痰、瘀混结于肺络,因而肺野失清,咳嗽少痰甚至呛咳不已,可持久不愈,不同个体可兼合肝气,肝火,胃火,中焦湿滞,肺、脾、肾气血阴阳不足等因素,需综而论治。但无疑风、热、痰、瘀是要点。药法根据小柴胡汤、柴前梅连加减方、柴平加减方、二冬二母汤、泻白散、丹溪咳血加减方等参合莪术、当归、海藻、海蛤壳、忍冬藤、大青叶等通络、化痰结、清热解毒药味。就有限的病例而言,间质性肺炎比较免疫性肺间质纤维化更容易收效。

免疫性肺间质纤维化 10 年之前从肺痿、肺燥和瘀血痹阻肺络作基本病机认识,但治疗效果不好,近年来接治数例,根据脉象特点在思路上有较大改变,即以脏腑功能失调、阴阳盛衰失常为出发点,将病机结构中的关键环节锁定在风毒、痰毒、瘀毒上,将病邪认定为毒,系根据其危害之重,病机顽结的性质。而在治疗上祛风毒用大剂量防风(15~24g)、蜈蚣、僵蚕;祛痰毒用制白附子、制南星、法半夏(即三生汤);祛瘀毒选用莪术、大剂量当归或赤芍、鬼箭羽、石见穿、乳香、没药、蜂房、乌梢蛇。脾虚者当健脾益气;肾虚者当滋阴或温阳;肝郁火旺者需平肝疏肝、降抑肝火;肺虚者,气弱用人参、党参加黄芪,阳虚用桂枝、干姜等。总之,免疫性肺纤维化属于内伤疾病,而感染性间质性肺炎属外感兼内伤性疾病。按以上思路近年来辨证论治数例,患者病情缓解,有的患者实验室指标也有所好转,仅 1 例因患感冒忽然出现呼吸衰竭而亡,余例均存活多年至今。

附自拟方:

柴前梅连加减方:柴胡、前胡、乌梅、黄芩、黄连、桑白皮、瓜蒌、麦门冬、天门冬、胆南星、贝母、桔梗、海蛤壳、忍冬藤、金荞麦。

柴平加减方:柴胡、黄芩、苍术、厚朴、陈皮、法半夏、茯苓、茵陈蒿、藿香、郁金、石菖蒲、枇杷叶、莱菔子、炒山楂、炒神曲、炒麦芽。

丹溪咳血加减方:青黛、栀子、黄芩、瓜蒌、诃子、款冬花、贝母、麦门冬、海蛤壳、枇杷叶。

三、消化系统疾病

（一）胃病

1. 肝胃郁热胃炎案（1）

唐某，女，82岁。

2011年9月10日首诊：

脉诊：脉浮取寸部现一小晕点，重按时寸关脉滑满弦有力，脉体大，两尺沉细小弦。望诊：舌红绛光苔，布纵横细裂，稍干。主诉：三个月来胃部灼热、隐痛，纳少，头昏沉，夜寐不宁，口干不思饮，但仍强制饮水以解口干，人体消瘦，体重下降4kg，大便干结、泄泻不调。2个月前重庆某医科大学附属医院胃镜检查示：慢性胃炎伴糜烂，存在萎缩性改变（胃窦部广泛扁平状黏膜隆起，食管齿状线上方巴雷特氏（Barrett）食管可能，多处橘红色黏膜岛状上移）。胃窦黏膜活检示慢性胃炎伴糜烂，重度肠化。有高脂血症，空腹血糖4.79mmol/L，胆囊切除术史。

病机辨证：肝胃湿热，久则伤阴，脑络不畅。

处方：苦参5g、蒲公英15g、石斛30g、麦门冬15g、蚤休15g、北沙参30g、知母15g、天花粉10g、冬瓜皮30g、连翘15g、丹参30g、浙贝母10g、竹茹15g、胡黄连10g，7剂，每剂分3次服用。

2011年9月17日二诊：

脉象显著改善，两寸晕点消失，寸关沉位滑满盛大象显著平缓，尺部沉细，无弦象；舌仍光红布纵横浅裂。胃灼、失眠、口干等症显减，仅走路时感头沉，夜尿频，大便欠畅。

病机辨证：气阴恢复但不彻，余热未尽。

前方加天麻30g、生地黄30g、火麻仁10g，7剂。

按：慢性胃炎严重肠化，胃黏膜萎缩并发Barrett食管为较难治之症。本例症状以胃脘灼痛、口干、头昏、失眠为主，切其脉两寸现一小晕点示脑络不畅，寸关部沉取滑满弦大，反映肝胃湿热之盛且深重。舌红光绛起浅裂偏干明示阴虚。据脉舌分析，着重清泄肝胃郁热兼养肝胃之阴，佐以通畅脑络，清胃养阴汤（自拟方）出入。首诊7剂脉象减轻，胃灼痛、口干、失眠，头昏好转而未彻。脉象在晕点、寸沉位滑满弦气盛也随之平缓，说明脉象变化确为机体变化的全息信息反映。

2. 肝胃郁热胃炎案（2）

何某，男，54岁。

2014年3月6日首诊：

脉诊:双手脉浮弦滑数,脉气亢,尺部耐重压。望诊:苔薄白微腻,舌红甚具黯气。主诉:2014年1月13日重庆某军医医院胃镜检查:慢性非萎缩性胃窦炎,伴糜烂,十二指肠球炎。病理检查:胃黏膜中度慢性炎(活动期),局灶腺体轻度肠化,铁蛋白346.9μg/L,癌胚抗原7.30kU/L。

病机辨证:肝胃郁热。

处方:龙胆草10g、炒栀子10g、苦参10g、蒲公英30g、秦皮15g、刺猬皮10g、漏芦10g、当归15g、郁金10g、白及15g、石斛15g、藤梨根30g,30剂。

嘱清淡饮食,戒酒,避高温进食。

2014年8月18日二诊:

脉诊:两寸中位,呈细弦滑数,右尺、左关尺均沉而弦滑数,耐重压,右关弦滑满具浮势。望诊:苔薄白微腻,舌红黯。上方服一月后胃镜复查仅见慢性浅表性胃窦炎,无糜烂,无十二指肠球炎。近半月来,咽干,大便干。

病机辨证:肝胃郁亢,上焦失宣。

处方:龙胆草10g、青蒿10g、防风10g、知母15g、天花粉10g、苦参5g、蒲公英30g、郁金10g、杏仁10g、豆豉15g、桔梗10g、秦皮10g、枇杷叶10g、火麻仁10g,7剂。

按:中年男性,首诊时双手脉弦滑数亢,是一种阳亢郁热之象,其脉浮,似乎病位在上焦,但尺部耐重压则只能是下焦之变,舌红甚,具黯气,苔薄白微腻也反映病机属于无形郁热,舌脉示阳气亢盛,肝胃郁热。患者有慢性胃炎伴糜烂,十二指肠球炎,局灶腺体轻度肠化,予龙胆草、栀子、苦参、蒲公英清肝胃郁热,刺猬皮、白及修复糜烂,藤梨根防治癌变。此方服用一月,复查胃镜,糜烂及十二指肠球炎已愈,仅余慢性浅表性胃窦炎,脉见两寸中位,呈细弦滑数,右尺、左关尺均沉而弦滑数,耐重压,显示肝胃郁热未尽,右关弦滑满具浮势,症见咽干,则示上焦失宣,继续治以清肝胃郁热,加以宣肺利咽通便。本案与唐某案皆有肝胃郁热,但脉以实火壅郁为象,而唐某案寸关脉气郁满,尺部沉束,舌质红绛,反映肝胃郁热之外,尚有痰火与阴伤之变。二案在病机上的同异均充分反映在治法处方的设计上。

3. **湿热中阻胃痛案**(1)

陈某,女,62岁。

2015年4月16日首诊:

脉诊:上盛下束型,两尺沉细,寸关满盛但仍有沉气。望诊:苔薄白,舌红甚。主诉:胃部反复疼痛40⁺年,胃镜示全胃炎兼糜烂。

病机辨证:湿热中阻。

处方:苦参10g、蒲公英30g、法半夏10g、瓜蒌皮15g、厚朴15g、砂仁10g(后下)、佛手10g、刺猬皮10g、藿香10g、延胡索15g、炒川楝子10g,14剂。

2015年8月20日二诊:

脉诊:寸关居中尺部沉位均郁满内力甚重,测血压128/80mmHg。望诊:舌红甚有黯气,苔薄白。主诉:4月份来诊服药14剂后症状缓解,但今日嗳气,咽喉如灼。外院查空腹血糖9.77mmol/L,糖化血红蛋白7.5%,肝功:r-谷胺酰转移酶149U/L,用长效胰岛素12U/晚。

病机辨证:湿热内蕴,气逆失降。

处方:上方加桑白皮15g、葛根15g、代赭石15g、竹茹15g、枇杷叶10g,去延胡索、炒川楝子,14剂。

按:本例胃痛案,脉象尺沉细,但满有沉势,反映湿热中阻产生的内郁之力较强,尺沉与寸关的沉势为气机郁沉的表现,但寸关满盛,即为湿热中阻病机表现的关键,故仿小陷胸汤方意,予清胃理气汤(自拟方)出入,辛开苦降,疏解湿、热与气痹。4个月后以嗳气、咽灼为苦,原方加降气药。

4. 湿热中阻胃痛案(2)

李某,女,38岁。

2014年9月5日首诊:

脉诊:双手皆郁数,右寸关脉气较盛,左尺极沉细清晰。望诊:舌红,苔黄糙腻。主诉:胃脘痞满隐痛常发2年余。胃镜显示:糜烂性胃炎。

病机辨证:湿热中阻,气机不畅。

处方:苦参10g、蒲公英30g、藿香10g、茵陈蒿30g、厚朴15g、郁金10g、佛手10g、砂仁10g(后下)、法半夏10g、瓜蒌皮15g、丹参30g、三七粉3g(冲服),14剂。

2015年6月24日二诊:

脉诊:沉细郁,寸部小满。望诊:舌红,苔淡黄糙腻。主诉:上方服后症状缓解,近期胃脘痛复发。

处方:上方加薏苡仁30g、石斛15g,30剂。

嘱坚持治疗半年以上,慎辛辣高油荤和过酸过碱食品,避高温食品。

2015年9月16日三诊:

患者诉上方药服3天,症状全消。脉诊:双手均沉,左濡滑,右弦郁。

病机辨证:中虚失运,湿滞气阻。

处方:2014年9月5日方加党参30g、炒白术10g、石斛15g、炒麦芽15g、炒神曲15g、炒山楂15g,30剂,每剂服用3天。

5. 中虚湿热胃炎案(1)

曾某,女,59岁。

2015年3月5日首诊:

脉诊:脉沉郁,寸部带小满,关尺兼沉细弱,以左关尤弱。望诊:舌红,苔薄白。主诉：饮食后脘痞胀饱3年余。不知饥，有时隐痛，一般不痛，睡眠不宁，大便正常。

病机辨证：中虚失运，湿热中阻。

处方：丹参30g、炒白术10g、茯苓15g、川芎15g、当归15g、丹参30g、佛手10g、桂枝5g、紫苏梗10g、厚朴15g、砂仁10g（后下）、广木香10g、苦参5g、蒲公英30g、法半夏10g、荷叶10g、郁金10g，7剂。嘱作胃镜检查。

2015年3月12日二诊：

诉药后症状减轻，脉舌仍同上。

胃镜报告显示：慢性非萎缩性胃窦炎，胃底多发性息肉，幽门螺杆菌（+）。

上方加莪术10g、白花蛇舌草15g，去荷叶、郁金，再服14剂。嘱坚持治疗半年以上。

患者服此方加减至9月份，无脘痞隐痛、不思食等症状。加减多随外感，以及患者素体肝气急强、急躁易怒等因素，据证加外感药味，或钩藤、天麻、白蒺藜、牡丹皮、栀子、柴胡、香附、代代花、木瓜、石斛、贝母、乌梅、玉竹等疏肝缓肝和胃药味。

按：慢性胃炎中，中虚失运、湿热中阻极为常见。本案首诊沉郁之中关尺兼弱（左关尤甚），寸部又见小满，系中虚气弱与湿热并见之象。前案李某初诊时双手脉郁，左尺虽沉细然非无力，故仍为气郁之象，而且双手脉气数，右寸关郁而气盛，舌苔黄腻，则脉舌互相呼应，为单纯的湿热中阻；李某案在第三诊时脉象右脉沉弦郁，左脉沉濡滑，左脉显现濡象，说明湿热未尽，中虚已见。本案则首诊即见弱象。可见中虚与湿热有时一开始就并见，有时则先见其中一种，然后演变为两者并见。这种区别也意味着这二案治法上的先异后同的变化。

6. 中虚胃热血瘀胃痛案（2）

曾某，女，69岁。

2010年9月6日首诊：

脉诊：脉沉细、结、郁弦。望诊：舌红苔薄白。主诉：胃部拘痛，食后脘部又呈坠晃样不适，喜按而不敢活动，口干，大便溏泄。安装心脏起搏器5年。

病机辨证：脾虚胃热，气滞血瘀。

处方：党参30g、炒白术15g、炒枳实15g、佛手15g、厚朴15g、紫苏梗10g、广木香10g、当归15g、川芎15g、白芷15g、白及5g、荜拨5g、苦参10g、金果榄10g、砂仁10g（后下）、炒山楂15g、炒麦芽15g、炒神曲15g，6剂。

2010年9月30日二诊：

药后症减，仍有挛缩样不适，大便仍溏。脉诊：脉沉细迟结，唇绀，苔薄白。

处方：

（1）前方加桂枝 10g、丹参 30g、甘松 10g，减金果榄为 5g，7 剂。

（2）西洋参 50g、三七粉 30g、丹参 100g、莪术 50g、桂枝 15g、枸杞子 100g、丁香 10g、黄连 15g、白芍 100g，共碾极细末，每次 5g 开水调服，每日 2 次。

2011 年 9 月 6 日三诊：

诉一年前上述治疗见效，后因他病时发在他院西医住院治疗多次，且因中医挂号不易，停药许久。今脉诊仍迟结，右沉细，左侧弦满。望诊：舌苔薄白微糙腻，舌色正，齿印深。主诉：胃脘隐痛，头昏，食后则脘痞，大便日行数次，质溏。

病机辨证：心脾阳虚，肝胃郁热。

处方：2010 年 9 月 30 日煎方 7 剂、散方 1 剂。服用方法同前。

按：本例脉象沉细、结、郁弦，一派寒凝气滞之象；胃部拘痛不适，喜按，便溏，为脾虚气滞之征；舌质不红但口干，示有内热。综合舌脉，证属脾虚、寒凝气滞，故治以温脾补气、理气止痛，酌加清胃之品，二诊胃部拘痛减缓，但大便仍溏，示脾阳仍虚；脉沉细迟结，唇绀，已有气滞血瘀之象，故增加温通力量而稍减清热之味。本案二诊时煎方之外另设散剂小量冲服，有温振气脉，加强煎方疗效之用。方中人参、三七、丹参、莪术、桂枝、丁香与黄连有寒温相成之意，与枸杞、白芍又有刚柔互制之意，使方药的综合作用虽有助气机之畅，但不至于引发气机的躁动。

7. 中虚胃热胃痛案（3）

杨某，女，58 岁。

2011 年 11 月 17 日首诊：

脉诊：脉细小弦而滑，两寸微浮。望诊：苔薄白，舌正。主诉：长期脘痞，失眠，大便间断性结燥。2011 年 10 月 10 日某院胃镜示：多发性胃溃疡。右肾萎缩（2011 年 10 月 10 日超声示 61mm×27mm，肾内结构清晰，比例正常）。

病机辨证：脾虚气滞胃热。

处方：黄芪 30g、炒白术 15g、炒枳实 10g、刺猬皮 15g、苦参 10g、当归 15g、浙贝母 15g、蒲公英 30g、砂仁 10g（后下）、厚朴 15g、蚤休 15g、三七粉 3g（冲服）、隔山消 15g、白及 30g，6 剂。

2011 年 11 月 24 日二诊：

脉诊：脉细，右兼弦，左寸关虚滑，尺部加力后呈细而郁满。望诊：苔薄白。主诉：胃脘仍灼热不适，但不痛，大便干结。

前方加全瓜蒌 30g（打碎），苦参加至 15g，6 剂。

2011 年 12 月 12 日三诊：

药后症状明显减轻,但大便仍干结,耳鸣,脉转柔缓滑。11 月 24 日方苦参减为 10g,加草决明 30g,6 剂。

按:本例病机虽也属于中虚失运、胃热滞气,与前述曾某案和李某案近似,但脉细小弦,脉气郁束甚而阳明失降,故予当归贝母苦参丸加减。患者胃镜显示多发性胃溃疡,益气之味用黄芪、白术,另配蒲公英、刺猬皮、蚤休、白及乃外科敛疮之法在内科疾病上的运用。

8. 中虚胃热胃痛案(4)

刘某,男,68 岁。

2013 年 3 月 29 日首诊:

脉诊:双寸关浮亢滑大,但兼虚,两尺沉弦有力。望诊:苔薄白,舌红偏干。主诉:脘痞隐痛多年,嗳气时时发作,伴耳鸣。

病机辨证:脾虚、胃热、肝气上亢。

处方:南沙参 30g、党参 30g、炒白术 12g、石斛 15g、槟榔 10g、佛手 10g、桑叶 15g、白菊 10g、苦参 5g、金果榄 5g、知母 15g、炒川楝子 10g、制香附子 10g、炒枳壳 10g、制首乌 30g、天麻 15g、钩藤 10g(后下)、石决明 30g、青葙子 15g,14 剂。

2015 年 9 月 25 日二诊:

脉诊:脉弦缓滑,脉气浮。望诊:舌红,苔薄白。主诉:2 年前因脘痞隐痛来诊(指前诊),服药后症消体安,但近 2 月旧疾复发,胃脘痞满,隐痛,频频嗳气,纳少,口苦。经某医院胃镜检查示:十二指肠球部溃疡(霜降样)。

病机辨证:中虚失运,胃热气滞。

处方:南沙参 30g、党参 30g、炒白术 10g、砂仁 10g(后下)、广木香 10g、法半夏 10g、佛手 10g、紫苏梗 10g、厚朴 15g、代赭石 15g、旋覆花 10g、干姜 5g、苦参 5g、蒲公英 30g、金果榄 5g,7 剂。

嘱此方服后,可减少其量,久服数月为宜。

按:本例十二指肠炎病机近同前李、曾、曾、杨四案。但脉象呈台阶形,两尺沉弦有力,为实性的气火郁火,寸关上浮亢滑又带虚气,为阳明气热与中焦虚火合并张动于上之象,故是中虚又兼肝胃气盛的变化。治法也遵健中、清胃、清肝、平肝之旨。患者 2013 年 3 月首诊之后约 2.5 年,胃痛复发,频频嗳气,脉象无台阶形特征,而呈单纯的弦、缓、滑带浮气,根据首诊病史仍应考虑脾虚的存在,但以肝胃气逆为主(脉弦、缓滑分别显示肝胃热郁,脉气浮有气机上逆之性),处方以健中、清降肝胃为治法,方中平逆止嗳之味多于前诊。

以上中虚胃热或中虚湿热的方治,都含枳术清胃方(自拟方):白术、枳实、苦参、蒲公英。系此四味药紧扣病机要点。根据需要可加人参、南沙参、党参、茯苓等增加白术健脾之功，加厚朴、砂仁、佛手等提高枳实理气宽中之用，枳实也可改以枳壳，或用金果榄、蚤休加强苦参、蒲公英的清胃作用。

9. 过敏性胃痛案

王某，女，46岁。

2009年10月12日首诊：

脉诊：脉弦劲，尺部不减。望诊：舌红，苔薄白糙，面部黄褐斑较重。血压：160/100mmHg。主诉：胃脘痛反复发作3年，发作时易诱发喉头水肿，须静脉注射抢救，5个月前因胃痛伴发喉水肿并抽搐1次，近5个月来胃痛频发。曾查过敏原，对数种物质不同程度过敏，因过敏范围广难以回避。

病机辨证：风湿壅遏，肝郁气亢。

处方：炙麻黄10g、连翘30g、赤小豆30g、防风10g、桂枝10g、蝉蜕10g、蛇蜕5g、牛蒡子15g（打碎）、土茯苓30g、苍耳子10g、豨莶草10g、金银花30g、钩藤15g（后下）、黄芩15g、白芍30g、苍术15g、黄柏15g、水牛角15g、浮萍15g，3剂。

2009年10月15日二诊：

药后胃痛即消，近期头昏阵发，自测血压曾高达180/100mmHg，脉诊：脉细弦滑，按之亢劲，松指有追力。望诊：舌红甚，苔薄白。

处方：1. 上方中药续服6剂，以求巩固。

2. 左旋氨氯地平片，2.5mg×14片×1盒，2.5mg，1次/日。

按：本例胃痛为过敏性胃炎，因易诱发喉头水肿，有较大危险性，而持久解除过敏状态是治疗的根本目标。本案脉象弦劲，尺部重压不减往往被视为肝胃阳亢之象，但本例舌苔糙白，病症性质严重，脉、舌、证相参，则应作为风、湿之毒与肝气同郁、同逼气机的表现。故选用麻黄连翘赤小豆汤合大量疏风、燥湿，佐以清肝的药味为治。近期疗效优秀，但消除过敏质之治必须持久。

【小结】

胃病，乃模糊的病症名称，以胃脘痞满，胃脘或连带两胁隐痛、胀痛、灼热、痞痛、凉痛、掣痛，常伴有恶心、嗳气、纳呆、泛酸等症状。常见于急慢性胃炎、十二指肠疾病中，性质有感染性、免疫性、恶性肿瘤以及不明原因的炎症和胃肠功能紊乱等等。慢性胃炎和十二指肠炎最多见。从所见病例而言，病机常涉及脾弱中虚或脾阴不足致运化乏力、湿浊内蕴、积滞内生、胃热内郁，痹阻气机、肝郁横逆、气动失常，久则瘀凝血滞。辨证较多中气不足、胃热气滞、湿热中阻、或湿滞互结、肝胃不和。少数呈现阳虚胃寒。常取治法：虚者四君子合枳术丸。脾阴不足以参苓白术合麦门冬、玉竹、当归出入。胃热常用苦参、蒲公英、秦皮，胃热而脉大者加知母、生石膏，胃热有肠化生、肥厚、息肉、萎缩等病变者需加重楼（蚤休）、金果榄、白花蛇舌草等。湿热中阻以藿朴陈苓夏或小陷胸汤选加清胃之味，由于胃热与湿热中阻常合并出现（至少在重庆所见如此，可能与该地居民重口味的生活习惯有关），又必兼气机痹滞，常用经验方清胃理气汤治疗。兼胃阴虚者用贝母、茯苓、石斛、芦竹根、枇杷叶而避辛燥。胃阴虚与脾阴不足也每常并见，而且多兼胃热气滞，设有清胃养阴汤（自拟方）主治。湿滞互结证宜柴平加减方（自拟方）随证出入。肝胃不和宜用柴芍六君子或丹栀逍遥丸，加理气药，如砂仁、佛手、香附、厚朴、玫瑰花、枳壳、紫苏梗、陈皮等，肝亢者一定注意平降收敛亢气，如钩藤、天麻、石决明、代赭石、左金丸（黄连、吴茱萸）。大便不畅加用火麻仁、瓜蒌、大黄或当归贝母苦参丸。噫气频频加用砂仁、陈皮、竹茹、枇杷叶、半夏降胃。临床所见病例大多为数个病机环节综合，而且虚实、寒热错杂者多见，故根据脉证特征，分析出完整的病机结构，掌握其中主次，然后立法处方，方可实现药、证服帖、治病求本，疗效也较好。中药辨证论治胃病，除肿瘤性质外，疗效多较好，而且疗效与疗程正相关，欲求较久远的缓解或治愈，宜半年或以上的疗程较好。但临床疼痛剧烈者，也需急者治标之法，多在当用之方中选加良附丸、小建中、失笑散、延胡索、荜拨、荜澄茄、制乌头之类温散止痛力量较强者，痉痛、气痛类有时服用麝香保心丸或速效救心丸也往往有临时止痛之效。瘀痛当用失笑散（五灵脂、蒲黄）或活络效灵丹（当归、丹参、乳香、没药）。

以上各种用药的频率，以建中、清胃、理气、化湿和胃最多用，这可能与当前居民饮食不节易伤脾胃运化、易致肝胃气滞、湿蕴生热有关。以上脉案多选相近病机者，系说明临证之诊断与用药，皆依脉证变化而定，既含相对稳定的成法，也讲究细节灵动的贴切。

附：

柴平加减方：柴胡、黄芩、苍术、厚朴、陈皮、法半夏、茯苓、茵陈蒿、藿香、郁金、石菖蒲、枇杷叶、莱菔子、炒山楂、炒神曲、炒麦芽。

枳术清胃方：白术、枳实、苦参、蒲公英。

清胃理气汤：苦参、蒲公英、半夏、陈皮、瓜蒌、佛手、砂仁、郁金、厚朴、茵陈蒿、藿香、枇杷叶。

清胃养阴汤：蒲公英、浙贝母、竹茹、枇杷叶、白芍、麦门冬、石斛、扁豆、茯苓、陈皮、川楝子、玫瑰花、白蒺藜。

（二）吞咽困难

1. 气郁痰热食管炎案

余某，男，70 岁。

2009 年 4 月 28 日首诊：

脉诊：脉浮，中沉位均滑数弦。望诊：舌正，苔薄白腻。血压：134/80mmHg，主诉：吞咽梗塞 20 余日，2009 年 4 月 13 日在市某人民医院胃镜示食道全程均可见较多白斑块覆盖，黏膜质脆，触之易渗血，又见慢性胃窦炎，活检报告不详。予法莫替丁等治疗半月后哽噎感减轻，但症状不尽，即使吞咽液体仍有梗感，无胃痛。大便正常。近期又咳嗽。以往嗜饮白酒。

病机辨证：肝胃郁热，痰气互结，食道津涩。

处方：柴胡 10g、炒栀子 10g、北沙参 24g、郁金 10g、荷叶 15g、砂仁 10g（后下）、浙贝母 15g、丹参 30g、白鲜皮 15g、苦参 10g、白及 30g、忍冬藤 30g、蒲公英 30g、漏芦 15g、山豆根 9g、制香附子 10g，6 剂，每日 1 剂。

2009 年 5 月 5 日二诊：

脉诊：弦滑浮。望诊：舌淡红，苔薄淡黄腻。血压：140/96mmHg，主诉：咽、食道发干，干则呛咳，吞咽食物尚无不适。

病机辨证：同上，兼肺胃津亏。

处方：腊梅花 15g、玄参 15g、北沙参 30g、荷叶 15g、连翘 30g、桔梗 10g、天花粉 15g、川贝母粉 6g（冲服）、砂仁 10g（后下）、郁金 10g、土茯苓 30g、丹参 30g、金果榄 10g、芦竹根 30g、忍冬藤 50g、白鲜皮 15g、白及 30g，6 剂，每日 1 剂。

2009 年 5 月 12 日三诊：

脉诊：脉弦劲，沉按及切指时均觉有力。望诊：苔黄腻，中络罩灰黄，舌红。血压：120/80mmHg，主诉：症状减，吞咽食品时稍觉梗，无痛无胀。

处方：上方加桃仁 15g、淡海藻 15g，余药适度减量。6 剂，每日 1 剂。

2009 年 5 月 19 日四诊：

脉诊：脉数，应指之力减轻。望诊：舌红，苔白腻，布舌中后部。主诉：第三诊后，症减不如前二诊明显，昨日重庆某军医附属医院胃镜复查见食道黏膜白斑明显减少，活检报告尚未出。近日寐差。

处方：5 月 12 日方加龙骨 30g、牡蛎 30g、五味子 10g、柏子仁 15g、西洋参片 5g，6 剂，每日 1 剂。

按：本案四诊之后患者未再续诊。其食道病变经胃镜复查，虽活检报告尚未知晓（炎症？癌前病变？瘤变？都有可能），但黏膜白斑明显减少，是治而有效的有力证据。此外脉象在前三诊均弦滑或弦劲有力，带浮数气，至第四诊脉虽数,脉动则减轻,反映郁热减轻。自觉症状减轻的速度不一,是疗效常态之一。本例判断病机为肝胃郁热、痰气互结,系脉位偏下,郁弦与浮滑数为二阴三阳的综合表现。或问病机中有痰气互结,为何不用半夏厚朴汤?笔者的认识,食道炎而痰气互结者,往往带燥性,故有使用启膈散(砂仁、郁金、沙参、茯苓、荷叶蒂、贝母、丹参)治疗的经验。本例即以启膈散合疏肝理气加减为方。另方中白鲜皮、苦参、山豆根、金果榄、土茯苓、桃仁、淡海藻的选用乃考虑其病症可能隐伏癌性因素,是预为阻断的思考。

2. 哽噎案

邱某,女,85岁。

2011年9月14日首诊:

脉诊:脉细浮虚乏力,右脉脉力略大,其寸部小气点。望诊:舌老红,苔薄黄干。主诉:近一月来吞咽时食物下移迟涩哽噎难受,导致焦躁不安,口中清涎外溢。建议胃镜或钡餐或磁共振检查,除外占位病变。

病机辨证:气阴两虚,燥热生痰,痰气互阻食管。

处方:南沙参15g、北沙参15g、郁金15g、荷叶10g、砂仁10g(后下)、茯苓15g、川贝母粉6g(冲服)、浙贝母10g、白芍30g、丹参30g、炒枳壳10g、法半夏10g、炒川楝子10g、金沸草10g、竹茹15g、枇杷叶10g、西洋参5g(沸水泡服),6剂。

2011年9月21日二诊:

脉同上,左关浮突成一气团,总体脉气较初诊和顺。舌仍老红。言药后哽噎消失,故心中坦然,未作胃镜等检查,目前仅噫气。

上方加佛手10g、炒谷芽15g、炒麦芽15g、紫苏梗10g、旋覆花10g、代赭石15g,去浙贝母、金沸草,又6剂。

患者后因他疾来诊,言上述哽噎之症再无出现。

按:本案脉细浮而虚,浮者气热,虚者气弱,细者阴亏不充,其右脉脉力略重于左,说明气热在右脉上反映较左明显,而且右寸气点可及,系痰气互结之象。合参舌老红,苔薄黄而干,则其热为燥热,其虚为气阴两虚,燥热生痰,痰气互结,乃成其证。用方同余某案,仍启膈散加减,但本例注意养阴益气,余某案重在清疏郁热。

3. 吞咽困难案

王某,男,29岁。

2011年1月13日首诊:

脉诊:脉细小数,左虚弦,右偏弦,脉气均略亢。望诊:舌红,苔白腻。主诉:吞咽轻哽1年,伴噫气,曾作3次胃镜未见异常。

病机辨证:脾虚,痰气互阻,肺胃失降。

处方：党参 30g、北沙参 30g、法半夏 12g、郁金 15g、砂仁 15g（后下）、茯苓 15g、浙贝母 15g、丹参 30g、荷叶 10g、葛根 15g、桑皮 15g、黄芩 10g、代赭石 15g、川芎 15g、当归 15g，6 剂。

8 个月后来诊言服上方后吞咽梗噎即显著缓解，观察至 10 个月无复发。

按：脉细虚弦为气阴不足兼有气滞之象，苔腻则示痰湿内蕴。吞咽梗阻感伴噫气有年，结合脉舌，当辨气阴不足、气滞痰凝。以启膈散益气养阴，理气化痰故能获效。噎膈一症，排除食道实质占位，痰气交阻者可参此治疗。

4. 反流性食管炎案

谢某，女，36 岁。

2013 年 8 月 26 日首诊：

脉诊：双手脉弦滑，气浮数小盛。望诊：苔薄白微腻，舌红，唇干裂。主诉：咽部异物感 10 个月，胃脘不适，进食荤腥油腻，可加重症状，夜寐不安，情绪不畅。外院及本院胃镜示：反流性食管炎、慢性胃炎、巴瑞特食管。

病机辨证：肝胃郁热，上逆阻气。

处方：龙胆草 10g、炒栀子 10g、黄芩 15g、桑叶 10g、代赭石 15g、旋覆花 10g、法半夏 10g、茯苓 15g、苦参 5g、金果榄 5g、蒲公英 30g、当归 10g、川芎 10g、砂仁 10g（后下）、紫苏梗 10g、厚朴 15g、葛根 15g，14 剂。

此方略事加减 28 剂，至 2013 年 9 月 26 日第二诊，咽部异物感基本消失，原方又 14 剂巩固。

按：反流性食管炎临床常见，常与慢性胃炎并发，表现为胸脘痞满、胸内灼热、喉痹、干哕、咽喉异物感、咽喉灼辣等症状。诊断依据胃镜。脉象上易在寸部、寸关或浮位不同程度脉气浮盛，或弦郁、细弦。前者反映有气机上逆，后者表示气机痹滞。在此基础上往往兼关部滑满、壅满、弦满、弦滑或尺部沉满等胃热、湿热中阻、肝胃不和等变化。舌苔较多腻浊，以舌后根较重。本例脉象弦滑之中气浮数小盛，弦滑为肝郁胃热之象，气浮数小盛反映气动上逆，故判断其病机为肝胃郁热、气逆阻滞。治法清肝、清胃、和降逆气，临床所见不少患者病情易反复，有的情绪不宁，需心理疏导，适当调气疏肝，治疗宜久一点较好。

上消化道炎症属胃热者常用到苦参、金果榄，因甚苦伤胃，金果榄又有小毒，患者不耐久服，以小剂量（5g）运用可避此害，疗效也好。

【小结】

吞咽困难有恶性肿瘤、食管炎、食管平滑肌痉挛、喉返神经受伤受压、中枢运动神经元损伤等多种原因，除外恶性肿瘤和不可逆的神经系统病变，对炎症、肌痉挛，中医药的疗效较明显。痰气互结是常见病机，但在不同患者身上，兼合的其他病机因素不尽相同，如肝胃郁热、湿热中阻上逆、气阴两虚、中气不足、气滞血瘀等等，需依证论治。常用方：启膈散、《金匮要略》奔豚汤、《宋.太平惠民和剂局方》四七汤。启膈散适用于痰气互结、气燥之证，奔豚汤适用于肝胃不和气逆之证，四七汤适用于气郁气痹之证。

（三）泄泻

1. 肝郁泄泻案

叶某，女，32岁。

2011年11月16日首诊：

脉诊：双手脉寸部微突形成气点，关尺沉细弦，脉气郁而欠柔。望诊：苔薄白润，舌红，面部黄褐斑较多。主诉：大便溏，失常日行数次已1年，排便时不伴腹痛，常寐差梦多。

病机辨证：肝郁气滞，肝郁小亢。

处方：柴胡10g、白芍30g、防风10g、葛根15g、炒白术10g、炒枳壳10g、浮小麦30g、知母15g、川芎15g、酸枣仁15g、钩藤10g（后下）、天麻15g、石榴皮15g、炒栀子10g，6剂。

2011年12月7日二诊：

脉诊：脉沉细弱，近乎微脉，脉气迟。主诉：大便正常，日行1次。

处方：前方加党参30g、黄芪30g，14剂。

按：肝郁泄泻一般伴有腹痛症状，本例则无，但关尺脉沉细弦，郁而欠柔是肝郁的气机特征，参合睡眠不宁，面部黄褐斑较多，则病机分析指向肝郁而非其他。"见肝之病，知肝传脾，当先实脾"，这不仅是《金匮要略》的明训，也是临床反复验证的实际，故治泻，疏肝法总会与健脾的白术、茯苓等配合。多数祛风药也都可用作疏肝药，因风药升散。

2. 肝郁脾虚泄泻案

米某，男，44岁。

2011年10月7日首诊：

脉诊：脉沉细弦。舌诊：舌苔薄白微腻，舌红。主诉：4年来小腹胀痛，好作于早晨，大便日2~3次，一年半前外院胃镜示反流性食管炎，胆汁反流性胃炎，幽门螺杆菌（++）。

病机辨证：肝郁脾虚。

处方：柴胡10g、白芍30g、炒枳壳10g、炙甘草5g、炒白术15g、干姜10g、黄连10g、厚朴15g、乌药15g、苦参10g、当归15g、沉香15g、赤石脂15g、石榴皮15g、金果榄5g，7剂。

嘱肠镜检查。

2011年10月19日二诊：

药后少腹痛减，大便仍日行2~3次。脉同上。外院肠镜示：慢性结肠炎，肛窦炎，肛乳头肥大（瘤？），直肠黏膜糜烂出血伴内脱。

上方干姜改炮姜10g，加秦皮15g、白头翁15g、血余炭10g，14剂。

2011年11月2日三诊：

脉仍沉细，病症已全消。10月19日方再投14剂巩固疗效。

按：脉沉示病位较深，细为中虚，弦为肝郁，细弦为肝郁脾虚之象，与小腹胀痛，好发清晨，大便次数多之症相符。辨为肝郁中虚，少阳不升，清气下陷，故以四逆散重用疏肝缓肝之白芍，炒白术、干姜、厚朴温中健脾，苦参、黄连、金果榄燥湿健脾，石榴皮、赤石脂涩肠止泻。二诊少腹痛减，大便仍次数多，脉同前诊，改干姜为炮姜加强温脾醒胃，白头翁和血余炭加强清热解毒、凉血止利之效。患者症状缓解后第三诊予14剂作巩固，但远远不够，经验证明慢性结肠炎如欲求远期疗效，疗程应更长，至少半年以上，才有可能多年之内不复发。

3. 湿热泄泻案

陈某，男，82岁。

2010年5月27日首诊：

脉诊：脉浮滑盛大，小数。望诊：苔白腻满舌。主诉：腹泻，口干苦5年，夜间尤口干，大便日行3~4次，质溏，胃纳尚可。3个月前曾来诊一次，症状好转，但从2个月前因肺部感染一直住院至近期方出院。目前已无咳嗽，腹泻如旧。住院期间发现大脑腔梗，但无明显自觉症状。

病机辨证：湿热内盛，下注大肠。

处方：秦皮15g、白头翁30g、法半夏10g、茯苓24g、莱菔子30g、炒山楂18g、广木香10g、茵陈蒿30g、藿香10g、石菖蒲10g、柴胡12g、黄芩18g、石斛15g、射干10g、川贝母粉6g（冲服）、苦参10g、苍术15g、厚朴15g，6剂。

2010年7月17日二诊：

脉诊：脉中位略细，缓滑，双手寸口脉稍呈迂曲。望诊：舌正，苔薄白，微腻。主诉：药后腹泻次数减少，口干减轻，出汗多。

病机辨证：湿热减而未尽，气分有热。

处方：前方加生石膏30g、知母15g、浮小麦30g，6剂。

按：本例虽然久泻5年，但脉无虚象，脉滑盛小数都是阳脉，与腻苔、腹泻合参确定湿热内盛无疑（此脉盛滑，首先反映湿热之盛，其次，联系泄泻症也含湿热下注之机。）。故投白头翁汤、半夏泻心汤、胃苓汤、甘露消毒汤加减。重剂迅速祛邪。二诊时脉缓滑、汗多、口干减而未消尽，是胃分气热（类似于白虎汤证），故加知母石膏并浮小麦清敛气热。

4. 肝阴不足泄泻案

张某,女,82岁。

2012年3月27日首诊:

脉诊:脉滑虚弦数,脉内质较空。望诊:苔薄白腻呈八字形分布于舌后根,中前部则少苔,舌红。主诉:腹泻1月无痛,夜间较重、肠鸣、口干、经抗生素等久治不愈。

病机辨证:肝阴不足,肝气亢逆,脾虚失化

处方:白芍50g、炙甘草5g、白扁豆30g、茯苓15g、山药30g、滑石粉15g、车前子15g、炒白术10g、诃子10g、炒麦芽15g、炒山楂15g、炒神曲15g、乌梅10g、干姜5g、黄连10g、赤石脂15g、麦门冬15g,6剂。

2012年4月2日二诊:

脉诊:脉仍虚弦滑小数,左脉重压见满。望诊:苔薄白腻。药后腹泻止,每天上午6点左右大便1次,便质较前干。

病机辨证:肝阴虚肝气亢未消,下焦已蕴湿热。

处方:前方加秦皮15g、炒谷芽15g、炒麦芽15g,6剂。

按:本例脉象弦数为郁束又火动之象,泄泻夜重是肝旺病症,故可断为肝气亢逆。其脉又虚,舌的中前部无苔,根部苔也薄而且口干,知其肝火之亢由肝阴不足,脾虚失化所致,肝火之旺又可灼阴害脾形成连环的病机关系。以芍药甘草汤重用白芍辅乌梅,酸甘养阴,养阴尚不足,补以白扁豆、茯苓、山药、麦门冬甘淡养脾,以强化养阴之功。干姜、白术、白扁豆、茯苓、山药、炒山楂、炒谷芽、炒麦芽、炒神曲健脾和胃,乌梅、诃子、黄连酸苦制阳,滑石粉、车前子淡渗利水以助气运。药法与病机丝丝入扣。

5. 脾肾两虚泄泻案

杨某,女,74岁。

2009年7月7日首诊:

脉诊:右脉沉弦有力,左细弦。望诊:舌红黯,苔薄黄。血压:140/80mmHg。主诉:肛坠,大便日行2~3次,但便而不畅,并夹杂不消化食物,无腹胀。高血压史2年多,未正规服药。

病机辨证:高年体弱,脾肾两虚,气陷气滞。

处方:肉苁蓉30g、生白术15g、黄芪15g、白芍15g、当归15g、川芎15g、槟榔10g、三七粉3g(冲服)、升麻5g、柴胡10g、紫菀15g、桔梗10g、炒枳壳15g、隔山消15g,4剂。

2009年12月4日二诊:

脉诊:脉滑小数,稍显浮势。望诊:舌红,苔薄黄。主诉:今夏肛坠、腹泻、大便不畅,服上药效果甚佳,因复诊挂号困难,便自行重续药方数剂。前症迄今未发。现大便时肛肠内痛及尾骶,大便日行 1~2 次无不畅。外院肠镜示直肠内有一水疱,余(-)。大便不带血和黏液。曾有尾骶挫伤史。

病机辨证:湿热下注。

处方:苍术 15g、黄柏 15g、土茯苓 30g、当归 15g、秦皮 15g、乳香 10g、没药 10g、蚕沙 15g(包)、黄芩 15g、生地榆 15g、炒栀子 10g、徐长卿 15g、金银花 30g、白芷 15g、五灵脂 15g(包),6 剂。

按:本例初诊脉象右见郁实,合参泄泻而不畅为气滞于下;肛坠无腹胀为气陷于下;左脉细弦与大便日行数次、夹不消化食物合看是脾肾失温、脾运不健之象,故制方用黄芪、生白术(生白术药性较炒白术重)健脾;肉苁蓉温肾又可润肠,使大便得畅;当归、白芍、川芎、槟榔、柴胡、升麻、桔梗、紫菀、三七诸药全是辛开苦降调畅肝胃气血之味,因气血畅则脾运易健,患者脉象中右侧弦力较重,气滞于下,其脉必然如此。

隔山消,重庆草药医名之为隔山撬,即萝藦科耳叶牛皮消的块根,有健脾消食作用,也作为补虚药。此方中作健脾药用。二诊有变化,以湿热为主,方治即作相应改变。

6. 脾肾两虚兼中焦湿热泄泻案

唐某,男,60 岁。

2011 年 6 月 22 日首诊:

脉诊:浮弦滑数时结,沉位脉力不济。望诊:苔淡黄腻,偏布右半舌。主诉:经常腹泻,与饮食不慎相关。近周腹泻大便起泡沫,味臭,伴腹泻。

病机辨证:脾肾两虚,肝胃湿热。

处方:干姜 10g、补骨脂 15g、赤石脂 15g、石榴皮 15g、炒白术 12g、苦参 10g、金果榄 5g、秦皮 15g、白头翁 15g、藿香 10g、紫苏叶 10g、石菖蒲 15g,6 剂。

药后即愈。

2011 年 9 月 14 日又因饮食不慎,腹泻复发,脐腹痛,大便臭。

上方加葛根 15g、苍术 15g、车前子 15g(包),6 剂。

2011 年 9 月 21 日来诊,腹泻缓解,原方减干姜为 5g,再投 6 剂巩固。

按:慢性腹泻,较多脾虚湿蕴、湿热下注。本例脉浮弦滑数时结,正反映肝胃湿热阻滞气机。脉力沉位不可及表明内气不足,在本例当辨识为脾肾两虚。患者症状痛泻相加、大便溏稀味臭与脉舌完全一致。设方以干姜、炒白术、补骨脂补脾肾,苦参、金果榄、秦皮、白头翁清湿热,辅以藿香、紫苏叶、石菖蒲芳化湿浊,赤石脂、石榴皮固涩大肠,4 个功用集而为一方。

【小结】

泄泻是大肠阳明降泄太过、升降失调之症，但与脾主运化、肾主温煦、肝主疏泄、肺主皮毛司气机宣肃、心主血脉、以及胆气升发苦降等都密切相关。《素问·咳论》说："五脏六腑皆令人咳"。其实一切部位的病症都在病机关系上存在整体联系，但某个部位的病症表现又有其专属性，这与"五脏六腑皆令人咳"，凡咳皆不离乎肺的道理是一样的。认识泄泻病机也应当从整体性和功能失调的专属性两个方面考虑，还要着眼三焦气机升降情况。

泄泻总分外感、内伤两大类。一般而言外感泄泻病期多短，治疗较容易，证候以中焦湿热、寒湿、湿浊多见，从《伤寒论》始，文献中所供各方剂只要对证，疗效多优，笔者的体验，中医疗法不输于现代西医疗法。体会如下：

（1）如中焦病变与六淫表邪并见，或与肺部气热、痰热相兼，宜上下、表里双解。如发热、咳喘、身痛、口苦、恶心、纳呆、脘痞、腹泻，脉象浮滑数，舌苔白腻或黄腻。投以柴葛清解汤（自拟方）合藿香、苍术、厚朴、茯苓、车前子、炒山楂、炒麦芽、炒神曲上下表里双解较好。如只解其中之一，则上下、表里都不能速消，这是实践中屡屡遇到的情况。

（2）外感无表证的泄泻不论中焦湿热、湿浊或寒湿，都应注意芳苦除湿、淡渗泄水的应用，如湿热泄泻主用葛根芩连汤、白头翁汤加减，常习用苦参、秦皮或金果榄，又宜配伍藿香、佩兰、半夏、厚朴、滑石、车前子、猪苓、建曲、麦芽等味。湿浊泄泻主用平胃散，宜配合五苓散方及草豆蔻、藿香、石菖蒲、茵陈蒿等味。寒湿泄泻主用连理汤，尚可加用苏叶、藿香、柴胡、葛根等芳化、升阳之味。

（3）无论湿热、湿浊、寒湿或其他外感泄泻，须留意相反相成治法的运用。《伤寒论》生姜泻心汤、甘草泻心汤、半夏泻心汤、黄连汤所采用的寒热兼施、辛开苦降法，在外感泄泻症的辨证论治上参考意义较大，其中内涵须领悟。临床所见湿热泄泻用葛根芩连汤及以上加味的同时，稍用一点温中药，如干姜、吴茱萸；湿浊泄泻在胃苓汤之中也稍加一点干姜（五苓散本身还含桂枝），湿浊重症可加草果；寒湿泄泻在理中、五苓之中加黄连或苦参；这种寒热兼施的配伍疗效都会好过不加相反药味的治疗，这也是寒湿泄泻主用连理汤而非理中汤的原因。其中机制可能是各证病机中还包含未能察觉到的相反病机因素，因而症状表现虽较纯，但内涵并不纯，在脉象分析中往往可看出端貌。

（4）小儿轮状病毒感染之类的泄泻，因泄泻次数多，水液和电解质丢失量大，应视之为水热下注，治法用胃苓汤加黄连、秦皮，应重用茯苓、猪苓、车前子、赤石脂、石榴皮等淡渗调动水液和固涩大肠之味。有的病例加上金银花、连翘、葛根、羌活效果也好，方名分消水热饮。

就目前中医临床而言,内伤泄泻求诊者较多。

(1)内伤泄泻实证:有伤食、湿热、寒湿、湿浊、风湿、肝郁湿盛等不同,其中伤食泄泻治疗不难,有伤食史、嗳气食臭、脘腹胀满、阵阵腹痛、便下臭秽溏稠一日数次,便下后腹痛暂缓、不消,脉象关尺盛满,舌苔黄腻根厚,予消导、攻下合清胃方药可速效。内伤湿热、湿浊、寒湿,无外感病史,多呈反复的慢性经过,但治疗上可与外感泄泻互参。内伤风湿泄泻其脉浮滑、缓滑,泄泻风沫稀便,伴腹痛、泻下窘迫,有的兼皮肤风团、浮肿、皮疹瘙痒,宜疏风除湿法治疗,胃苓汤加藿香、防风、荆芥、乌梅、白鲜皮、蝉蜕、蛇蜕、蜂房、金银花、黄柏等味。肝郁湿盛其脉弦,腹泻前腹部胀痛坠急,排气频频,泻而不畅,泻后腹痛隐隐,情绪波动可引动泄泻,宜芍药甘草汤合胃苓汤。湿毒泄泻即湿热危害甚重之疾。见于恶性肿瘤或毒性明显的免疫性肠道疾病中,腹痛重,泻下脓血便,脉弦滑劲束,查大便无感染表现,用重剂苦参、白头翁、当归、地榆、金银花、黄柏等。

(2)内伤泄泻虚证:以脾肾为主,但分脾气虚、脾阴虚、脾阳虚、肾阳虚和肾气虚不同。脉弱、纳呆、舌质不红不淡为脾气虚,四君子汤为底方加减。脉弱、纳呆、口渴、舌偏红、少苔但润,为脾阴虚,参苓白术散等出入。脉弱、纳呆、腹部畏凉为脾阳不足,理中丸为底方出入。兼四肢不暖,背部寒凉,面苍为肾阳虚,附子理中汤出入。长久腹泻,腰际、下肢酸软,男子性迟,女子带下清稀,面色㿠白,脉沉弱不起(尤其尺部),为肾气虚而失摄,宜鹿茸、附子合五子衍宗丸出入。内伤泄泻虚证大便有一点臭味就必须加用黄连、苦参、地榆、秦皮、白头翁等,为治标的配伍。

临床所见慢性结直肠炎、慢性肝、胆、胰腺病变所致泄泻,常经年累月久久不愈。其中慢性结直肠炎泄泻最多见。需从阴阳气血、五脏功能、内生六淫等方面分析判断,临床所见病机结构环节较多,较多复合病机,单一固定之法难以收效。如肝郁脾虚,脉弦,腹痛则泻,主以柴芍六君子汤与痛泻要方合方。脾虚不运与湿热内蕴、气滞血瘀相兼,以四君子、炒苍术、当归、苦参、秦皮、白头翁、赤白芍、柴胡、防风、广木香等治疗。此外,尚需坚持久治,才能长期缓解,曾治一慢性结肠炎患者,因恐惧继发肠癌,故求治心切而且配合到位,严格遵医嘱远避辛燥、厚味、酒浆,坚持1年中药治疗,病症尽消,3年后因他病来诊,言治疗后泄泻从未复发,即便偶食火锅也无大碍。至于心力衰竭泄泻腹胀需据脉证分别予益气或养气阴或扶阳或通络利水等等治疗,心力改善后泄泻可缓。重症肝硬化和肝癌泄泻,因癥积难消,无治愈希望。胰性泄泻,除外恶性肿瘤,经正确辨证论治而好转、缓解、治愈都是可能的。肠易激综合征泄泻,清肝、疏肝、柔肝、健脾或补肾是最经常考虑的方法,据脉证表现而定,而且疗效起伏较大。内伤慢性泄泻不论虚实在所用方剂中加赤石脂、石榴皮有利止泻。

　　本节所列五个脉案反映外感泄泻的某些病例和多数内伤泄泻的证治难度,在于病机上的寒、热、虚、实错杂。《伤寒论方解》(中国医学科学院江苏分院,中医研究所编,江苏人民出版社,1961 年版)在乌梅丸条下列适应证之一为:"脘腹痛、时呕吐、下瘀赤白,久不止,时作时止,常形寒,手指不温,不发热,舌红而苔白者。"这条适应证酷似寒热虚实相错的慢性溃疡性结肠炎。临床上病机错杂的很多,故乌梅丸的方理应用机会也很多。当病证的表现清晰,错杂之机显然,则使用这一方法在意见上可确保无争议。但有时寒热错杂泄泻的外证表现并不典型,此外病机也时有不典型表现,如肝郁泄泻,其腹不痛不胀,当病机外在表现不典型时,分辨的依据应当倚重脉象分析,因为脉象的变化比较患者自我感觉更灵敏、更准确。如寒热虚实错杂病机一定有相应的兼脉特征,如肝郁一定在关尺部或中沉位出现弦郁脉。

(四)腹痛
1. 嗜酸细胞增多症腹痛案

梁某,男,3 岁。

2012 年 11 月 3 日首诊:

　　脉诊:脉浮滑数。望诊:舌红,苔薄白,鼻气热。家长代诉:腹痛半年,痛则啼闹 2 个月。儿童医院诊断嗜酸细胞增多症,2 个月来经激素治疗血常规好转,但停用激素 3 周,血常规中嗜酸细胞又升高。实验室报告血常规:2012 年 10 月 26 日:白细胞:9.96×10^9/L,嗜酸细胞(%):0.1;2012 年 11 月 2 日:白细胞:13.59×10^9/L,嗜酸细胞(%):2.170。大便中也检出嗜酸细胞。患哮喘 2 年,用喷雾吸入剂控制,既往有效,近周已无明显哮喘发作。

　　脉象示:风毒外入,扰乱气机。

　　处方:柴胡 10g、葛根 10g、连翘 10g、僵蚕 5g、牛蒡子 10g(打碎)、忍冬藤 20g、蚤休 5g、防风 10g、炙甘草 3g、蜈蚣 1 条、黄芩 10g、板蓝根 10g、排风藤 10g、蝉蜕 3g,7 剂。

　　服药期间患儿腹泻日行数次,便质溏黑,家长询问是否停药,答复此为排毒佳兆,中药照服不误。

2011 年 11 月 11 日二诊:

　　脉诊:脉浮虚滑数。望诊:苔薄白。代诉:服药一周来无腹痛发作,大便溏稀色黑,有时日行 2~3 次。2012 年 11 月 9 日儿童医院查血常规:白细胞:9.74×10^9/L,嗜酸细胞(%):0.022,血小板:409×10^9/L。

　　病机辨证:余邪未尽,正气已虚。

炙鳖甲 10g（先煎）、龟甲 10g（先煎）、炮穿山甲珠粉 2g（冲服）、龙骨 10g、牡蛎 10g、青蒿 5g、黄芩 10g、忍冬藤 20g、僵蚕 5g、蜈蚣 1 条、连翘 10g、蚤休 5g、太子参 10g、藏红花 0.3g、板蓝根 10g，7 剂。

按：嗜酸细胞增多症腹痛临床不多见，本例从风毒论治，系脉象浮滑数。

2. **湿气互阻腹痛案**

梁某，男，55 岁。

2015 年 4 月 28 日首诊：

脉诊：稍细而虚弦亢滑数，脉气不柔。望诊：苔白腻满舌少津，舌红甚。主诉：右胁及右下腹隐隐胀痛，2014 年 8 月 28 日重庆某医科大学附属医院 CT 显示右肾小结石可能，阑尾开口处粪石形成，合并慢性阑尾炎可能，肝右叶钙化灶，胆囊、胆管均（－）。

病机辨证：气郁、气虚失化，湿浊内蕴，湿气互阻痹络。

处方：柴胡 24g、赤芍 24g、王不留行 24g、炒枳壳 10g、虎杖 30g、乳香 10g、没药 10g、黄芩 24g、金钱草 30g、海金沙 30g（包）、鸡内金 24g，7 剂。

2015 年 5 月 5 日二诊：

脉诊：脉转缓滑。望诊：苔薄黄微腻。主诉：右腹痛减轻但未尽。

上方加薏苡仁 50g、败酱草 15g、制香附 10g、五灵脂 15g（包），6 剂。

2015 年 5 月 26 日三诊：

脉诊：脉弦缓滑，寸关气浮，尺部沉细。望诊：苔薄白腻。主诉：右下腹痛已显减。

效方不更又 14 剂。

按：脉弦亢滑数为有余之脉，联系苔腻，为湿气俱重之象，湿浊的产生，因中运不力，在脉象上弦亢滑数之中稍见细虚即为中运不力的反映，但这不是腹痛的关键病机，故治疗上重在调气去湿。

3. **痰浊腹痛案**

孙某，男，79 岁。

2011 年 10 月 17 日首诊：

脉诊：左脉细，右脉浮滑，均带虚弦小数，左寸上浮。望诊：舌红，苔黄腻。主诉：两侧腹股沟痛伴右下肢肿 2 年，经治疗右下肢肿消，但腹股沟痛不消并牵连大腿根部。外院 2011 年 6 月 14 日超声示双侧腹股沟淋巴结肿大，左睾鞘膜内大量积液，右睾及附睾头内囊肿，2011 年 9 月 12 日本院查癌胚抗原：236.38ng/L。两年前作直肠癌手术。

病机辨证：气虚失化，肺失宣肃，痰浊蕴结。

处方：黄芪 30g、制附片 3g（先煎）、炒白术 10g、炒苍术 10g、薏苡仁 50g、川木通 10g、桂枝 10g、猪苓 15g、茯苓 15g、制南星 10g（先煎）、桑皮 10g、杏仁

10g、桔梗 10g、淡海藻 15g、肿节风 15g、天花粉 15g、橘核 15g、川楝子 10g、怀牛膝 15g,7 剂。

按:本例腹股沟淋巴结肿,左睾鞘膜积液,右睾及附睾头囊肿,是否与两年前直肠癌有关尚无定论,两年来该处疼痛不消。脉象有三个特征:其一虚弦小数提示气弱不振;其二左细偏阴、右浮滑偏阳,两侧阴阳迥别,提示气弱与热、痰并存;其三右脉浮滑、左寸上浮提示热势与上焦有关,因而作气虚津液失化、肺失宣化、痰浊蕴结股阴的判断。按此辨证设方,芪、附、桂、术温壮阳气以强气化,桑皮、桔梗、杏仁宣肃肺气以利津液宣化,薏苡仁、木通、猪苓、茯苓、制南星、海藻渗湿化痰,肿节风、天花粉、橘核、川楝子、牛膝化痰核、利气道。

4. 湿热腹痛案

谢某,男,65 岁。

2009 年 11 月 3 日首诊:

脉诊:弦滑满。望诊:苔薄白腻,舌红。主诉:少腹及左小腹经常隐痛,进食辛辣或不洁食物容易发作,大便每日行,但不畅。

病机辨证:大肠湿热,壅滞气机。

处方:苍术 15g、薏苡仁 30g、秦皮 15g、茵陈蒿 30g、黄柏 15g、炒山楂 18g、法半夏 10g、冬瓜子 30g、蚕沙 15g(包)、白头翁 15g、石菖蒲 10g、广木香 10g、柴胡 15g、黄芩 15g、鱼腥草 15g(后下)、苦参 10g,6 剂。

嘱低脂肪饮食,并建议肠镜检查。

2009 年 11 月 17 日二诊:

药后脉沉细弦缓无满实感。舌苔薄白稍腻。左少腹痛消失,大便正常。

原方加神曲 30g、大腹皮 15g。6 剂。

5. 湿滞交结腹痛案

夏某,男,41 岁。

2009 年 9 月 5 日首诊:

脉诊:细弦。望诊:舌红,苔淡黄腻满舌。主诉:小腹隐痛 7 年,二便正常,四肢疲软无力。重庆某医科大学附属医院作全消化道钡餐检查未发现显著异常。有乙肝小三阳 3 年,肝功能正常。

病机辨证:阳明湿滞交结。

处方:柴胡 10g、黄芩 10g、苍术 15g、厚朴 15g、广木香 10g、台乌 15g、法半夏 10g、陈皮 10g、炒枳实 10g、茵陈蒿 30g、炒山楂 18g、藿香 10g、莱菔子 15g、鱼腥草 30g(后下),6 剂。

2009 年 9 月 15 日二诊:

脉诊:弦。望诊:苔已退薄,仅剩后跟尚有黄腻。主诉:症状稍缓。

原方加草果10g、白芍15g，6剂。

2009年10月10日三诊：

脉诊：脉细弦。望诊：苔薄淡黄白腻，满舌。主诉：小腹痛基本消失。

病机辨证：湿滞未尽。

前方再投6剂。

按：本例病机为湿滞交结，但证候不是湿滞互结证，后者笔者在《中医思学践悟录》中有专文讨论，系以湿滞互相胶结于中焦，继发气痹热化，然后化火、化风、化燥、化毒、影响人体表里、上下、气血不同部位，引发不同症状的一种证候。本例湿滞交结乃阳明局部病机，引发局部症状之证。两者治法有相同，但湿滞互结证病机结构复杂，故治法内容较本例之证为多。

6. 不全性肠梗阻案

刘某，男，84岁。

2004年11月27日首诊：

脉诊：弦滑。望诊：舌红，苔薄白。主诉：因不全性肠梗阻反复腹痛5月，近因痛发持续2天不解，由进食红苕稀饭所致，大便溏薄，腹痛阵阵，以少腹痛为主。5月前因阑尾炎脓肿穿孔引起腹腔多发性脓肿，经某医院手术治疗后仍反复腹痛，诊断为不全性肠梗阻。前医曾投清热解毒、活血化瘀方，症状有所缓解而不消，腹部术后形成的硬结渐渐变小，但腹痛仍不时而发。

病机辨证：气虚不运血脉，热毒久羁，肠络气滞血瘀。

处方：黄芪50g、败酱草15g、薏苡仁30g、吴茱萸3g、黄连10g、广木香10g、厚朴10g、路路通10g、莱菔子15g、炒枳实10g、当归10g、青皮5g、陈皮5g，3剂。

2004年12月1日二诊：

上方药后症状明显缓解，少腹稍有痛，大便正常，食欲转旺，思进面食，寐醒后口苦。2014年12月1日守效方不更例，前方去吴茱萸，加台乌药10g、石斛15g、木瓜10g、炒山楂15g、炒麦芽15g、炒神曲15g、蒲公英15g，10剂。

服完5剂即腹痛不再发作，体力明显增加，可站立步行，饮食增加，惟近期大便难，肛裂出血，右上肢因前时久卧受压，致手掌不能弯曲。12月1日方尚有5剂未服。加火麻仁10g、郁李仁10g、柏子仁10g、姜黄10g、秦艽10g、伸筋草15g、川芎10g、白芍15g、羌活10g，嘱尽剂。

弟子按：曾用西药抗生素左氧氟沙星治疗一例疝气手术后腹痛老人，反复腹痛，每次静脉注射左氧氟沙星等都有效。但后听闻患者竟因反复不堪病痛而自尽。此老曾求治于多位中西医，而自己当时对中医尚未有信心，未敢一试。特录于此。

按：肠痈致脓肿穿孔并发腹腔多发性脓肿手术后，继发不全性肠梗阻，腹痛反复是令人痛苦之疾。因痛导致脉气为弦，掩盖了久病损气的病机，《黄帝内经》说："知阳者知阴，知阴者知阳"，即分析脉象有时需采用反推思维，其脉之弦，与大便溏薄合参应有气虚的一面，系气虚不能运血，兼因腹痛，因而脉气活动为郁束。脉滑、苔黄而且前医投清热解毒、活血化瘀药曾见效，证明炎症未消，热毒滞留。其痛发作由气滞血瘀所致（脉弦）。方取黄芪当归、薏苡附子败酱汤去附子，加味左金丸及大队理气宽肠之味。前后三诊腹痛消除，但不能说已根治，宜坚持数月较好。

又按：中西医结合至今，中医院用药实以西药为主，许多业者视传染、感染性疾病为中医技术的险途，一味依赖抗生素。这种认识不符合中医学的历史。笔者体验，正确应用中医药技术可以获得很好的疗效，多年来总有些外科感染性病症来诊，习以内服药治疗，其有效绝非偶然的个例。至于内科外感热病，诊治很多，其疗效之迅速、高效，亲历者都可感受。所以知道中医药真是宝库，是足以让国人脸上光彩的方面。——读"弟子按"后有感。

7. 恶性肿瘤腹痛案

沈某，男，56岁。

2015年2月2日首诊：

脉诊：两手脉居中沉位，右侧柔滑，左侧郁满，尺部少力，右关部重压下余力不消。主诉：右上腹痛20余日，口干甚，小便时矢气出，并夹带粪点喷出，外院经检查确诊直肠癌伴多发性肝转移。

病机辨证：元气不足，湿、热、毒合邪。

处方：生晒参10g、生白术18g、茯苓15g、猪苓15g、薏苡仁50g、蚕沙15g（包）、藿香10g、木瓜15g、金荞麦30g、藤梨根30g、蒲公英30g、苦参15g、炒枳壳15g、山慈菇10g、排风藤15g、僵蚕10g、蜈蚣2条、白花蛇舌草15g，14剂。

复诊时右上腹痛显减，原方加莪术15g，又14剂。

按：中年男性，两手脉居中沉位，右侧柔滑，左侧郁满，尺部少力，右关部重压下余力不消，脉示为里证，中焦湿热蕴积。尺部少力，又反映下元亏虚。症见右上腹痛、口干、并见气虚下泻之象，有肿瘤及转移病史，所以辨证为元气不足，湿、热、毒合邪，予四君子汤加减以益气扶正，清热除湿，解毒抗癌治疗，虽服药半月后右上腹痛显减，但该病例为晚期恶性肿瘤，必致不治，是预期中的结果。

8. 腹痛黑便案

胡某，女，62岁。

2016年2月13日首诊：

脉诊：双手脉均上倾，寸部气团郁满，关尺渐次下沉，呈郁涩象，有明显内力，耐重压。测血压：126/80mmHg。望诊：舌苔黄腻满舌，舌色红黯。主诉：上腹部胀痛伴黑便、纳呆 3 个月，大便色呈黑瘀夹带黏液，又头昏、失眠、口中干腻不爽。2016 年元月 28 日~2 月 5 日在某医院住院，查大便隐血（+），脓细胞 15~30 个 /HP，巨噬细胞 0~4 个 /HP。胃镜检查示慢性胃炎。其他：颈动脉斑块形成，颅脑 CT 示腔梗可能，24 小时动态心电图检测无明显异常。院方诊断为细菌性痢疾，予抗生素治疗，但治疗 8~9 天腹痛、黑便不减轻，仅大便复查脓细胞数有所减少。

病机辨证：湿滞互结中焦，化毒腐肠。

处方：柴胡 18g、黄芩 18g、葛根 15g、藿香 10g、草豆蔻 10g、茵陈蒿 30g、石菖蒲 10g、广木香 10g、乌梅 10g、苦参 15g、秦皮 15g、白头翁 30g、厚朴 15g、苍术 15g、黄连 10g、炮姜 10g、当归 18g、莱菔子 30g、炒麦芽 15g、炒神曲 15g、炒山楂 15g，3 剂。

2016 年 2 月 16 日二诊：

脉诊：双手脉转沉细、缓、小弦，脉气仍郁，寸部微突、郁满已不明显。望诊：苔薄白不腻。主诉：上方服毕诸症显著减轻，在服完第二剂时大便中即无黏液，三剂毕，腹痛消失，口中爽顺，精神也好转，惟大便仍稍带黯色（隐血？药色？）。

效方不更，前方 6 剂。并嘱复查大便常规和隐血试验。

药毕诸症尽消，因大便颜色已正常，患者未作大便检查。

按：本案以上腹痛胀、黑便 3 个月为主症，伴口腔干腻、头昏、失眠，但无腹泻，大便检查隐血（+），有脓细胞和巨噬细胞，未必是细菌性痢疾，也有可能是溃疡性结肠炎等其他肠道炎症。中医病机分析注意到关尺脉沉郁涩而有力，只有郁热、郁火、湿热、痰火或下焦瘀热类热邪才能产生这种脉象。结合舌苔黄腻满舌，大便中带黏液，可定性为湿滞互结中焦，其腹部症状由湿滞互结化热侵腐肠道所致。其头、口症状则由湿滞互结化热上递所致，这一点从寸部气团郁满可得到证实。治法当苦、辛分消湿滞，但也应针对湿热下注和上递的病机，柴平加减方出入中用乌梅、连、姜、当归是仿乌梅丸之意，酸、苦、温、通四种药性综合应用，有助全方对湿与积滞胶结病机的分解，而白头翁汤、苦参能强化清肃下焦湿热之力，与柴胡、葛根相合有升降气机的考虑。

【小结】

外感、内伤都能引起腹痛，如受寒着凉腹痛如绞，脉象细弦，系寒邪所致肠痉挛。予桂枝汤加良附丸。湿热犯中腹痛而伴恶心、脘痞、纳呆，脉浮滑、缓滑,舌苔腻,予藿朴陈苓汤加平胃散、左金丸、蚕沙、莱菔子。寒湿热邪交结中焦,脘腹痞满欲呕、胀痛、肠鸣辘辘,脉弦滑,苔腻,《伤寒论》半夏泻心汤加厚朴、草豆蔻、广木香等等,治疗相对较容易。内伤腹痛病种涉及内、外、妇、儿多科,病机不一,治疗难易差别很大,方法不一,均需根据脉证明确病机才能制定治法。痛的发生机制,在经络变化方面不外痛则不通与不养亦痛两种情况,但这虚实作痛病机需落实在寒热、虚实、内六淫和在气在血上,然后制定方法,力求达到不通使通,不养令充的目的,则腹痛可暂时或根本性的缓解。这就是要求在弄清致腹痛的终末病机之外,尚应寻找导致腹痛终末病机的前期病机各环节,治法是针对综合病机的系统解决方法,并按病机主次,分治法重点与辅助方法。此言虽属理论思考,但却是决定临床辨证方向的必需概念。笔者在本书各处不厌其烦地强调这一点,只为此种概念指导意义重大。

(五)腹胀
1. 腹胀、目赤案
王某,男,54岁。

2010年7月7日首诊:

脉诊:沉弦数,脉幅低,脉气有力,血压130/80mmHg。望诊:苔淡黄腻满舌。主诉:腹胀反复1年。寐差。双目交替充血,来诊时左目结膜发红,双手紧绷若肿,内心烦热,大便干结。

病机辨证:肝胃不和,痰滞互结挟肝火。

处方:胆南星10g、京半夏10g、茯苓24g、化橘红10g、炒枳实15g、天竺黄10g、黄芩24g、黄连10g、黄柏15g、制大黄10g、泽泻30g、川木通10g、野菊花15g、青葙子15g、苦参10g、夜交藤30g、莱菔子30g,7剂。

2010年7月16日二诊:

脉舌:同上。主诉:仅左目充血减轻,余症同上。血压120/84mmHg。

病机辨证:肝胃不和,痰滞互结挟肝火。

处方:龙胆草10g、青蒿10g、郁金10g、茵陈蒿30g、胆南星10g、远志10g、化橘红10g、茯苓24g、黄连10g、肉桂10g、黄芩15g、川木通10g、野菊花10g、酸枣仁30g、厚朴15g、夜交藤30g、莱菔子30g、芦荟5g,7剂。

2010年7月23日三诊:

脉诊:沉弦郁涩小数。望诊:苔黄糙腻而不干。血压110/80mmHg。主诉:诸症减轻但未消,今右目微显充血,手指发胀,心烦。服上方后大便日行2次,便质不溏。腹胀轻微。患者日常应酬多,饮食口味重。

病机辨证:同上。

处方：前方加藿香10g、草果10g、柴胡10g、苍术15g，6剂。

按：患者主诉以腹胀、目赤为主，诊其脉象三诊皆为沉郁收束而数的脉象，这种脉象必定是郁火之征。舌苔淡黄腻满舌，日常生活酒肉厚味不断，知病位在肝胃，系郁火合痰热与积滞为患，予清泄肝胃郁火，消导阳明痰热积滞历14剂症状缓解，再予6剂症状消失。通常腹胀理气疏肝是常用之法，本案之治重在消除腹胀之源。

2. 腹胀大便次多而难，脉右关陷右尺满案

钟某，男，81岁。

2011年9月6日首诊：

脉诊：脉右沉细虚弦，左中位弦满浊，尺部尤甚满浊而较关寸大，加压后关后尺前脉气低陷。望诊：苔薄白，舌红黯，津多，舌体右偏。主诉：食后腹胀，脘部隐痛，反复已6年。大便日行2~3次，但每次解便困难。两锁骨上窝、颈部无淋巴结肿大。据脉证建议消化或肛肠专科检查排除大肠占位等病变。

病机辨证：中气不足，阳明痰热郁结。

处方：党参30g、炒白术15g、桔梗10g、紫菀15g、炒枳壳15g、广木香10g、大腹皮15g、槟榔10g、苦参10g、浙贝母15g、当归15g、厚朴15g、干姜10g、丁香1g、延胡索15g、蒲公英15g，3剂。

按：高龄老人易发生大便难，但本例大便难又日行2~3次应检查肠道是否有恶性肿瘤，故有上嘱。但后其家属来转言，因服药后好转，并未去作检查。诊其脉有2个特点，其一：右虚左实。其二：左脉实象出现于中位和尺部，但关尺之间在加压条件下脉气低陷，而其后的尺部满浊气盛。这说明患者阳明有实结之邪而中气则不足，左脉之关尺之间的虚陷与右脉沉细虚弦脉气不振具有内在的呼应。因而判断中虚阳明结实（痰热之积）。患者舌苔不燥、舌体不厚，无燥矢之实，故不能强攻以免伤正。

3. 腹胀案

李某，男，30岁。

2011年10月27日首诊：

脉诊：脉沉郁弦劲数。望诊：苔白腻满舌。主诉：腹胀，大便不畅1年，夜间腹胀尤甚，口干舌燥，平时善啖多食。血压120/80mmHg。

病机辨证：肝胃郁热，湿痰中阻。

处方：苦参10g、浙贝母15g、当归15g、大腹皮15g、莱菔子30g、厚朴15g、炒苍术15g、炒白术15g、桔梗10g、紫菀30g，6剂。

药后症消，仍善啖，脉转沉细弦小劲小数，舌苔薄白。原方续进6剂，以进一步清泄郁热、消滞化湿、开通气机，加黄连15g以杀胃气。

按：本案与钟某案均有痰湿内阻、热郁气痹之机，但钟某案脉兼虚象，本案脉郁束有力，因而治以当归贝母苦参丸加味消导理气。方中桔梗、紫菀之用，因肺与大相互为表里，这二味药一宣一肃使肺气畅通有助阳明气机下降，在习惯性大便难兼腹胀病症中常用。

【小结】

腹胀总由气机痹滞引起，但气机痹滞还可以因别的病机产生，如脾肾之气（阳）无力、肝郁、肝亢横逆、积食、中焦湿滞互结、痰（湿）热蕴结大肠、阳明大肠无形郁热、肺痹失降等等。如治病不求本则疗效不好，即使有效也仅仅是临时之效。当病机复杂时更需要从脉、舌、证以及其他信息来源分析，正确、清楚、完整的把握住整体的病机结构特点，明确主次轻重，则治疗有据、有的、有步骤。理气疏肝和胃的药味对于消除腹胀乃治病之法，不可不用，也不可偏用。

（六）大便难

1. 气虚便秘案

高某，男，82岁。

2015年8月15日初诊：

脉诊：虚濡滑，脉幅浮张高大而少力。望诊：苔薄白腻，口津自流。主诉：家属代诉患者因青光眼双目失明多年，精神不佳，垂头闭目若睡眠状，但凑近耳边大声说话，可动眼皮，并简单答话，每日除睡眠外，端坐轮椅或躺卧，无言无行。长期大便难，每日1次或数日1次排便成为家庭护理难点，饮食尚可，无下肢浮肿。

病机辨证：机体长期失动，脾肾不足，不摄津液，腑气难行。

处方：红参5g、炒白术10g、茯苓15g、干姜10g、肉苁蓉30g、怀牛膝15g、炒枳壳15g、槟榔10g、杜仲15g、当归15g、柏子仁15g、杏仁10g，7剂。

此方药后大便通畅，此后一直调治至今已近3月，其间因肤痒起疹或牙痛酌情加减，并适当加用远志、益智仁、郁金等开窍益智药味。排便基本正常。

2. 肝郁阳亢、湿滞中阻便秘案

李某，男，73岁。

2011年9月22日首诊：

脉诊：左寸沉弦劲数，右尺沉弦郁数，左寸关脉气低陷，但重压之下仍可感小弦小满之郁力，右寸关中位弦滑满数，脉气浮亢。血压：134/80mmHg（右），124/80mmHg（左）。望诊：舌黯红，苔湿、黄腻满舌。主诉：便秘达10年

之久,常服黄连上清丸以通便,但通也仅能排解少量干便。口苦甚,头昏,额烫,又畏冷。有高血压史7年以上,服药控制,间日一服。

病机辨证:肝郁阳亢,下焦阳明积滞,湿浊内蕴。

处方:柴胡15g、黄芩15g、桔梗10g、猪牙皂3g、炒枳壳15g、苦参15g、浙贝母15g、当归15g、炒苍术15g、莱菔子50g、钩藤15g(后下)、龙胆草10g、蚕沙15g(包)、槟榔10g、草果10g、京半夏10g,3剂。

2011年9月26日二诊:

脉诊:左侧浮细弦小数,寸关已无低陷,左尺也不沉弦劲,右脉浮滑满数。望诊:苔仍黄腻满舌,较前诊薄,舌红。服上方后大便通,但纳呆,头额出冷汗,神疲,口苦咽干,尿赤。家属反映患者嗜酒,月饮12瓶白酒,24瓶啤酒。

病机辨证:肝气仍郁,湿热夹滞未清,脾虚失运,新感少阳风邪。

处方:柴胡15g、黄芩15g、炒白术10g、炒苍术10g、藿香10g、茵陈蒿30g、淡豆豉15g、茯苓15g、法半夏10g、石菖蒲10g、冬瓜皮30g、炒山楂18g、厚朴15g、莱菔子15g、苦参5g、郁金10g、金银花30g、连翘15g,6剂。

按:主诉便秘、口苦多年,脉沉弦劲数示肝郁阳亢之高血压病机,而脉寸关的中位弦滑满数,结合舌象苔黄腻满舌及饮酒嗜好,提示中下焦湿热积滞。以此为病机切入点,清泻肝胆湿热及胃肠积滞,以柴平加减方、龙胆泻肝汤合当归贝母苦参丸加减,经年之疾得减。

3. 湿滞积热便秘案

涂某,男,83岁。

2009年10月16日初诊:

脉诊:右浮大滑满有力,左细。望诊:舌苔淡黄腻,根甚厚,舌淡黯边见瘀斑。主诉:大便困难至极,每便时伴肛门作痛出血。

病机辨证:阳明湿滞化热。

处方:石斛30g、全瓜蒌40g(打碎)苍术15g、薏苡仁30g、蚕沙15g(包)、黄芩15g、草决明子30g、制大黄6g、厚朴15g、炒枳实10g、火麻仁10g、炒槐花15g、炒山楂15g、炒麦芽15g、炒神曲15g、鱼腥草30g(后下)、藿香10g,6剂。

2009年10月23日二诊:

脉同上,苔退薄,仍淡黄腻。诉首剂中药服后,次日即便通血止,但身心不和,懊烦。湿滞积热未尽,又兼肝阳上亢。

上方加钩藤15g(后下)、茵陈蒿30g、石决明30g,6剂。

按:脉象一盛一细,盛者主阳明热实之变(非阳明腑实),细者主阳明热实产生气机郁来。苔腻根厚、舌色有瘀可支持脉象分析。

4. 阳明郁热便秘案（1）

申某,男,29岁。

2011年5月5日首诊:

脉诊:略沉而滑,左带小满。望诊:苔薄白腻,舌红。主诉:习惯性便秘7年以上,无便意,也不影响饮食,但腹胀难受,生活上好油荤酒水。

病机辨证:阳明郁热,气痹失降。

处方:炙麻黄10g、杏仁10g(打碎)、桑白皮15g、全瓜蒌30g(打碎)、苦参15g、浙贝母15g、当归15g、桔梗10g、紫菀15g、炒枳壳10g、薏苡仁30g、枇杷叶10g,6剂。

此方服下即大便日行畅通,但脉滑满小数不变,后加制大黄6g、制半夏10g、石斛15g、冬瓜子30g调理。

按:本例乃嗜食荤腥之人,便秘腹胀多年。脉沉滑带满象,为积滞在里、郁热内生之象;苔白腻舌红亦为痰热内蕴之征;肺与大肠相互为表里,阳明热郁,脉沉不扬,可宣肺以降大肠。故以宣肺通降气机、并清化痰热积滞为治法。肺气得宣则腑气得降,便秘即通,此为治疗便秘习用技法之一。

5. 阳明郁热便秘案（2）

苏某,女,42岁。

2014年11月13日首诊:

脉诊:中沉位,均郁滑有力,重压不绝,血压:100/90mmHg。望诊:苔薄白。主诉:腹部胀痛欲便,但大便欲解而不能。外院查血常规、大便常规均(-)。

病机辨证:阳明热郁、气滞失降。

处方:苦参10g、当归15g、浙贝母10g、厚朴10g、柴胡10g、白芍30g、炒小茴香1g、台乌药15g、制香附10g、吴茱萸4g、路路通15g、广木香10g、炒枳壳10g、秦皮15g,7剂。

2014年11月20日二诊:

脉诊:脉转缓滑,右稍具郁力。药后症显减。

上方又14剂,第一周日服一剂,后7剂2日一剂。

按:本案脉见于中沉位,均郁滑有力,重压不绝,示中下焦郁热,气行不畅。症见腹部胀痛欲便,但大便欲解而不能。外院检查排除肠道感染。辨证为阳明热郁气滞,予当归贝母苦参丸加味行气导滞通便,7剂后症显减,脉转缓滑,右稍具郁滑力,邪去未尽,续治,再7剂后减半服用。

6. 湿热便秘案

贺某,女,63岁。

2010年10月22日首诊:

脉诊：左沉细，右滑而浮大缓。望诊：舌红黯，苔薄淡黄腻。主诉：大便难，2~3日一行，但便质正常并不干燥。伴口淡而干，不思饮食，食则脘痞。

病机辨证：脾虚失运，胃腑湿热痹滞失降。

处方：炒白术15g、炒枳实15g、石斛15g、茵陈蒿30g、柴胡10g、黄芩10g、蚕沙15g(包)、薏苡仁30g、石菖蒲10g、佩兰10g、谷芽30g、枇杷叶10g、芦竹根15g、冬瓜子30g、鱼腥草30g(后下)，6剂。

2010年11月24日二诊：

上方服后便通，诸症悉减。近日又脘痞食少，口略干，大便已3日未行。脉柔滑缓，左脉见濡，苔薄淡黄白腻。上方再投6剂。

按：本例大便便质正常，但便秘反复，伴脾运不健症状。脉左侧沉细示脾气弱，右侧滑而浮大缓示胃腑湿热阻气，投健脾、清化湿热诸品以畅气机，不用泻下而便自通。处方配伍注意辛开苦降但须清润不燥。

7. 气滞血瘀便秘案

罗某，男，39岁。

2011年10月5日首诊：

脉诊：细弦滑数小劲，即测血压：142/100mmHg。望诊：舌淡红，苔薄白。主诉：便秘多年，大便日行1~2次，但干燥难解，常感咽部痰凝不适，欲咳而难出。早晨口干涎多，不易饥饿，进食后要10小时以上方有饥感。

病机辨证：肝胃郁热，气滞血瘀。

处方：柴胡10g、白芍30g、炒枳壳15g、桔梗10g、怀牛膝15g、桃仁15g、红花10g、川芎15g、当归15g、芦荟5g、火麻仁10g、生白术15g、钩藤15g(后下)、天麻15g、苦参15g、浙贝母15g，7剂。

并嘱低盐、低脂、忌辛辣饮食，适度运动。

2011年11月4日二诊：

药后便秘通，余症减而自行停药。今旧症有所复发，脉同前，测血压：130/110mmHg，予原方7剂。

2011年11月30日三诊：

药后体安，近因检查发现双肾结晶。诊脉细郁弦而小满滑，脉气欠清利，测血压：130/86mmHg。

原方加金钱草30g、海金沙15g(包)、土鳖虫10g，14剂，嘱勤药久治。

按：便秘多年，干燥难解。晨起虽口干却涎多，说明体内并非阴液不足。脉象弦而滑数小劲，滑数提示邪热在里，脉弦提示气机阻滞。故便秘一方面缘由邪热消灼阴液；另一方面其热性郁，有郁热痹阻、气滞血瘀之机。故使用王清任血府逐瘀汤法加平肝清胃之味治疗。

144

8. 肝胃不和便秘案

谢某,女,43岁。

2009年8月27日初诊:

脉诊:轻取细缓滑,重按弦,尺候细弦甚。望诊:舌红,苔黄白厚腻。主诉:便秘10余年,久服各类通泻药,疗效渐不佳,使用量加大,大便虽4~5日一行,但便质不干硬,带黏液,排解时缓慢费力,牙龈出血,舌干涩。腹胀严重。某医院DR标志物吞服摄片显示标记物移动缓慢,首日达回盲部,第4日才抵达乙直肠。诊断为结肠传输功能缓慢,建议手术治疗,患者不愿,改求中医治疗。

病机辨证:脾虚失运,肝郁失疏,肝脾不和,湿浊内滞。

处方:生白术18g、炒枳壳15g、紫菀24g、三七粉5g(冲)、防风10g、白芍15g、全瓜蒌30g(打碎)、肉苁蓉15g、羌活10g、当归15g、石斛15g、法半夏12g、青皮10g、陈皮10g,6剂。

2009年9月22日二诊:

脉诊:仍缓滑。望诊:苔薄白微腻,舌红。上方服毕又自行复药共服半月,初甚效,后大便又不畅,自购芦荟清肠胶囊仅可排解少量大便,近已数日未便,腹胀难受,耳鸣,月经色黯。

病机辨证:脾虚失运,胃热气郁。

处方:生白术24g、炒枳实15g、石斛30g、全瓜蒌40g(打碎)、黄芩24g、白芍15g、炙甘草5g、厚朴15g、路路通15g、槟榔10g、大腹皮15g、桔梗10g、紫菀15g、草决明子30g、败酱草30g、猪牙皂5g、薏苡仁50g、三七粉3g(冲),6剂。

2009年9月29日三诊:

脉诊:细弦迟涩。望诊:苔薄白,舌红。服上方后可每日解便,初日行2次,现每日1次,但排便速度仍慢。

病机辨证:中虚寒凝,阴血不足。

处方:生白术24g、桂枝10g、三七粉5g(冲)、肉苁蓉30g、炒枳实15g、当归15g、槟榔10g、大腹皮15g、黄芩15g、全瓜蒌50g(打碎)、草决明子30g、厚朴15g、杏仁12g、火麻仁10g、制首乌30g、浙贝母15g、苦参15g,10剂。

按:本例首诊时脉象轻取与重按有明显区别。轻取细缓滑乃上焦阳郁之象,重按弦甚为肝郁失疏,尺部极细弦,反映下焦脾脏阴凝气不振,所以将病位定在肺、肝、脾三脏。此外舌苔黄白厚腻,这是肺、肝、脾失调导致大肠失降所产生的湿浊标象,不是病机关键,但治疗上仍需兼顾。所处方药全都依据病机分析而定。后二诊也根据脉证的变化而适当调整方药构成。

【小结】

大便难有大便秘结和大便行而不畅两种情况，都是大肠阳明传导功能障碍的病症。大肠传导功能与脾主运化、肝主疏泄、肺主宣肃、肾主温煦以及气血津液的气机输布和气化等功能正常与否都密切相关。所以大便难的病机应当从大肠和五脏六腑气机气化等多方面考量，而不应偏执其中一、二来广治多种不同的大便难。常见大便难病机及其习用方剂与药法如下：

（1）脾虚失运，阳明失降：其脉虚细不振，舌苔薄白，纳呆，大便难但不干结，主以枳术丸（白术重用18g），虚甚加人参、干姜。

（2）肾虚失煦，阳明失降：多为年老体衰患者，尺脉沉弱、沉细、沉微，排便无力，努而难出，主用肉苁蓉（成人重用30g）、杜仲，虚甚加附片或鹿茸。

（3）肺失宣肃，阳明失降：寸脉弦或细或浮郁，苔薄白，可伴咳喘，主用桑白皮、杏仁、桔梗、紫菀、枳壳。紫菀成人用量30g，儿童15g以下。枳壳成人量15g，儿童酌减。

（4）肝郁气滞，阳明失降：脉弦郁、弦细，苔薄白，腹胀胁满，欲排气但不畅，主用四逆散（重用白芍，成人24~50g）。

（5）肝气亢急横逆，阳明失降：脉弦细郁而失柔或数，排便前腹部胀急，欲便而不能，心烦躁怒，主用龙胆草、黄芩、栀子、芦荟，其中黄芩量大可下气。

（6）胃肠热结，阳明失降：脉沉滑满实有力，尤以尺部明显，苔黄干厚，主用生大黄、枳实、火麻仁、槟榔。

（7）阳明郁热，大肠失降：脉弦或沉郁，尺部多见，苔薄白或薄黄，大便虽秘，如排出则便质不干，以当归贝母苦参丸治疗。

（8）痰积阳明失降：系痰浊胶结而致阳明失降，其舌苔垢腻，舌根部尤厚，脉象在关尺部沉满郁浊，大便如能解出其质黏而不易被水冲走。需半夏、白芥子、猪牙皂角、蚕沙、槟榔、厚朴、莱菔子化开，顽固者用一点芒硝。

（9）瘀阻阳明失降：瘀血结滞、气脉不行则阳明失降，其脉郁涩，舌质瘀黯，所出大便黑，主以桃红四物汤合制大黄、土鳖虫。

以上病机常兼合，故投药据病机之兼而相兼，但有时一种病机比较明显，而无明显的另一种病机存在，但根据中医整体观点，仍应当彼此联系思考。例如：中气不足大便难，除白术、枳实或人参、白术、干姜之外，习惯辅以桔梗、紫菀、苏子、蝉蜕、桑白皮等宣肃肺气之味，应用于习惯性便秘，脉无热象，苔薄白无内积者多见效，因肺与大肠互为表里，而且久服可获得较长期的缓解。肾虚失煦大便难总会涉及脾胃，故肉苁蓉、杜仲等常配伍四君子汤及顺降胃气的成方。肝郁气滞除四逆散重用白芍外，尚需与二陈汤、槟榔、厚朴、大腹皮、麦芽、神曲、山楂等和降胃气药配合。肝气亢急大便难，主以龙胆草、黄芩、栀子、芦荟等清降肝火之味外,还应酌加何首乌、熟地黄、麦门冬、天门冬以及川楝子、香附子、佛手、青皮等养肝阴以柔肝气、顺肝气以疏肝火的药味。热结大便难(非热病)一般不用芒硝,因其热结阳明,其肠液必燥,故除泻下之外辅以麦门冬、天门冬、生地黄、柏子仁、桃仁、杏仁等滋阴油润之味较好。阳明郁热即无形之气热郁结,导致大便难,应予清泄,《金匮要略》当归贝母苦参丸有效,但宜加枳壳、桔梗、郁金等辛开苦降之味。《金匮要略》原文"妊娠小便难,饮食如故,当归贝母苦参丸主之"。"妊娠"二字不重要,"小便难,饮食如故"反映病机为无形之郁热,所以可用当归、贝母、苦参清散治疗,而且不限于妇人,不问男女长幼凡下焦无形气热郁结所致小便难或大便难,都可应用,但气热下郁必兼气滞,配合辛开苦降之味有增效之功,等等。

痰积虽有专药应对,但病发与中焦运化不良有关,而且痰积日久易化热,故可合消导清肠之味。

对瘀血大便难,既往读书有蜣螂虫推屎之力甚伟一说,但配方困难,从无应用体验,还是习《伤寒论》中桃核承气汤、抵当汤(丸)以及《金匮要略》下瘀血汤等方法容易上手。此外瘀血之瘀的产生有原因,需视寒热虚实制方,标本兼顾,但较多与调气兼顾。

泻下药的应用对于短暂的大便难作用较好。习惯性、反反复复大便难、或病机属虚及无形气滞、郁热等非有形热结、结滞之证的患者,当以治本为主,泻下药仅可短期配伍,笔者还习惯于小量使用(瓜蒌除外),以为泻下之味多用、久用无益。经常应用的泻下药味有瓜蒌(使用全瓜蒌应打碎其中的瓜蒌子)、火麻仁、大黄、芦荟。肠燥大便难可用当归、柏子仁、杏仁、桃仁、火麻仁。

(七)肝胆胰病症
1. 肝硬化上消化道出血案(1)

保某,男,69岁。

2000年7月15日首诊:

脉诊:脉虚弦小坚。望诊:舌淡红,苔薄白。主诉:因肝硬化1年来3次上消化道出血。3个月前重庆某医科大学附属医院作脾切除术,术后2月又出现黑便,现住院治疗。乙肝小三阳10余年,肝硬化多年,双手肝掌,胸前有蜘蛛痣,腹壁静脉曲张。该院查肝纤谱:层粘连蛋白127μg/L、血清透明质酸＞800μg/L,Ⅲ型前胶原54μg/l,Ⅳ型胶原18μg/l。有风心病史(二尖瓣狭窄伴闭合不全,主动脉瓣关闭不全)。

病机辨证:气虚内热,气滞血瘀。

处方：三七粉 3g(冲服)、黄芪 30g、桃仁 15g(打碎)、莪术 10g、制首乌 30g、丹参 30g、炙鳖甲 15g(先煎)、青皮 10g、胡黄连 10g，7剂。

2000年7月29日二诊：

上方加大腹皮 15g、莱菔子 15g，7剂，此方继续服至 10月。

2000年10月21日三诊：

改方：三七粉 3g(冲服)、白薇 15g、茜草 10g、柏子仁 15g、丹参 30g、知母 10g、炙鳖甲 15g(先煎)、莪术 10g、炒栀子 10g、生地黄 10g、百合 15g，此方续服至 12月。

2000年12月16日四诊：

复查乙肝小三阳、肝功(-)、肝纤谱层粘连蛋白、血清透明质酸均下降，经中药治疗5个月，再无大便隐血。

改方：虎杖 15g、五味子 10g、黄芪 20g、炙鳖甲粉 10g(先煎)、桃仁 15g、制大黄 5g、茜草 15g、郁金 10g、生地黄 15g、丹参 30g、莪术 10g，此方服用1月。

后记：患者自 2000年7月始以中药治疗再无出现上消化道出血，肝功一直正常。次年(2001年)患者未再来诊，询其亲属，答身体安好。2005年忽因脑梗死，致亡。

按：本例肝硬化1年3次食管静脉曲张破裂，均使用三腔管压迫和凝血剂抢救转危为安。为避免重蹈覆辙，作脾脏切除，但大便隐血反复，经中药治疗5个月，肝功能正常、肝纤谱明显好转，自中医药治疗后5年内体况良好，从无大便隐血和其他血证，反映中医药对患者病机有缓解和稳定的作用。

2. 肝硬化案(2)

王某，男，51岁。

2012年6月30日首诊：

脉诊：左寸尺、右寸关尺五部俱沉细小数失柔，左关独沉糊气弱。望诊：苔薄白，舌红，口津多而黏。主诉：脘腹隐痛或绞痛，恶心，不泛酸。外院检查诊断：①胃溃疡；②糜烂性胃窦炎；③肝硬化，门静脉高压伴侧支循环建立，脾大；④右肺下叶肺大疱。

病机辨证：肝郁气亢，湿热中阻，肝络不畅。

处方：柴胡 10g、白芍 30g、郁金 10g、炒川楝 10g、莪术 15g、丹参 30g、桂枝 5g、蒲公英 15g、白花蛇舌草 15g、垂盆草 15g、苦参 10g、金果榄 5g、苍术 15g、厚朴 15g、五灵脂 15g(包煎)、延胡索 15g、枸杞子 15g，7剂。

按：本例因肝硬化，气血难入肝络(肝络不通)，因而反映为左关沉糊气弱，为中焦某部脉气不盈脉道之象。两手寸口其余五部沉细小数而失柔，显示肝郁气亢之象，口津多而黏稠是中焦湿热所致，而湿热为胃痛(胃溃疡、胃窦炎)之因。治法取疏肝通络，清燥湿热为主。方中桂枝小剂量有助通畅肝络,枸杞子为养肝血之味,甘而性平不滋湿热,蒲公英、白花蛇舌草、垂盆草清热解毒可兼顾肝胃,苦参、金果榄清而燥与苍术呼应。

无复诊资料,但其脉象值得留意,肝硬化、大肝癌或肝叶、脾脏、一侧肾脏切除的患者,有时在两手脉单侧或两侧(一般为单侧)的关部呈脉气细陷不清之状,反映中焦脏器因疾病或手术切割而致局部经脉气血不盈,是脏脉不通的表现。

3. 胆胰管扩张案

张某,女,50岁。

2010年5月18日首诊:

脉诊:脉细涩。望诊:苔薄白,舌红黯。主诉:左上腹隐隐胀痛多年,有时呈绞痛,矢气后减轻。人体瘦,腹部易现气包。某医院上腹部彩超显示:胆总管内径1.3cm,主胰管内径0.4cm,都明显大于正常。心电图示ST-T改变。外周血常规白细胞3.10×10^9/L。肝功能、总胆红素及间接胆红素可疑增高,胃镜示:慢性浅表性胃炎。

病机辨证:脾虚肝旺,郁热瘀滞。

处方:黄芪40g、党参30g、炒白术15g、厚朴15g、莪术15g、三棱10g、旋覆花10g、当归15g、丹参30g、肿节风15g、蒲公英30g、茵陈蒿30g、柴胡15g、黄芩15g、赤芍30g、炒川楝子10g、陈皮10g、广木香10g,7剂。

2010年5月25日二诊:

脉诊:脉细小弦而滑满,左细涩。苔舌同上。药后排气增加,腹部胀痛减轻,但药停症状复发。

病机辨证:中虚及阴,肝郁气滞,中焦郁热。

处方:黄芪30g、炒白术15g、北沙参15g、麦门冬15g、枸杞子15g、山药30g、当归15g、白芍30g、芡实15g、桂枝10g、丹参30g、莪术15g、陈皮10g、紫苏梗10g、厚朴15g、鸡屎藤15g、路路通15g,7剂。

2010年6月3日三诊:

脉诊:脉转左细弱,右濡涩。苔舌同上。症尚安,唯进食不当则左上腹痛,下唇生成溃疡。

病机辨证:中焦郁热减轻,中虚未复。

处方:党参30g、炒白术12g、茯苓15g、炙甘草5g、广木香10g、砂仁10g(后下)、台乌药15g、炒山楂15g、炒六神曲15g、炒麦芽15g、木瓜15g、白芍30g、玉竹15g、隔山消15g、法罗海15g、白鲜皮15g、腊梅花15g,6剂。

2010年6月8日至6月19日第四、第五诊:

脉诊:脉浮细滑弦小数。主诉:左上腹气胀,矢气后消,偶右胁胀痛。

2010年6月7日某医院上腹部彩超显示:胆总管内径最宽处 0.9cm,可见管长 3.7cm,段腔内未见异常。胰腺回声稍增粗,主胰管内径 0.2cm。胆总管与主胰管内径较治疗前明显缩小,但仍未臻正常。

病机辨证:肝郁脾虚。

处方:党参 15g、黄芪 30g、炒白术 15g、炒枳壳 10g、广木香 10g、砂仁 10g(后下)、莪术 15g、三棱 10g、台乌药 15g、当归 15g、川芎 15g、厚朴 15g、紫苏梗 10g、鸡内金 15g、白芍 15g、肿节风 15g、青皮 10g、陈皮 10g、三七粉 3g(冲服),加减 12 剂。

2010年6月26日至7月5日第六、第七诊:

脉诊:脉弦,略迟缓。某医院 6 月 25 日上腹部彩超显示:胆总管内径 0.4cm,主胰管全程可见,内径 0.3cm。并发现右肾多枚结石,大者 0.7cm 直径。

改投血府逐瘀汤方出入:

处方:柴胡 10g、黄芩 10g、炒枳壳 10g、桔梗 10g、怀牛膝 15g、桃仁 15g、红花 10g、当归 15g、川芎 15g、乳香 10g、没药 10g、龙葵 10g、桂枝 10g、莪术 15g、厚朴 15g、紫苏梗 10g、制香附子 10g、赤芍 15g、肿节风 15g,加减 12 剂。

2010年7月13日第八诊:

脉诊:脉细虚弦。主诉:上方尚未服尽,今日上腹部痛,大便溏泻,日行 2~3 次,已 2 天。

病机辨证:暑湿伤中(急性腹泻)。

处方:藿香 10g、厚朴 15g、广木香 10g、葛根 15g、紫苏叶 10g、茯苓 15g、猪苓 15g、泽泻 15g、车前子 15g、石菖蒲 10g、黄连 10g、黄芩 15g、陈皮 10g、干姜 10g,3 剂。

7月17日至月24日第九、第十诊:

脉诊:脉沉缓,左细,右弦滑。舌红,苔薄白微腻。主诉:泻止。进食后脘痞。

病机辨证:脾虚郁热,气滞血瘀。

处方:炒白术 15g、炒枳实 15g、柴胡 10g、赤芍 15g、制香附子 10g、厚朴 15g、莪术 15g、三棱 10g、龙葵 10g、砂仁 10g(后下)、黄芩 10g、肿节风 15g、鸡内金 15g、石斛 15g、太子参 30g,加减 12 剂。

8月7日至10月12日共 6 诊:症状均以脘腹胀痛胁胀,或腹泻等消化不良症来诊,以健脾、温运、调气及清热化瘀为主法控制。所用药物健脾如参芪术草,温运如炮姜、草果、吴萸、丁香、肉桂、益智仁,调气如紫苏叶梗、枳壳、香附、木香、柴胡、郁金,清热如龙葵、肿节风、连翘、蚤休,化瘀如乳没、当归、五灵脂,偶使用海藻、桔梗。10月12日重庆某医科大学附属医院上腹部彩超示:肝内回声增多,未见肝内外胆管及胰管扩张。

按：本例超声学检查为胆、胰管扩张，原因不明，中医症状集中在上腹部或两胁，以痞胀作痛为主，有时腹泻，有时出现口腔溃疡，人体消瘦。其脉在总共16诊中虽有变化，总以细弦涩与滑数的阴阳兼合脉为主，细弦涩为气机滞涩不振，滑数为热郁，气机滞涩不振因虚和气滞血瘀，病在脾与肝，热郁属中焦邪热，久则致瘀，故其病机以脾虚气郁、郁热致瘀为主，是一虚实错杂证。在较长时间的治疗中，患者注意力有变化，主诉因而变化，但医者根据脉症的诊断主线无明显转移，据此设方选药施治，经多次超声检查，其胆胰管逐步恢复正常。

4. 阻塞性黄疸案

喻某，男，67岁。

2007年3月19日首诊：

患者尚在某军医大学附属医院住院，家属携病史资料代诉：全身黄疸1月，该院实验室检查：谷丙转氨酶 433U/L，谷草转氨酶 297U/L，谷氨酰转肽酶 935U/L，总胆红素 268.3μmol/L，直接胆红素 167.4μmol/L，间接胆红素 100.9μmol/L，总胆汁酸 273.0μmol/L，腺嘌呤核苷三磷酸（－），肝脏病毒学检查（－）。磁共振检查显示：肝外胆管和胆总管扩张，胆总管下段占位，见一椭圆形低信号（结石？肿瘤？），左肾巨大囊肿。建议手术探查，患者拒绝，并在该院中医会诊服中药疏肝利胆方5剂，似见黄疸减轻。1年前有相同病史，目前大便稀溏。脉舌不详。

姑拟疏肝利胆逐瘀方：

处方：柴胡15g、虎杖15g、三棱15g、莪术15g、茵陈蒿30g、炒枳壳15g、制香附子10g、赤芍15g、连翘30g、金钱草30g、海金沙30g（包煎）、鸡内金15g、葎草15g、垂盆草15g、肿节风15g、蒲公英30g、黄药子10g，3剂。

2007年3月22日二诊：

脉诊：弦。望诊：苔薄白，舌淡红。主诉：言药后黄疸消退较明显，惟感腰腿痛。

上方加：荔枝核30g、延胡索15g、三七粉3g（冲服），6剂。

2007年3月29日三诊至4月5日四诊：

脉诊：弦。望诊：苔薄白，舌淡红。经上二诊黄疸基本消退，仅巩膜仍有黄染，尿也黄赤，后腰际仍作痛。上方加减共10剂。

2007年4月19日五诊：

脉诊：略沉而缓滑小弦。望诊：苔薄白，舌淡红。主诉：眩晕，走路不稳，但无黄疸。

改方：柴胡15g、赤芍15g、虎杖15g 钩藤15g（后下）、天麻15g、泽泻15g、川芎15g、白菊15g、三七花10g、金钱草30g、海金沙15g（包煎）、莪术15g、制首乌 30g、鸡内金 15g，6 剂。

2007 年 4 月 26 日六诊：

脉诊：又转弦缓欠柔。望诊：苔薄白。主诉：自感仍以腰痛为主为苦。黄疸已消尽未见反复。查腹部 CT 显示：胆总管起始部直径 0.9cm，胆总管下段未见明显扩张，胆囊壁增厚，左肾巨大囊肿直径 10cm。

病机辨证：肝郁气滞，湿热蕴滞不尽。

处方：柴胡 15g、赤芍 15g、虎杖 15g、三棱 15g、莪术 15g、桃仁 15g、三七粉 3g（冲服）、钩藤 15g（后下）、天麻 15g、金钱草 30g、海金沙 15g（包煎）、鸡内金 15g，12 剂。

按：本例全身黄疸经影像学、肝功能和病毒学检查诊断为阻塞性黄疸。胆管阻塞部位在下段，虽磁共振和之前的超声检查均发现一椭圆形低信号，但从治疗的结果来看不大可能是恶性肿瘤。此例经单纯的中药疏肝利胆、活血化瘀和清热解毒为主的治疗，仅 1 个月黄疸即退尽。患者后期诉腰痛可能因左肾巨大囊肿所致，经以上治疗腰痛未被控制。处方中曾用黄药子、蚤休系导致胆管阻塞的原因不明确，因而有消瘤散结的考虑。

5. 胰腺炎案

戴某，男，16 岁。

2013 年 7 月 25 日首诊：

脉诊：双手寸关脉双歧，其内侧脉糊，外侧脉细而小弦，寸关尺总体上均沉弱，关后及尺部重压下绵力不尽。望诊：苔薄白微滑，舌红，消瘦。主诉：近 58 天来，先后发作阑尾炎、肠梗阻、水肿型胰腺炎，其中阑尾切除后继发腹膜炎，迄今脂肪酶和淀粉酶升高已 1.5 月，进食即上升，故采取禁食和静脉营养补充疗法，人体消瘦严重，7 月 22 日查淀粉酶 230U/L，脂肪酶 758U/L，大便干燥，2~3 日一行，神疲。

病机辨证：湿热内郁，脉络不畅为本，气虚为标。

处方：苦参 15g、连翘 30g、茵陈蒿 30g、苍术 15g、厚朴 15g、当归 15g、肿节风 15g、黄柏 15g、红藤 15g、丹参 30g、郁金 10g、葛根 15g、制大黄 6g、忍冬藤 30g，7 剂。

2013 年 8 月 22 日二诊：

脉同前诊，脉力较弱，苔白腻、满舌。药后饮食增加，精神好转，淀粉酶 159U/L，脂肪酶 426U/L，大便也通利。

原方加生晒参 3g、菟丝子 15g，7 剂。

2013 年 8 月 29 日三诊：

脉诊：两手脉转虚浮滑数，苔白腻、质粗糙。查淀粉酶 115U/L，脂肪酶 280U/L。

病机辨证：湿热未尽，元气虚浮。

处方：生晒参 2g、炒苍术 10g、炒白术 10g、茯苓 15g、薏苡仁 30g、法半夏 10g、炒枳壳 10g、郁金 10g、茵陈蒿 30g、肿节风 15g、蒲公英 30g、当归 10g、苦参 10g、浙贝母 10g、王不留行 10g、制香附子 10g、延胡索 10g，14 剂。

2013 年 9 月 26 日四诊：

脉诊：脉象近似上诊，两寸部见气团虚突。9 月 19 日查淀粉酶 68U/L，脂肪酶 85U/L，均已正常（正常值淀粉酶 0~110U/L，脂肪酶 0~300U/L）。

病机辨证：气虚，阴火上浮。

改方：西洋参 2g、炒白术 10g、茯苓 15g、黄芪 15g、当归 10g、砂仁 10g（后下）、黄柏 15g、知母 10g、生地黄 15g、桑叶 10g、延胡索 10g、蝉蜕 15g、金银花 15g、丹参 30g、赤芍 15g、白芍 15g，14 剂。

按：本病例双手寸关脉双歧，其内侧脉糊，外侧脉细而小弦，既有气虚摄纳无权之象（内侧），又有气机郁束之象（外侧），其脉总体上均沉弱，关后及尺部重压下绵力不尽，为本虚标实之征，急则治其标，首诊治以清热除湿、行气活血，第二诊三诊时症状减轻，但舌脉示湿热尚未尽，元气见虚浮，故治以补气行气，清热利湿，活血化瘀，第四诊更见两寸部气团虚突，出现中虚阴火上浮之象，实验室指标恢复正常，更方治以补中益气、滋阴降火、行气活血，以达收工之效。

6. 巨细胞病毒肝炎综合征案

熊某，女，39 岁。

1996 年 6 月 22 日首诊：

脉诊：双手均细弦小坚小数。望诊：舌苔黄腻，舌红。巩膜、全身皮肤黄染，四肢皮肤泛布扁平丘疹，色不红，无水疱。主诉：黄疸 3 个月，3 个月前先精神不振，纳呆，逐渐尿黄、巩膜皮肤黄染，近 1 月来又伴轻微皮肤瘙痒。在某院查肝功异常，甲、乙肝炎病毒学指标均（−），超声和 CT 检查排除肝胆占位和胆囊、胆总管阻塞性病变。住院 2 个多月，诊断不明，治疗无效，病情加重。目前纳呆、乏力、消瘦、皮肤剧痒、慢性病容。查肝肋下 3.0cm，质硬，脾未及，无腹壁静脉曲张。

首诊暂予清利肝胆湿热、健脾和胃方 6 剂（方略），并嘱去外院查肝功和各种肝炎病毒血清学项目，注意巨细胞病毒（CMV-IgM）。

1996 年 7 月 6 日复诊：

脉诊：仍细弦。望诊：苔转薄黄腻，舌仍红。患者在重庆医科大学附属二院和儿童医院分 3 次（6 月 25 日、6 月 27 日、7 月 3 日）检测：抗甲型肝炎病毒抗体（HAV-IgM）、抗丙型肝炎病毒（HCV）、抗戊型肝炎病毒（HEV）抗体均（−），乙肝三对和 HBV-DNA 检测：乙肝表面杭体（HBsAb）、乙肝核心抗体（HBcAb）

（＋），抗巨细胞病毒（CMV-IgM）、巨细胞病毒抗体（CMV-IgG）均（＋）。患者肤痒更剧烈，适月经，经血中有多量血块。

病机辨证：中虚失运，湿热毒瘀结肝络。

处方：黄芪15g、太子参20g、茵陈蒿30g、水线草30g、板蓝根30g、金银花30g、地肤子15g、乌梢蛇15g、泽兰15g、白鲜皮15g、莪术10g、炮穿山甲粉5g（冲服），6剂。

嘱出院，停用全部西药。

1996年7月13日三诊：

脉诊：仍细弦。望诊：舌苔薄白腻，舌红。黄疸减轻。主诉：肤黄、尿黄均好转，全身皮肤仍广布丘疹，以四肢最为密集，色不红，视觉上似蛤蟆皮样，剧痒影响睡眠。

病机辨证：同上，湿毒伏于血脉，内侵肝络，化风外犯肌肤。

处方：蝉蜕10g、牛蒡子10g（打碎）、僵蚕10g、苦参10g、莪术10g、乌梢蛇15g、紫草15g、地肤子15g、白鲜皮15g、黄柏15g、全蝎粉3g（冲服）、炮穿山甲粉3g（冲服）、板蓝根30g、金银花30g，6剂。

药后诸症明显好转，予原方（7月13日方）加水牛角15g，12剂。另南通蛇药片5片，一日三次内服。此法经二周治疗后，黄疸退尽，皮疹从上肢始减少，而且基本不痒，胃纳转旺，再续方治疗2个月，诸症尽消，扪诊肝脾未及，嘱病愈可停药。患者2.5个月后因月经不调来诊，言肝炎经前治愈后体重增加，精神饱满，皮肤光润，饮食健旺。

按：CMV巨细胞病毒，又称巨细胞包涵体病毒，在人群中感染普遍，我国既往调查，10岁时感染率已达80%，大多数人呈隐性感染或慢性病毒携带状态。但却是婴儿肝炎综合征、新生儿缺陷和智障的首位致病因素。成人CMV发病罕见，常由多种原因导致免疫功能下降而致。本例以黄疸、肝脏肿大、皮疹并剧痒为主症，伴消瘦、乏力、纳呆、神疲等症状。在头三诊脉诊一直细弦失柔，反映气机郁滞明显，苔黄腻与全身黄疸合参，湿热可证。皮肤痒疹泛布，说明其邪为毒邪，肝大显示肝络瘀阻。患者湿热内瘀肝络、外犯肌肤为两大病机环节；脉细，可知中气必失运，为又一病机环节。全程治疗，均围绕中虚、湿热毒、肝络瘀阻、邪气化风犯表处方，但从第三诊开始，因皮肤剧痒侧重于祛风解毒、清热除湿、通络消瘕，疗效十分明显。应指出，本例为1996年所诊治，当时笔者的脉诊技术尚未成熟，对于脉诊信息的切取较为简单。

【小结】

本节肝胆胰疾病不包括恶性肿瘤，上列6案病势都不轻，患者求诊试手后疗效尚可,可以为今后参考。既往治疗过三例婴幼儿重症黄疸,愈二亡一,死亡一例来诊时已奄奄一息,水饮不进,诊1次即告不治。一例治愈,长大成人(详《中医思学践悟录》"络病理论指导婴幼儿重症黄疸的治疗"一文)。从这些为数不多的医疗经历中体会到,在需要时中医药还是可以应用,当然太小样本的有效病例不能充分代表大样本病例的疗效,所以也许随着诊疗数量的扩大,疗效不如期望值高,仍需完善提高,但偶然之中存在必然,有效的个例仍然可供今后医疗实践参考。

四、头巅部病症

(一)头痛

1. 气虚肝亢头痛案

张某,男,44岁。

2014年3月7日首诊:

脉诊:脉两寸关居中位,尺沉,均稍细而虚弦滑小数,具浮气,两手脉均耐重压。望诊:苔薄白,舌红。主诉:头痛反复1年,外院全面体检:24小时动态血压监测夜间血压上升(140~150/90mmHg),心电图左室高电压,肾功能尿酸上升,余(颅脑磁共振、心脏彩超、经颅多普勒、心脏冠状动脉造影、肝功能、血、尿常规)未见异常。

病机辨证:气分小虚,肝郁阳亢,虚气与阳郁合而上逆。

处方:生晒参5g、五味子10g、麦门冬15g、夏枯草30g、黄芩24g、黄连10g、黄柏15g、钩藤15g(后下)、天麻15g、生石决明30g、生地黄30g、延胡索15g,14剂。

嘱低盐低脂饮食。

2014年3月21日二诊:

脉诊:双手寸、关、尺分别居浮、中、沉位,以左手明显,而且寸关部滑数,尺部则沉细滑数具小浮气,双寸关都不耐重压。望诊:苔薄黄腻,舌红黯。诉服前方后头痛显减。血压夜测130~140/80mmHg,晨测120/80mmHg进食辛辣后胃脘不适,泛酸。

脉舌显示:气分仍虚浮,肝气仍旺已化风,风火上盛。

处方:前方加法半夏10g、陈皮10g、秦皮10g、蒲公英30g,30剂。

按:本例以头痛为主诉,首诊脉象弦滑小数小细,但脉气浮,又耐重压,是阴阳相兼的气郁阳亢脉,但在郁亢之中又有虚象,是亢阳伤气的反映。二诊时脉气上倾,寸关部脉位浮上,脉气滑数,但不耐重压,反映阳亢化风、气虚上浮、风火上逆的变化,尺部沉细又滑数气浮,沉细示气机沉束,滑数气浮示阳之盛动,故为阳郁之象,指示下焦肝郁阳亢。先后二诊脉象虽有变化,但总的病机一致,据此投药,效果也好,第二诊长处 30 剂,系当今患者多无久忍药苦之志,不如暂时多服几剂,也可有暂安的期许。

2. 肝肾不足头痛

彭某,女,81 岁。

2011 年 8 月 8 日首诊:

脉诊:尺部沉细,左寸关中位细弦劲数,重按之下转呈糊涩,右寸上部突起一小晕点。望诊:舌红黯,苔薄白微腻。血压:135/80mmHg。主诉:前额紧痛,头巅及后枕难受,自感头内部有气窜动不定,寒热往来,大腿间断性灼热,但他觉并不热,右下肢皮肤凉,并轻度肌萎缩。否认血糖、血脂异常。

病机辨证:肝肾不足,痰气瘀三邪交阻脉络,风痰上扰清窍。

处方:山茱萸 15g、石斛 15g、麦门冬 15g、五味子 10g、黄芪 40g、川芎 15g、当归 15g、续断 15g、肉苁蓉 15g、桂枝 10g、胆南星 10g、天麻 15g、制白附子 10g(先煎)、蔓荆子 15g、丹参 30g、淡海藻 15g,6 剂。

嘱查腰、颅部位 CT 或磁共振。

2011 年 9 月 22 日二诊:

脉诊:左浮位细虚滑,沉位则虚弦滑;右寸部小晕点浮突但不硬,关尺细滑,时而转沉位滑满有力。望诊:舌红黯,苔薄白。患者因服上方后诸症尽消,未去作 CT 或磁共振检查,近 2 天双下肢又发烫,膝痛,下肢乏力,症状晨重午轻。

病机辨证:肝肾不足,痰浊阻络,气痹化热。

处方:生地黄 15g、熟地黄 15g、山茱萸 15g、麦门冬 15g、续断 15g、桑寄生 15g、黄芪 30g、胆南星 10g、木瓜 15g、天麻 15g、姜黄 10g、石斛 15g、草薢 15g、丹参 30g、桂枝 10g、僵蚕 10g、知母 15g、黄柏 15g,6 剂。

按:本例首诊症状繁多,上下兼病,古有上下兼病当治其中之训,但不可作为教条。应据脉证细辨。症状繁杂时,尤当重视脉象分析,本例两尺沉细为下虚之象,左寸关中位脉细弦劲数为脉气受痰瘀阻痹、肝气亢郁所致,重压后又呈糊滑状显示痰浊内盛,右寸上突一小晕点则指示肝风挟痰上扰清空,由此予补益肝肾、平肝息风、化痰逐瘀治疗,收效明显。

复诊时主症变为下肢灼热,膝痛,下肢乏力,且晨重午轻。双脉有虚气(细,虚滑,虚弦),仍为下虚。脉滑尤甚右侧关尺沉位时而呈现满滑为痰浊未清之状,左寸小晕点表明风痰上扰脑络但不重(小晕点不硬,硬则为痰瘀结滞),结合腿灼、膝痛、下肢乏力症状,辨为肝肾不足,痰浊阻络,气痹化热。所用方剂同首诊,都是地黄饮子合祛风痰之味,只是第二诊之方加强了清热、化痰、通络的作用。

3. 厥阴头痛案

李某,男,40岁。

2011年9月15日首诊:

脉诊:右脉浮取细虚弦呈双边脉状,重压后转细弦滑小数,左脉细弦滑小数。望诊:苔薄白腻而色晦,舌红。主诉:头颠顶及颞侧痛1月余,伴涎多、神倦欲寐。

病机辨证:厥阴寒凝,阳气小虚,痰浊上攻。

处方:吴茱萸5g、干姜10g、白芍15g、炙甘草5g、天麻15g、益智仁10g、桂枝10g、川芎15g、藁本15g、羌活10g、法半夏10g、泽泻15g,3剂。

2011年9月19日二诊:

脉诊:左细滑小弦,右糊滑脉力增强,双边脉感减轻,重压后转滑满,两手脉仍小数。望诊:舌红苔薄白。主诉:药后头痛流涎均明显好转。

处方:原方加桑叶15g、白菊10g、牡丹皮10g,6剂。

按:《伤寒论》373条"干呕吐涎沫,头痛,吴茱萸汤主之"。此条列于"辨厥阴病脉证并治"中。厥阴病诸症应为阴寒之证,故原文虽无脉舌,但脉舌必显阴寒无疑,故原文予吴茱萸、人参、大枣、生姜治疗。本案头痛、涎多,即原文的吐涎沫、头痛之症。虽无干呕但神倦欲寐,首诊之脉气郁束,都指示为阴寒之证。脉郁束之中又呈滑、小数,此象可见于郁热,也见于痰证,因有痰则脉道内质充盈,当未达壅滞时脉象为滑,痰邪郁气,又可表现为郁涩,而反映为细、弦之类阴脉。此脉与舌苔薄白腻,色晦,及口涎多合参,只能理解为寒痰壅盛而非郁热。又因脉象呈虚弦,右侧浮取脉的边线清晰,为脉气失鼓之象,症见神倦欲寐为阳气小虚之状,故拟方吴茱萸汤出入,配以桂姜温阳,方中益智仁温中摄涎,泽泻、法半夏除湿,芍药甘草柔肝,川芎、藁本、羌活止头痛都是现代加味药法,应比吴茱萸汤原方更有效。二诊时脉象有变化,右脉浮位双边感减轻,但增显浮滑、满滑,是痰盛未消,郁而增气之象,故原方加桑、菊、牡丹皮抑厥阴之气。

4. 肝郁阳亢头痛案

徐某,男,47岁。

2011年7月12日首诊:

脉诊:脉沉细弦而失柔小数。望诊:苔薄白微腻,舌红,血压:134/88mmHg。主诉:睡醒后即头痛2年,平时畏冷易感,且因颈椎病习睡低矮枕头。一年半前某院颈椎X线片显示:颈椎4、5椎间隙狭窄,椎间孔变小,颈椎4~7椎体缘骨质增生。

病机辨证:肝郁阳亢,痰瘀阻络,脑络失清。

处方:柴胡10g、赤芍15g、桔梗10g、炒枳壳10g、怀牛膝15g、桃仁15g、红花 10g、川芎 15g、当归 15g、天麻 15g、钩藤 10g（后下）、葛根 30g、丹参 30g、白菊 10g、生石决明 30g，6 剂。

2011 年 8 月 2 日复诊：

药后症状显减，但脉沉细郁弦小劲，血压：128/82mmHg。

处方：上方加桂枝 5g，14 剂。

按：患者醒后头痛 2 年，西医检查可能与颈椎病有关，但中医辨证务必立足脉证特点，尤其脉象特点。本例畏寒易感冒，醒后头痛与气阳不足有关，但脉象沉细弦失柔小数提示肝郁气收，肝气小亢小张，又兼痰瘀阻络，故以疏肝平肝通络治疗，方取血府逐瘀汤出入疗效显著。此方对于气郁血滞之头痛、头昏、失眠都很有效，为常用方剂，但需视有无风阳、痰火、气虚、阴血不足等兼合病机，如存在，必须加味使用才会收效。

5. 气虚络瘀头痛案（1）

潘某，女，30 岁。

2011 年 10 月 1 日首诊：

脉诊：左脉沉甚细，但寸关浮而滑，小弦小满，右尺仍极沉细。望诊苔薄白微呈滑腻。主诉：神疲，右侧偏后头痛，午前轻，几乎不痛，至午后头痛发作并逐渐加重。即触其右颈项肌肉极痛，左侧颈肌则无触痛，其头痛即由此引起。

病机辨证：其气甚虚，右侧头颈壅滞不痛。

处方：西洋参 5g、黄芪 30g、川芎 15g、当归 15g、葛根 15g、姜黄 10g、乳香 10g、没药 10g、柴胡 10g、羌活 10g、赤芍 15g、白芍 15g、木瓜 15g、炒枳壳 10g、肿节风 15g，7 剂。

并予以右颈推扳肌痉 1 次。

2011 年 10 月 11 日二诊：

头痛痊愈，脉诊右同前，右沉细小弦小满。又诉：两日来阴道少量出血，1 月前作人流术。

上方加阿胶 10g（烊化）、熟地黄 15g、血余炭 10g，6 剂巩固。

按：本例头痛全凭脉象辨证，左脉右尺脉虚，是元气下虚。右寸关浮而滑，小弦小满，提示右侧体位之上部壅滞充塞，患者以右后侧头痛为主诉，触其右侧颈项部肌肉疼痛强烈，为该部位肌筋因脉络壅滞而失养痉缩作痛，气虚则运脉无力，上焦壅滞则运血受阻，这是颈项之痛上连头部的病机。这种病证，临床多见。治以益气、调气、通络之方。局部按摩推扳肌痉有暂时效果。

6. 气虚络瘀头痛案（2）

蒋某，女，36 岁。

2010年12月28日首诊：

脉诊：脉虚软，脉幅高大。望诊：苔薄白，舌红。主诉：后枕疼痛28天，伴恶心，痛发时身动则加剧，故丝毫不敢扭动或行走，来诊时由人平抬进诊室，双目紧闭。以往有头痛史10年，但均轻微，且无恶心等伴发症状。2010年12月9日~2010年12月24日在重庆某医科大学附院住院，经颅颈CT血管造影术显示：双侧椎动脉、颅内段及基底动脉走向迂曲，其余头颅主要动脉未见明显异常。出院诊断：1.低颅压性头痛。2.血管性头痛。3.神经衰弱。但治而无效。

病机辨证：气虚浮逆，颅络虚痹头痛。

处方：红参5g、黄芪30g、白薇5g、蔓荆子15g、川芎15g、当归15g、炙甘草10g、天麻30g、白菊10g、藁本15g、炮甲珠粉3g(冲服)、枸杞子15g、磁石15g、珍珠母30g，4剂。

2011年1月1日二诊：

脉诊：脉转细濡滑，右脉带小弦。望诊：舌红苔薄白，根腻。主诉：药后头部后枕痛减轻，仍不敢走动或身体晃动，否则头痛、头昏、恶心仍会出现，如坐舟车，平卧时则诸症缓解。

处方：前方加生白术18g、法半夏12g、泽泻30g，6剂。

2011年1月8日三诊：

脉诊：右脉初取细滑弱，重压后现滑小满；左脉中位细小弦滑小满，但不经压，根气(沉位)偏弦弱。望诊：苔薄白微腻而满舌。主诉：头晕减轻，头仍痛，夜寐时尤重，影响睡眠，夜寐梦多，睡眠不实，耳鸣口干。

病机辨证：脾肾气虚，肝郁胃热失和。

处方：西洋参5g、山茱萸15g、黄芪15g、生白术15g、天麻30g、泽泻30g、柴胡10g、黄芩10g、炒川楝子10g、白蒺藜10g、川芎15g、蔓荆子15g、竹茹15g、炒枳实10g、生石决明30g、京半夏10g、磁石15g，6剂。

2011年1月15日四诊：

脉诊：脉沉细弦甚。望诊：舌红，苔薄白微腻。主诉：诸症均减轻，已可自行步入诊室下坐，头痛在体位变动(如由坐转卧或由卧转坐)时仍出现，但时间短，发作稀疏，一周来仅出现2次，欲嗳气而不能。

病机辨证：肝郁加重。

处方：上方加白芍30g、白菊10g、陈皮10g，6剂。

2011年1月22日五诊：

脉诊：脉细小弦而滑，略显浮势，提示气血已有振复。来诊时神情安宁，头痛不明显，但项部拘痛，脘痞，嗳气，项颈肌肉触痛明显。

治法同上，并辅以颈项按摩。

处方：西洋参 5g、黄芪 15g、枸杞子 15g、川芎 15g、当归 15g、三七粉 3g（冲服）、天麻 30g、生白术 15g、丹参 30g、木瓜 15g、葛根 15g、姜黄 10g、白菊 10g、蔓荆子 15g、生石决明 30g，6 剂。

患者续诊至 2011 年 3 月底共 11 诊，头痛消失，恢复工作。方药随证加减，治法基本不变，以益气、平降、通络为主，有时加养血药。

按：《金匮要略·血痹虚劳病脉证并治第六》说："夫男子平人，脉大为劳，极虚亦为劳"。本例虽为女性，"脉大为虚"同此。因脉幅高大但脉虚软，脉力不足，其脉幅大为气虚无力，脉气失于收摄的缘故。本例患者头痛史 10 年，脉象已明示气虚致清窍失养。虽西医诊断明确：1. 低颅压性头痛。2. 血管性头痛。3. 神经衰弱。但治而无效。首诊依据辨证予补气升清、荣养清窍，症状有所缓解。二诊脉转细濡滑，脉幅虚张消失反映提示元气有所增强，收摄力增强，但舌红、苔薄白，内有痰饮为患。以后就诊，每据脉舌所示结合补气升清，再予疏肝平肝、化痰通络等法为治，总共 11 诊 88 剂中药，经年之疾终获痊愈。

患者至 2015 年 11 月，因头昏、寐不安就诊，但无旧恙复发。

7. 头痛（脑室积水）案

王某，男，24 岁。

2011 年 7 月 1 日首诊：

脉诊：脉沉弦小滑满浊，小劲而数。主诉：头巅痛 1 年余，久治不愈，外院头颅 CT 及 MRI 发现双侧侧脑室扩大（脑室积水），临床诊断为"感染性头痛？""颅内肿瘤"，常夜寐不宁。

病机辨证：肝郁阳亢，风痰上窜脑络。

处方：柴胡 10g、赤芍 15g、当归 15g、川芎 15g、桃仁 15g、红花 10g、怀牛膝 15g、钩藤 10g（后下）、天麻 15g、制白附子 10g（先煎）制天南星 10g（先煎）、化橘红 10g、生石决明 30g、防风 10g、羌活 10g、蔓荆子 15g、泽泻 15g、龙胆草 10g，14 剂。

2011 年 7 月 16 日二诊：

脉诊：脉弦劲象有缓和，但重按则底气不足。服药后头痛似减。

上方加黄芪 30g、白鲜皮 15g、制何首乌 30g。

因患者即将北上工作，嘱此方久服至少 20 剂以上。

2011 年 9 月 19 日三诊：

脉诊：患者专程返渝求诊，言经上方治疗，头巅胀痛消，目前仅感右枕颈项侧劳累时易发，即触其颈肌，触痛明显，在北京经解放军总医院磁共振造影示左颈动脉细狭，额窦横突血流断续。

处方：前方加入人参 3g，又嘱久服。

2012年1月9日三诊：

脉诊：弦亢小劲，脉力右重，右尺弦力重压不消。望诊：舌苔薄白，舌红，血压：110/60mmHg。主诉：头痛易出现于早晚初醒或初入睡时，其余时间很少头痛，因上方已停服1个月，故专程返渝索方。

病机辨证：肝郁化火，痰瘀阻络。

处方：龙胆草10g、炒栀子10g、生石决明30g、野菊花10g、天麻15g、桃仁10g、钩藤10g（后下）、蔓荆子15g、红花10g、胆南星10g、郁金10g、天竺黄10g、熟地黄15g、三七粉3g（冲服）、淡海藻15g、枸杞子15g，20剂。

右颈及右枕痛与颈肌痉挛、筋膜黏连相关，嘱调正枕垫，局部按摩治疗即可。

按：头巅痛，夜寐不宁，头颅磁共振确诊脑室积水，为难治之症。脉沉弦小滑满浊小劲，其沉弦劲示肝郁阳亢病机，滑满浊示痰湿水饮聚积，正应脑室积水的诊断。以天麻钩藤饮合龙胆泻肝汤酌加祛风痰、止头痛之品，二诊时脉示肝郁阳亢势减，症状亦随之减轻。三诊虽磁共振造影示左颈动脉细狭，额窦横突血流断续，提示头痛可能与血供不足相关，但中医辨证根据脉所示，病机并未改变，故治疗方法亦基本不变。患者远在北京就业，病症后期的发展如何，不得而知，本例资料仅供今后临床借鉴。

8. 偏头痛案

刘某，男，62岁。

2011年9月26日首诊：

脉诊：右脉寸关细虚滑而数，尺则沉郁弦满数有力，左关脉气浮盛，寸尺沉细滑数。望诊：舌红甚，舌尖起芒刺，舌苔薄而少，舌面布小纵裂。主诉：头右侧痛7年，部位不固定，以往每发2~3天可自缓，今已持续7天头痛未休。头痛发作无明显诱因，常脘痞小腹胀，矢气，大便日行2~3次，便质不成形。血压：130/70mmHg。1年前在本院作经颅多普勒显示双侧大脑中动脉，颈内动脉、左大脑前动脉流速增加。

病机辨证：下焦阳明郁热，肝郁气亢，心肾气阴不足。

处方：苦参10g、当归15g、浙贝母15g、柴胡10g、制香附子15g、延胡索15g、白芍50g、蝉蜕10g、蜈蚣2条、白蒺藜10g、天麻15g、防风10g、黄芪30g、五味子10g、麦门冬15g、川芎15g，7剂。

2011年11月7日二诊：家人代诉服用上方后头痛即缓解，要求复药，原方再予7剂。

按：本例右尺沉弦满数有力，示下焦阳明郁热较重，左关脉气浮盛结合右脉提示肝郁气亢，右寸及左寸尺沉细滑数提示心气肾阴不足。拟方当归贝母苦参丸清泄阳明郁热，柴胡、制香附子、延胡索、白蒺藜、天麻、防风、川芎、蝉蚖、蜈蚣等疏肝、平肝、通络,黄芪、五味子、麦门冬培补心肾气阴之虚。病机分析依据脉象,而不是从西医体检或诊断资料中引申,治法方药则针对病机。处方中养气阴未用人参,而用黄芪,系黄芪通络较胜,药性较平,与肝郁气亢抵触相对偏小。

9. 风热、热郁头痛案

庞某,女,45岁。

2011年10月29日首诊:

脉诊:脉双手均系弦,浮取时右关现一气团,左寸现一气点,质较硬满。望诊:舌苔薄白微腻,舌尖及舌前部的边缘红。主诉:满头胀痛半年,伴双侧颈肩和上部牙床痛,咳嗽。查体:颈肌触痛明显,当有颈肌炎症或筋膜粘连。

病机辨证:风热上行,中焦热郁,上焦痰火上瘀。

处方:桑叶15g、野菊花15g、白芷15g、蔓荆子15g、藁本15g、赤芍15g、肿节风15g、桔梗10g、前胡15g、川芎15g、防风10g、蒲公英30g、忍冬藤30g、玄参15g、牛蒡子15g(打碎)、浙贝母10g、制大黄6g、板蓝根30g、鱼腥草30g(后下),6剂。

按:头痛半年,脉象细弦,是内伤于中焦热郁气滞,左寸气点为上焦头颅痰火郁络。右关在浮位现一气团,症状伴见咳嗽,系风热上行犯肺,因而予清散风热、化痰、通络之治。患者没有复诊,不能确定此诊此治是否准确。但说明久痛之疾亦有涉及外感,为外内合病之证。

10. 寒凝气滞血瘀头痛案

翟某,女,60岁。

2009年5月9日首诊:

脉诊:脉细弦迟。望诊:舌苔薄白。颈肌触痛明显。主诉:头痛、项强反复多年,加重1周。外院体检心电图有T波改变。

病机辨证:寒凝、气滞、血瘀。

处方:桂枝10g、黄芪30g、川芎15g、丹参30g、三七粉3g(冲服)、莪术15g、杭白菊15g、蔓荆子15g、延胡索15g、乳香10g、没药10g、葛根15g、藁本15g,6剂。

嘱低脂肪饮食。

2009年5月30日二诊:

脉舌同上诊,主诉:服药后症状减轻,但药停一周又复发。

处方:前方加羌活10g、木瓜15g、白芷10g、防风10g,6剂。

药后症减,2009年7月4日因头痛复发3天又予6剂。2009年7月14日因症状明显减轻改方:

黄芪 40g、当归 15g、枸杞子 15g、制何首乌 30g、川芎 15g、葛根 15g、蝉蜕 10g、熟地黄 15g、蔓荆子 15g、桂枝 10g、羌活 10g、白芷 10g、延胡索 15g、天麻 15g，6 剂。

2009 年 7 月 28 日五诊：

脉舌同上诊。因返老家停药近半月，头痛未尽消，但程度较治前大为减轻，颈枕部尚有紧痛感。

处方：2009 年 7 月 14 日方加木瓜 15g、伸筋草 15g、三七花 10g，6 剂。

按：本例头痛与颈项强并发，颈肌触痛明显，反映颈肌痉挛缺血发炎，继发筋膜粘连，上涉头部，因而头痛。这种颈性头痛较多见。患者脉细弦迟，反映脉气滞阻不畅，先受寒袭，继发颈颅气滞血瘀，予《金匮要略》桂枝加黄芪汤出入，共五诊，因脉舌变化不大，头痛项强几度反复，前三诊药味无大变化，后二诊加养阴血之味，症状基本控制，欲求彻效，还需坚持服药。

11. 少阳头痛案

宋某，女，38 岁。

2004 年 11 月 24 日首诊：

脉诊：脉郁弦。望诊：苔薄白。主诉：左半侧头痛，痛掣耳心半月。服散列通等止痛药仅可短时缓解，略咳，1 周前左侧扁桃体发炎，经输液恢复，口干但不苦，否认高血压史。

病机辨证：少阳风热。

处方：柴胡 15g、黄芩 15g、浙贝母 15g、夏枯草 30g、蔓荆子 15g、白芷 15g、川芎 15g、野菊花 15g、石斛 15g、蒲公英 30g、独活 10g、玄参 15g、天花粉 15g、桔梗 10g、牛蒡子 10g(打碎)，3 剂。

按：本例无复诊资料，列此作为头痛一种病机类型。脉象郁束，头痛偏左，痛贯耳心，口干，脉证合参为风热入少阳之经，经脉痹阻无疑。故采用小柴胡汤，但纯小柴胡汤治此证作用还不完整，需加用清疏风阳、疏通经脉药味。

12. 头痛畏寒案

贺某，男，63 岁。

2013 年 5 月 22 日首诊：

脉诊：双手脉居中位，两寸虚弦小涩，稍加压显内质稍空，左寸前部有气团，右寸前部有气点，两关尺均弦、劲、满、数。望诊：苔鲜黄厚糙腻，根部尤甚，舌色红甚。血压：120/80mmHg。主诉：畏寒数十年，头昏痛，常服止痛片，尿频，腹泻，易感冒，约每 1~2 月即咳嗽咳痰 1 次，嗜烟，喜好油腻重味。查 TCD 示基底动脉流速减慢，脑动脉硬化。超声检查示双侧股总、股浅、股深、腘、胫前、胫后及颈总动脉粥样硬化。另前列腺肥大伴钙化。血脂：总胆固醇:6.07mmol/L、载脂蛋白 B:1.04g/L、肾功能:血尿素氮 5.4mmol/L、尿酸:461mmol/L、空腹血糖:5.41mmol/L、糖化血红蛋白:5.4%,肝功(−)。

病机辨证:中焦气痹失化,湿滞互结化热,气机不达于外,内则壅实。

处方:柴胡 15g、桂枝 10g、干姜 10g、炒白术 10g、炒苍术 10g、厚朴 15g、陈皮 10g、茯苓 15g、法半夏 10g、蝉蜕 10g、生山楂 15g、石菖蒲 10g、黄芩 15g、藿香 10g、鱼腥草 30g(后下)、炒枳壳 10g、黄连 10g,7 剂。

2013 年 5 月 29 日二诊:

脉诊:脉仍寸部虚滑,气点气团可见,关尺中位弦坚不柔。望诊:苔转白腻,且变薄,舌红有津。主诉:症状如前。

处方:上方加胡芦巴 10g、补骨脂 10g、丹参 30g、莪术 15g,14 剂。

2013 年 6 月 14 日三诊:

脉诊:脉基本同前,但有浮数气,寸部气团仍在,其质较前二诊松弛。望诊:苔薄白腻,舌红多津。药后头痛显减,但恶寒未变。

处方:前方去藿香,加制白附子 10g(先煎)、防风 10g,14 剂。

2013 年 7 月 3 日四诊:

脉诊:脉弦而质坚。望诊:苔薄白腻。诉头痛消,基本无畏寒,大便畅,仅偶感头昏糊。

处方:2013 年 5 月 22 日方加桃仁 10g、三七粉 3g(冲服),14 剂。

按:本案畏寒数十年伴头昏痛,症状在上、在表。故两寸分别出现气团和气点,这是头部和体表气机逆乱之象。同时寸脉虚弦小涩,内质稍空,是上焦气脉收束而且不充,为畏寒头痛的局部病机。但此病机的产生在内脏,关尺脉弦、劲、满、数,血压却正常,与舌苔鲜黄糙腻根部尤甚合参,一定是脾运不健导致湿滞互结,并后续化热。本例病机气虚脉阻、气机不达于表、不畅于内、表里气机关系失调,与少阳柴胡证的病机有一点类似。患者尿频、腹泻、易感冒、好啖油荤都旁证由于饮食不节引起中焦失常、湿滞互结、气机逆乱的局面。运用柴桂干姜汤和柴平汤加消导药等,经三诊始好转,四诊症状消失,此案畏寒头痛不能速效,因病根胶结牢固之故。

【小结】

头痛病位于人身之高巅,中医传统理念:头为诸阳之会,聚五脏六腑的精华,故头痛。病机除外邪犯上外,往往与脏腑三焦的一部或数部相联系,特别内伤头痛病源几乎都因脏腑异常而致气血阴阳盛衰和气机、气化活动逆乱所致。但外感病头痛也有上下相关的,譬如热邪犯肺、入胃、热积阳明等等都有头痛发生,也需要以下治上。头痛的出现从病机而言基本同昏眩等症,故辨证论治技巧可互参。但头痛尚有一些局部的专用方法,如羌活、防风、白芷、细辛、藁本、蔓荆子、天麻、川芎等祛风止痛药时常配伍应用,延胡索、芍药、丹参等活血药也常采用。头痛久痼者可试以虫类药。此外还有许多古今经验方可参考,如《中藏经》香芎散(香附子、川芎、甘草、石膏)主治头风昏痛;《医学心悟》半夏白术天麻汤(半夏、白术、天麻、茯苓、橘红、甘草)治疗风痰昏痛;《东垣试效方》清空膏(羌活、防风、柴胡、川芎、黄芩、黄连、甘草)以及《东医宝鉴》收录的川芎散(川芎、僵蚕、甘菊花、石膏)治风热或兼痰湿头痛;《伤寒论》吴茱萸汤(吴茱萸、人参、大枣、生姜)治厥阴头痛等等,运用得当都是良方。

(二)昏眩

1. 血厥头昏案

史某,女,24岁。

2009年10月30日首诊:

脉诊:濡弱。主诉:数月来多次昏晕,昨日发作1次,伴气短胸闷。平时性郁多虑,睡眠欠佳。外院多方面检查结果均(-)。

病机辨证:气血不足,虚气上逆血厥。

处方:白薇15g、当归15g、枸杞子15g、西洋参片10g、黄芪30g、天麻15g、川芎15g、酸枣仁15g(打碎)、黄精15g、炙甘草5g,12剂。

患者30天后复诊言服上方诸症未再出现,要求巩固。予原方再12剂。

按:本例为一过性昏晕,称为血厥,系见于宋代许叔微《普济本事方·卷第七·诸虫飞尸鬼疰》:"人平居无疾苦,忽如死人,身不动摇,默默不知人,目闭不能开,口噤不能言,或微知人,恶闻人声,但如眩冒,移时方寤。此由汗过多血少,气并于血,阳独上而不下,气壅塞而不行故身如死,气过血还,阴阳复通,故移时方寤。名曰郁冒,亦名血厥,妇人多有之。宜白薇汤、仓公散"。据许氏描述血厥郁冒一因血少,二由气机逆上,壅滞不通于颅络所致一过性的神志昏昧。而所用方治,白薇汤之白薇降上逆之气,当归、人参、甘草皆补益气血之味,内含调畅气机之意。另仓公散(瓜蒂、藜芦、雄黄、矾石各等分研细末)吹鼻是一种刺激性开窍外治方法。由方测证,血厥病机似不仅血少气逆一种,还有气虚失控而虚气上逆的情况。故临床用白薇汤加减可主治气虚或气血两虚所致气逆昏晕,至于仓公散从未使用过。在白薇汤基础加用通畅颅络之味却很有效。此外注意兼证病机的处置,如兼痰浊上逆则需加用半夏白术天麻汤等祛痰方药。

2. 阳虚头昏案

周某,女,38岁。

2011年5月17日首诊:

脉诊:脉沉细甚,弦小数。望诊:苔薄白腻满舌。主诉:患者头昏欲寐,但睡眠不实,神疲,纳呆,手凉。

病机辨证:脾阳虚弱,中虚失运,清气不升,痰湿内蕴。

处方:西洋参片5g、炒白术15g、茯苓15g、炙甘草5g、柴胡10g、白芍15g、炒枳壳10g、川芎15g、当归15g、鸡内金15g、龙骨30g、牡蛎30g、桂枝10g、葛根15g、酸枣仁15g(打碎)、制附片5g(先煎),6剂。

2011年5月28日二诊:

脉沉但滑,脉气仍偏郁。舌正,苔薄白不腻。患者阳气见复,诸症显减。原方去附片,续6剂。

按:患者头昏欲寐、神疲、脉沉细甚符合《伤寒论》少阴阳虚之证,手凉应为阳气不能通达四肢的缘故,而纳呆、头昏、寐不实则应考虑脾阳不足、清阳不升致清窍失养。苔白腻满舌示痰湿内蕴,与脾虚失运有关;脉弦为痰湿痹阻气机征象。治以温健脾阳、运化湿浊则气机得畅、清阳得升,诸症缓解。

3. 下虚上实头昏案

尹某,女,60岁。

2011年12月2日首诊:

脉诊:脉右尺沉细,左尺极沉难及,寸关脉短,其中左寸关虚滑虚弦,右寸关细滑。望诊:苔薄白,色黯红。主诉:头昏甚,并伴左侧颈后项痛,自述近期头发速白,因惧怕患重病,已在外院作许多检查治疗均无效,诊断不明确。颈肌触痛强烈,嘱专科推拿。

病机辨证:下虚上实,肾亏痰气互阻头颅。

处方:制附片5g(先煎)、鹿角胶10g(燀化)、熟地黄15g、杜仲15g、山茱萸15g、白菊10g、木瓜15g、天麻15g、丹参30g、川芎15g、当归15g、桑葚子15g、羌活10g、苍术10g、制白附子10g(先煎)、荷叶10g、生山楂15g、制首乌30g,7剂。

2011年12月14日二诊:

药后头昏显减,再投7剂。

按:本例脉象左右尺部均明显不振,而寸关相对脉气偏盛(均见滑象或弦象)。两寸关脉短原有二,其一:下虚较重,尺部不振涉及关部下半部,形成两尺之沉向上延伸,而致寸关缩短。其二,寸关短而且细滑、弦滑,反映上焦痰阻气郁、血脉不畅,则其脉不伸而短。其中左寸关带虚,为下虚难充上焦脉络、上下呼应之象。总之,患者下虚者肾亏,上盛者痰气,仿右归之法加味,伍以羌活、苍术、白菊、天麻、白附子、荷叶、山楂等升阳化痰息风之味,疗效迅速。

4. 心脾肾虚头昏案

王某,女,31岁。

2011年1月11日首诊:

脉诊:双手脉沉细弱。望诊:舌红,苔薄白腻满舌,颧赤。主诉及病史:头昏耳鸣3月余,自觉心搏增强,鼻子干痛,肠鸣嗳气,腹胀,畏冷,齿微痛,自称面色苍白(?),足背皮肤皱纹增多(?),2011年1月13日作胃镜示浅表性胃炎,胆汁反流,幽门螺杆菌:(++)。

病机辨证:心脾肾三脏俱虚,气血不足,神志失养。

处方:杜仲15g、菟丝子15g、枸杞子15g、巴戟天15g、覆盆子15g、西洋参2g、炒白术15g、炒枳壳10g、砂仁10g(后下)、远志10g、酸枣仁15g(打碎)、当归10g、白芍15g、白薇15g、干姜5g、石菖蒲10g、珍珠母15g,6剂。

此方药后症状明显好转,因感冒2011年1月24日予扶正疏风方3剂:肉苁蓉15g、玉竹15g、黄芪15g、白薇15g、辛夷花15g(后下)、荆芥10g、白芷10g、连翘15g、金银花30g、桑叶15g、鱼腥草30g(后下)。

患者2011年12月13日因下唇发疮疡瘙痒来诊,言年初经治疗,身体很好,诸症尽消。

按:本例主诉繁多,涉及多个脏器,其中有心绪焦虑现象。但脉沉细弱明确指示气血不足,因而予温肾健脾养心佐以调气,即使感冒时也视作虚体感冒,仍在辛凉方中加肉苁蓉、玉竹。

5. 阳气郁亢头昏案

黄某,男,48岁。

2010年7月1日首诊:

脉诊:脉浮弦滑满,脉气浮盛具亢力。望诊:舌红,苔薄白。主诉及病史:患者高血压、冠心病史2年多,虽服辛伐他丁、曲美他嗪片、倍他乐克、厄贝沙坦降脂、降压、扩冠、营养心肌,仍时常头昏,曾多次丧失方位感,胸部憋闷,心前区痛并背痛,近期查高密度脂蛋白下降,甘油三酯:2.1mmol/L,总胆固醇:3.2mmol/L,血尿酸:467mmol/L。

病机辨证:肝郁阳亢、痰瘀阻络。

处方:柴胡10g、赤芍15g、炒枳壳10g、桔梗10g、怀牛膝15g、桃仁15g、川芎15g、降香10g、当归15g、钩藤15g(后下)、天麻15g、黄芩15g、黄连10g、黄柏15g、泽泻15g、冬瓜子30g,14剂。

2010年7月29日二诊:

脉转浮盛糊滑,无弦亢象,尺部沉细弦滑,苔薄白腻满舌,测血压:120/72mmHg。

改方,加强化痰去浊:柴胡10g、葛根30g、胆南星10g、茯苓15g、京半夏

10g、石菖蒲 15g、郁金 15g、淡海藻 15g、白芥子 10g、制首乌 30g、羌活 10g、黄芩 15g、蝉蜕 10g、酸枣仁 30g(打碎)、西洋参 3g。此方服至 2010 年 8 月 12 日，结合瓜蒌、薤白、莪术、制香附，随证出入 32 剂。

2011 年 2 月 24 日三诊：

脉右关浮大满滑，左弦缓而劲。

从肝郁阳亢，阳明痰浊改方：天麻 15g、钩藤 15g(后下)、黄芩 15g、葛根 15g、炒白术 10g、炒苍术 10g、冬瓜子 30g、莪术 15g、苦参 10g、生山楂 18g、制首乌 30g、茵陈蒿 30g、化橘红 10g、枸杞子 15g。之后，脉不弦劲，则去钩藤、天麻，酌加丹参、大黄或瓜蒌、薤白，共 28 剂。

2011 年 7 月 4 日四诊：

脉满浊缓滑，脉体模糊，显示内质之痰浊盛重，舌红苔薄白。

予方：制南星 5g(先煎)、京半夏 10g、瓜蒌 30g、薤白 15g、白芥子 10g、莪术 15g、三七粉 3g(冲)、生山楂 15g、泽泻 15g、五灵脂 15g(包)、僵蚕 10g、蜈蚣 2 条、苍术 10g、绞股蓝 10g。

脉见弦时加天麻、钩藤、白芍、丹皮、黄芩，去蜈蚣、僵蚕，此方共服 80 剂，至 2012 年初询问患者，言自服中药治疗以来临床各症渐缓而消，尤其近半年来已无病状，以往服西药降压、降脂、扩冠 2 年但症状始终不消，因而愿意中药久治。

6. 痰瘀痹阻头昏案

段某，女，38 岁。

2015 年 6 月 25 日首诊：

脉诊：两寸浮突有成团之势，郁满，关尺渐沉细，弦有郁力耐重压，左脉沉细显著。血压：左 90/65mmHg，右 148/98mmHg。望诊：苔薄白，舌红。主诉及病史：反复头昏 2 年多，加重 1 月，曾发生昏厥。情绪激动时易激发。耳鸣，寐不宁。左手凉，右手暖。发现血压升高已 1 年。自幼听力下降。外院检查：高脂血症，左锁骨下动脉近段闭塞。

病机辨证：肝郁气强，痰气瘀交阻脉络，气机不匀。

处方：胆南星 10g、白芥子 10g、法半夏 10g、姜黄 10g、僵蚕 10g、莪术 15g、丹参 30g、三七粉 3g(冲)、葛根 30g、柴胡 10g、赤芍 15g、荷叶 10g、炒枳壳 10g、天麻 15g、黄芩 24g，14 剂。

2015 年 7 月 18 日二诊：

两寸有气点，不成团，郁满气沉，关尺仍沉细弦。整体脉象弦满内郁力均显减。苔薄白，根腻，舌红。服药半月来未发生头昏，近期左胸第 3 肋压痛。

效方不更，上方加延胡索 15g，14 剂。

按：本案头昏与高血压、高脂血症、左锁骨下动脉近段闭塞都有关系，某院建议作锁骨下动脉闭塞手术，但患者及家属疑虑重重，不愿意手术治疗。患者 2015 年 6 月 25 日首诊采用中药治疗以来，其脉象有三个特点一直不消失，其一，两手之脉都沉郁；第二，左脉极为沉细，左右差别明显（两上肢血压也同步差别明显）；第三，两寸部总有气团或气点。所以病机总是从痰、气、瘀阻络和左右气机分布不均考虑。治疗至 2015 年 11 月仍在续诊，4 个月来头昏好转尚明显，但脉象改变不大，右手血压大体维持在轻度高血压的水平，从不降低至正常范围，反映患者体内病机较为复杂和顽痼，根治较难。左手血压则正常，甚至时时处于正常范围的低限。寄希望于久治之后体内病机能出现更大的改善。惟患者急躁情绪易波动，不知能否坚持。

7. 风痰上壅头昏案

丁某，女，43 岁。

2012 年 12 月 20 日首诊：

脉诊：脉见右寸气团郁满，关尺沉弦力重，重压不绝，左脉沉细虚滑，左尺仍带郁力。血压：138/80mmHg。望诊：苔薄白，色黯红。主诉：头昏耳鸣 1 月，口中甘甜，寐差，咽部异物感。否认高血压史，有慢性胃炎、颈椎退行性改变病史。

病机辨证：肝郁阳亢，化风挟痰上壅。

处方：夏枯草 30g、野菊花 10g、柴胡 10g、白芍 30g、川芎 15g、当归 15g、钩藤 10g（后下）、丹参 30g、天麻 15g、生石决明 30g、胆南星 10g、郁金 10g、怀牛膝 15g、代赭石 15g、黄芩 15g，14 剂。

并嘱严格低盐低脂饮食，适度运动。

2013 年 1 月 31 日二诊：

言上方药后诸症显减，因外出未及复诊，停药半月，但症状未见反跳，今以咳嗽、失眠来诊。

诊：双手脉浮滑小数，双寸均现气团质滑利。

辨证：风热犯肺，痰火上扰。

处方略。

按：本案头昏、耳鸣、寐差而口中甘甜，易被诊断为湿热之证。但脉见右寸气团郁满，示气机郁滞上浮、痰浊郁滞上焦，关尺沉弦力重，重压不绝，示肝郁气滞，左脉虽沉细虚滑，但左尺仍带郁力，仍示体内有郁热之势，所以辨证为肝郁阳亢，风痰上壅，予夏枯草、野菊花、钩藤、石决明、怀牛膝、代赭石平肝潜阳，柴胡、白芍疏肝理气，川芎、当归、丹参活血化瘀通络，胆南星、郁金化痰再加黄芩清上焦风热，并嘱低盐低脂饮食以减少体内痰浊生成。

8. 痰气头昏案

陈某,女,58岁。

2009年5月23日首诊:

脉诊:脉弦滑,按之涩劲。血压:146/85mmHg。望诊:舌正,苔薄淡黄腻。主诉:头昏阵发已20余日,此头昏10余年来曾多次发作,发作时,时而天旋地转,时而不转,头若重物扣裹,昏闷沉胀不爽,常伴恶心呕吐,二便正常,易累,稍动作即心悸。2005年5月5日重庆某医科大学附属医院经颅多普勒示脑动脉硬化,血压:150/90mmHg,予氨氯地平、三七通舒胶囊、培元通脑胶囊、敏司朗等治疗,服后无效。2005年5月11日重庆某军医大学附属医院作颈部彩超,颈总动脉、颈内动脉、颈外动脉均未见超声异常。

病机辨证:肝郁气亢,痰浊阻窍。

处方:柴胡15g、制香附15g、石菖蒲15g、钩藤24g(后下)、苍术15g、法半夏12g、天麻15g、泽泻30g、生石决明30g、胆南星10g、化橘红10g、生白术10g、白蒺藜10g、白菊花10g、代赭石15g、茯苓24g、黄芩15g,3剂。

嘱低钠,低脂饮食。

2009年5月26日二诊:

脉诊:脉仍弦但劲势减。血压:110/70mmHg。望诊:舌正,苔薄淡黄腻。主诉:症状减轻,现气温已19℃至25℃,仍身裹多重衣服,肤汗蒸蒸,片刻又觉冷,气短,头昏。神容较平和,已无初诊时痛苦面容。

处方:前方加浮小麦30g、南沙参30g,3剂。

鼓励逐步减衣。

按:脉象弦滑,重按之下涩劲,其弦其涩其劲都是较重的气郁脉象,而滑和劲又表示气郁之中阳气亢盛。脉滑还有一个意义即痰凝,这一点与舌苔淡黄腻合参可证。以上脉舌分析,病机内容已明确:肝郁气亢、痰浊阻窍。以平胃、温胆及清泄平降肝气之方治疗,药味、治法与病机一一入扣。

9. 气虚风痰眩晕案

许某,男,75岁。

2011年12月3日首诊:

脉诊:脉沉细,但重按绵力不绝。望诊:苔淡黄腻,面色潮红。主诉及病史:眩晕3年,每年均大发作1次,大发作在变季天冷时出现,发作时天旋地转,血压:200~180/120~100mmHg。平时早晨起床时头眩,余时无旋转感,但步行则头昏而走路不稳,静休则头昏沉不爽,且时常失眠。发现高血压病3年,服左旋氨氯地平片控制血压在140/80~70mmHg。因眩晕大发作曾住院2次。

病机辨证:气虚湿盛,肝风内盛,清气失升,风痰上扰。

处方：黄芪 30g、当归 15g、生白术 18g、天麻 15g、桂枝 10g、法半夏 10g、泽泻 15g、石菖蒲 10g、郁金 10g、龙骨 30g、牡蛎 30g、石决明 30g、钩藤 15g（后下）、野菊花 15g、黄芩 15g、丹参 30g、葛根 15g、制白附子 10g（先煎），6 剂。

2011 年 12 月 13 日二诊：

脉象转右沉郁弦劲小数，左沉细弦郁小劲小数，即测血压：141/80mmHg，苔薄淡黄微糙腻，面色潮红。药后，眩晕仍间歇发作，面部发烫。

病机辨证：肝郁风阳上亢，痰瘀阻络。

处方：柴胡 10g、赤芍 15g、白芍 30g、川芎 15g、当归 15g、桃仁 15g、红花 10g、怀牛膝 15g、砂仁 15g（后下）、黄柏 30g、天麻 15g、钩藤 15g（后下）、石菖蒲 15g、郁金 15g、天竺葵 10g、泽泻 30g、京半夏 10g、石决明 30g，6 剂。

2011 年 12 月 24 日三诊：

药后眩晕未再发生，即使静休状态下常见的头昏也消失。脉沉郁弦小劲满，血压：144/88mmHg，指示风阳虽敛，肝郁阳亢、痰瘀阻络未消。

予 12 月 13 日方加生山楂 15g、绞股蓝 10g、黄芩 24g，14 剂。患者素嗜油荤，嘱严格低盐低脂饮食。

2012 年 2 月 14 日四诊：

患者续诊至 2012 年元月下旬春节停药，今复诊。脉沉细郁弦而涩结，左脉尤细，脉幅很低，舌苔淡黄湿腻。诉眩晕未再发，夜梦较多，仍好食排骨汤类高油脂食品。

予 2011 年 12 月 24 日方加葛根 30g、黄芪 30g、生白术 18g，14 剂。嘱务必低脂饮食。

按：本例 3 年眩晕之疾，经二诊 12 剂中药症状缓解，又续治不及 1 个月近期疗效尚巩固。其症之大发作与血压波动相关，平时晨起之时或走路时眩晕小作，静坐则头昏沉。首诊之脉细郁不振，但绵力不绝为典型气虚型高血压之象，系气虚之中又兼肝风挟痰上扰，故其脉绵力不绝而面红、苔黄腻。第二诊时脉转郁劲而数为肝郁痰瘀阻络、风痰较盛之象，改方疏肝平气，化痰通络，经此法施治眩晕消失。但脉象仍沉郁弦而小劲满或沉细弦郁而涩结，反映风阳收敛，但痰瘀阻络未清，故第三诊、第四诊依原法加味祛痰浊通瘀络，虽症状不发，治疗不可停顿。这类患者节食戒油荤低盐饮食，十分重要。

10. 气阴不足虚气浮逆眩晕案

薛某，女，82 岁。

2012 年 8 月 9 日首诊：

脉诊：脉中位略细而滑小弦小数，左关即右寸关稍有满象，总体脉息不亢不激。血压：135/64mmHg。望诊：苔薄白，舌红有黯气，津润。主诉及病史：阵发性头昏 5 天，夜口干，足冷如冰，手热如炙，血压大幅度波动，时而收缩压高达 180mmHg，平静时为 130mmHg，外院查心电图示频发房早，ST-T 改变。有高血压史 14 年，心律不齐 30 年，否认糖尿病史。

病机辨证：气阴两虚，阳气郁亢，气机上下输布失衡。

处方：西洋参 5g、五味子 10g、麦门冬 30g、山茱萸 15g、龟甲 30g（先煎）、砂仁 15g（后下）、黄柏 30g、蝉蜕 10g、姜黄 10g、天麻 15g、葛根 15g、丹参 30g、浮小麦 30g，3 剂。

2012 年 8 月 13 日二诊：

药后症状大减，半年来脘腹痞胀，稍食即作，纳呆，时欲排大便，但入厕不得。脉沉细小弦虚滑，左脉内质较空，苔薄白，舌红绛。血压：150/70mmHg。

上方加炒白术 15g、厚朴 15g、佛手 10g、槟榔 10g、肉苁蓉 15g，6 剂。

按：患者高血压史 14 年，心律不齐（频发房早）30 年，ST-T 段改变，病史提示阳气久亢、心络久瘀极易损伤气阴，故其血压大幅度波动，反映体内阳气张动与跌落之剧烈，为阳亢和气阴不足交结的症状。气阴不足已明显但又有阳气郁亢，反映在就诊时的脉气居中位而略细不亢不激，呈偏阴性状态，其中又有滑而小弦小数，左关及右寸关微满，这微满不是痰气之象，而是阳郁之象，与滑、小弦小数都是脉气不平的表现，但受气阴不足抵制，不能显著不平，只能脉象略细、滑而小弦、小数，以及右寸关微满，呈现受气阴不足抵消一部分的阳郁不平貌。患者足冷如冰，手热如炙，是上下气机不均明显，而上实偏重。治法投生脉饮重用麦门冬，是益气阴但不增加阳盛的方法，龟甲、砂仁、黄柏、浮小麦即封髓丹法可降上盛之阳气，蝉蜕、姜黄、葛根、丹参为升降散法，目的在于通调气机不均。

11. 肝郁气虚眩晕案

李某，女，49 岁。

2012 年 1 月 25 日首诊：

脉诊：脉细郁弦，指压下有明显内力。望诊：苔薄白。主诉及病史：头昏沉，时头痛并血压升高半年余，服降压药后血压控制良好，但症状不消，夜梦纷多。

病机辨证：肝郁阳亢，清气失升，脑络不畅。

处方：柴胡 10g、葛根 15g、白芍 50g、钩藤 15g（后下）、黄芩 24g、川芎 15g、当归 15g、怀牛膝 15g、白菊 10g、藁本 15g、蔓荆子 15g、党参 30g、黄芪 30g、石决明 30g，6 剂。

2012 年 2 月 1 日二诊：

脉同前，但服药后头目清利，身心轻松，要求处长方，原方再予 15 剂。

按：高血压病用西药降压后部分患者自觉症状并不消失，脉象也显示异常，对此类患者中药调治常常可以收到比较好的疗效。其病机分析和辨证依据脉证变化，而无一定之途。本例脉细郁弦，表现为脉气郁束失畅，但其脉力明显为阳郁气重之象，脉细又指示气之失升，据此疏肝抑阳，提升清气，通畅脑络，效果明显。

12. 痰气眩晕案

余某，男，57岁。

2013年1月17日首诊：

脉诊：双手脉均沉细小弦，刚性不明显。望诊：苔淡黄腻满舌。主诉：阵发眩晕5年，伴心中烦满或肌僵，先后在重庆某军医大学附属医院住院3次，诊断不明确，最后一次住院（2012年11月）疑诊为焦虑抑郁状态，脑供血不足，但久治不愈。

病机辨证：痰（湿）凝气郁。

处方：生白术18g、天麻15g、法半夏10g、泽泻15g、柴胡10g、白芍50g、炒枳壳10g、姜半夏10g、蝉蜕10g、木瓜15g、薏苡仁50g、桂枝10g、丹参30g，7剂。

2013年1月24日二诊：

药后症状有好转，脉象仍细郁不扬，左关、右寸关尤沉而郁满，右尺、左寸尺则沉细，舌苔转薄而白腻。

前方加瓜蒌皮15g、薤白15g、鹿茸粉3g（冲），7剂。

药后头昏减轻，之后据脉舌症的变化守方加减，或兼用温胆汤化痰或兼升降散羌柴宣气通痹，或因脉弦涩劲、血压升高时兼平肝潜阳，又28剂（已四诊）。

2013年3月7日五诊：

脉诊：脉居中位，细弦涩，郁束失柔，两寸浮取有郁满之气团。望诊：苔薄白微腻。症状大为减轻，但脉气郁束、刚劲不畅，为肝气过郁而亢，风痰上积颅络之象。

改方：柴胡10g、白芍50g、怀牛膝15g、炒枳壳10g、川芎15g、当归15g、桃仁15g、红花10g、淡海藻15g、制白附子10g（先煎）、天麻15g、葛根15g、钩藤15g（后下）、黄芩24g、桂枝10g、地龙15g、郁金10g，14剂。

2013年3月21日六诊：

症状缓解，两寸脉稍有浮气未现气团，因脉沉细弦，且寸关部较弦失柔，尺部有郁力，指示上焦仍郁滞、下焦阳明有郁热，将2013年3月7日方加制大黄6g、土鳖虫10g，14剂。

患者经上调治，眩晕基本控制，询生活史，嗜食酒肉厚味，此病当为不良生活积累日久所致,嘱长期调养并节食以改善体质,方能巩固疗效,患者守诺,坚持服药,观察至当年夏,病情无复发,嘱一剂药三天,据脉象变化加减少量久服。

按:双手脉均沉细小弦,刚性不明显,为气郁不扬之象。苔淡黄腻满舌则为体内痰湿凝滞之象,症见眩晕伴心中烦满或肌僵,辨证为气郁痰(湿)凝,予半夏白术天麻汤加减治之,加蝉衣熄风,半夏、薏苡仁化痰除湿,枳壳、桂枝、丹参行气活血通络。药后症状有好转,脉象仍细郁不扬,左关、右寸关尤沉而郁满,右尺、左寸尺则沉细,舌苔转薄呈白腻。脉势依然显示痰气互结,顽络不畅,又兼肾气不足。加瓜蒌皮、薤白、鹿茸粉行气、化痰、补肾。三诊、四诊以宣气通痹,平肝潜阳治疗,症状大减,五诊时仍脉气郁束,两寸见郁满气团,为肝气郁壅,风痰上壅颅络,予柴胡疏肝散化裁,加用祛痰除湿、平肝潜阳、活血通络之品调治,症状缓解,六诊时脉示上焦仍郁滞、下焦阳明郁热,上方加制大黄、土鳖虫泄热通络,并指导患者生活调理,防止复发。

13. 痰火眩晕案

杨某,女,75岁。

2013年1月24日首诊:

脉诊:左寸有气团,两寸关均居中位,于浮滑小弦之中带虚气,右寸关脉气不均,两尺细滑小弦。望诊:苔薄白腻满舌,舌红黯不华。主诉:体位性眩晕伴呕吐1周,无耳鸣,多次左胸部掣痛。多年来神疲易累,但检查无明确诊断意见。

病机辨证:中气本虚,蕴生痰浊,肝郁阳亢、痰火上扰清窍。

处方:胆南星10g、法半夏10g、制白附子10g(先煎)、郁金10g、黄连10g、石菖蒲10g、竹茹15g、天麻15g、钩藤10g(后下)、泽泻15g、西洋参5g、当归15g、生白术15g、茯苓15g,7剂。

2013年1月31日二诊:

脉象大致同上,虚濡虚滑感增加。言药后症状显减,因春节出国,约2月以上,要求多开药应对。原方加石斛15g、桑叶10g,20剂。

按:脉见左寸有气团,右寸关脉气不均,提示气机上浮外越不均;两寸关均居中位,于浮滑小弦之中带虚气,两尺则沉细滑小弦,示气机郁滞之中伴有中气不足,运化失司,酿湿成痰,症见眩晕伴呕吐、胸部掣痛、神疲易累,予导痰汤化裁,加天麻、钩藤、郁金平肝潜阳,疏肝理气,西洋参、生白术、茯苓补中益气,再加当归活血化瘀,药后症状显减。二诊加石斛养阴,桑叶清泄肝火。

14. 下虚上壅眩晕案

史某,女,57岁。

2013 年 10 月 9 日首诊：

脉诊：双寸关脉中位，呈郁满迟涩，尺脉极沉细难及，但重压至深仍隐约微劲，血压：124/88mmHg。望诊：舌红甚，苔黄腻。主诉：眩晕伴恶心欲吐，噫气纳呆 3 月，口干苦，右胁胀痛，3 月来曾在重庆某医科大学附属医院住院 2 次，均诊断为脑供血不足。有胃息肉病史及声带癌术后 5 年史。

病机辨证：阳弱失化，痰瘀上壅阻络。

处方：仙灵脾 15g、胡芦巴 10g、干姜 5g、黄连 10g、姜半夏 10g、茯苓 15g、天麻 30g、竹茹 15g、紫苏梗 10g、丹参 30g、代赭石 15g、三七粉 3g（冲）、苍术 15g、胆南星 10g、炒山楂 15g、炒麦芽 15g、炒建曲 15g，6 剂。

2013 年 10 月 16 日二诊：

脉诊：脉仍细郁不振不扬，以寸尺较细，轻取时细若游丝，关脉则稍大且兼满。望诊：舌红，苔薄黄糙腻，满舌。主诉：上方药后眩晕显减，现以消化道症状为主，口臭口淡，噫气腹胀，纳呆，及巅顶和右颞侧头痛，右腰脊也痛。查右侧颈肩肌筋触痛强烈，并向上波及右巅顶、颞侧，嘱换枕、推拿治疗。

病机辨证：痰热中阻，气郁失达。

处方：柴胡 10g、黄芩 15g、藿香 10g、瓜蒌皮 30g、法半夏 10g、黄连 10g、郁金 10g、薤白 15g、茵陈蒿 30g、厚朴 15g、天麻 15g、炒山楂 15g、炒麦芽 15g、炒建曲 15g、鱼腥草 30g（后下）、排风藤 15g，6 剂。

按：患者眩晕伴恶心欲吐，噫气纳呆 3 月，口干苦，右胁胀痛 3 月，脉见双寸关居中位，呈郁满迟涩，尺脉极沉细难及，但重压至深仍隐约微劲，代表两层含义：其一：脉气动力不足。其二：深处有痰瘀郁滞。舌红甚、苔黄腻也是痰瘀内盛上壅之象，故予仙灵脾、胡芦巴、干姜温阳化气，黄连、姜半夏、茯苓、天麻、竹茹、紫苏梗清热化痰，丹参、三七活血化瘀通络，苍术、胆南星燥湿化痰，炒三仙健脾和胃消食。经治头昏缓解，二诊时脉症均显中焦痰热壅阻、气郁不扬，继续行气导滞、清热化痰治疗。其中颈、肩、颅疼痛为颈肌或颈椎病症状，建议局部理疗和推拿将有效。

【小结】

头昏眩包括头昏和眩晕两个症状，头昏指头目昏糊而不爽，眩晕则头目昏糊兼有晃摇如坐舟车之状。但两者常可合并，故本篇以昏眩统称。

昏眩与失眠都是头颅之病，症象虽异，但大体的病机特征则相近，即不外颅络失充、壅塞和攻冲三种类型，而且同样存在这三种类型病机环节的前、中期病机环节，彼此形成因果关系链。治疗目的最终一定要达到脑络盈而不过余，脉络畅而不滞不亢，全身气机清平不攻冲于头颅，有关症状才可能缓解,还与失眠一样应重视病机的整体、动态关系和个体特点,则头目昏眩庶几可能被长期缓解。这是说就大法而言,有效的治疗原则和常用方法需遵循,前人的经验借鉴与引用多多益善,但随证变通又需知晓。

昏眩与失眠虽然较多并见,但症状属性并不相同,昏眩病性多闭滞,失眠病性多张动,因而治法上也确有一定的差异,如同为风邪上逆,昏眩用半夏白术天麻汤,失眠则用温胆汤,同为气血不足,昏眩补益气血,注意升发清阳,失眠补益气血适当降逆气。大体而言,昏眩之治在诸法之中要兼顾开通脑窍,即使需平镇,也应降而不滞;失眠之治在诸法之中尚应平宁脑神,即使需用升发,也应当升而不亢。这种同而不通之治既不绝对,也不否定。

五、心胸部病症

(一)惊悸

1. 风心心衰案

许某,女,64 岁。

2011 年 10 月 21 日首诊:

脉诊:细弱频结数。望诊:苔薄白,舌红,唇瘀。主诉:患风心病已 10 余年,继发心衰,因服用强心苷不良反应较大而未能坚持治疗。近一月来心动悸不安,稍动即气喘吁吁,伴腹胀腹水,查腹部隆突如鼓,尿甚少。

病机辨证:心气大虚,水液壅滞三焦。

病情危重,嘱住院,但患者拒绝,并嘱平卧静休,不宜劳作,避免用力排便等动作。

处方:红参 5g、五味子 10g、麦门冬 50g、山茱萸肉 30g、桂枝 10g、当归 15g、莪术 15g、泽泻 30g、猪苓 30g、葶苈子 15g、黄芪 50g,6 剂。

2011 年 10 月 28 日二诊:

脉诊:右柔滑,未见结象。望诊:苔薄白,舌红,唇仍瘀。主诉:药后显著好转,气喘心累动悸均已消,中下腹部也已不觉胀,但上脘部仍痞满,患者言语神情安详,已无初诊时虚惫不振貌,端坐身板直立,无初诊时俯偻貌。

前方加砂仁 10g、厚朴 15g、陈皮 10g,麦门冬改为 30g,泽泻、猪苓改为 20g,予 14 剂。

2011 年 12 月 2 日三诊:

脉诊:细弱结,左寸尤为沉细弱,脉气时大时小。主诉:患者经前治疗,症状已消,自感舒宁、神情祥和。

风心心衰为痼疾,故症状消安仅为暂时之状,脉象难以复常,只图延年之效。

处方:10 月 21 方加制附片 3g(先煎),麦门冬减为 30g、猪苓减为 15g,14 剂。

按:本例风心病 10 余年,继发心衰为不可根治之症,由于不能耐受强心苷,处于听任状态。来诊时心动悸、喘累、腹胀、腹水,脉气低弱而结涩,唇瘀,予补心气、通三焦、利水道之治。由于患者太虚(强心苷都不能承受),不适合使用大剂量人参,故红参用量仅 5g,重用麦门冬 50g、山茱萸肉 30g,以养阴药协助人参复壮心气,即善补气者当于阴中求气之意,如此益气其虚气不会徒然升腾而产生副作用。黄芪 50g 有辅益人参之用。桂、归、莪术均可温振、推动气化与气机。泽泻、猪苓、葶苈子渗利去水为佐。全方合和恰当,作用稳健,故疗效较优。患者脉象弱、结、时大时小都是心气太虚、心律不齐在脉象上的不同表现,其中弱和小脉系心律不齐不能产生有效心搏时的脉象。对于心律不齐患者使用附片一向谨慎,病不危急则小剂量应用,而且多与生脉散配伍。

2. 气血不足风痰上逆心悸案

聂某,女,78 岁。

2012 年 3 月 1 日首诊:

脉诊:两手脉均浮虚滑,右关部微郁弦而上突,左脉重,按至沉位绵力不绝,左寸气点上突。即测血压:150/80mmHg。舌诊:苔白腻,舌红黯。主诉:心慌口干 1 月。

病机辨证:气血不足,风痰上盛。

处方:党参 30g、黄芪 30g、制首乌 30g、山茱萸 15g、钩藤 15g(后下)、白菊 10g、黄芩 24g、苦丁茶 15g、天麻 15g、僵蚕 10g、法半夏 10g、茯苓 15g、远志 10g、玉竹 15g、珍珠母 30g、石决明 30g,7 剂。

按:本案无复诊资料,证诉简单,但脉象信息清晰,左右脉都浮虚,为虚而气浮无力之脉,脉滑与浮虚并见是虚利之象,正说明气血不足。有 2 个脉位点上突:即右关、左寸分别上突和出现气点,此外左脉重压之下绵力不绝,绵力不绝是虚中藏实的脉象,与两个位点上突合参为风痰上盛。

3. 肝郁阳亢心悸案

陈某,男,55 岁。

2012 年 2 月 6 日首诊:

脉诊:双手寸关脉中位弦滑脉气浮盛,尺部沉郁细弦,呈台阶形,三部重按,脉力虽减而不绝,且左手脉反见弦涩现象。舌诊:苔薄黄腻,皮肤湿润,血压：150/90mmHg。主诉：每作劳力即心累、纳呆，自觉面庞"浮肿"，目糊，二便正常。否认高血压病史，但有慢性胃炎伴轻度糜烂。

病机辨证：肝郁阳亢，日久伤气。

处方：柴胡 10g、白芍 30g、炒枳壳 10g、怀牛膝 15g、钩藤 15g（后下）、天麻 15g、黄芩 24g、石决明 30g、浮小麦 30g、南沙参 30g、黄芪 30g、山药 30g、苦参 5g、谷芽 30g，6剂。

嘱低盐低脂饮食。

2012年3月1日二诊：

脉诊：滑小数，右脉中沉位盛满弦较有力，左脉关尺中位细弦，沉位弦满有力，左寸细滑，其中部气陷。血压：110/70mmHg，诉服药后心累，面肿等症状已减去 2/3，但脉象仍示肝郁阳盛，痰浊内盛，心气不足。前方加桂枝 10g、丹参 30g，6剂。

按：心悸以虚多见，本案脉象却以气郁阳气内盛为特征，其表现为两手寸关脉与尺部出现落差，寸关偏高（中位），余力不绝，皆为阳盛的表现。阳盛又为郁阳之盛，因寸关脉弦，尺脉沉细郁弦，都是郁束之貌，脉气浮滑盛与郁束合见于同一病体，非郁阳、郁热、郁火、郁毒痰火湿火之类不可。此外，重压而余力不绝也证明其力发自深层的郁阳。所以对本案的分析是肝郁阳亢为本，而心累（即心悸）则为阳亢日久已有伤气之机的表现。本案气伤不重，治疗上只用南沙参、黄芪二味，其余都为疏气平肝抑火之味。

4. 中虚肝亢痰热扰心心悸案

杨某，女，69岁。

2009年12月12日首诊：

脉诊：中位细滑微弦，尺偏浮弦。望诊：舌稍红黯，苔白腻。主诉：阵发性心悸1月，近已发作4天，有高血脂、高血糖、高血压病史。外院胸片示左室肥大，主动脉弓曲张，心脏彩超示主动脉粥样硬化，血脂总胆固醇、甘油三酯、低密度脂蛋白均异常升高，降压药未坚持服用。

病机辨证：脾运不足，肝阳微亢，痰热忧心。

处方：法半夏 12g、茯苓 24g、泽泻 15g、化橘红 10g、西洋参片 3g（另煎）、五味子 10g、莪术 15g、丹参 30g、炒白术 12g、远志 10g、郁金 10g、天竺黄 10g、百合 30g、白薇 15g、钩藤 15g（后下）、龙骨 30g、牡蛎 30g、柏子仁 15g、酸枣仁 15g（打），6剂

2009年12月26日二诊：

脉诊：脉细小弦尚平缓，尺部无浮象。望诊：舌红黯，苔薄白腻，主诉：药后心悸减，但脘部胀痛。

病机辨证：脾虚肝郁，痰热未清，心气阴两虚。

处方:南沙参 24g、炒白术 15g、茯苓 24g、桔梗 10g、杏仁 10g、法半夏 12g、薏苡仁 30g、石斛 15g、蚕沙 15g(包)钩藤 10g(后下)炒枳壳 10g、莱菔子 30g、化橘红 10g、西洋参片 3g(另煎)龙骨 30g、牡蛎 30g、白薇 15g、百合 30g、广木香 10g、柏子仁 15g、酸枣仁 15g,6 剂。

2010 年 1 月 23 日三诊:

脉诊:细濡滑,中位转滑满,微感弦迟。望诊:苔薄黄腻、舌正。主诉:心悸减,仍觉脘痞并足底痛。

前方加续断 15g、怀牛膝 15g,去白薇,6 剂。

2010 年 2 月 9 日四诊:

脉诊:细缓虚弦,苔薄白略腻。

近期各方面均较安好。

原法续进:南沙参 15g、西洋参片 3g(另煎)、炒白术 15g、薏苡仁 30g、茯苓 15g、法半夏 10g、化橘红 10g、茵陈蒿 30g、生山楂 18g、郁金 10g、石菖蒲 10g、远志 10g、泽泻 15g、制首乌 30g、石斛 15g、龙骨 30g、牡蛎 30g、麦门冬 15g、柏子仁 15g、酸枣仁 15g(打),6 剂。

2010 年 3 月 2 日五诊:

脉诊:细弦缓滑。望诊:苔薄黄微腻,舌红黯。主诉:心悸已不明显,近期潮热阵作,双下肢痛并阵发性加重,不定位发作。

病机辨证:肝阳内盛,化风夹痰热窜动。

处方:天麻 15g、钩藤 10g(后下)、生石决明 30g、杭菊 15g、枸杞子 15g、女贞子 15g、黑豆 30g、石斛 15g、酸枣仁 30g(打)、蔓荆子 15g、木瓜 15g、胆南星 10g、萆薢 15g、葛根 15g、茵陈蒿 30g、泽泻 15g,6 剂。

注:患者后述自 2009 年 12 月 12 日求诊以来心悸已明显缓解。

按:本案心悸 1 月,有血脂、血糖、血压三高病史,但病机分析和辨证并不依据实验室指标,前后 5 诊的脉象计有细、弦、滑、浮、缓 5 种,表现为三阴二阳脉,苔腻重,脉舌合参,有痰湿而且化热之征,又有气郁而且化为风阳之征,风阳的发生多由阳邪所致,在脉象上与阳邪之象重叠。只是本例风阳不甚而痰热较重,痰热的郁滞之性对风阳的升动有一定的抑制,所以风阳仅表现在中位的缓滑和沉位的浮气,并没有出现在浮位。病机分析尚有脾运不足一项,系痰热多因脾虚而起,为由果求因之思维的产物,脉象细也局部地反映了气运欠旺的病机存在。

5. 肝亢胃气痹滞心悸案

陈某,男,57 岁。

2009 年 12 月 14 日首诊:

脉诊:浮弦滑,具明显满感。望诊:苔薄白微腻,舌淡红。血压:

160/100mmHg。主诉:心悸亢进,腹痛食减,如排气可稍减。

病机辨证:肝亢于上,胃滞于中,心气受激,中气阻痹。

处方:钩藤24g(后下)、天麻15g、生石决30g、白芍30g、炙甘草5g、佛手10g、瓜蒌皮30g、砂仁10g(后下)、白豆蔻10g(后下)、檀香10g、黄芩24g、泽泻15g、代赭石15g、苦丁茶15g,3剂。

2009年12月18日二诊:

脉诊:脉转浮滑虚弦,脉力左弱于右,已无饱满感。望诊:舌淡红,苔薄白。血压:120/80mmHg。前诸症明显减轻。

前方加炒白术15g、炒山楂15g、炒神曲15g、炒麦芽15g,6剂。

按:本案心悸,根据脉象浮弦滑分析,系肝郁阳亢导致肝亢上激心气所致,但兼有胃气之痹,气痹则有阻络之机,不利于心气运动血脉,因而每作腹胀则心悸加重,排气后即可减轻。治疗上平肝与疏通中气需兼顾。

6. 心悸案

刘某,男,73岁。

2010年9月27日首诊:

脉诊:细弦滑,浮亢而数,带小满,偶结。主诉:心悸4年,伴烦热、汗多、失眠,现住重庆市中医院心内科病房治疗。西医诊断:1、冠心病支架植入后。2、不稳定型心绞痛,完全性左束支传导阻滞。3、心功能Ⅲ级。4、阵发房颤。5、椎-基底动脉供血不足。6、右目白内障术后。

病机辨证:肝郁阳亢,痰浊内生,阳亢伤气,亢阳夹痰上扰心气,外迫汗液。

处方:西洋参5g、茯苓24g、远志10g、酸枣仁30g(打)、黄连10g、胆南星10g、化橘红10g、炒枳实10g 丹参30g、京半夏10g、苦参10g、川贝母粉6g(冲服)、柴胡10g、葛根15g、珍珠母30g、生石决明30g、浮小麦30g、白薇15g、钩藤10g(后下),3剂。

2010年9月30日二诊:

脉诊:左细弦数,壁质欠柔,右脉弦滑亢数,偶结。望诊:苔淡黄腻,部分已近薄,舌红。主诉:药后心悸有所减轻,但感胃脘不适,夜汗仍多。

处方:上方加竹茹15g、茵陈蒿15g、知母15g、炒山楂18g,西洋参减半为2.5g,10剂。

2010年10月11日三诊:

脉诊:浮弦滑数。望诊:苔薄淡黄腻。主诉:症状减,但上午仍有心悸和潮热。

病机辨证:中虚肝旺,痰热内蕴。

处方:西洋参3g、炒白术12g、茯苓24g、钩藤15g(后下)、杭白菊10g、白蒺藜 10g、胆南星 10g、法半夏 10g、川贝母粉 6g（冲服）、化橘红 15g、石菖蒲 10g、黄芩 10g、黄连 10g、黄柏 15g、砂仁 10g（后下）、浮小麦 30g、当归 15g、夏枯草 30g、黄芪 50g、山茱萸肉 30g，6 剂。

药后诸症明显减轻，又加减 2 诊（第四～第五诊）共 18 剂。

2010 年 11 月 1 日六诊：

脉诊：脉弦象减，但仍滑数亢。望诊：苔淡黄腻，舌红，症状已轻微。

将 10 月 11 日方去黄芪、山萸肉，加茵陈蒿 30g、青蒿 10g、蚕砂 15g（包）、冬瓜子 30g，6 剂。

2010 年 11 月 8 日七诊：

上剂进服后症状进一步减轻，脉亢象也见减轻，苔转薄白腻，唯寐差导致白天神疲。

病机同上，改方：钩藤 15g（后下）、天麻 15g、胆南星 10g、京半夏 10g、川贝母粉 6g（冲服）、茯苓 15g、化橘红 10g、竹叶 10g、黄连 10g、炒枳实 10g、炒栀子 10g、酸枣仁 30g（打）、党参 30g、杭白菊 15g、浮小麦 30g、生石决明 30g、制大黄 6g、龙骨 30g、牡蛎 30g，6 剂。

2010 年 12 月 2 日八诊：

脉弦缓滑，左兼细，脉气无既往之亢数。望诊：苔薄淡黄腻，满舌，舌红。主诉：患者已出院，自觉症状不明显，稍感头晕，下肢畏凉。

症状虽已明显消缓，但苔腻不退，脉仍弦缓滑示痰热未尽，系气运欠畅。

处方：2010 年 11 月 8 日方加柴胡 10g、姜黄 10g，6 剂。

嘱患者症状虽已缓解，但所患为慢性病，尚须长期调治为妥。

按：本例以心悸 4 年，伴烦热、多汗、失眠为患，久治不愈。初治期间，其脉细弦滑亢数小满而结，其中弦滑亢数，其脉气脉质均过盛，为痰热阳亢之象，兼结细则由心气不足所致，故投十味温胆汤加减。第三诊时脉不细但显弦滑亢浮，在十味温胆汤加减中，使用芩连柏及浮小麦、夏枯草抑制肝阳，这是治疗的第二阶段。第三阶段脉弦象减轻，滑数亢不变，病机重点在痰热，用药去黄芪、山萸肉二味扶正药，并加茵陈蒿、青蒿、蚕砂、冬瓜子以增强清泄痰热之力。第四阶段自 11 月 8 日始脉象亢势已轻，仍用十味温胆汤出入，但去黄芩、黄柏、夏枯草及茵陈蒿、青蒿、蚕砂、冬瓜子等味，使全方苦降、清泄作用减弱，但清化痰热，平抑肝阳，适度养心安神的治法不变。患者经以上 4 个阶段，共 2 个多月的治疗，诸症渐减至消失。其中辨治思路，没有因循西医冠心病、心肌供血不足之说，而全凭脉证舌象决断，尤以脉象变化为设方加减的主导依据。

【小结】

惊悸既指可以他觉的心中动悸，即心悸，这包括了心动过速和快速性心律不齐；也有指心理上的惊恐不安，同时可伴有心动过速。称为怔忡。在临床中有的患者将胃脘饥嘈不适称为"心慌"，但这种心慌是胃病而非惊悸。

惊悸之因有因气虚或阳虚而虚气虚阳无力平衡，致心气动促不宁。也有因血虚或心肾阴虚而致气火偏亢、虚火上激心气所致。还有因肾气下虚无力上输肾阴致心火独旺、心动过速，称之为心肾失交。肺、脾、肾气化不良，痰饮内聚，水气攻心也可以致悸。脾虚失运、肺热失宣失肃使津不化气反成为痰，痰浊蕴热而为痰火，痰火上逆扰心则导致惊悸。心胃火盛、肝郁化火、肝阳亢动都能激发心气即致悸。以上各种产生惊悸的病机类型，单纯者少，兼杂者多，这从以上所列脉案中可以印证。此外病机的多发类型有时代倾向性，社会动荡、经济落后时代，体虚、风痨比较多，则惊悸常由诸虚引起。数十年前，风湿性心脏病、肺源性心脏病较多，则惊悸因水气痰饮所致较多。近30年来，由于经济发展和生活模式改变，疾病谱中较多高血压、高血脂、高血糖、焦虑、抑郁、动脉硬化、变态反应异常等疾病，惊悸由痰火、心胃、肝火、肝阳内盛所致偏多。所以在阅读文献时留意时代的疾病谱差异，有助理解作者的经验倾向。

惊悸的证治，分而论之，气虚者，脉虚数而细、沉、浮濡、浮大无力，伴气短疲惫，用人参、党参、黄芪、甘草（甘草应重用，如炙甘草汤之法），成方如《景岳全书》举元煎（黄芪、人参、白术、甘草、升麻）。心阳虚，脉虚数而寸脉沉细或沉陷，用桂枝、甘草，即《伤寒论》桂枝甘草汤。血虚无单纯之虚，除脉虚之外，伴见面㿠、气短、乏力，补气药加当归、熟地黄、枸杞子、玉竹、大枣、酸枣仁、甘草，成方如归脾汤。阴虚之悸，其脉细数之中总有不同程度的刚气，惊悸之外又见舌红、少苔、口干不思饮、皮肤爪甲枯燥不华、潮热、心烦等症，当投生地黄、熟地黄、玄参、麦门冬与知母、黄柏或栀子、黄连合药，成方如《摄生秘制》天王补心丹（生地黄、麦门冬、天门冬、玄参、丹参、人参、当归、茯苓、柏子仁、酸枣仁、五味子、远志、桔梗、朱砂）。心肾失交惊悸，脉象上盛下虚，即脉数之中寸脉气盛或弦坚，而尺部沉细，患者心悸兼心烦、下肢软，主以交泰丸（肉桂、黄连）加味，或封髓丹（龟甲、砂仁、黄柏）加味养阴药。水气攻心之脉多结促或沉糊数或脉气数而时大时小，症兼脘痞、尿少、轻度肢体浮肿，寸脉尤弱者为心阳虚之水气攻心，主以《伤寒论》苓桂术甘汤，如悸而心功能不全明显，倚息不能平卧，肢体浮肿严重，四肢凉，脉沉细沉微为肾阳不足所致，主以真武汤（附子、茯苓、生姜、白术、芍药）加减。肺饮之悸有两种，其一,悸而咳喘,痰稀量多,遇变天或外感即加重,多见于慢性阻塞性肺病继发心功能衰竭,其脉在弱或不规则之中,兼滑濡气偏浮大,有的患者寸部有气团,主以《伤寒论》小青龙汤(麻黄、桂枝、干姜、芍药、甘草、半夏、五味子、北细辛)加减;其二,悸而胸胁撑胀,脘部痞坚少食,面目肢体浮肿,其脉沉紧,按《金匮要略方论》治法,主以木防己汤(木防己、桂枝、人参、石膏),系肺源性心脏病因心功能不全继发肢体和胸、腹循环障碍,腹部内脏瘀血之证,宜加用活血化瘀较妥。痰火扰心其脉数兼滑、满、弦,舌苔多黄腻,但不黄腻而见此脉仍是痰火内动之象,常用胆南星、半夏、黄连、茯苓、礞石、石菖蒲、远志等,成方如《备急千金要方》温胆汤(半夏、陈皮、茯苓、甘草、枳实、竹茹)加减。心火旺之悸,脉数,气旺以寸为甚,可有寸部气团,兼心烦、失眠、舌红、苔黄,主以黄连、栀子、木通、莲子心,成方如导赤散(黄连、生地黄、木通、甘草梢)加减。胃火旺之悸,其脉数,关部膨大为梭形或成梭峰形,即关部既浮突又膨大,或脉气洪数,必兼口苦、烦渴、舌苔黄腻少津,平时喜进荤腥厚味,此证本质上为饮食不节所致胃中郁火,上逆扰心,药以知母、生石膏、黄芩、黄连、竹茹、枇杷叶,成方宜《小儿药证直诀》泻黄散(藿香、栀子、生石膏、防风、甘草)加味。肝火上扰的心悸,其脉弦数气刚,此脉如在关部或中位沉位出现则更能证明为肝郁之火,往往伴心烦易怒、失眠、口苦等现象,可投以龙胆草、栀子、黄芩,成方如李杲龙胆泻肝汤(龙胆草、黄芩、栀子、柴胡、木通、车前子、泽泻、甘草、生地黄、当归)加减。肝阳上亢心悸,脉弦滑亢劲,关尺部尤其尺部耐重压,心悸而伴头目昏胀痛、耳鸣、面赤,可用夏枯草、野菊花、钩藤、天麻、生石决明、黄芩、黄连、黄柏等治疗,成方如《杂病证治新义》天麻钩藤饮(天麻、钩藤、生石决明、栀子、黄芩、川牛膝、杜仲、益母草、桑寄生、夜交藤、朱茯苓)加减。

总之惊悸证治,需根据脉证特点以分析判定病机兼合的情况,分清主次,既有重点,又应综而论治。

(二)胸痹

1. 肝胃郁热胸闷案

张某,女,60岁。

2013年5月26日首诊:

脉诊:两寸气团浮突,关尺沉滑小数,具郁力。望诊:苔薄白,舌红。主诉:胸闷,动则气急咳嗽半年。外院影像学检查:双侧胸腔少量积液,进一步检查资料不详。目前症状有所减而不消失。平时常胸脘两胁痞满、嗳气,有胃炎史。

病机辨证:肝胃郁热,肺气失宣。

处方：柴胡 15g、黄芩 15g、当归 15g、旋覆花 10g、制香附子 10g、紫苏子 10g、厚朴 10g、郁金 15g、白芥子 10g、法半夏 10g、茯苓 15g、化橘红 10g、代赭石 15g、葛根 15g、桑白皮 15g、蝉蜕 10g、金荞麦 50g，10 剂。

2013 年 6 月 9 日二诊：

脉诊：双寸气团消失，寸关尺均中沉位脉呈郁弦小满小数。望诊：苔薄白，舌红。主诉：胸闷、气急、咳嗽均显减，自称已减轻 70%。阅 2013 年 4 月 9 日某医院胸片报告：两肺纹理增多，稍模糊，双侧胸腔少量积液。阅 2012 年 11 月 22 日胃镜及活检报告：浅表性全胃炎伴糜烂（Ⅲ级），胃窦黏膜白斑，胃窦胃角局部萎缩? 活检示胃窦胃角轻度炎症伴糜烂伴肠化生。

病机辨证：肝胃郁热未消。

处方：前方加杏仁 10g、苦参 10g、蒲公英 30g、秦皮 10g，去白芥子，14 剂。

按：胸闷、气急、咳嗽多年，病症在肺，却因关尺之脉沉滑小数有郁力为郁热之象，因而本例肺之病症与肝胃郁热相关。

2. **湿滞互结胸闷案**

黄某，女，47 岁。

2013 年 6 月 17 日首诊：

脉诊：两寸关脉沉细弦小涩小数，两尺极沉细，但重压下余力不消。望诊：舌苔白糙腻满舌，面赤。主诉：胸闷气短 10 天。有既往史。外院查胸片、肺功能加激发试验均阴性，胃镜检查示：慢性非萎缩性胃炎、十二指肠球炎、慢性咽炎。

病机辨证：湿滞互结，气机不畅。

处方：柴胡 18g、黄芩 18g、炒枳壳 10g、藿香 10g、茵陈蒿 30g、厚朴 15g、苍术 15g、石菖蒲 10g、郁金 10g、蚕沙 15g（包煎）、冬瓜子 30g、鱼腥草 30g（后下）、生山楂 15g，6 剂，嘱清淡饮食。

2013 年 6 月 24 日二诊：

脉诊：脉弦劲涩，左尤甚。即测血压 144/90mmHg。望诊：苔退薄。主诉：药后症减，但脉弦劲涩示肝郁气亢。前方加减：重用黄芩至 24g，加钩藤 15g（后下）、天麻 15g，7 剂。

按：胸闷新发，脉象寸关郁束不畅，尺部重压下余力不尽，知其下焦有实邪，舌苔糙腻满舌，脉舌相合为湿滞互结之证。

3. **痰气互结胸痹案**

李某，男，56 岁。

2011 年 5 月 11 日首诊：

脉诊：双手脉满浊宽大。望诊：苔薄白，舌红。主诉：上半胸不定位闷紧和不可名状难受 1 年，加重 3 月，大便日 2 次。某军医大学附属医院 2011 年 3 月

4日体检:心电图及运动试验,仅示肢导低电压,肝功能:总胆红素28.4mmol/L,间接胆红素24.6mmol/L,略高于正常,余(-)。

病机辨证:痰浊胸痹。

处方:瓜蒌皮30g、薤白15g、苍术15g、茵陈蒿30g郁金15g、三七粉3g(冲服)、制香附子10g、赤芍15g、厚朴15g、紫苏叶10g、甘松10g、丹参30g、姜黄10g、蝉蜕10g,6剂。

2011年5月18日二诊:

脉诊:脉弦滑,底气略感不足,血压140/75mmHg,改方:柴胡10g、赤芍15g、白芍15g、桔梗10g、炒枳壳10g、淡海藻15g、胆南星5g、泽泻15g、桃仁15g(打碎)、红花10g、川芎15g、当归15g、黄芪30g、丹参30g、瓜蒌皮15g、薤白15g、钩藤15g(后下)、黄芩24g,6剂。

2011年5月27日三诊:

脉诊:脉右浮缓滑小弦,左滑而虚弦,两手脉均有小满状,但脉之气质都已明显好于初诊和二诊,血压114/70mmHg。胸闷也已显减。

效不更方,2011年5月18日方又6剂。

按:本案胸痹非冠心病,但病程长达1年,久治无效,令患者痛苦。首诊其脉满浊宽大,虽舌象正常仍示痰浊太重。病症为胸痹,则病机为痰凝胸阳不畅,投瓜蒌薤白汤合升降散、平胃散等。再诊根据脉象转变为弦滑而底气弱,改方血府逐瘀汤合瓜蒌薤白汤及平肝药,明显见效。这不是首诊处方有误,系方随机变,而病机的判断重在脉诊。

4. 痰热胸闷案

曹某,女,47岁。

2012年6月26日首诊:

脉诊:脉滑而浮盛小数,左寸浮突。望诊:苔黄腻,舌红。主诉:胸闷并感胸凉,喜以棉帛复胸,伴肢软,失眠3月。年初因此症、脉弦滑来诊过三次,按肝郁气滞,气郁痰凝所致胸痹,予血府逐瘀汤合化痰开胸之剂,前后28剂症缓而自行停药,近半月来旧疾复发。

病机辨证:痰热阻络,气机失达,兼痰热上扰脑神。

处方据2012年2月4日方化裁:柴胡10g、赤芍15g、炒枳壳10g、桔梗10g、怀牛膝15g、川芎15g、当归10g、郁金15g、延胡索15g、法半夏10g、白芥子10g、制香附子10g、薤白15g、生山楂15g、蚕沙15g(包煎)、三七粉3g(冲服),14剂。

按:本例胸闷又胸凉喜暖,但脉象无一阴象,而皆为阳热之征,左寸浮突指示阳热作用的部位在上焦。舌苔黄腻、舌红,脉舌相合,则此阳邪属于痰热,痰热阻痹胸络则胸闷胸凉,痰热上扰脑神则失眠,四肢软弱乃气郁不达之故,并非气虚。方药采用血府逐瘀汤、瓜蒌薤白半夏汤等加减,共达化痰疏气通痹之效。

5. 气郁阳亢痰凝胸痛案

陈某,男,73岁。

2013年5月26日首诊:

脉诊:脉居中沉位,寸关脉弦劲满浊,脉气盛,尺部沉弦坚劲、郁力深重。望诊:苔白腻满舌,舌红黯明显。闻诊:口气重。主诉:发作性胸部闷痛10余年,反复面、足浮肿1年,心烦、焦虑、失眠,情绪波动大4年余,有冠心病史,长期服用阿普唑仑、氟西汀、氯硝安定、米氮平、奥氮平、佐匹克隆等西药控制不稳定,总的疗效不佳,目前在心内科住院已1周,面、足浮肿加剧。

病机辨证:气郁阳亢、痰浊上壅外泛,病位在心肝肾。

处方:胆南星10g、法半夏10g、钩藤15g(后下)、天麻15g、石菖蒲10g、郁金10g、黄连10g、蚕沙15g(包煎)、赤小豆50g、冬瓜子30g、瓜蒌皮30g、制大黄10g、青礞石10g、丹参30g、生石决明30g、珍珠母30g、炒山楂15g、炒麦芽15g、炒神曲15g,7剂。

依此方加减,症状日减,服至7月29日已基本无胸闷等症状。但脉象仍沉弦郁劲,苔薄白腻分布不均,舌边、尖有小糜点,舌红仍有黯气,示肝郁阳亢、心胃湿火上炎。

前方去黄连,加砂仁15g(后下)、黄柏30g、川木通10g,14剂。

按:本案脉居中沉位,寸关脉弦劲满浊,脉气盛,反映中上焦痰浊壅盛,气郁气亢,闭阻胸中则见胸部闷痛;上干于脑则焦虑、失眠、心烦、情绪波动大。痰湿外泛则面、足浮肿。尺部沉弦坚劲、郁力深重,提示痰湿内蕴深重,故予涤痰汤化裁,加平肝潜阳、重镇安神、清热除湿药物,再加丹参活血化瘀、炒三仙化中焦食积,经治症状日减,但脉象仍沉弦郁劲,苔薄白腻分布不均,舌边、尖有小糜点,舌红仍有黯气,示肝郁阳亢、心胃湿火上炎,前方去黄连,加封髓丹以抑逆火。

6. 气郁阳亢痰气瘀阻络案

邱某,男,64岁。

2013年8月26日首诊:

脉诊:两寸、尺脉沉细,自寸关间至关尺间脉段气浮、偏大,且郁弦劲数,加压下关后部有小气团可及,其质坚。望诊:苔薄白,舌正常。主诉:动则胸痛10余年。患高血压7年,冠心病1年,糖尿病8年。2012年11月8日重庆某医科大学附属医院冠状动脉造影显示:前降支弥漫性轻中度狭窄,穿隔支逆灌右冠远端显影,回旋支中段轻中度狭窄,右冠状动脉多处狭窄,中近段几乎全闭,建议安置支架,患者顾虑重重,不予接受。

病机辨证：气郁甚而阳偏亢，重度痰瘀结滞，脉道不畅。

处方：柴胡 10g、白芍 50g、炒枳壳 10g、桔梗 10g、桃仁 15g(打碎)、红花 10g、川芎 15g、当归 15g、淡海藻 15g、制白附子 10g(先煎)、丹参 30g、天麻 30g、降香 10g、三七粉 3g(冲服)，14 剂。

2013 年 9 月 13 日二诊：

脉诊：两寸关脉中位，呈郁弦满，两尺脉沉细小弦失柔，脉气微涩。主诉：上方服后胸痛显减，原方加莪术 15g，又 14 剂。

按：本案脉诊特点在于两脉自寸间至关间脉段气浮、偏大，且郁弦劲数，加压下去关后部小气团可及，其质坚，提示中上焦之间到中下焦之间气郁气亢，内有坚硬的痰、瘀痹阻脉络，故辨证为气郁气亢，重度痰瘀痹阻经脉，予血府逐瘀汤加减治疗。二诊时脉气微涩，两寸关脉中位仍可见郁弦满，尺脉沉细小弦失柔，为气滞血瘀虽减但盘踞不尽之象，加莪术以加强破血行气之力。此案当严格低脂饮食，并久治为佳。

7. 胃热痰瘀胸痛案

易某，男，41 岁。

2013 年 9 月 3 日首诊：

脉诊：双手脉梭形，寸尺俱沉细，关部浮满气盛。望诊：苔薄白微腻，舌红。主诉：左前胸闷痛或刺痛、压痛 2 年，矢气多，有高脂血症病史。

病机辨证：痰气结滞，胸络不痛，胃热失化。

处方：瓜蒌皮 15g、薤白 15g、柴胡 10g、赤芍 15g、郁金 15g、延胡索 15g、丝瓜络 15g、三七粉 3g(冲服)、苏木 15g、炒山楂 15g、炒麦芽 15g、炒谷芽 15g、鱼腥草 30g(后下)、当归 10g、没药 10g，14 剂。

2013 年 9 月 21 日二诊：

脉诊：脉寸关居中，气郁小弦而滑，左脉气偏虚，右寸关带小满，两尺均沉细。望诊：苔薄白。主诉：症减。

上方加黄芪 30g，14 剂，嘱低脂饮食。

按：本病例双手脉关部浮满气盛，寸尺俱沉细，故呈梭形，提示中焦痰浊壅盛，郁而化热，左胸闷痛或刺痛、压痛，示胸气闭阻不通，予瓜蒌薤白汤加减以宽胸理气、祛痰除湿、通络止痛，复诊时诉症状减轻，脉示仍有痰浊内阻，并脉气见虚，加黄芪治之。

8. 气虚痰滞交阻胸闷案

李某，男，61 岁。

2009 年 8 月 11 日首诊：

脉诊：脉弦涩劲，以右为甚。望诊：舌红，苔薄白糙腻，满舌。血压 120/80mmHg。主诉：胸闷 2 年，逐渐加重半年，劳力时加重。现在步行或语言时均不能快或用力,否则症状加重,大便数日 1 行。经人介绍来渝求医,来诊前先在某军医大附属医院诊治。2009 年 7 月 8 日冠状动脉造影发现心脏冠状动脉前降支的近段以及右冠状动脉近段各有斑块形成,轻度狭窄,予阿司匹林肠溶片,氢氯吡格雷片及普伐他汀,治疗无缓解效果。用沙美特罗替卡松粉(长效选择性 β2 肾上腺受体激动剂,松弛支气管平滑肌,舒张支气管)有一定效果,肺部 CT 未见异常。

病机辨证:中焦痰滞交阻,上焦心气不振,两者合而致胸气痹闷。

处方:黄芪 40g、丹参 30g、莪术 15g、柴胡 15g、黄芩 15g、厚朴 15g、杏仁 12g、苏子 10g、白果 15g(连壳打)、炒山楂 18g、葛根 15g、淡海藻 15g、苍术 15g、全瓜蒌 40g(打碎)、降香 10g、旋覆梗 10g、法半夏 10g、地龙 15g、鱼腥草 30g(后下)、代赭石 15g,6 剂。

2009 年 8 月 18 日二诊:

脉诊:脉沉郁弦但不锐劲。望诊:苔薄黄,舌红。症状好转,走路时胸闷减轻,大便也顺。

前方黄芪增至 50g,再投 6 剂。

2009 年 9 月 1 日三诊:

脉诊:脉右仍郁弦见滑,左郁感不明显,两脉沉象也不显著。舌红,苔薄白微腻。主诉:上药毕诸症均减轻,尤其步行时胸闷气憋基本消失。但感脘痞,午后甚于上午,喜平卧,平卧不增加痞满程度,口略苦。因双手湿疹,自行停药 1 周,双手湿疹已 6 年,每年均发作 1~2 次,这一次已有 20 余日。

病机辨证:脾虚气滞,湿滞中阻。

处方:黄芪 30g、炒白术 18g、西洋参片 5g、茵陈蒿 30g、莪术 15g、三棱 10g、广木香 10g、石菖蒲 10g、葛根 15g、佛手 10g、法半夏 10g、茯苓 24g、厚朴 15g、丹参 30g、降香 10g、金银花 15g、黄连 10g、干姜 5g、败酱草 15g、鱼腥草 30g(后下)、九香虫 10g,6 剂。

按:本案胸闷尚不能用冠状动脉轻度狭窄解释,似与支气管痉挛较为相关。中医分析:第一,脉气弦涩劲为郁滞有力之脉,提示体内存在邪阻气痹之机。第二,舌苔糙腻,乃中焦不化水谷而生滞邪的表现,所以判断痰滞互结中焦导致胸阳痹阻发闷。患者胸闷有劳力性质,不能排除心气之虚。病机认识如此,方药的选择组织据此而为,疗效也满意。

9. 阳虚痰湿胸痹案

杜某,女,59 岁。

2011 年 12 月 1 日首诊:

脉诊:脉浮位细,以左为甚,中位则细滑小满,左尺有小弱气点。望诊:苔根薄白腻,舌正唇黯。主诉:胸紧榨样发闷数十年,疲惫时易发。2011 年 10

月 28 日某院检查血脂:胆固醇、脂蛋白均增高;心电图显示:房性期前收缩与差异性传导。胸透未见心肺明显异常。

病机辨证:胸阳不振,痰湿痹阻。

处方:红参粉 3g(冲服)、黄芪 30g、桂枝 10g、当归 15g、莪术 15g、丹参 30g、三七粉 3g(冲服)、瓜蒌皮 30g、薤白 15g、法半夏 10g、炙甘草 5g,7 剂。

2011 年 12 月 5 日二诊:

脉诊:脉沉细,已无气点与满象。主诉:患者上方仅服完 3 剂,即感胸闷显减,尚余 4 剂,为数十年所未曾产生的效果。因近期将返福清,要求拟一可长久服用之方。嘱此方尚余 4 剂服毕,回到当地可原方照服半年。

按:本例胸痹,西医诊断不明确,但患病长期,久治无效。辨证主要依据脉细,且中位细中带滑满象,分别为气阳不振和痰浊之征,左尺之气点弱小,也为气虚失摄,有少量虚气浮动之征。予参芪益气,桂枝温通振阳,当归莪术丹参三七通络,瓜蒌薤白半夏宽胸化浊,甘草和中益气,收效明显。

10. 阳虚痰气痹阻胸痹案

徐某,女,56 岁。

2013 年 8 月 29 日首诊:

脉诊:脉郁小迟,寸关俱中位兼小满,尺脉沉细不振。望诊:苔薄淡黄、滑腻、满舌。主诉:进食后胸脘痞满,咽喉闷堵 2 月。

病机辨证:阳虚不振,气化乏力,痰湿内蕴,痰气郁滞。

处方:干姜 5g、桂枝 10g、炒白术 10g、茯苓 15g、紫苏梗 10g、厚朴 15g、藿香 10g、法半夏 10g、砂仁 10g(后下)、佛手 10g、蒲公英 30g、鸡内金 15g、炒枳壳 10g,7 剂。

2013 年 9 月 5 日二诊:

脉诊:脉无迟象,两寸郁满,关尺沉细虚弦滑数,其中关脉微微上突。主诉:药后症状显减,8 月 29 日胃镜检查示"慢性胃炎",幽门螺杆菌(+)。

前方去干姜,桂枝减为 5g,加秦皮 10g,14 剂

按:本病见双手脉寸关俱中位兼小满,提示气郁湿滞,但双手脉郁小迟,尺脉沉细不振,则示阳气不足,症见进食后胸脘痞满,咽喉闷堵,苔薄淡黄、滑腻满舌,均为痰浊内阻之象。故予桂枝汤振奋阳气,加行气化痰导滞的药味治疗,复诊时迟象已无,郁满仍在,揭示体内阳气始复,痰湿未消,故减桂枝,加秦皮再服半月。

11. 气阴两虚胸络瘀滞胸痛案

安某,女,64 岁。

2009 年 10 月 16 日首诊:

脉诊:脉滑稍具浮势。望诊:苔薄白布根部,舌体中前部少苔。主诉:左

侧胸痛或左上腹疼痛,夜寐梦多,口干,进食辛辣则咽痛,曾查心电图(-),心脏彩超仅显示左室顺应性下降。

病机辨证:肝胃阴虚,肺卫气虚外浮,胸络瘀滞。

处方一贯煎加味:北沙参 15g、麦门冬 15g、生地黄 24g、当归 15g、炒川楝子 10g、延胡索 15g、枸杞子 15g、五味子 10g、防风 10g、扁豆 30g、黄芪 15g、覆盆子 30g、酸枣仁 15g(打碎)、龙骨 30g、牡蛎 30g、三七粉 3g(冲服),6 剂。

2009 年 10 月 28 日二诊:

脉诊:脉左浮滑略濡,右中位见滑,也具浮势。望诊:舌红,苔薄少而润。主诉:药后胸痛及梦多消失,口不干,但近日突发舌痛及潮热。时而畏寒。询饮食习惯平时喜辛辣油荤。

病机辨证:气阴两虚,虚气外浮。

处方:当归 15g、枸杞子 15g、麦门冬 15g、北沙参 15g、太子参 30g、黄芪 30g、酸枣仁 15g(打碎)、白芍 15g、炒川楝子 10g、浮小麦 30g、地骨皮 15g、覆盆子 30g、龙骨 30g、牡蛎 30g、黑豆 30g,6 剂。

2009 年 11 月 4 日三诊:

脉诊:脉左浮大滑缓带弦,右虚细,但右肘尺动脉搏击弦劲。望诊:舌红,苔薄白,后根苔较少。主诉:药后舌痛等症减而未尽,消化不佳,易脘胀作痛。

脉势提示虚气已有所振复内敛。

前方加败酱草 15g、广木香 10g、炒山楂 15g、炒神曲 15g、炒麦芽 15g,6 剂。

按:本例胸痛其脉浮滑为阳脉,反映气机外张之势,为何外张?右脉虚细,舌苔较薄少而不干燥,这是气阴两不足之象,气阴两虚则是气机虚张的常见因素。症状尚有左上腹痛、口干、夜寐不宁,提示病症与肝胃相关。所以判断为肝胃阴虚、肺卫虚浮。当然胸痛多存在胸络瘀滞,用一贯煎加减治疗,益气阴、降气机、兼通胸络,使方合病机。

12. 气阴两虚瘀血胸腹痛案

唐某,男,67 岁。

2011 年 8 月 9 日首诊:

脉诊:双手脉弦劲外质厚实不柔,内质较空虚,沉位弦劲尤甚,中位则细虚弦。望诊:苔薄白。主诉:胸及脐侧腹痛,无腹胀,平卧则痛缓,走动加剧,进食牛奶水果等易腹泻。外院查有多发性肝囊肿和双肾多囊肾。

病机辨证:肝肾阴虚,脾虚失运,瘀血内结。

处方:枸杞子 15g、白芍 30g、当归 15g、麦门冬 15g、炒白术 15g、茯苓 15g、干姜 10g、鸡内金 15g、桃仁 15g、红花 10g、土鳖虫 10g、莪术 10g、三棱 10g、赤石脂 15g、石榴皮 15g、炙甘草 5g，14 剂。

2011 年 8 月 27 日二诊：

脉诊：脉转为左细弱滑，右弦滑，均小数。主诉：药后胸及脐侧痛均消。

病机辨证：瘀气已通，脾肾虚象未复。

上方加炒川楝子 10g、旋覆花 10g，14 剂。

2011 年 10 月 8 日三诊：

脉诊：脉虚弦滑，气浮亢，左寸现一较硬气点。主诉：目前除偶失眠外，无明显不适。

病机辨证：阴气下虚，阳气挟痰瘀上结。

处方：制首乌 30g、黑豆 30g、白芍 30g、熟地黄 30g、山茱萸肉 15g、钩藤 10g（后下）、天麻 15g、白菊 10g、牡丹皮 10g、川贝母粉 6g（冲服）、郁金 10g、石菖蒲 10g、生石决明 30g、炒白术 10g、山药 30g、桃仁 15g、土鳖虫 10g、莪术 10g、石榴皮 10g，6 剂。

按：脉内质较空虚示阴分不足；脉中位细虚弦，结合易腹泻症状提示脾虚。脉弦劲、外质失柔，而以沉位弦劲尤甚，说明脉气郁坚不畅，位在下焦。舌虽无瘀象，但结合主症胸及脐侧腹部痛，痛有定处，显然血瘀内结。综而论之，本例阴虚于肝肾、气虚于脾、瘀血内结，引起胸腹痛。

【小结】

以上十二案皆以胸闷、胸痛为主诉，所以归类为"胸痹"，"胸痹"不能与西医冠心病等同，而包括多种疾病，只是主症相近。上列诸案的病种分别有呼吸系统、心血管系统和消化系统的病症。多病一症反映这些病症所出现的胸闷、胸痛，都由胸阳痹滞引起，胸阳痹滞较多存在胸络（含心络）不畅，因而病例之中用到黄芪、莪术、丹参、桃仁、三七、瓜蒌、薤白等药味的机会也多，已定为经验方，名为心络血痹汤。但胸阳被痹滞的原因又有肝胃郁热、湿滞互结、痰气互结、痰热阻络、痰热气瘀合阻等原因，有的病兼有气郁阳亢、气（阳）不足、气阴两虚、胃热等等病机，所以心络血痹汤不能包治各种胸痹，而应根据病机结构加减使用，或另择适宜之方治疗。中医观察疾病和认识疾病的切入点，并非病种，而是病证之病机，这是一种认识疾病的独特的视角，是补充西医之未逮的贡献。所以，麝香保心丸、速效救心丸等治疗冠心病胸痹的中成药，也可以应用于头昏胀、胃脘闷痛、胀痛，系病机都是气痹脉阻，中医的观察重在病机，因而方药可以活用。而治本之法又因人制定，变与不变也随病机。

（三）胸肋软骨炎

1. **痰瘀结滞案（1）**

李某，女，59岁。

2015年6月23日首诊：

脉诊：双手沉缓滑，尺部稍有力。望诊：苔淡黄腻。主诉：左第二、三胸肋软骨压痛，胸闷气紧阵发，需服用救心丸缓解。

病机辨证：痰瘀交阻。

处方：法半夏10g、胆南星10g、茯苓15g、郁金10g、莪术15g、丹参30g、赤芍15g、川芎15g、当归15g、薤白15g、乳香10g、没药10g、怀牛膝15g、白芥子10g、柴胡10g、香附10g、延胡索15g，14剂。

2015年7月7日二诊：

脉诊：左脉沉郁弦数，右脉沉滑数。望诊：苔薄白。主诉：胸闷气紧消失，左胸肋无压痛。但局部肤痒，气短。

上方去白芥子、乳香、没药，加白蒺藜10g、防风15g、黄芪30g，14剂。

2. **痰瘀结滞案（2）**

陈某，女，47岁。

2014年9月29日首诊：

脉诊：脉中沉位，左脉亢满滑小数，右细弦小亢小数。望诊：苔薄白，舌红有黯气。主诉：胸闷出气不畅，查第四、五胸肋软骨压痛并隆突。

病机辨证：痰、热、瘀结滞胸廓。

处方：胆南星10g、法半夏10g、茯苓15g、路路通15g、郁金10g、乳香10g、没药10g、三七粉3g（冲服）、瓜蒌皮15g、肿节风15g、川楝子10g、延胡索15g、制香附子10g、黄连10g、炒栀子10g、僵蚕10g、淡海藻15g，14剂。嘱药后痛止可不复诊。

按：本案脉中沉位，左脉亢满滑小数，为痰热内盛之象；右细弦小亢小数，是气郁不扬之象，但内含有痰热之阳性（小亢小数）。两手脉合参，结合舌红而有黯气，示体内有痰热凝滞，气机郁束上壅，气滞血络不通。症见胸闷出气不畅，右第四、五胸肋软骨压痛，故辨证为痰、热、瘀结滞胸廓，治以行气、清热、涤痰、活血通络。

3. **阳虚寒凝痰瘀结滞案**

邱某，女，53岁。

2010年7月9日首诊：

脉诊：脉细滑。望诊：舌红黯，苔薄淡黄白糙腻。主诉：双下肢骨节凉痛1天并右胸第3肋软骨隆突疼痛，畏风寒，气短。

病机辨证：气阳内虚，暑热加伤，外感风寒，瘀湿内阻。

处方:西洋参5g、石斛15g、桂枝10g、赤芍10g、白芍15g、知母15g、炙甘草10g、炙麻黄6g、制附片6g(先煎)、炒白术10g、炒苍术10g、葛根15g、乳香10g、没药10g、荷叶10g、青蒿10g、薏苡仁30g、芦竹根15g、佩兰10g、肿节风15g,4剂。

2010年7月13日二诊:

脉诊:脉细微涩。望诊:苔薄白微糙而腻。主诉:药后诸痛尽消,但腹泻、腹痛。

病机辨证:脾虚湿盛。

处方:炒白术10g、炒苍术10g、草果10g、干姜10g、泽泻15g、茯苓15g、厚朴15g、车前子15g(包煎)、葛根15g、黄芩15g、石菖蒲10g、藿香10g、紫苏叶10g、广木香10g、鱼腥草30g(后下)、黄连10g、炒山楂15g、炒麦芽15g、炒六神曲15g,3剂。

2010年7月17日三诊:

脉诊:脉细沉小数,脉幅低。咳嗽1周,痰吐难,服上方后腹痛泻均止。

病机辨证:气虚阴伤,外感风热。

处方:南沙参15g、党参30g、白薇15g、豆豉15g、桔梗10g、连翘30g、炒枳壳10g、牛蒡子15g(打碎)、川贝母粉6g(冲服)、浙贝母10g、瓜蒌皮15g、冬瓜子30g、板蓝根30g、鱼腥草30g(后下)、山银花30g、杏仁10g、麦门冬15g、黄芩15g,5剂。

注:"山银花"即重庆秀山地区所产金银花的商品名。

【小结】

本病指不明原因的胸肋软骨发炎,症见胸闷,胸部闷痛、刺痛、不定位窜痛,发炎软骨肿突、触压痛明显。此病过程良性,即使不治疗,经过数月、甚至年余可症状自消,除局部隆突外无其他后遗症或并发症。但由于不少患者因胸闷、胸痛而疑虑心脏病变,就医时,医师通常都会先进行心电图、胸片,甚至更进一步的心、肺检查,但都没有可解释胸部闷痛的阳性发现,触按胸部,可发现多寡不一的胸肋软骨肿痛。笔者诊治的所有病例,在来诊之前的就医过程中都未将本病作为临床思考内容,而且久治不愈。其实只要作胸肋骨按诊,左右、上下对照,加上其他体检项目无相关的阳性资料即可诊断。中医药治疗效果极好,通常服药一周至一月左右即可痛止。

本病症临床并不少见,中医病机辨证最多为痰瘀互结,主用血府逐瘀汤(柴胡、枳壳、桔梗、甘草、桃仁、红花、当归、生地黄、赤芍药、川芎、牛膝)加减,乳香、没药、延胡索、川楝子、香附、郁金或莪术、三七粉都是常加用的药味。但有常则有变,如邱某案则属外感内伤交加,瘀湿并阻之证,说明中医诊治疾病,务必根据脉证表现具体的对待,并注意病机结构中的其他因素,整体论治(如本节邱某案)。

六、肢节病症

(一)痹证

1. 湿热痹痛案(痛风)

唐某,男,75岁。

2014年11月16日首诊:

脉诊:脉糊满气郁沉。望诊:苔薄淡黄腻。主诉:右趾痛风急发,已在外院输液1周,红肿热痛不消。既往史多年。

病机辨证:湿热下注。

处方:苍术15g、黄柏15g、萆薢15g、乳香10g、没药10g、王不留行10g、薏苡仁30g、肿节风15g、黄药子10g、泽泻15g、猪苓15g、茯苓皮15g、川牛膝15g、忍冬藤15g、桑白皮15g,7剂。

2014年11月30日二诊:

脉诊:脉转沉细,寸关部有郁滑感。服药后右趾疼痛显减,第二剂后即疼痛显著缓解,曾作脑垂体瘤手术,需防复发。

病机辨证:天寒气收,但湿热内郁未尽。

上方去泽泻、黄药子,加淡海藻15g、制白附子10g(先煎)、制南星10g(先煎),14剂。

按:痛风因嘌呤代谢异常,血尿酸增高而起。嘌呤代谢异常因先天禀质,无法纠正,但尿酸增高可通过饮食避免含高嘌呤食物和多饮水控制。一旦发生痛风,患者多痛苦不堪,行动不便,此时往往求治心切。笔者常治此病,疗效也好,大多在1周左右局部红肿热痛减轻,半月左右,症失其大半,20天左右恢复正常。本例治法为笔者诊治痛风最常用之法,余例不赘。

2. 外寒内热痹痛案

王某,男,34岁。

2009年8月13日首诊:

脉诊:脉浮弦滑小数。望诊:舌红,舌根部苔薄白腻。主诉:体痛10年,受风遇凉则加重,饮酒或进食辛辣食品可缓解。平时常口鼻干燥、咳嗽、胸膺作痛。曾作抗"O"、类风湿因子、颅脑CT、磁共振均(-)。

病机辨证:风寒外束,肺热内郁。

处方:柴胡18g、葛根30g、炙麻黄10g、桂枝10g、防风15g、当归15g、黄芩18g、天花粉15g、桑枝15g、忍冬藤50g、姜黄10g、蝉蜕10g、僵蚕10g、鱼腥草

30g(后下)、排风藤30g,3剂。

2009年8月17日二诊:

脉诊:脉弦数,舌红。苔薄白。血压120/80mmHg,体痛如前。

上方加徐长卿15g、天麻15g、萆薢30g、白花蛇半条(焙干冲服)、川木通10g,6剂。

2009年11月19日三诊:

脉诊:诊脉缓滑常满感,左脉虽缓滑但尚柔和,舌红甚,苔薄白微腻。体痛在8月经二诊治疗后消失,因事未再续诊,近日降温天寒,自觉旧症有复发之兆。予8月17日方再投6剂。

按:作痛时久但西医检查无明确诊断。其脉既浮滑,又弦,为二阳一阴脉,弦为气束,气滞、寒凝、郁火等都可产生,联系患者作痛在饮酒或进食辛辣时可缓,说明脉弦由寒凝所致,但浮滑与口鼻干燥、咳嗽、胸痛又是肺热所致。故投以柴葛麻黄汤加减,一诊治疗效果未显,系处方中风药不够,二诊加入5味祛风胜湿药味,体痛即消。这说明虽然病机分析正确,若无好的方药设计,疗效仍达不到预期的目的,处方选药涉及方理、药性和应用经验三个方面,也是医师应下重力学习和总结的一环。

3. 皮肌痹案

蒋某,女,42岁。

2011年7月2日首诊:

脉诊:脉中位细滑数,寸关部具浮气,右脉弦甚左脉虚弦。望诊:舌黯红呈青紫色,苔白滑腻满舌。主诉:项背部皮表灼痛,皮内肌肉冷痛20天,伴下肢酸软,臀骶部胀,双手足冷麻,大便不成形,夜间寒热往来。曾在某军医大学附属医院查血常规、血沉、肌电图、脑电图、颈胸椎CT等均未见异常,诊断不明,予静脉注射理疗等治疗无效。

病机辨证:膜原寒湿蕴滞,气机失调。

处方:炙麻黄10g、杏仁10g、薏苡仁50g、葛根30g、苍术15g、桂枝10g、僵蚕15g、蝉蜕10g、肿节风15g、木防己10g、羌活10g、独活10g、厚朴15g、草果10g、法半夏10g、柴胡18g、黄芩24g、槟榔10g,3剂。

按:本例无复诊资料,但病情特殊。项背部皮表灼痛,但又感皮内肌肉冷痛,夜间寒热往来,示病位既在表又在里、表里气机动荡失衡、肌腠寒热不均、阴阳失调。舌黯红呈青紫色,苔白滑腻满舌,示膜原寒湿内蕴,此为气机痹阻、表里失衡之根源。双手脉均弦,有气滞湿凝之征。以麻黄汤通调肌腠、疏达表里,达原饮合升降散通达气机。

4. 皮肌热毒痹案(皮肌炎)

胡某,男,54岁。

195

2010 年 10 月 27 日首诊：

脉诊：右脉沉细弦滑，左脉居中位，细滑满。望诊：苔薄白腻满舌，舌尖呈 U 形红赤。主诉：全身泛发性皮肤红肿 3 月余，住某院皮肤科，治疗期间发现鼻咽癌。转以放疗 32 次、化疗 4 个疗程，肿瘤消失，但皮肤病无好转，皮损主要分布于头项、颞侧、面、颈、胸背上部及两上肢，呈大面积潮红、肿胀，伴结痂、脱屑，不痒，仅结痂时微痒。伴口干。实验室检查：肌红蛋白（MYO）、酶谱（肌酸激酶 CK、天门冬氨酸氨基转移酶 AST）等异常增高，诊断为皮肌炎，予以泼尼松 30mg/ 日内服，已治疗 2 个多月症状丝毫不减轻，遂求索中医治疗。

病机辨证：中气不足，邪热内郁，犯血伤阴。

治法：益气养阴、清热凉血，佐以祛风肃毒治疗。

处方：黄芪 50g、白鲜皮 15g、生白术 12g、北沙参 30g、黑芝麻 15g、知母 15g、生石膏 30g、防风 15g、紫草 15g、黄柏 15g、金银花 30g、蝉蜕 10g、蛇蜕 5g、生地黄 30g、牡丹皮 15g、水牛角 30g、炙甘草 10g，7 剂。

此方 7 剂之后又 7 剂，皮损有一定好转，此后患者，虽也曾多次转请他医治疗，但主要由本人诊治长达 2 年又 9 个月，目标：1. 控制皮肌炎 2. 防治鼻咽癌复发转移，选用扶正（补气养阴）祛邪（清热解毒抗癌，化痰除湿祛风）方剂，根据脉症变化随证施治（资料过多略去）。患者在皮肤科医生坚持下，间断服用泼尼松，33 个月中历次复查均未发现肿瘤复发转移，但皮肤红肿时轻时重，有时出现口疮，舌苔淡黄白腻、满舌，其间出现点块状、条索状溃疡，从未消散，经检查发现舌体上真菌（久服激素不良反应？），脉象也渐渐地呈稳定的中沉位、滑满数有力，尤以右尺为甚。2013 年 6 月查肌红蛋白、肌酸激酶、谷草转氨酶等仍异常。

2013 年 7 月 19 日再诊：

脉诊：两关尺脉沉滑满，脉气盛而有力，寸部虚滑。望诊：苔淡黄白腻，间杂条索状点块状溃疡。主诉：自感肌肉软弱无力，站立不稳，口疮不断。7 月 10 日查肌红蛋白 119.7μg/L，肌酸激酶 355U/L，谷草转氨酶 74U/L，肝功能：白蛋白 35g/L，肾功能：肌酐 48μmol/L，胱抑素 C：1.30g/L。

病机辨证：痰毒深伏，毒火伤损气津。

处方：黄芪 50g、红景天 15g、锁阳 15g、女贞子 15g、玄参 18g、砂仁 15g（后下）、黄柏 30g、生地黄 50g、白茅根 50g、荷叶 10g、金银花 30g、僵蚕 10g、牡丹皮 15g、紫草 15g、水牛角 30g、白鲜皮 15g，14 剂。

此方服后舌体溃疡无好转，但皮肤红肿无新发灶，皮损面积缩小，消褪处后遗大片脱色的白斑。2013 年 8 月 9 日将此方白鲜皮加至 20g，另加天花粉 15g、肿节风 15g、金荞麦 50g，14 剂。

2013 年 8 月 28 日再诊：

头面上肢皮肤无新现红肿或丘疹，广布色素沉着和褪色白斑，状若白癜风，为近 3 年来最佳状态。复查肌红蛋白 78.7μg/L，谷草转氨酶 55U/L，肌酸激酶正常，肝功能：白蛋白 36g/L，血尿常规、空腹血糖、C 反应蛋白、血沉均正常。

脉象基本同上，前方不变，再投 14 剂。

2013 年 9 月 20 日再诊：

脉诊：脉滑数，左关右尺见弱，左寸尺、右关尺滑数中常弦满象，内质仍混。舌象同前。各处皮损基本消失，2013.9.4 复查肌红蛋白、谷草转氨酶、肌酸激酶、血沉均已正常。

效不更方，原方 14 剂

2013 年 10 月 9 日再诊：头面、颈、背、皮肤光润无恙，舌痛也减。原方 14 剂。

2013 年 11 月 1 日原方加桑叶 15g、知母 15g，14 剂。

按：本案以泛发皮肤红肿结痂为主症，眼观为皮肤发炎，实为皮肌同病（实验室指标证实），故为皮肌热痹，因与癌症并存，称之为皮肌热毒痹。首诊时右脉沉细弦滑，提示气机沉郁不扬，左脉居中位，细滑满，苔薄白腻满舌，均示痰湿内蕴，舌尖呈 U 形红赤为阴液不足之象，症见全身泛发性皮肤红肿、伴口干即有热毒伤阴之机。热毒伤阴的同时，耗气也易，故辨证为中气不足，邪热内郁犯血伤阴，治以益气养阴、清热凉血，佐以祛风肃毒治疗，拟芪鲜饮加味治疗，服药半月后皮损稍好，后根据脉症变化随症施治达 2 年之久，以扶正（补气养阴）祛邪（清热解毒抗癌，化痰除湿祛风）治疗为主，脉象渐呈稳定的中沉位、滑满数有力，尤以右尺为甚的特点，复诊见两关尺脉沉滑满，脉气盛而有力，寸部虚滑，脉示下实上虚，虚火上炎，痰毒深伏，毒火伤损气津，予芪鲜饮加益气养阴清热药物治疗，经治皮损减少，无新发病灶，但舌体溃疡无好转，上方白鲜皮加量，再加天花粉、肿节风、金荞麦等药味以加强养阴肃毒力量，后再无新发病灶，各处皮损基本消失，病情稳定，脉象无变化，效不更方，继续守法守方治疗。

后记：2014 年笔者患病，有半年左右未接诊，由弟子陈中沛医师代务诊疗。期间，皮肌病情一度稳定，时有反复。2015 年末弟子称，患者因鼻咽癌肺转移，丧失信心，拒绝一切治疗。

5. 太阳经痹郁背痛案

肖某，女，44 岁。

2012 年 2 月 28 日首诊：

脉诊：脉寸关沉郁弦，尺则沉弱。主诉：背部筋骨疼痛多年，每于夜寐后发，起床活动后缓，某院红外热象，仅检测出两胛部低温，以左为甚。

病机辨证：气郁血瘀，肾气下虚。

处方：黄芪 30g、杜仲 15g、锁阳 15g、柴胡 10g、赤芍 15g、炒枳壳 10g、怀牛膝 15g、当归 15g、川芎 15g、羌活 10g、葛根 30g、木瓜 15g、姜黄 10g、桂枝 5g、秦艽 10g、三七粉 3g(冲服)，6 剂。

按：本例背痹以背肌劳损可能性大，系受凉、或用力不当、或睡、坐、工作姿势不当而致肌肉拘挛失血，时久则肌炎、筋膜粘连，导致肌痉时发而作痛，轻度活动或按摩后局部肌痉缓解则痛也消，但因属于劳损，故难根治。中医辨证论治难度不大，短期或中长期疗效都可取得，是否得手在于辨证正确，制方合理，还应有足够的疗程。如只追求临时效果，不大可能长期缓解。

6. 阴虚肝郁痹痛案

岳某，女，57 岁。

2010 年 6 月 10 日首诊：

脉诊：脉弦滑小数，两尺沉细。望诊：舌红苔薄白微现糙。主诉：一身尽痛，刺麻 2 月。

病机辨证：肾阴下虚，肝郁化风。

处方：龟甲 30g(先煎)、酸枣仁 30g(打碎)、麦门冬 15g、生地黄 30g、钩藤 10g(后下)、天麻 15g、白芍 15g、黑豆 30g、白菊 10g、白蒺藜 10g、羌活 5g、秦艽 10g、珍珠母 30g、生石决明 30g、豨莶草 15g，6 剂。

2010 年 6 月 28 日二诊：

脉诊：脉沉细而弦甚，左脉沉位兼小滑。望诊：舌红黯，苔薄白微糙。主诉：一身痛刺麻，服上药后即消失殆尽。有慢性腹泻史数十年，近发作已数月，每天泻 3~5 次，有时急迫不及入厕即已遗出，伴肠鸣气转，夜间则脘热肠鸣。

病机辨证：肾虚水不涵木，肝强脾弱。

处方：龟甲 30g(先煎)、山茱萸肉 30g、五味子 10g、柴胡 10g、白芍 50g、西洋参 3g(冲服)、炒白术 15g、干姜 10g、黄连 10g、乌梅 15g、椒目 1g、北细辛 5g、黄柏 5g、制附片 3g(先煎)、赤石脂 15g、炒地榆 15g，3 剂。

按：一身尽痛刺麻不论西医诊断为什么病症，在中医范围归之于痹证范畴。本例痹痛由内伤阴虚、肝风所动引起，脉象寸关弦滑小数，提示肝气不顺，两尺沉细提示下虚，何者为虚？审其寸关脉气郁而刚强、周身痛麻，则不大可能是气虚阳虚，而认定为肾阴不足。予滋肾养阴治疗，但肾阴虚必致肝血不足，故重用酸枣仁并与白芍同用，可养肝血、敛肝气，符合患者病机，余药皆平肝泄风之味。二诊以慢性腹泻求治，其脉象发生一定改变，两手寸关尺通体沉细弦，为阴虚、肝气强的反映，肝强可横逆于脾，脾弱不健则不化水谷，导致久泻,故左脉沉位稍显滑(小滑),为水气盛之象。将滋阴与疏肝健脾结合,即柴芍六君子法结合龟甲、山茱萸肉、五味子,另合乌梅丸法加强补阴之虚,制阳之亢,扶脾之虚。

7. 阴虚肝气失和痹痛案

杨某,男,68岁。

2011年9月17日首诊:

脉诊:脉沉弦劲亢小数,即测血压158/96mmHg;望诊:苔薄白微腻,舌红稍黯。主诉:躯体四肢不定位作痛三年,初好发冬季,现发作渐频,夏季也不止。年轻时曾在西藏工作6年,患高山型高血压病至今已30年,近3年服左旋氨氯地平治疗。

病机辨证:肝郁气亢,肝阴失涵,脉络瘀滞。

处方:南沙参15g、北沙参15g、白芍50g、麦门冬15g、枸杞子15g、制首乌30g、钩藤15g(后下)、天麻30g、生石决明30g、白菊10g、地龙15g、桃仁15g(打碎)、丹参30g、桂枝10g、怀牛膝15g、蝉蜕10g、黄芩24g、豨莶草15g,6剂。

按:本例高血压病30年,虽服降压药,脉象显示肝郁阳亢、痰瘀阻络的病机并未纠正。当前求诊主症为肢、躯不定位疼痛,越发越频,据脉象特点当为肝阴不涵肝阳,阳盛化风乘隙串动所致,治从养肝阴、柔肝气、疏肝平肝并进。肢体不定位疼痛容易从风湿痹症论治。但根据既往经验,有的肢节痹痛与风湿无关,而是由肝阴不足不涵肝气,肝气不平,动而窜络,引发不定位痛,也有因肝血不足,筋脉失养而致(肝主筋),这两种痹痛都应以滋阴养血以柔肝涵气,润养筋脉为主法,其中脉细不坚以大剂量酸枣仁为主药,脉弦郁气刚失柔者则主以大剂量白芍,有肝亢不平者还应兼用大剂量天麻等味,以平肝疏肝,如本例之治。

8. 虚寒痹痛案

陈某,女,57岁。

2012年2月17日首诊:

脉诊:脉沉细小迟。望诊:苔薄微黄,舌红。主诉:双膝关节及小腿肌肉胀痛,伴腰脊痛5年。

病机辨证:肝肾不足,阳虚为重。

处方:制附片9g(先煎)、巴戟天15g、锁阳15g、怀牛膝15g、川续断15g、木瓜15g、萆薢15g、当归15g、狗脊30g、石斛15g、天麻15g、知母15g、桂枝10g,3剂,每剂服2日。

2012年2月24日二诊:

脉诊:右脉仍沉细小迟,左脉中位滞郁糊状。诉痹痛已明显好转,但脉象显示阳虚未复,挟有湿邪。上方加苍术15g、葛根15g、炙甘草10g,3剂。仍每剂服2日。

按:本例辨证不难,脉沉细小迟(略迟)为阳虚寒凝象,病程日久下肢肢节肌肉胀痛伴腰脊也痛,应考虑肝肾不足。痹证之治,数寒痹最容易收效,而且适合附子、乌头运用,但应掌握用法,不能炫技,也不可久用,因乌头碱有蓄积作用。对于原有严重心律不齐者尤其应仔细辨证,非阳虚寒凝不得妄投。西南地区好用附子、乌头者不在少数,但西南地区乌头碱中毒也相对较多,近年来笔者工作单位即有2例中毒事故。慎之。

9. 气滞血瘀痹痛案

万某,女,50岁。

2011年2月22日首诊:

脉诊:沉弦而劲,脉气郁束有力,即测血压120/94mmHg。主诉:颈、肩、双膝、双踝痛,手麻,左无名指关节不明原因红肿3个月。有既往史,查风湿各项、肾功能、肝功能、空腹血糖均正常,总胆固醇增高,骨量减少。有高血压史3年,以舒张压升高为主,长期服降压药,但舒张压难以降至正常,收缩压常在130mmHg左右,舒张压大于90mmHg。

病机辨证:肝郁气滞,脉络久瘀,湿聚化热为痹。

处方:柴胡10g、赤芍15g、桔梗10g、炒枳壳10g、怀牛膝15g、土鳖虫10g、川芎15g、当归15g、桃仁15g、红花10g、续断15g、狗脊15g、肿节风15g、萆薢15g、黄药子10g、淡海藻15g,7剂。

此方共用了3诊,第二诊药毕,痛麻及红肿尽消。曾一度睡眠不实,至第三诊药毕(共21剂)睡眠改善,无其他明显自觉症状。

2011年3月19日第四诊:

脉诊:沉细弦小亢,脉气郁劲。血压120/90mmHg。

原方去狗脊、黄药子,加制大黄6g,7剂。

2011年3月29日第五诊:

脉诊:沉细,仍有郁力,但无亢劲象,血压110/80mmHg。将2011年3月19日方略事加减服至当年5月10日,共35剂。历次来诊血压均正常。嘱之后为长期巩固疗效,每诊予14剂,也可自行续方服用。

按:本例主诉一为颈肩膝踝痹痛,左无名指红肿3月,一为3年来以舒张压升高为主的血压异常,虽程度不严重,但久服降压药舒张压总不能降至正常。这两个病症似乎没有联系,各为独立的病症。但其脉象郁劲,反映气滞血瘀之甚,而气滞的源头是肝郁失疏,气滞续发血瘀,经脉流行不畅,这是痹痛与血压升高共同的病机结构。左无名指红肿,系经脉不畅,湿聚于局部化热致红致肿。根据这一分析,予血府逐瘀汤出入前后63剂,红肿痹痛在14剂药毕消失。血压在28剂药毕正常,之后历次来诊测血压均在正常范围。疗效说明,痹痛与血压增高存在共同的气滞血瘀病机。

10. 肢僵案

王某,女,30岁。

2012年11月1日首诊:

脉诊:脉右寸关及左关均滑弦亢数,自浮至沉,脉气旺盛,左寸及两尺沉细而有郁气,其中尺部细滑,重压不绝。望诊:舌苔薄白糙腻,舌红,体肥。主诉:上下肢关节僵硬,肢热,功能不利1月,之前1年来曾因此两次跌仆外伤。在院外查:尿酸377μmol/L,抗"O"212.9IU/ml,C反应蛋白13.10mg/L,类风湿因子14IU/ml,均轻度上升,血沉、抗环甲酸肽抗体及抗角蛋白抗体均为(-)。尿常规:管型0~1个/μL。血常规:中性粒细胞72.1%。双踝关节X片正常。建议患者住院详查,但患者拒绝。

病机辨证:三焦气化失宣,湿热内蕴,痹阻脉络。

处方:炙麻黄10g、桂枝10g、杏仁10g、木防己15g、木瓜15g、萆薢30g、天麻15g、石斛15g、苍术15g、黄柏15g、地龙15g、川木通10g、桑枝15g、薏苡仁50g、络石藤15g、忍冬藤30g,7剂。

2012年11月22日二诊:

脉诊:脉沉滑气盛,关尺尤甚且小数。主诉:药后关节僵硬似见好转,尚觉足掌、踝部肿胀发紧感,月经瘀块多,腰胀。

病机辨证:湿热内蕴,脉络瘀阻。

前方加丹参30g、桃仁30g、郁金10g、制香附子10g,14剂。

询问中了解患者嗜食油荤,嘱低脂饮食。

2012年12月13日三诊:

药后肢僵、肢热好转。脉诊:两关仍郁满气盛,余部转郁弦小数,左寸尺尚呈沉细,右寸至中位时有气团呈郁弦小满象,为湿热深痼、脉络不畅象,予11月22日方减麻黄为6g,加蚕沙15g(包煎)、制南星10g(先煎),14剂。

2013年1月24日四诊:

诉肢僵等症状显减,功能明显恢复,仅久坐后双膝至站立时略感不便,左侧第一跖趾关节红肿微痛,因即将返乡度春节,予2012年12月13日方加葛根30g,14剂,嘱二日一剂煎服。

按:首诊脉见右寸关及左关滑弦亢数,自浮至沉,脉气旺盛,而左寸两尺沉细而郁(不虚),很容易被视作肝郁气亢。但火热或湿热过盛,脉气也会在亢滑数同时出现弦束、沉束(左寸两尺沉细而郁,右寸及两关带弦)。故脉需从脉理上分析,不能以象主病,本例脉象提示三焦病气旺盛,结合舌象、症状乃湿热内蕴,但左寸及两尺沉细而有郁气,气机郁而失宣化热,辨证为"三焦气化失宣,湿热内蕴",予麻黄汤加减宣发气机、除湿通络,21 剂症状显减,功能明显恢复,再加葛根升清降浊、清热利湿。患者节后返渝,症状缓解稳定,十分感谢,但病状未尽消,又续诊数次,后因不再留渝务工,返石家庄停诊。

【小结】

《素问·痹论》有骨痹、筋痹、肌痹、脉痹和皮痹五痹的分类,是以发病部位而论。本节痹证收录的脉案即宗《素问·痹论》之旨,而广其思。从病机的角度看,不论发病部位在哪里,不外外淫内邪之毒、气机之痹、寒热虚实之异之合的变化而已。类风湿关节炎也是痹证的一种,因诊治经验有所不同而另列一节。

(二)类风湿关节炎

1. 类风湿案(1)

许某,女,68 岁。

2013 年 5 月 27 日首诊:

脉诊:左寸关居中,弦满小迟,左尺及右关尺沉细弦小涩、小迟,右寸有气团上突,质郁满。望诊:苔薄白腻,津多,舌红黯。主诉:双手指节肿痛畸变 1 年多,经本院风湿科检查诊断为类风湿关节炎。

病机辨证:气郁阳亢,痰瘀滞络。

处方:夏枯草 30g、野菊花 10g、柴胡 10g、赤芍 15g、白芍 15g、萆薢 30g、木瓜 15g、天麻 15g、僵蚕 10g、蜈蚣 2 条、黄芩 24g、郁金 15g、桂枝 10g、石斛 15g、乌梢蛇 15g、鹿含草 15g、肿节风 15g、白芥子 10g、乳香 10g、没药 10g,14 剂。

2013 年 8 月 1 日二诊:

脉诊:左寸关为浮满气盛,内质混,右寸关居中,尺沉,均郁而小满气缓,左尺同右,两尺均较寸关弱。望诊:舌红,苔黄腻薄。主诉:药后痛减。

病机辨证:痰浊痹滞经脉,脾肾不足。

处方:制南星 10g(先煎)、制白附子 10g(先煎)、苍术 15g、黄柏 15g、薏苡仁 50g、石斛 15g、忍冬藤 30g、络石藤 15g、乳香 10g、没药 10g、蜈蚣 2 条、僵蚕 10g、乌梢蛇 15g、肿节风 15g、黄芪 30g、仙灵脾 15g,14 剂。

2013 年 11 月 25 日三诊:

脉诊:左脉寸部沉虚细,关部浮中位脉象均缓而坚,轻取成一气团,尺部沉细郁弦,其中位脉在尺前部有气团亦小坚;右寸之后中位有气点小坚,关尺居中沉位,呈细弦郁,轻取关部也现一气团,脉气小数兼小涩。望诊:苔薄白微糙。主诉:服用以上二方后均痛减。

处方:予2013年8月1日方再投14剂,嘱病根深痼,务期久治。

按:老年女性,首诊时脉左寸关居中,弦满小迟,左尺及右关尺沉细弦小涩、小迟,右寸有气团上突,质郁满;两手脉总体特点为脉气郁滞,脉质郁满。苔薄白腻,津多,舌红黯。脉舌均示气郁痰阻,脉有气团上突则示内有化热之象。症见双手指节肿痛畸变,辨证为气郁阳亢,痰瘀滞络,治以祛痰除湿、平肝潜阳,药后痛减。复诊时为虚实夹杂、阴阳之邪交结(热、痰湿、瘀)之脉,浮满、小满、内质发混为痰瘀内蕴化热,尺沉弱为脾肾不足之象,故主以《重订严氏济生方》三生丸和《和剂局方》四斤丸加减以清热祛痰除湿、祛瘀于健脾益肾兼合治之,亦痛减。三诊时脉象郁涩有力,多部位结滞成团,右关气浮,舌糙腻,当有湿热阳邪,深郁脉络之机,致热、痰、湿、瘀交结不解,效方不更,续以三生丸加减治之。

2. 类风湿案(2)

赵某,女,50岁。

2013年5月6日首诊:

脉诊:脉见双寸关居中,尺稍沉,呈台阶形,均细郁弦不扬,尺部沉位郁力明显,血压120/80mmHg。望诊:苔黄腻薄,舌红黯。主诉:患类风湿关节炎,四肢各关节疼痛20余年,左上肢尤重,左肘关节已变形,功能障碍。

病机辨证:顽痹日久,寒湿瘀深伏血络,化热伤损筋骨,正气受伤。

处方:黄芪50g、桂枝10g、白芍70g、北细辛4g、熟地黄30g、乳香10g、没药10g、土鳖虫10g、黄芩15g、炙甘草10g、制川乌头9g(先煎),3剂。

2013年5月9日二诊:

脉诊:脉转滑数气浮,但尺部的沉位仍显郁弦力。主诉:药后痛减。上方去川乌,加知母15g、鹿含草15g、蜈蚣2条、僵蚕10g、肿节风15g,14剂。

2013年5月23日三诊:

脉诊:两寸脉居中,郁满,右侧气盛,两尺沉细,左尺较无力。主诉关节痛近日反跳,疼痛加剧。

病机辨证:肾虚,痰浊内盛外侵,脉络不畅。

2013年5月9日方加制南星10g(先煎)、薏苡仁70g,14剂。此方投下疼势即缓,后略事加减共28剂,其中6月6日来诊1次。

处方:黄芪50g、桂枝10g、白芍70g、北细辛8g(先煎)、熟地黄30g、乳香10g、没药10g、土鳖虫10g、黄芩15g、知母15g、炙甘草5g、鹿含草15g、制南星10g(先煎)、薏苡仁70g、僵蚕15g、天麻15g、蜈蚣2条、肿节风15g。

2013年7月4日四诊:

脉诊:脉中位滑,关尺见满盛,脉数。言经前2个月中药调治,痹痛基本消失,左肘关节活动仍受限。

病机辨证：正虚痰浊阻络，深入络脉化热。

处方：据6月6日方再投14剂。

此方不变共服60剂，关节痛不发。

2013年9月16日五诊：

脉诊：脉仍滑满气浮数。上方去桂枝，白芍减为30g，加苍术15g、黄柏15g，14剂。

2013年9月26日六诊：

脉诊：脉滑满气浮数。

虑瘀热与痰浊流注经络，小改方剂：

黄芪50g、石斛30g、木瓜15g、萆薢15g、制天南星10g（先煎）、制白附子10g（先煎）、薏苡仁50g、远志10g、金银花30g、虎杖30g、北细辛8g（先煎）、土鳖虫10g、蜈蚣2条、白鲜皮15g、苍术15g、知母15g、黄柏15g，14剂。

此方共服56剂，痹痛基本不发。

按：中年女性，起病缓、病程长，迁延不愈，以四肢各关节疼痛20余年和左肘关节畸形就诊。首诊见双手脉呈台阶形（寸关居中，尺稍沉），均细郁弦不扬，提示气机内郁不扬，尺部沉位郁力明显，苔黄腻薄，舌红黯，则示寒凝内郁化热，热则气升，因而寸关脉上浮于中位，形成台阶形之台面，提示病机的作用点有向上向外之势。辨证为顽痹日久，寒湿瘀深伏血络，化热伤损筋骨。予黄芪桂枝五物汤、当归四逆汤和乌头汤加减合方以温经散寒，通络止痛，药后痛减，脉转滑数气浮，尺沉位仍显郁弦力，阳气已振，痰瘀未尽，第二诊加知母、鹿含草、蜈蚣、僵蚕、肿节风煎服半月。第三诊时病情反复，疼痛加剧，两寸脉居中，郁满，右侧气盛，两尺沉细，左尺较无力，表现为上实下虚特征，辨证为：肾虚，痰浊内盛外侵，脉络不畅，上方加制南星、苡仁，续服1月后痹痛基本消失。第四诊时脉见滑、满盛、数，以实证、热证为主，但久病及肾，在祛痰除湿通络治疗时兼以益气补肾，2个月未发疼痛。第五诊脉仍滑满气浮数，为邪盛之象，减温通经络的桂枝，加清热燥湿的黄柏、苍术。第六诊考虑瘀热与痰浊流注浸淫结带经络，治以清热燥湿、益气养阴、化瘀通络巩固疗效。

患者后因赴外地，未再来诊，共诊治近5个月，治疗根据脉证表现而进退，祛邪从寒、热、痰、瘀入手，扶正在脾肾气血，所应用的治法和方剂都是类风湿关节炎最常用的。

3. 类风湿案（3）

王某，女，60岁。

2015年3月4日首诊：

脉诊：小迟而涩，左寸关居中位见满浊，且脉气不均。望诊：苔薄黄腻，舌红。主诉：患类风湿关节炎 5 年，目前因以两膝关节痛甚为苦。近期痰咳不爽。

病机辨证：痰瘀阻络。

处方：（1）桑叶 10g、桔梗 10g、浙贝母 10g、牛蒡子 15g（打碎）、金银花 30g，4 剂，先服，药毕后再服（2）方。

（2）制白附子 10g（先煎）、制南星 10g（先煎）、黄芪 30g、薏苡仁 30g、木瓜 15g、天麻 15g、石斛 15g、桑枝 15g、乳香 10g、没药 10g、忍冬藤 30g、络石藤 15g、肿节风 15g、乌梢蛇 15g、蜈蚣 2 条（研细冲服），14 剂。

2015 年 4 月 1 日二诊：

脉诊：脉气上倾，寸部虚浮小满，关尺渐次下沉变细弱，底气不足，右关尚现微微下陷。望诊：苔薄白腻，仅分布舌中络，舌红有黯气。主诉：上方服用后咳止、膝关节疼痛消失，但大便溏泻，每日 1~2 次。

病机辨证：中气不足，湿毒未尽。

处方：党参 30g、黄芪 30g、炒白术 10g、炒苍术 10g、茯苓 15g、石斛 15g、天麻 15g、远志 10g、胆南星 10g、制白附子 10g（先煎）、木瓜 15g、忍冬藤 30g、乌梢蛇 15g、鹿含草 15g、乳香 5g、没药 5g，14 剂，嘱久治。

按：本例首诊脉象有明显痰、瘀、热互结的脉舌特征（脉迟涩、左寸关居中位满浊不均，舌苔黄腻、舌色红），第二诊脉仍实，但已兼虚，故两诊都主用三生丸和四斤丸加减，但第二诊加强益气。经上述治疗 3 个月，无关节痛发生。后续治疗继续，虽欠连贯，观察至 2016 年 2 月患者无关节疼痛发生。

【小结】

本病以四肢关节为主的肢体关节肿痛，影像学检查骨质破坏，风湿指标中类风湿因子（RF）异常增高、C-反应蛋白（CRP）和血沉增高，自身免疫指标异常为其常见临床表现，有的病例可发生内脏病变，关节、肌肉疼痛剧烈和致残是最常见的健康危害。但是治疗难度较大，笔者年轻时曾受文献影响，以补法为主，兼祛风除湿并习用虫类药搜剔络邪，但缺乏正确的病机分析和系统的治疗设计，因而总有鞭长莫及之憾。近年来对此病在病机认识上有重大改变，虽然大的病机格局仍然执邪盛正虚之说，但其邪为风、痰毒、瘀相混郁伏于脉络，化生郁热。伤损筋骨；正虚以脾肾不足殃及卫气；主以祛风、除痰毒、活血化瘀和清除郁热，以及益气、健脾、补肾等方法，以《重订严氏济生方》三生丸（半夏、白附子、天南星、生姜汁）和《太平惠民和剂局方》四斤丸（木瓜、牛膝、天麻、肉苁蓉、附子、虎骨）及《金匮要略》桂枝芍药知母汤（桂枝、芍药、知母、麻黄、白术、干姜、附子、防风、甘草）为常用方加减，并主用黄芪、石斛、忍冬藤、苍术、乳香、没药，形成一验方，名为祛毒化瘀除痹汤：黄芪、当归、乳香、没药、石斛、木瓜、天麻、制白附子、制南星、牛膝、赤芍、秦艽、肿节风、忍冬藤。疗效出现较大提高。之所以将病机识定为风、痰毒、瘀和郁热相混于经络，伤损筋骨，且正虚重视营卫之虚，系该病肢节肿痛、变形致残、症性顽结，具有风、痰毒、顽瘀和郁热的形质，而病邪猖獗之处，肢体卫阳不能抗争，卫阳之弱又与脾肾不足相关。但临床上每一诊务必分清邪正的形势，区别对待，从脉气虚实测知邪正虚实。如上述许某案首诊，脉象弦满迟涩，寸部气团郁满，一派气郁痰凝瘀滞之象，气团的出现，又与阳亢升动使痰毒流滞肢节有关。故首方无扶正药味。至第二诊时两尺之力弱于寸关，知正虚显著，因而加用扶正药。

三生丸中半夏、白附子、天南星俱制用，选取其中二味，以白附子与半夏或白附子与天南星较常配伍。四斤丸去附子、虎骨不用。桂枝芍药知母汤置寒热攻补于一炉，符合类风湿关节炎的病机结构，故与三生丸、四斤丸综合应用。本病痰毒、瘀、郁热深滞肢节脉络是一个重要环节，故三生丸加用大剂量黄芪、石斛、忍冬藤则除痰毒与郁热之力可增加。其中黄芪有固卫肃毒两种功用。本病如连累内脏，如心肌炎，心包积液，肺纤维化等，在病机认识上尚应视脉证变化而补充新的病机环节，风、痰毒、瘀、郁热和正虚卫弱固然重要，但不是本病病机结构的唯一要素，临诊务必根据脉证如实分析判断。

本病的疗效以止痛和维护全身体况，防止肢节畸变为评价内容。其中止痛方法业内有大剂量附子、乌头一法，使用果断确有其效（如赵某案）。但附子、乌头为大毒之药，其主要毒性成份为双酯型乌头碱，将双酯型乌头碱水解充分，使其含量微乎其微，是使用附子、乌头安全性的保障措施。据原重庆市中医研究所（现重庆市中医院）的研究证明，将双酯型乌头碱大幅度水解的技术要素有溶液的 pH 值和温度等方面 [详：朱桢禄，等．复方三生注射液工艺及质量研究．《实用药学》，1994（3、4）：5]。这对于病家而言，先煎解毒的方法未必都可靠，再加上剂量较大，则中毒事故的发生较其他中药事件更多，况且偏求止痛速效并没有观察到远期的疗效优势，患者仍然一年年病情进展，故笔者从不偏执附子、乌头，即使患者剧痛也不用大剂量附子和川乌头类方药，在辨证正确的条件下重用黄芪、忍冬藤、石斛、天麻，并加用乳香、没药、肿节风、秦艽对缓解疼痛有效，但患者多在 1~3 个月后好转。此外加用北细辛并适当增加剂量（成人 8~10g），先煎 1 小时，使有呼吸抑制作用但并不止痛的挥发成分充分挥发，经多年观察是安全的，也有一定的增效作用。

至于虫类药，习用蜈蚣、僵蚕，偶用蛇类药材，似乎白花蛇作用胜于乌梢蛇。

本病远期的疗效,寄望于患者坚持久治,但制白附子、制天南星、乳香、没药4味药口感较差,疼痛缓解后应小量应用或间断应用为妥。

七、泌尿系统病症

淋证

1. 湿热下注淋证案

李某,女,61岁。

2013年10月26日首诊:

脉诊:脉沉细数,左双歧,左关尺、右寸尺俱虚,右关小滑微隆突,左寸郁满。望诊:苔黄糙腻,满舌。主诉:尿频伴少腹和右腰胀痛,痛发即排尿,日行10~20余次,大便溏,日行1~3次,目窠发紧,外院检查结论"尿路感染"。

病机辨证:气虚失化,湿热中蕴,下注膀胱。

处方:生晒参5g、南沙参30g、柴胡18g、黄芩18g、藿香10g、萹草15g、茵陈蒿30g、滑石15g、猪苓15g、茯苓15g、萹蓄15g、广木香10g、生山楂15g、苦参15g、忍冬藤30g、鱼腥草30g(后下),14剂。

2013年11月12日二诊:

脉沉细不数,两寸微隆。症状显减,原方又14剂

按:本案苔黄糙腻,满舌,其左右寸关尺六个位点有四个位点(左关尺、右寸尺)力弱主气虚,2个部位滑满(右关、左寸)主内邪之实。与舌、症合参,病机分析为气虚失化、湿热内蕴、下注膀胱。因而制定益气与苦辛清热化浊、淡渗利湿相合之剂。是柴苓汤的一种变化运用。

2. 风热损络案

谭某,女,15岁。

1995年11月17首诊:

脉诊:脉浮滑。望诊:舌红,苔薄白。主诉:镜下血尿4个月,住某医科大学附属医院已2月余,尿检红细胞大于50(满视野),腹部B超未见双肾、输尿管异常,膀胱充盈差。X尿路片、肾盂造影未见明显病变,尿结核杆菌(-)(以上1995年9月9日报告)。考虑急性肾炎,经抗生素、中药等治疗血尿不消。患者无明显自觉症状。

病机辨证:风热外袭入血,损伤肾络。

处方:大蓟15g、小蓟15g、牡丹皮10g、生地黄15g、益母草30g、赤芍15g、通草10g、海金沙15g、生侧柏叶15g、怀牛膝10g、防风10g、金银花30g、炮穿山甲粉10g(冲服)、龟板胶5g(烊化)、白茅根30g,7剂。

1995年12月30日二诊:

原方加紫苏叶10g、血余炭10g,7剂。

1996年1月6日三诊:

主诉:尿检(-),近患外感,为防复发,予辛凉宣肺,凉血通淋治疗。

处方:薄荷10g(后下)、蝉蜕10g、玄参15g、桔梗10g、牛蒡子10g(打碎)、金银花30g、生甘草5g、马勃10g、生地黄15g、麦门冬15g、小蓟15g、怀牛膝10g、益母草30g、龟板胶10g(烊化)、知母10g、血余炭10g、海金沙15g,7剂。

1996年1月13日四诊:

脉缓滑,舌红,苔薄白。

病机辨证:风邪余热未尽。

处方:紫苏叶10g、防风10g、蝉蜕10g、金银花30g、连翘20g、生地黄15g、玄参15g、小蓟15g、血余炭10g、赤芍15g、益母草15g、炮甲珠粉10g(冲服)、阿胶10g(烊化)、车前子15g、海金沙15g,7剂。

此方出入调治至1996年2月24日,尿检一直(-)。之后改投滋肾养阴和胃方:生地黄15g、熟地黄15g、山茱萸肉10g、山药15g、防风10g、白蒺藜10g、石斛15g、谷芽30g、茯苓20g、菌灵芝15g、佩兰10g、炒栀子10g、生石膏30g、北沙参15g、金银花30g。

此方服至1996年4月20日,因外感改方:

生地黄15g、山茱萸肉10g、泽泻15g、山药15g、蝉蜕10g、紫苏叶10g、金银花30g、黄芪15g、益母草15g、防风10g、白茅根15g、龟甲10g(先煎),25剂。

1996年10月25日和1996年11月20日尿检均(-)。并在1996年11月20日根据脉滑,舌红,苔薄略黄腻。改方:龟甲10g(先煎)、生地黄15g、山药15g、薏苡仁30g、白茅根30g、知母10g、黄柏10g、桃仁15g、茵陈蒿15g,7剂,嘱药毕停诊。

后记:患者于1999年和2003年两度尿血复发,西医诊治或从肾盂肾炎、尿路感染或从慢性肾炎方向,但效果不好。故都由笔者予中药辨证论治诊治,而且服药时间较长,病情得到控制。2003年后未再来诊,后询问体况,知已结婚成家。本例患者病情反复顽固,治疗效果的产生,由辨证论治到位和贵在坚持两条。首诊处方用穿山甲;乃剔除肾中络邪的考虑,近年来笔者主张医药之需不能以破坏生态平衡为代价,故对于应用保护动物的器官组织为药,极为厌恶。

3. 火迫淋证案

刘某,男,24岁。

2015年3月13日首诊:

脉象:右脉寸关居中位,郁而小满,尺部沉细,共呈台阶形脉势,寸关尺三部均滑数,左脉沉细弱数,脉气不振。望诊:薄白腻少津,布满舌面,舌红。

主诉:额头痘疹密布。大便时或小便后末段尿液有白色脓液流出,伴腰痛、汗多。

病机辨证:肝肾不足,郁火上炎下迫。

处方:制首乌30g、桑椹子15g、川续断15g、杜仲15g、柴胡24g、黄芩24g、王不留行30g、虎杖30g、炒栀子10g、野菊花10g、炒川楝子10g、浙贝母10g、茵陈蒿30g,14剂,药后白浊未消,二诊时再予14剂。

2015年9月18日三诊:

脉虚滑气浮数,右脉较虚,左带小弦。上方28剂后大小便时均无白浊流出。脉象已见气虚,但湿浊未尽。

改方:黄芪30g、当归15g、赤芍15g、虎杖15g、乳香5g、没药5g、王不留行15g、蒲公英30g、败酱草15g,30剂。

按:大便或小便末段尿有白脓流出,可能与前列腺炎有关,中医列为淋证之一种。首诊脉象见右侧寸关尺三部都滑数为阳热之象,其中寸关居中位呈郁小满状,与滑数合看为火热之郁,右尺沉细滑数也是一种郁火之象,与寸关形成高低落差,指示体内郁火上炎又下迫。郁火上炎故额头发痘疹并汗多,郁火下迫致尿见白浊脓液。左脉沉细弱数与腰痛参照应判断为肝肾不足,据上分析制定补肝肾、清上下郁火之治。

【小结】

淋证见于泌尿生殖系统多种疾病,最常见的病机如:

1.外六淫犯肺,肺失宣肃,水液失运,化为湿热,下注膀胱。其脉浮或寸浮,尺部沉郁,状见尿频、尿急、尿痛、尿赤、少腹痛等,可兼上焦体表症状,但脉象意义更大些,如上述谭某案。

2.因脾或肾虚,水不化津而成湿浊、湿热,下注膀胱,其脉不振与壅满并见,又出现尿淋诸状,患者如并见气短、神疲或腰膝酸软等,有助确定存在脾虚或肾虚,但以脉象特征为要。

3.因脾虚或肝肾阴虚,而至肝郁化火,火热下迫下郁引发淋证,脉象以不同脉位分别出现虚弱或细,又兼弦数气刚或气郁。

4.湿热内生、或郁火久羁,烁津为石,形成石淋。小便黄赤,腰腹痛,有时尿流中断或涩痛,脉象郁滑、弦滑或郁数、弦数。

5.下焦气滞血瘀,膀胱或精关脉络痹滞。表现为关尺或尺部脉弦或细而有内力或郁而有力,沉位脉在加压下郁束、郁滞气不消。患者带少腹胀闷作痛或伴刺痛、掣痛、尿频、尿涩,甚至尿血。

6.膀胱气化不良,迟脉沉细或沉郁,小便淋沥不畅,尿量少,但无尿痛、尿赤、尿血,无腹痛。

治疗药法:

(1)湿热下注:柴苓汤加减:柴胡、黄芩、忍冬藤、车前草、石韦、猪苓、滑石、萹草、广木香。

注:柴苓汤加减方的方源有二:其一重庆市中医研究所(现重庆市中医院)1981年内部印发《常用制剂手册》。其二为该单位内部编写的《国家"七五"重点科技攻关项目中医治疗急症(高热、厥脱、小儿惊风)的临床、机理和实验研究资料汇编》。该单位治淋方案沿用此方,系根据该单位名中医龚志贤先生的临床经验(参阅《龚志贤临床经验集》人民卫生出版社1984年版第142页143页)。笔者久用此方形成加减方,深感疗效甚优,即使湿热淋证出现高热,效果也确切可信,用药要点是柴、芩、忍冬藤必须重用(成人分别为柴胡、黄芩24g或以上,忍冬藤50~70g),尿血明显(血淋)加白茅根。

(2)火迫膀胱:龙胆草、黄芩、栀子,郁火用当归贝母苦参丸。

(3)石淋:金钱草、海金沙、鸡内金、萹蓄、瞿麦。成人金钱草需用50g,海金沙与鸡内金需用30g。

(4)气滞血瘀:柴胡、赤芍、黄芩、虎杖、王不留行、乳香、没药、桔梗、枳壳、川楝子。症状顽重者,柴、芩、芍、虎杖、王不留行宜重用。

(5)膀胱气化不良:李杲滋肾丸:黄柏、知母、肉桂。此方黄柏、知母清热滋阴,肉桂温振气化,使膀胱津化为水的气化过程顺畅,对于膀胱因气化痹钝所致的淋沥尿少有转气通尿的作用。与当归贝母苦参丸有异曲同工之妙。

脏腑功能失常按各脏腑虚实调治,如久淋肾虚其尺脉沉细少力或沉细小数、小弦,有腰膝酸软,房后易发的病史,宜滋补肾气或肾阴,药用莲子、覆盆子、杜仲、熟地黄、人参、龟甲胶、鹿角胶、五味子、枸杞子等。如脉中见濡或虚、弱,劳累易发,需人参、黄芪、白术,甚至小剂量附片益气。气机异常可针对病机宣肃肺气、升清降浊、疏泄畅气,以及其他恰当的升降法。凡兼见外感证视六淫性属祛邪,但淋沥而有外感者总宜合柴苓汤出入。凡淋证必有水湿不利病机,因此不论何种病机,必须兼用淡渗利水之治。

感染性的淋证在尿路刺激症状消失后,务必坚持2个月以上善后巩固,此外医嘱多饮水,避免憋尿以及务必房后排尿(欲求嗣者不能)为日常保健措施,都是防止复发所需要的。

八、全身性病症

（一）虚劳
1. 气阴大虚，虚火内焚案
况某，男，60岁。

2008年8月28日首诊：

脉诊：脉右沉弱，根气明显不足，左稍细而沉弦。望诊：舌红，苔薄白微干。主诉：素习体育，饮食好辛辣油腻食物。2007年底左下肢前胫发一恶性神经鞘膜瘤，赴京手术切除。术后体检发现全身动脉硬化，选择体内5处动脉安置支架。术后突发急性心梗、昏迷，入ICU室抢救。病情缓解后返重庆调养。目前人体消瘦骨立，严重失眠，必须服用安定才能入睡片刻。体力虚弱，无力起身站立或起坐，食欲不振，大汗淋漓自出，心烦口渴，心悸，大便干结难解。

病机辨证：气阴大虚，虚火内焚，心络瘀阻。

处方：西洋参10g、五味子15g、麦门冬30g、龟甲15g（先煎）、黄芪30g、生白术15g、三七粉3g（冲）、丹参30g、山茱萸肉24g、山药30g、生谷芽30g、肉苁蓉15g、酸枣仁30g（打碎）、川芎15g、火麻仁10g、龙骨30g、牡蛎30g，6剂，每日一剂。

另嘱服药后大便一通，即可去火麻仁，不通又加入。

以上方治疗一周后，病情平稳，脉沉而略滑，原方加黄芪40g、甘松10g、制首乌30g，10剂。之后汗出、精神、体力、食欲均逐渐改善，已可在室内移步或坐。继续用此方调治至九月。患者在此期间，曾发生感冒、尿路感染、心衰等情况，多次短期住院，出院后又服上方药。

2008年9月11日又诊：

脉诊：脉细弦略数。望诊：舌稍干红，苔薄白，居舌中后部。主诉：经3个多月中药调治，总体情况改善明显。言语、神气均较好，大便正常，食欲可，无明显自汗，无需长时间躺卧，可在室内自由行走，唯夜间失眠，仍需服用安定。臀部有褥疮发生，胃纳欠健。

改方：西洋参10g、五味子15g、麦门冬30g、山茱萸肉30g、黄芪30g、肉苁蓉15g、龙骨30g、牡蛎30g、丹参30g、酸枣仁30g（打）、合欢皮15g、枸杞子15g、菟丝子15g、杜仲15g、生山楂15g、火麻仁10g，10剂。

2009年2月春节后电话联系，知患者仍坚持服药，各方面情况均较好，无反复。

2009年8月电话联系，家属告知本年春因神经鞘膜瘤复发转移肺、脑等多个部位,治疗无效已亡故。

按:该患者饮食不节,肥甘厚味酿生痰瘀阻络。又兼恶疾,则血运不周因实致虚,癌瘤恶疾毒伤气阴,两种因素导致气阴大虚,阴虚无以收敛,相火浮动,耗灼阴津。反映在脉象上右脉沉弱少根气是元气大虚,左稍细沉弦是阴液不足失充兼脉络不畅,结合症状和病史,即不难作出判断。故治以益气养阴以培元,润肠通便以泄火、降气。

2. 肝肾不足,气阴两虚案

丁某,女,68岁。

2010年3月20日首诊:

脉诊:浮细虚弦滑,虚多弦少故滑中有濡。望诊:薄白微腻,舌红,有黯气。主诉:四肢筋肉或骨节不定位掣胀或隐痛,时隐时重。时或胸闷,上坡易累。1年前曾在某医院检查:心电图运动试验(++),冠状动脉某支迂曲、软斑形成、管腔轻度狭窄,脑动脉硬化、血管狭窄,骨质疏松(未见到原始资料)。

病机辨证:肝肾不足,经络失畅。

处方:熟地黄30g、枸杞子15g、续断15g、桑寄生15g、怀牛膝15g、锁阳15g、木瓜15g、天麻15g、石斛15g、萆薢15g、鹿含草15g、三七粉3g(冲),6剂。

2010年3月27日二诊:

脉舌同上,药后症减,体感轻松,上方加味14剂。

2010年4月17日三诊:

因胸闷加重且纳呆,改方:

制首乌30g、女贞子15g、黑豆30g、熟地黄15g、当归15g、黄芪30g、丹参30g、姜黄10g、郁金10g、三七粉3g(冲)、冬瓜子30g、淡海藻15g、荷叶10g、泽泻12g、生山楂18g,14剂。

2010年5月1日四诊:

脉虚滑气扬,舌苔薄而黄糙腻。主诉:头昏乏力,四肢浅静脉鼓胀,手掌和足部筋肉发胀。

病机辨证:气阴两虚,肝亢风阳内动,挟痰热窜扰筋经。

处方:黄芪30g、五味子10g、麦门冬15g、石斛15g、杭白菊15g、白蒺藜10g、胆南星10g、泽泻15g、冬瓜子30g、木瓜15g、天麻15g、西洋参3g、蔓荆子15g、黄芩15g、厚朴15g、萆薢15g、豨莶草15g、生山楂15g,7剂。

2010年5月11日五诊:

脉诊:浮虚弦缓滑。望诊:苔薄淡黄糙腻,舌红黯。服上药后诸症均减,唯早晨口燥甚。系气阴两虚复而未济,痰湿、热、气滞于经络未尽。改方:

西洋参 2g、黄芪 30g、五味子 10g、麦门冬 15g、天花粉 15g、郁金 10g、射干 10g、茯苓 24g、扁豆 30g、蚕沙 15g(包)、石斛 15g、浙贝母 10g、木瓜 15g、生山楂 15g、天麻 15g、胆南星 10g、通草 10g、枇杷叶 10g,7 剂。

2010 年 5 月 18 日六诊:

脉舌同上。主诉:胸闷,上楼时加重,嗳气,纳稍差,大便正常。

病机辨证:脾虚,肺胃气滞失降。

处方:西洋参 2g、黄芪 15g、炒白术 15g、山药 15g、扁豆 30g、隔山撬 15g、桑白皮 15g、葛根 15g、郁金 10g、砂仁 10g(后下)、北沙参 15g、浙贝母 10g、枇杷叶 10g、紫苏梗 10g、代赭石 15g、当归 15g、川芎 15g、三七粉 3g(冲),7 剂。

2010 年 5 月 27 日七诊:

脉诊:浮细滑虚弦小数。望诊:舌红黯,苔薄白糙腻、干。主诉:胸闷减轻,全身不定位隐痛,纳差,喜冷饮。诉平时性格强傲,遇事内心压力久积而不易释放。

病机辨证:脾气仍虚,痰湿痹滞。

处方:柴胡 10g、黄芩 10g、茵陈蒿 15g、法半夏 10g、化橘红 10g、藿香 10g、炒栀子 10g、芦竹根 15g、天麻 15g、白蒺藜 10g、青皮 10g、陈皮 10g、鱼腥草 30g(后下)、郁金 10g、合欢皮 15g、太子参 30g、炒白术 15g、枸杞子 15g、炒山楂 15g、炒麦芽 15g、炒神曲 15g,6 剂。

2010 年 7 月 20 日八诊:

脉诊:浮细弦缓。望诊:舌红,苔薄黄糙腻。主诉:诉前方服尽,诸症悉减,人体轻快,遂停药。近因暑热外逼,又感身体违和,下肢发胀,胸胁部不定位作痛。

病机辨证:气虚抗暑无力,肝郁,湿滞中阻。

处方:5 月 27 日方加佩兰 10g、葛根 15g,6 剂。

按:本案先后八诊,其症状一为肢节筋肉不定位胀痛、掣痛或隐痛;二为胸闷心累;三为纳呆、苔象糙腻等脾胃不和。其脉象也在浮、细、虚、弦、滑,气郁、气扬、气数之间变化。当主症为肢节症状而脉浮细虚弦滑,脉象理解为肝肾不足、不充脉络以及肢体脉络郁束不畅,治以补益肝肾、通畅脉络为法。当主症为头昏乏力及体表经脉筋肉发胀,而脉象浮滑虚扬,则脉象释为气阴不足,风阳与痰热窜扰筋经之络,投以益气养阴、平肝息风、清化痰热。当主症是胸闷心累,其脉浮细虚弦滑或浮虚弦缓滑,释为气阴不足,湿、热与气痹阻心脉,改以益气养阴、化痰理湿、宣畅胸阳。当主症又以肢体症状为主,而舌苔糙腻,则脉象浮细滑虚弦小数释为中虚失运、痰湿痹滞脉络,改方以调气和胃,宣畅中焦为法。说明脉象只反映气机动象,不同病证的脉象之异与之同都是相同或不同的气机活动的结果,否则析脉就失去方向,而且还需要四诊合参乃可作出比较精确的病机判断。有弟子阅此案后言:前六诊以虚、瘀为主,第七、八诊转为理气通痹。这是对上述八诊治法的概括。

3. 肝肾阴虚夹痰热案

秦某,男,61岁。

2011年8月26日首诊:

脉诊:两手均沉,右脉兼弦而小滑满,左脉寸关虚细,尺部细而小弦。望诊:舌红黯,苔薄淡黄腻,双目睛血缕密布。主诉:目糊、乏力。

病机辨证:肝肾阴虚,肝胃痰热,头目失养失畅。

处方:枸杞子15g、白菊10g、南沙参15g、黄芪30g、楮实子15g、龙骨30g、牡蛎30g、胆南星10g、川贝母粉6g(冲)、化橘红10g、茯苓15g、知母15g、炒栀子10g、生石决明30g、草决明15g,7剂。

2011年10月12日二诊:

脉诊:右脉沉略细而满浊,左脉沉细弦虚涩。血压104/78mmHg。望诊:舌红黯,苔薄白微腻。前因目糊乏力服药7剂消。今枕部起疹并流脂液,寐欠安,大便溏,日行2~3次。

上方加苍术15g、黄柏15g、当归10g、车前子15g(包),14剂。

按:目糊乏力,症诉单一。脉象整体沉郁,左脉寸关虚细及尺部细明示阴分不足,脉之内质失充;但右脉沉弦而小滑满结合舌红黯、苔淡黄腻提示痰热内蕴。第二诊诉后枕湿疹流液也印证患者痰湿内盛之变。此病当久治并清淡饮食可获长期效果。

4. 脾肾两虚湿浊内盛案

李某,女,43岁。

2011年9月13日首诊:

脉诊:左侧脉气低沉,弱中带滑满,右关独滑满而气浮,右寸尺沉细。望诊:舌淡红,苔薄白。主诉:反复心悸,出冷汗,乏力,失眠,烧心,夜间腰腿轻度酸痛。确诊糖尿病已9个月。服格华止控制血糖。

病机辨证:脾肾两虚,阳明湿浊内盛。

处方:仙灵脾15g、黄芪30g、炒白术10g、炒苍术10g、黄柏15g、法半夏10g、防风10g、山茱萸15g、枸杞子15g、杜仲15g、续断15g、丹皮10g、地骨皮15g、鹿角胶5g(化)。

上方共服76剂,诸症皆有缓解,根据脉症变化,其中2011年10月11日加浙贝母10g、苦参5g、制香附10g、煅瓦楞15g、天竺黄10g。2011年11月20日加桂枝5g、黄芩10g、川芎15g、当归10g、酸枣仁15g(打)、苦参5g。2011年11月22日加炙鳖甲30g、狗脊30g。

2011年12月20日五诊：

脉转沉细微涩，汗出失眠、心悸症状已缓解，唯下半夜下半身筋骨酸痛，为肝肾不足之症。

改方：狗脊 30g、续断 15g、骨碎补 15g、杜仲 15g、熟地黄 15g、怀牛膝 15g、独活 10g、仙灵脾 15g、巴戟天 15g，6剂。

2012年3月3日六诊：

上方加鹿角胶 10g（化）、枸杞子 15g，6剂。

按：症状多样，但脉象左侧沉弱，右侧关部滑满气浮，沉弱为虚，滑满气浮为实，右寸尺沉细，与左脉沉弱呼应，则两手脉寸关尺都有虚象，范围广，症状多，应为脾肾先后天之虚。左脉沉弱中带滑满，与右关呼应，优势部位在右关，故舌苔不腻仍可判定是阳明湿浊内盛。

5. 心肾两虚案

周某，女，53岁。

2011年11月30日首诊：

脉诊：脉沉细略迟涩。望诊：苔薄白微腻。主诉：神疲头昏，目沉数月，易惊悸恐惧，夜渴。

病机辨证：心肾阴阳两虚。

处方：西洋参 5g、制附片 5g（先煎）、干姜 10g、炙甘草 10g、杜仲 15g、生地黄 30g、熟地黄 30g、山茱萸 30g、当归 10g、炙远志 10g，6剂。

按：本案无复诊资料，但脉证符合《伤寒论》"少阴之为病，脉微细，但欲寐也"的描述。而且诸虚之中，阳虚气虚最易纠正。录此为虚劳的一种临证经历。

6. 三焦俱虚案

姜某，女，90岁。

2011年11月25日首诊：

脉诊：左寸尺上突成明显气团，关部则沉陷；右脉虚细，寸关各突小气点，右尺沉细。主诉：患者近三年来间断来诊，除偶患外感之外多以心累心悸，动则气急，静休则缓，自感头颅或胸脘部搏击声不绝，均从气虚或气阴两虚、虚气上逆调治而解，近期又心累心悸，头昏涨以巅顶最重，腰腹酸胀。

病机辨证：高年三焦俱不足，虚气上逆。

处方：西洋参 5g、黄芪 30g、制附片 3g（先煎）、熟地黄 30g、山茱萸 15g、枸杞子 15g、知母 15g、黄柏 24g、浮小麦 30g、五味子 10g、石决明 30g、藁本 15g，3剂。

2011年11月30日二诊：

脉虚浮小数，双寸及左尺均有软气团上突，苔薄白，质干，色老红。诉药后,心累心悸有好转,但头颅内仍搏击声响,且头昏巅涨,腹胀及腰。

病机辨证:虚阳上逆,阳明气滞。

前方加炒白术12g、大腹皮15g。再投4剂。

按:本案以心累悸为主症,兼头昏涨和腰腹酸胀,病位涉及三焦。其左寸尺气团、右寸关气点,为寸关尺三部皆气动不宁之象,左关沉陷,右脉寸关尺均虚细而以尺尤弱,则两手虚脉合参为三焦俱虚,但以关尺中下焦为最,故症状虽无中虚,仍应为心、脾、肝、肾四脏之虚。各方面合参:病机是心脾肝肾四虚,虚气上逆。此病当久图,膏方尤合宜。

7. 湿热痿软案

杜某,男,66岁。

2011年9月10日首诊:

脉诊:寸关中沉位滑满,气缓,左带细、小弦,脉气稍浮。望诊:舌红有黯气。主诉:鼻塞发痒、足底发烧、左手乏力2年。左上臂肌"萎缩",2年前左肩曾疼痛。外院电子鼻咽镜检查显示:鼻黏膜苍白。

病机辨证:湿热中阻,气虚络空。

处方:黄芪40g、当归15g、川芎15g、地龙15g、桂枝10g、姜黄10g、蚕沙15g(包)、葛根15g、厚朴15g、炒白术10g、茵陈蒿15g、胡黄连10g、白芷10g、苍耳子10g、鱼腥草15g(后下),6剂。

建议作颅颈CT或磁共振。

2011年9月27日二诊:

诊脉细迟缓,小弦小满。望诊:苔薄少,舌红,即测血压148/86mmHg。诉:上药每剂服2日,药后诸症悉减,因症状好转未去做CT,现除轻微泪症外略有咳嗽。

上方加麦门冬15g、天门冬15g、玄参15g、浙贝母10g、桔梗10g、丹参30g,6剂。

按:本例患者诉左上臂肌萎缩,经治疗两周而好转,因未作确切检查,疗效又较快,则可能是痿软无力之虚劳案例。但即便是真痿症,其治法也会很多,均依脉证而定。本例脉象之异以右脉寸关部为主,都是中沉位的缓滑满脉,是湿热内盛于上中焦、气机失畅的反映,两侧寸关脉气不均匀,左带轻微的浮气并细而小弦,反映脉道不实,轻轻上扬,在气虚络空的条件下可见此象。本例左右脉表现上矛盾的统一,这是经常之事,业中医者应执阴阳思辨技巧认识病证的矛盾与统一性。

8. 湿盛痿软案

吴某,女,52岁。

2010年6月24日首诊:

脉诊:沉滑满小弦。望诊:舌正,苔薄白。四肢软乏,使力则难支1月。

病机辨证:湿盛阻气,气不外达。

处方:苍术15g、薏苡仁30g、泽泻15g、茯苓24g、葛根15g、杏仁10g、木防己10g、黄芪30g、续断15g、杜仲15g、羌活10g、炙甘草5g,6剂。

2010年6月29日二诊:

脉诊:脉转中位细弦滑,重压之下为弦涩,血压130/80mmHg。主诉:服上方后症状明显好转,至下午体力精神更好。畏寒,但着衣即出汗,自感发热,测体温却正常。

病机辨证:少阳气机不舒,肝郁阳亢。

处方:柴胡10g、黄芩10g、南沙参30g、黄芪15g、钩藤10g(后下)、天麻15g、浮小麦30g、合欢皮15g、白芍15g、枸杞子15g、白蒺藜10g、当归10g、生石决明30g、龙骨30g、牡蛎30g、白薇15g、白菊10g、泽泻15g,6剂。

按:体软肢乏容易视为气虚。本案之脉无气虚之象,脉沉而小弦为气机沉郁的两个阴脉,滑满为一阳一阴脉,常见于湿浊或湿热内盛,苔薄白无热象,所以判断为湿盛阻气,气不外达,导致体软肢乏症状。予苦、辛、淡祛风除湿之剂收效明显。二诊时脉象转变为郁束加重并见阳盛之滑,症状也以气机失稳为特点,或畏寒或热、汗自发,相当于小柴胡证的寒热往来,从少阳气郁、肝郁阳亢论治。

9. 指甲失华案

李某,女,35岁。

2014年2月28日首诊:

脉诊:两寸关居中位,细滑,关后及尺部沉细小弦,脉气不扬,右关后气团。脉气呈下虚,气郁。望诊:舌正,苔薄白。主诉:十指甲粗糙黄晦,若甲癣样,但只波及甲面,凹凸不平已多年,曾皮肤专科查菌(-)。

病机辨证:气虚络痹,指甲失养。

处方:黄芪30g、当归15g、桂枝5g、桃仁10g(打)、制大黄6g、丹参30g、生地黄30g、三七粉3g(冲)、土鳖虫10g、玉竹15g,20剂。

2014年9月24日二诊因月经不调来诊,言此方药后,甲病即消失。

2014年10月17日三诊:

月经刚尽,近期指甲又现粗糙,诊其脉沉细小弦,寸部稍浮,仍然显现气虚血痹之象。予2014年2月28日方30剂。

按:本例指甲失华,虽是小症末疾,病机因气虚不主血运而致血脉之痹,血痹先致指甲失华,如任其自然,虚损范围将扩大。

10. 痨瘵(骨结核并冷脓疡形成)案

贾某,女,36岁。

2012年7月2日首诊：

脉诊：左寸气团浮突弦滑，左关及右寸关细弦滑数，两尺沉细弱不经重压，右寸关轻切时有脉气不均感。望诊：苔淡黄厚腻，舌黯瘀，全身皮肤黝黑。主诉：患多发性脊椎结核3年，继发左腰大肌冷脓疡（结核性），骨结核已做手术，2011年11月6日作左腹部瘘管引流，至今已1年不收口，人体黑瘦，全身乏力，腰脊酸痛不利，轻度贫血，2012年7月1日血常规检查：红细胞$3×10^9$/L。红细胞压积34.4%，血沉100mm/h，肝肾功能正常。

因骨结核和腰大肌脓疡，久服利福布汀胶囊，服药后全身皮肤变黑。

病机辨证：下元虚损，邪热深伏。

处方：西洋参5g、黄芪30g、红景天15g、杜仲15g、锁阳15g、枸杞子15g、当归10g、茯苓15g、知母15g、黄芩15g、炙鳖甲15g（先煎）、地骨皮15g，14剂。

此方药后左寸气团变为气点，左寸关及右寸虽细滑，有浮气出现，自感体况好转，2012年7月16日二诊时又予14剂后进一步感舒畅，2012年10月11日三诊查血沉为17mm/h，但肝功能中球蛋白33.20g/L，予原方加桃仁15g、红花10g、制大黄6g、土鳖虫10g以祛瘀热，14剂，药后自行不间断续方配药。

2013年2月28日四诊：

脉诊：两尺虽绵弱，但重压之下有绵力不尽象，右寸关濡滑糊，左寸关细，虚滑无弦刚象。主诉：2013年2月23日查血沉137mm/h，肝功能正常。予2012年10月11日方连服3月。

2013年10月10日五诊：

脉象居中沉位，均滑小数，寸尺兼满微浮突，两关稍低陷。望诊：苔白腻、质糙，满舌，舌肤仍瘀黯。言上方服完左腰大肌瘘管已愈合，自行续服至今，除肤黑外，一切体安无恙。2013年9月28日当地医院体检，肝功能、肾功能、血常规均正常，超声显示：左腰大肌无液性暗区及其他异常，X片显示椎管结核灶已吸收，结核专科评价骨结核已愈合，嘱再抗结核治疗3个月可停服抗结核药。

病机辨证：脾虚、痰瘀互结上下。

处方：生晒参粉2g（冲）、黄芪15g、红景天10g、茯苓15g、山药30g、女贞子15g、桃仁10g、红花10g、土鳖虫10g、胆南星5g、法半夏10g、制白附子10g（先煎）、化橘红10g、郁金10g、排风藤15g、黄芩15g、厚朴15g、炒山楂15g、炒神曲15g、炒麦芽15g。嘱服一月后再复诊。

2013年12月24日六诊：

脉诊：双手脉均中沉位，滑而小数，关尺部较耐重压。望诊：舌苔白腻满舌,皮肤与舌色仍瘀黯。左腰部瘘管及脓疡收口,无复发,体况良好。

病机辨证:脉舌示痰瘀结滞。

处方:蜈蚣2条(研冲)、龟甲15g(先煎)、胆南星10g、法半夏10g、制白附子10g(先煎)、桃仁10g、土鳖虫10g、郁金10g、旋覆花10g、制香附10g、白芥子10g、薏苡仁50g,14剂。

2014年3月20日七诊:

脉诊:双手脉沉细弦,具刚气,脉气欠畅,寸部的中沉位有气团郁满。望诊:苔薄淡黄腻,舌红,有明显黯滞气。言骨结核和冷脓疡已愈,抗结核药已停服2个多月。肤色仍黑,舌瘀已见减轻。

病机辨证:气滞血瘀,痰瘀未尽。

改方:柴胡10g、赤芍15g、川芎10g、当归15g、桃仁15g、红花10g、丹参30g、胆南星10g、制白附子10g(先煎)、蚕沙15g(包)、苍术15g、炒枳壳10g、怀牛膝15g、桂枝10g、茯苓15g、黄芩15g、土鳖虫10g,30剂。

按:患者患多发性脊椎骨结核3年,继发左腰大肌深部冷脓疡,造瘘术后1年不收口,两尺沉弱、虚弱乏力,腰脊酸痛功能不利,显示肾元甚虚为痨瘵之症,但左寸弦滑浮突、左关尺右寸细弦滑数,脉气刚而失柔、郁束兼上张,舌肤瘀黑,显示痨毒与药毒嚣张,为正虚邪盛之势,故初诊方予参、芪、锁阳、归、枸、杜扶肾元,知、芩、鳖甲、地骨皮、红景天清邪热,服药半月脉症俱改善,邪热收敛,脉气有所振作,但首方显然未顾及病久瘀热入络,故28剂后加桃仁、大黄、土鳖虫以完善治疗,其间瘘口愈合,身体安然,仅舌仍瘀黑,肤仍黧黑,第五诊脉象以关脉小虚、寸尺小实为特征,舌苔糙腻,由中虚失运、痰瘀互结所致,换方健中、化痰、化瘀、消导调治,脉舌虽仍有不平,但与治前比较,肾元已不虚,痨毒、药毒已不明显,总体情况已无大碍。六诊和七诊虽然无局部症状,但脉象各有特点,反映体内痰、瘀和气的存在与变化,分别设化痰别瘀方(六诊)和血府逐瘀汤、桂枝茯苓丸出入(七诊),投药至今未再来诊。

后记:患者于2015年11月26日又来诊,言骨结核与左腰大肌冷脓疡临床痊愈已2.5年,近复发1月,左腰部流液。经重庆市公共卫生医疗救治中心摄CT片,显示腰椎3~5椎体结核,伴冷脓疡形成,左腰大肌冷脓疡自行裂开。患者感疲惫。诊其脉,双手均郁数,左脉形成低台阶形,右脉小梭形,即左寸关稍浮,右关稍大。舌苔白腻满舌,舌色瘀青。一派痰毒郁伏、气机不畅象,况且旧病复燃,正气必虚。予:西洋参2g、黄芪50g、当归15g、胆南星10g、制白附子10g(先煎)、龟甲15g(先煎)、白芥子10g、桃仁15g、赤芍24g、桂枝10g、土鳖虫10g、王不留行15g、蜈蚣2条(研冲)、黄柏15g、薏苡仁50g、猪牙皂3g,14剂。患者家贫,医资均由其胞妹付出,嘱加强营养,务求久治。至截稿为止,药后又来诊2次,体况与瘘道流液显著好转,瘘口收小,流液量减少。嘱药毕复诊,不可停误。

【小结】

虚劳指阴阳气血不足所致的内伤虚症,本节编列各案中,况某案气阴大虚、丁某案和秦某案肝肾不足、李某案脾肾两虚、周某案心肾两虚、姜某案三焦俱虚、杜某案和吴某案湿证痿软、李某案气虚血痹指甲失华、贾某案痨瘵,共十案,从病症归类而言,虽有欠严格,但鉴于虚者未必纯虚,实者可以致虚,均因不同病机导致机体的全身或局部失养,联系起来看有利于临床思维的开展。况且中医的病症分类本来存在模糊性,故本节的案例编列,略于"虚劳"定义上的严密,而偏重于临床思维的联系。

(二)内伤发热
1. 气阴两虚发热案
李某,男,39岁。

2009年3月16日首诊:

脉诊:脉浮滑虚数,左兼细。望诊:舌红,苔薄白糙腻。目前在重庆某军医大学附属医院住院。主诉:发热20余日,多午后体温上升,至夜间8~10点自然恢复正常。发热前畏寒,热退时汗出,伴口干。经住院检查,肺部CT:见左肺下叶底段有少许炎症。上腹部B超示:肝大、脂肪肝,脾大。血沉82mm/1h。结核菌素试验2+,结核菌素抗体(LAM、16KDa、38KDa)均(-)。自身免疫指标:如抗核抗体,抗SM,抗SS-A,抗Ro-52,抗SS-B,抗Su-70,抗10-1,抗CENP-3,双链DNA抗体,抗核小体抗体,抗组蛋白抗体,抗核糖体P蛋白抗体均(-)。病毒免疫指标如单纯疱疹I型、II型IgM,CMV-IgM,风疹RV-IgM均(-)。EB-IgG(+),EBV核抗原IgG(+),但EB DNA<检测下限,乙肝表面抗原(+),甲型肝炎病毒抗体,丙型肝炎病毒抗体、丁型肝炎病毒、戊型肝炎病毒抗体均(-)。降钙素≥0.5,免疫球蛋白IgG、IgA、IgM,补体C3、免疫KAP、免疫LAM均(-)。补体C4 399(↑)。梅毒螺旋体抗体(-),抗HIV(-),C反应蛋白93.8mg/l(↑),伤寒、甲乙丙副伤寒,II型立克次体,19型立克次体,K型立克次体均(-)。血常规、心电图、骨髓穿刺、腹部CT、肿瘤免疫学指标12项均(-)。

病机辨证:太阴气虚,少阴阴虚,少阳受邪。

处方:西洋参10g、黄芪30g、当归15g、柴胡24g、黄芩24g、桂枝10g、薏苡仁30g、秦艽10g、炙鳖甲15g、忍冬藤50g、地骨皮15g、生地黄24g、炙甘草5g、生白术15g、知母15g,3剂。

2009年3月19日二诊:

脉转细弦滑数,舌苔薄白腻。主诉:发热依旧。

病机辨证:病机同前且兼湿邪。

处方:前方加茵陈蒿30g、排风藤30g、钩藤15g(后下)、蝉蜕15g、青蒿10g,6剂。

2009年3月26日三诊:

药后热退,上方再服3剂。

2009年3月30日,四诊:

脉诊:脉细滑较平缓。望诊:苔薄白微腻,舌淡红。主诉:未再发热,也无其他所苦,但热病之后气阴两虚,湿邪未尽。

善后方:太子参30g、黄芪15g、扁豆30g、山药30g、茵陈蒿15g、豆豉15g、葛根15g、薏苡仁30g、石斛15g、腊梅花15g、金银花15g、谷芽30g、生白术10g,6剂。

按:此例首诊脉象右浮滑虚数,左兼细。虚数示气虚,病位太阴脾脏,细数示阴虚,病位少阴肾,脉浮滑数显示发热之体的阳气活动,病涉表里,故先畏寒,后发热、汗出,符合少阳病特征,舌苔又反映夹有湿邪。初诊以益气养阴,疏泄少阳,清泄里热为治,三剂,热不退。二诊时加利湿化浊、平宁肝气6剂,药毕热退,再投3剂,发热未反跳。说明益气养阴,疏泄少阴,清泄里热之外,除湿平肝不可缺少。初诊时未重视舌苔为失误。

5个月后,因外感风热暑湿又发热来诊,其脉细弦数,虽感暑并发热,但脉无浮洪类形状,正反映其人体质少阳厥阴素郁,舌苔微腻示湿邪常生,故治法运用辛凉与芳、苦并进之法(芦竹根、淡竹叶、豆豉、葛根、藿香、佩兰、青蒿、忍冬藤、秦艽、钩藤、蝉蜕、板蓝根、鱼腥草)。

2. 成人斯蒂尔病案

雷某,男,25岁。

2012年6月25日首诊:

脉诊:左寸关细虚弦而滑数,尺部则沉郁弦劲数,右脉及两尺沉细郁弦劲数,脉息总状为促急而郁束有力。望诊:苔淡黄腻满舌。主诉:中度低热1年,每日午后4时始体温上升,至晚达38℃左右,夜半子时汗出热退,1年来多方诊治、住院,病状起伏,始终不愈,经重庆市多家医院作相关检查未发现致热原因。

病机辨证:湿浊久伏,肝胃气机痹滞,元气已耗伤。

处方:藿香10g、黄芩24g、法半夏10g、茯苓15g、广木香10g、石菖蒲10g、厚朴15g、槟榔10g、茵陈蒿30g、柴胡24g、姜黄10g、僵蚕10g、蝉蜕10g、制大黄6g、生山楂15g、鱼腥草30g(后下)、排风藤15g,6剂。

2012年7月2日二诊：

药后仅有2天发热，病症有转机，因其脉仍在中位(左)或沉位(右)呈郁弦数，右仍带劲，左则见虚，判断为正虚湿热深伏膜原，络脉气机闭遏。

处方：南沙参30g、西洋参5g、石斛30g、芦竹根15g、青蒿10g、炮穿山甲粉5g(冲服)、浙贝母15g、葛根30g、金银花30g、蚕沙15g(包煎)、郁金15g、茵陈蒿30g、冬瓜子30g、生山楂15g、藿香15g、石菖蒲10g、制大黄10g、僵蚕10g、蝉蜕10g、土鳖虫10g，7剂。

2012年7月9日三诊：

脉诊：脉郁束消失，但虚弦虚滑，不经按压，尺部脉力稍重，苔薄淡黄腻。病邪退而未尽，正虚未复。主诉：发热已不在午后发作，仅夜间轻度出现37.6~37.8℃左右，夜汗较多，微咳。上方稍作出入，柴、芩、斛适当减量，6剂。

2012年7月16日四诊：

脉诊：脉细虚弦数，有一点亢气。望诊：苔黄腻近薄。主诉：近一周曾有2夜体温达38C，凌晨汗出而退。

病机辨证：气阴不足，湿热未尽，肝郁化火。

处方：西洋参5g、五味子10g、麦门冬15g、石斛15g、茵陈蒿30g、冬瓜子30g、青蒿10g、黄芩15g、生山楂15g、厚朴15g、葛根30g、牡丹皮10g、炒栀子10g、青黛10g(包煎)、浮小麦30g、石决明30g、炒川楝子10g、夜交藤30g，6剂。此方6剂投下后一周无发热，原方稍事出入又20剂，未见发热。

后记：本案1年后又发热来诊，热势持续，收住院再作检查，仍无明显异常发现，其间中西药并举，发热无改善，二周后出院至他院按成人斯蒂尔病收治，后情未详。

按：内伤发热，以癌性和免疫性疾病治疗较难。其中免疫性发热，总的来说诊治例数不够多，经验积累不足，故或有效，或无效，有效者亦或近期之效，总之无一定把握。目前的认识似乎无一定的专治性方法，还是"观其脉证，知犯何逆，随证治之"为宜。而且务必坚持较长的疗程摸索规律，庶几有改善或缓解之希望。有一成人斯蒂尔病个例可支持这个观点，该病例2012年因不明原因高热诊断为本病，予激素治疗1个月，热退激素持续1年，停药3个月热势复发。2014年2月转笔者中药诊治近半月，热势不退，因虑过久高热生变，仍转西医激素控制，嘱热退后即改中药调治。1月后热退，患者接受长期中药辨证论治，兼服小剂量激素，中药加激素方法2个多月仍发热反复，后出现口疮、目赤，患者停服激素单服中药约4个月后，未出现发热，但目赤、口疮反复不已，有时伴发上肢皮疹，坚持中药治疗至2016年1月几近2年疗程，目赤、口疮、皮疹不再发作，2年中也无发热。从2016年2月至3月先后3次发高热,伴面部泛发皮疹,其脉弦劲数促,舌苔黄腻满舌,多次血常规检查,白细胞计数 $20 \times 10^9/L$ 以上,中性粒细胞90%以上。2016年2月29日查血常规,白细胞数达 $29.81 \times 10^9/L$,中性粒细胞达94.3%。以大剂表里双解、清热除湿、凉血解毒辅以通络、补益气阴方(其中柴胡24g、黄芩24g、葛根30g、水牛角100g、生地50g、牡丹皮30g、赤芍30g、黄芪70g),发热均在3天至1周退去,但血象的改善甚慢,可见并未治愈,仅仅缓解而已。但比较2014年的诊治,退热疗效显著提高,目前仍在后续治疗。

3. 冲气潮热案

李某,女,72岁。

2015年2月16日首诊:

脉诊:双手脉浮亢滑满,带虚数气,寸关较尺滑盛,呈脉气上扬象,与尺部形成台阶形脉势。望诊:舌红绛但有津,苔薄白少。主诉:潮热上冲自足至巅3年,影响睡眠,但无汗出。

病机辨证:肝胃郁亢,冲气挟痰上逆。

处方:桑白皮15g、炒栀子10g、黄芩15g、柴胡10g、白菊10g、代赭石15g、法半夏10g、川芎15g、当归15g、浙贝母10g、砂仁15g(后下)、黄柏30g、葛根15g、川木通10g、浮小麦30g、钩藤10g(后下)、石决明30g,7剂。

2015年3月2日二诊:

药后症状显减,潮热仅至足和小腿。原方14剂。

按:冲气潮热即冲阳之气上冲所致潮热,冲阳性升,正常情况下有肾、脾、肝、胃升降制约,使其不冲。故冲气潮热成因多由肝胃郁亢引动冲阳上逆;肾虚脾弱不制冲阳,然后兼肝胃亢气引动发生。本例治法以《金匮要略》奔豚汤为底方加减,作用为疏泄肝胃郁气、平降肝胃和冲阳逆气。疏泄之味如柴胡、葛根、川芎、当归,平降之味有桑白皮、栀子、白菊、代赭石、半夏、贝母、浮小麦、钩藤、石决明,另助砂仁、黄柏封髓降火,川木通淡渗泄火,综合成一方,药味偏多,但作用较有力。

4. 积滞内热案

高某,女,24岁。

2009年7月8日首诊:

脉诊:脉左手细而小滑,右则弦滑。望诊:苔薄黄略腻,舌红。主诉:阵发性烘热,神疲,由平卧位起身后易头晕,夜间腹胀气多。

病机辨证:积滞内热。

处方:炒山楂15g、炒麦芽15g、炒神曲15g、苍术10g、茯苓24g、法半夏10g、广木香10g、鱼鳅串15g、鸡矢藤15g、柴胡10g、黄芩10g、胡黄连10g、淡竹叶15g、莱菔子15g,6剂。

2010年4月23日因他病来诊:诉去年烘热头晕,神疲腹胀之证,6剂药毕症状全消,至今未复发,并遵医嘱清淡饮食。

5. 阳维为病案

汪某,女,65岁。

2010年7月17日,首诊:

脉诊:脉左细弦,右中位细弦,沉取则弦滑小满而劲。血压130/84mmHg,望诊:舌正苔薄白腻。主诉:上半身畏热汗多,下肢则凉冷。冬季下身需穿3条绒裤仍不暖,夏天夜卧上半身喜空调降温,下半身又需复被加温。病程已6~7年之久。口干夜甚,但不思饮,口中腻而不爽。否认高血压史。

病机辨证:阳维为病苦寒热,少阳为病口干苦、目眩。证为奇脉阳虚于下,肝郁阳盛于上,少阳枢机不利。

处方:生石决明30g、代赭石15g、怀牛膝15g、泽泻15g、制附片3g(先煎)、生地黄30g、肉桂5g、柴胡10g、黄芩15g、葛根15g、浮小麦30g、黄柏15g、黄连10g、白薇15g、肉苁蓉15g,6剂。

按:本例无后续资料,但其诊上热下凉。病机辨为阳维奇脉下虚,肝郁气亢,少阳枢机不利,理由是左脉细弦不振主下虚,右中位脉细弦,乃一派气郁不疏之象主肝郁,而右脉沉位弦滑劲小满又是内的气郁阳盛脉,与上下寒热不均的症状联看,显然病在肝胆气机失衡。但患者患病日久不愈,又引导思维上虑及阳维奇脉下虚之证。治疗以温肾引火下行、兼平肝潜阳,寒温并举为法,系不常见之证和不常用之法。不一定有效,仅备此一案以供今后参考。

6. 肝脾失调潮热、身凉案

刘某,男,42岁。

2011年11月3日首诊:

脉诊:双手脉浮中位细滑虚弦,沉取时右脉转弦劲,左脉转细郁弦。望诊:舌苔淡黄糙腻,舌红。主诉:多年来四肢夜凉,复被则又潮热,心情沉郁不欲言语,神气不振,又时畏寒,头昏疲乏。有高脂血症,高黏滞血症,脂肪肝,胆结石症及胆囊息肉。询问性欲则正常。

病机辨证:中虚失升,痰热肝郁互结气机失调。

处方:党参30g、炒白术15g、炒苍术15g、茯苓15g、薏苡仁30g、葛根15g、佩兰10g、竹茹15g、胆南星10g、茵陈蒿30g、姜黄10g、蝉蜕10g、柴胡10g、石菖蒲10g、炒枳壳10g、射干10g、冬瓜子30g、枇杷叶10g、生山楂15g,7剂,嘱清淡饮食。

2011年11月10日二诊:

脉诊:两手脉细郁弦小数,左寸脉气浮盛而糊满,右寸浮取气点可见,双手脉重按已无前诊弦劲感。症状诉同上,言语神情已较开朗。

病机辨证:脉象示肝郁有缓解,今病在少阳,枢机不利,脾升不足,痰浊内阻。

处方:柴胡 10g、桂枝 5g、葛根 30g、黄芩 15g、法半夏 10g、党参 30g、炒白术 10g、炒苍术 15g、茯苓 15g、羌活 10g、制首乌 30g、制白附子 10g(先煎)、生山楂 15g、绞股蓝 10g、茵陈蒿 15g、郁金 10g、石菖蒲 10g,14 剂。

2011 年 11 月 29 日三诊:

脉转缓滑小弦,右寸气点可见。诉身凉已明显好转,今微咳,询问平时嗜好香烟。11 月 10 日方加川贝母粉 6g 冲服,14 剂,嘱戒烟。

2011 年 12 月 13 日四诊:

脉细弦滑小数,无郁象及沉取弦劲象,右寸气点不见。身凉潮热消失,有胆囊息肉及结石。予以 11 月 10 日方加肿节风 15g、僵蚕 10g,14 剂。

按:本例以畏寒肢凉,又潮热为主症,伴头昏神疲,心情抑郁。其脉象在浮中位均细滑虚弦显示脉气虚而痰浊盛,结合舌苔黄糙腻,中虚痰热可断,但沉取则两手脉均弦甚或郁弦,明示存在肝郁,据此辨病机为中虚失升,痰热气郁互结,气机升降出入失调,予以四君、温胆、升降散、宣痹汤数方化裁。二诊时无脉象沉取弦劲、郁弦象,但总体脉象细郁弦小数为肝郁缓而未消,两寸分别浮盛糊满或气点上突,说明痰浊较盛,又思其病畏寒肢冷与潮热交替符合少阳病特征,故改投柴桂汤合六君子,方中升阳疏气与化痰并重,14 剂症减,28 剂症消,患者喜出望外。本例肝脾失调潮热除中虚之外,有肝郁痰阻病机。假设中虚而肝郁气亢,则宜柴芍六君子汤合丹栀逍遥之法出入,或又兼胃热,还需佐胡黄连、苦参、知母、生石膏、防风等味,倘若湿浊盛,佐平胃或杏仁、薏苡仁、白豆蔻、藿香、佩兰、青蒿等,总之法随证(病机)而立。

7. 气阴不足相火虚热案

何某,女,76 岁。

2012 年 3 月 21 日首诊:

脉诊:右寸尺浮而虚弦滑,关部沉虚,左寸关细浮虚弦,尺部沉细郁。望诊:舌红,苔薄白。主诉:夜间潮热阵作 1 年,以面颊潮红为主,伴烦躁,至晨苏醒后其热自退,全身患有湿疹,皮肤瘙痒。高血压病 10 年,服药控制。

病机辨证:气虚,肝阴不足,相火上浮外蒸。

处方:黄芪 30g、仙灵脾 15g、杜仲 15g、白芍 30g、酸枣仁 15g(打碎)、生地黄 15g、熟地黄 15g、制首乌 30g、砂仁 15g(后下)、黄柏 30g、龟甲 15g(先煎)、土茯苓 15g、白鲜皮 15g、防风 15g、金银花 15g,6 剂。

2012 年 3 月 30 日二诊:

药后潮热止,肤痒基本消失,仅虎口上方仍有皲裂,粗糙和瘙痒。脉右弦涩而劲,左虚弦而滑,血压 150/60mmHg。上方去酸枣仁,加龙衣 5g、蝉蜕 10g,14 剂。

按:本例辨病机知其气虚者因右关沉虚,右寸尺左寸关均脉气发虚,知其下焦肝阴不足者,以左脉尺部沉细而郁(注:下焦肝阴虚,其气必失疏,故沉细兼郁象,如沉细而数或沉细略弦,尚应考虑肾阴虚或肝肾阴虚),知其相火内动,乃右寸尺、左寸关均弦滑或虚弦之中现浮气。

8. 中虚阴火内热案

余某,女,55 岁。

2009 年 11 月 25 日首诊:

脉诊:脉沉细弦滑,以左尤弦。望诊:舌红,苔薄白。主诉:腹中热、口唇干、有时龈血、畏寒半月。

病机辨证:中虚,阴火内盛。

处方:北沙参 15g、南沙参 15g、黄芪 30g、生白术 15g、薏苡仁 30g、天花粉 15g、扁豆 30g、赤小豆 30g、茵陈蒿 30g、黄芩 10g、黄连 10g、当归 15g、生地黄 15g、玄参 15g、胡黄连 10g,6 剂。

2009 年 12 月 11 日,二诊:

脉细弦数具亢势,苔薄白,舌尖红。上方服后症消,但近 2 日原疾复发,并伴失眠,心不烦,气短。

病机辨证:中焦气阴不足,虚火上逆。

处方:上方加酸枣仁 30g(打碎)、龙骨 30g、牡蛎 30g、夜交藤 30g,6 剂。

【小结】

内伤发热或内热,前者指客观上体温增高,后者指患者自感范围不等的体烧,但测体温则正常。两者是由于脏腑经络功能失调,气血阴阳盛衰不平,内生风、寒、火、热、湿、痰、滞、瘀、毒等原因引起。病机多样,有的病例病机结构复杂。其诊治原则上应当观其脉证,分析病机,治病求本。故本节举近年来所诊治的八例脉案,反映内伤发热(内热)的诊治大概。有的内伤发热治疗上达到远期疗效尚属不易,如癌性发热或免疫性发热,尚需多多积累经验,寻求突破为盼。

(三)浮肿
1. 气虚浮肿案(1)

胡某,女,87 岁。

2010 年 5 月 5 日首诊:

脉诊:滑浮,脉幅大而无满实感。望诊:舌红黯,苔薄白腻。甲色瘀晦。

主诉:下肢浮肿 2 年余,久治不愈。查双下肢自膝以下,至足背高度浮肿,双手指也紧胀不利,头昏,小便正常。2008 年 9 月 28 日重庆某医院 SPECT/CT 检查显示双小腿深静脉上段狭窄。

病机辨证:脉虽张扬,其底气则虚,为心肾气虚,经脉瘀阻。

处方:黄芪50g、五味子15g、麦门冬30g、赤小豆100g、土茯苓30g、丹参30g、莪术15g、怀牛膝15g、泽兰15g、萹蓄15g、益母草30g、巴戟天15g、胡芦巴10g、乳香10g、没药10g,6 剂。

2010 年 5 月 21 日二诊:

脉诊:脉浮、糊滑,饱满而小数。望诊:舌红,苔淡黄糙腻。主诉:高年脾弱,上方一剂需 2~3 日方饮尽。但药后下肢浮肿明显减轻,仍头昏。

处方:前方去益母草,加天麻15g、三七粉3g(冲服)、淡海藻15g,14 剂。

2010 年 7 月 21 日三诊:

脉舌:同上。主诉:下肢仅轻肿不甚,但膝关节活动不利,不能下蹲,颈项也不利。

处方:前方加刘寄奴15g,10 剂,2 日一剂。

按:本案脉象虽然浮滑张扬,但底气则虚,甲、舌均见瘀色,故其腿肿由心肾气虚不能运水,无力输注血液所致。仿参麦饮,改人参为黄芪,且重用,目的在于益心肾之气,又利用黄芪推运血液。麦门冬重用30g有养阴增气之效。凡心力衰竭而气机张浮者,习以大剂麦门冬治疗,比单用参芪桂附要稳妥。其他药味皆温利血脉、渗泄水液,是通阳运气的方法,为叶桂(天士)"通阳不在温,而在利小便"的发挥。

2. 气虚浮肿案(2)

陈某,女,77 岁。

2014 年 9 月 16 日首诊:

脉诊:两寸气团上突,质小坚,关尺沉细滑数,右兼虚,左兼弦,双手关尺均耐重压。左关最弦,整体脉象频结,郁束为主。血压 130/94mmHg。望诊:舌红黯边瘀,苔薄白,鼻唇之间青灰。主诉:双下肢凹陷性浮肿半年,足背最重,平时常腹泻,水样便,6 日行一次,不伴腹痛,畏寒。发现高血压 3 年,半年前某院诊断:缺血性心肌病性冠心病,永久性房颤,心功Ⅳ级,高血压Ⅰ级,极高危。

病机辨证:元气不足,气滞热郁,痰瘀痹阻心络。

处方:生晒参片10g、五味子10g、麦门冬50g、桂枝10g、黄芩24g、丹参30g、莪术15g、胆南星10g、三七粉3g(冲服)、白芥子10g、淡海藻30g、干姜10g,4 剂。

2014 年 9 月 20 日二诊:

肿势减，加大腹皮 15g、赤小豆 50g，6 剂。

2014 年 10 月 7 日三诊：

因便稀将干姜改为炮姜 10g，7 剂。

204 年 10 月 18 日四诊：

下肢浮肿显消，大便也正常，将 2014 年 10 月 7 日方加怀牛膝 15g，7 剂。

按：脉见两寸气团上突，质小坚，示心脉瘀滞痹阻；关尺沉细滑数，右兼虚，又见鼻唇之间青灰和双下肢肿示元气亏虚，气行不畅；左兼弦，左关最弦，两关尺均耐重压，而且整体脉象频结，以郁束为主，说明内有郁热。患者症见双下肢凹陷性水肿，畏寒，常腹泻，不伴腹痛，有高血压病史 3 年，冠心病病史半年，房颤，心功 IV 级。综合其病机辨证为元气不足，气滞热郁，痰瘀痹阻心络，治以益气养阴，活血化瘀，涤痰通络。服 4 剂即肿势减，加大腹皮、赤小豆加强利水消肿，第三诊将干姜改为炮姜以温脾胃止泄泻，四诊时下肢浮肿显消，大便恢复正常，前方加牛膝引血下行，改善下肢气血运行。

3. 气虚浮肿案（3）

熊某，女，43 岁。

2011 年 12 月 9 日首诊：

脉诊：脉沉细郁虚弦，左寸微现气点上突。望诊：舌红，苔薄白。主诉：左下肢自膝以下肿胀乏力、疼痛，步行无力 2 月。外院检查左膝关节骨刺形成，左下肢肌力降低。

病机辨证：气虚，络瘀。

处方：黄芪 50g、当归 15g、乳香 10g、没药 10g、川断 15g、桑寄生 15g、萆薢 30g、木瓜 15g、石斛 15g、天麻 15g、桂枝 10g、鸡血藤 15g、葛根 15g、肿节风 15g，14 剂。

2011 年 12 月 28 日二诊：

脉诊：脉沉，左细，右郁弦。下肢浮肿、无力及作痛症状消失。上方再投 14 剂。

按：本案左下肢浮肿、乏力且疼痛易被视为肝肾不足或脾肾阳虚证。其脉象沉细郁弦以阴性为主，而且带虚象，提示确有不足，但没有尺部或关尺明显的脉气沉弱、虚细之类虚脉，则应考虑气虚血瘀。左寸部有一气点隐约可见，反映气机郁束主要表现在左侧的肢体深部，这与左下肢浮肿、痛、乏力症状相符。处以当归黄芪补血汤重用黄芪，再辅以温通血脉之味治疗，起手即 14 剂，系病症不可能一剂知、二剂已，但也是较有把握之举。

4. 气滞血瘀肢肿案

魏某，女，重大退休教师。

2009 年 11 月 23 日初诊：

脉诊：脉沉细滑，微感涩滞。望诊：舌红苔薄白，血压120/65mmHg。膀胱癌术后半年。术后2月左下肢反复浮肿，术后3月波及右下肢，经超声检查3次，未见左下肢大动、静脉异常。同时纳呆厌食。接诊时见患者双下肢自膝盖以下均高度浮肿，患者患糖尿病7年，高血压3年。膀胱癌术后半年内多次小便隐血阳性，尿微量白蛋白升高（最近一次为87mg/g.cr 正常值0~30），有时尿素氮升高。血糖控制欠稳定，血压用替米沙坦控制。

辨证：脾肾阳虚，水气失运。

处方：黄芪30g、生白术15g、赤小豆50g、土茯苓30g、泽泻15g、猪苓15g、车前草30g、益母草30g、山药30g、刘寄奴30g、黑豆30g、楮实子15g、仙灵脾15g、桂枝10g、排风藤30g，6剂。

2009年11月30日复诊：

药后下肢浮肿丝毫不减轻，脉细滑小数，舌红，苔薄黄糙腻。分析其脉象，前投温肾健脾无效，则细脉不当作虚证看待，是脉气有实邪壅塞而不张之象，脉滑示风、水、热合邪，且做过大手术，必有术后留瘀的存在。

辨证：湿（水）、热、瘀、风合邪阻络。

处方：桃仁15g、红花10g、当归15g、刘寄奴15g、茺蔚子15g、川芎15g、怀牛膝15g、炒枳壳10g、赤小豆100g、紫苏叶10g、荆芥10g、川木通10g、柴胡10g、薏苡仁100g、排风藤30g，6剂。

2009年12月7日三诊：药后下肢浮肿似见减轻，但是踝上下的皮肤均显红疹，隐于皮下，夜间发痒。脉细滑略弦，舌红苔薄黄腻。脉形示风湿热瘀阻络未消，又见红疹热毒。上方加忍冬藤30g、白鲜皮15g、僵蚕15g，6剂。

2009年12月21日四诊：双下肢浮肿已明显消退，患者已浮肿4个多月，今肿胀大半消退则反觉不习惯了，下肢皮肤红疹夹红斑仍见，且全身肤痒。脉细带弦滑，左寸独浮。舌红，苔薄白略糙。苔示湿热减轻但脉形示风湿热瘀未退尽，皮表血分风热，原方加牡丹皮15g、水牛角30g，6剂。

2009年12月28日五诊：下肢水肿退尽，皮肤斑疹消，但仍痒，脉细滑虚弦，两寸浮，舌红苔薄白。脉形示正气已虚，湿毒化风。

改方：西洋参5g、黄芪30g、白鲜皮15g、土茯苓30g、僵蚕15g、蜈蚣2条、山慈菇10g、金银花30g、蛇蜕5g、秦艽10g、排风藤30g、千里光15g、白蒺藜10g、防风15g、薏苡仁50g、水线草15g、重楼15g、怀牛膝15g、当归15g、姜黄12g，15剂。

2010年1月15日六诊。下肢无水肿，无明显其他自觉症状，但尿隐血阳性始终不消。有时尿白细胞阳性或尿微量白蛋白增高。脉转沉细，弦甚失柔，舌红苔薄白。据其脉沉细弦而失柔，当为肝肾阴虚，肝郁化火下迫血络。遂改方（方略）。

按：本例膀胱癌术后不明原因下肢高度浮肿，又有糖尿病、高血压和肾功能损伤等基础疾病，辨证较难。首诊依照惯性思维，以为所见脉证表示癌症术后和宿疾日久，体虚为本，浮肿多因脾肾阳虚水气不化所致，但药而无效。二诊开始，对脉象作较深入地分析，脉象沉、细、滑、涩滞是脉络不畅、内有实邪之象，结合症状、舌苔和病史，其邪与湿、热、瘀、风相关，据此判断设方，治疗见效，而且在治疗中出现皮疹瘙痒，又进一步说明二诊所考虑脉滑系有风热之邪的正确性。患者沿二诊的辨治方向共33剂调治，浮肿与皮疹俱消，但这一较长的治疗过程也提示患者病机的复杂性和深重程度。

【小结】

浮肿病涉及的病机很多，上述仅例举气虚浮肿三例，气滞血瘀浮肿案一例，以示通过脉诊分析，把握病机的同异的变化，以及相关治疗的运用。

（四）汗证
1. 湿滞互结热蒸夜汗案
肖某，女，87岁。

2013年10月12日首诊：

脉诊：寸关脉居中，尺脉沉位，均虚弦滑，外质小坚，脉气不均匀。望诊：苔白糙腻。主诉：夜间汗出伴心烦、纳呆不知饥，寐尚安。

病机辨证：中虚失运，湿滞互结，化热外张。

处方：南沙参30g、生晒参2g、炒白术10g、炒苍术10g、藿香10g、茵陈蒿30g、厚朴15g、法半夏10g、化橘红10g、石斛15g、生山楂15g、广木香10g、鱼腥草30g（后下）、柴胡10g、黄芩15g，6剂。

2013年10月19日二诊：

脉诊：右脉居中沉位，虚濡而滑数，脉气小匄，尺部重压有郁力。左关尺沉滑数之中，略有虚气，两寸均见气团，左寸气团郁满。望诊：苔薄白微腻。主诉：药后诸症减，微咳。

处方：南沙参30g、炒白术10g、茯苓15g、杏仁10g、薏苡仁30g、桔梗10g、浙贝母10g、法半夏10g、桑白皮15g、黄芩15g、天麻15g、钩藤10g（后下）、麦门冬15g、鱼腥草30g（后下）、枇杷叶10g、炒山楂15g、炒麦芽15g、炒神曲15g，6剂。

按：本例夜汗，属气机张泄之证，张泄之力来于何处？诊脉双手寸关尺均弦坚而滑，内质不均匀，应内存有形郁结之热邪，结合舌苔糙腻（色白色黄在此不重要），可肯定为湿滞互结于中焦，夜汗之症系湿滞互结化热气迫津液所致。这种郁热外迫津液的病机反映为寸关脉位居中而尺部居沉，彼此形成一台阶形落差,即寸关的中位因气热外迫而抬升之故。但下有郁邪气收之力,则不可能抬升到浮位。湿滞互结先因脾虚失运,故本例脉弦坚滑之中仍带虚气(虚实并见之脉者多)可以印证脾虚的存在。因而首诊之方在柴平加减方中加入南沙参、生晒参、炒白术,使全方发挥扶气运中、化湿消滞、清泄郁热,药而症减,再随脉证变化作二诊治疗(分析略)。

2. 湿热夜汗案

陈某,女,63岁。

2011年11月26日首诊:

脉诊:右脉沉细弦满,久按则脉力旺,左沉细滑,无满象。血压:128/80mmHg。主诉:夜汗齐颈而还4年,至夏尤甚,动则大汗淋漓,左下肢凉,脑鸣。有高脂血症,低密度脂蛋白:5.13mmol/L,总胆固醇:6.84mmol/L。

病机辨证:气分小虚,湿热内蕴内蒸。

处方:黄芪30g、当归15g、生地黄30g、黄芩15g、黄连10g、黄柏15g、茵陈蒿30g、蚕沙15g(包)、浮小麦30g、青蒿10g、制白附子10g(先煎)、淡海藻15g、糯稻根须30g、冬瓜子30g、制首乌30g、荷叶10g、生山楂15g,14剂。

2011年12月13日二诊:

脉诊:脉转沉细缓滑,弦满象消失。主诉:汗出减少。

前方加绞股蓝10g,14剂。

2011年12月31日三诊:

脉诊:虚细。主诉:汗症显减,有时脑鸣。

2011年12月13日方加黑豆30g、桑葚子15g,14剂。

按:此案夜汗齐颈而还,显然因内热上蒸所致,诊右脉沉细弦满,久切其脉,内力旺盛,反映内热的存在。脉中有满则其热应为湿热。左脉细滑与右手脉相比脉力偏衰,故认为有轻微气虚。使用当归六黄汤加减以合病机。

3. 气郁湿热大汗案

王某,女,64岁。

脉诊:脉沉,两寸关缓滑、小满、小弦,尺部沉细,但有郁力。望诊:苔薄白,舌红。主诉:动则大汗淋漓半月,早晨口苦。体检血流变黏度升高,空腹血糖轻度增高,餐后2小时血糖正常。

病机辨证:肝郁气旺,肺胃湿热内蒸。

处方:龙胆草10g、炒栀子10g、柴胡10g、白蒺藜10g、白菊10g、白芍15g、炒川楝子10g、茵陈蒿30g、薏苡仁30g、冬瓜子30g、郁金10g、葛根30g、黄芩15g、黄连10g、黄柏15g、浮小麦30g,14剂。

2013年1月23日二诊:

脉诊:沉弦劲,弦劲力以右尺最重且带满象。望诊:苔薄白,舌红。血压:

128/70mmHg。主诉:汗出显减,近期感冒,口鼻灼热,轻咳。

病机辨证:肝胃郁热。

处方:夏枯草 30g、荷叶 10g、野菊 10g、生石膏 30g、炒栀子 10g、连翘 15g、金银花 30g、大青叶 10g、桔梗 10g、款冬花 15g、黄芩 15g、瓜蒌皮 15g、枇杷叶 10g、浮小麦 30g,6 剂。

按:本案动则大汗,伴早晨口苦,脉象特点以沉郁为主,但首诊寸关呈缓滑小满小弦为脉质盛而气机小凝之象,属于湿热之征,病位在上中焦。尺部沉细有力为气机沉束但内力重,病位在下,为肝郁气旺。因而判断为肝郁气旺,肺胃湿热内蒸大汗。处方中龙胆草、栀子与三黄为清上下之热的配伍,合以柴、芍、川楝子、白蒺藜、白菊疏肝,茵陈蒿、薏苡仁、冬瓜子、郁金、葛根理上中焦之湿热,为合乎病机之治。

4. 少阳失宁汗出案

袁某,女,35 岁。

2012 年 6 月 29 日首诊:

脉诊:诊脉沉弦劲小满小数,右脉弦劲尤甚。血压:120/80mmHg。望诊:苔黄腻,舌红。主诉:汗出淋漓 8 年,畏寒四季不变 2 年,伴心累易疲劳,寐不安,大便溏。

病机辨证:痰滞互结致生内热,少阳气机失宁,气张则热而汗,气收则畏寒。

处方:柴胡 15g、黄芩 15g、藿香 10g、茵陈蒿 30g、苍术 15g、厚朴 15g、法半夏 10g、茯苓 15g、石菖蒲 10g、广木香 10g、姜黄 10g、蝉蜕 10g、桂枝 10g、生山楂 15g、鱼腥草 30g(后下),3 剂。

2012 年 7 月 3 日二诊:

药后畏寒汗出如前,但诊其脉已无弦劲象,两寸关呈沉虚滑小亢小数,脉气右侧偏大,两尺沉而细郁,舌苔转薄黄。

前方加仙灵脾 15g、巴戟天 15g、浮小麦 30g、糯稻根 40g、五味子 10g,6 剂。

2012 年 7 月 10 日三诊:

脉诊:寸及关之前部沉滑小满具浮气,关之后部则沉而无浮动气,尺部难及,苔薄白腻。主诉:药后畏寒已不太明显,但潮热汗出,仍动则易累。

病机辨证:上焦郁阳气实,下焦肾弱气虚,上下气机失衡。

改方:仙灵脾 15g、巴戟天 15g、黄芪 30g、砂仁 15g(后下)、知母 15g、黄柏 30g、桑叶 15g、白菊 10g、浮小麦 30g、地骨皮 15g、石决明 30g、糯稻根 50g、炒山楂 15g、炒神曲 15g、炒麦芽 15g,3 剂。

2012 年 7 月 14 日四诊:

脉象近似上诊,尺部已可及,为沉细,左寸关还带郁弦细小数,两寸浮气明显,脉力也最重,苔薄白微腻。饮食后恶心,动则易累。

病机辨证:下焦肾虚,上焦阳郁气盛,胃气失和。

改方:仙灵脾15g、巴戟天15g、淡豆豉15g、炒栀子10g、郁金10g、枇杷叶10g、荆芥10g、葛根15g、蝉蜕10g、桑叶10g、地骨皮15g、姜半夏10g、炒麦芽15g、炒谷芽15g、浮小麦30g,6剂。

2012年7月24日五诊:

脉诊:沉细弦数,右手弦重。望诊:苔薄白微腻。主诉:畏寒不明显,体力仍欠振,尾骨触疼。脉舌均示正虚阳郁夹滞。

处方:西洋参5g、石斛15g、麦门冬15g、青蒿10g、淡豆豉15g、郁金10g、滑石30g、茯苓15g、黄芩15g、金银花30g、通草10g、连翘15g、桂枝10g、水牛角15g、肿节风15g、炒山楂15g、炒神曲15g、炒麦芽15g,7剂。

2012年7月31日六诊:

脉象仍细而沉郁,但较前和缓,左寸有条索状气团。望诊:苔薄白微腻。主诉:基本不畏寒,无明显汗出,体力增加,但寐不安。2012年7月31日方白芍50g、蚕沙15g(包)、天麻15g、生山楂15g,7剂。

2012年8月7日七诊:

脉诊:沉细小弦小数,与来诊初期比较脉刚之性大减,脉质满浊不见,但仍郁束不扬,且寸部气团微突,苔变为薄淡黄糙腻。主诉:诸症俱安,惟寐不宁。

病机辨证:气虚失升,肝郁痰热上扰。

改方:西洋参3g、胆南星10g、法半夏10g、茯苓15g、郁金10g、远志10g、竹茹15g、黄连10g、石菖蒲10g、柴胡10g、葛根15g、白芍50g、酸枣仁15g(打)、礞石10g、川木通10g、夜交藤30g,7剂。

2012年8月14日八诊:

脉诊:脉沉,其寸关沉中见滑,尺部沉弱,脉象已少郁束不张之气,寸部微浮,气团不显。主诉:药后寐安。在8月7日方基础上加红景天10g、玉竹15g,7剂。

按:本案汗出伴畏寒、失眠、疲累、便溏等多种症状,历时八诊病症缓解。如从症状出发分析则头绪纷乱,而从脉象出发兼顾其他三诊,则思路清晰。该患者西医诊断焦虑症、自主神经功能紊乱,受痛苦日久而且久治不愈,有厌生之心。经上述中药治疗后患者信心大增,多年来无论病症轻重均往返于珠海与重庆以中药调治至今,自感身体、情绪焕然一新。

5. **肺胃气热伤阴自汗案**

王某,男,30岁。

2011年11月28日首诊:

脉诊：寸关脉浮而滑，尺部沉。舌诊：苔薄白，舌红。主诉：进食或动作时大汗淋漓 3 年余，夜则口干，二便正常。

病机辨证：肺胃气热伤阴。

处方：桑叶 15g、黄芩 15g、黄连 10g、黄柏 15g、当归 15g、生地黄 15g、熟地黄 15g、黄芪 30g、生石膏 50g、知母 15g、淡竹叶 10g、浮小麦 30g、地骨皮 50g、糯稻根须 15g，6 剂。

2011 年 12 月 12 日二诊：

脉舌同上，药后汗出、腰痛、大汗淋漓症减，仍夜则渴甚，二便正常。原方再投 14 剂。

按：此案脉象寸关浮滑尺部沉，上下脉位形成落差为台阶形，寸关浮滑而无弦满，表明上中焦肺胃气热之旺，尺部沉又兼夜间口干，则下焦阴虚，用方以当归六黄汤出入，但当归性热不能用，应当改以清气之味，如桑叶、生石膏、知母、淡竹叶、地骨皮。

6. 气郁阳亢自汗案

冯某，女，78 岁。

2015 年 1 月 13 日首诊：

脉诊：两寸脉居中部之上位，脉气俱浮，右寸已形成气团；关尺沉细弦滑数，稍耐重压，脉律时结。望诊：苔薄白腻，舌红黯。主诉：白天大汗淋漓，稍动即作，夜则汗自收。

病机辨证：气郁阳亢，阳动迫汗。

处方：生石决明 30g、黄芩 24g、黄连 10g、黄柏 15g、川木通 10g、龟甲 30g（先煎）、钩藤 15g（后下）、天麻 15g、乌梅 10g、浮小麦 30g、糯稻根 15g，7 剂。

2015 年 1 月 27 日二诊：

脉诊：右细左大，均弦滑小数，关尺部耐重压，寸之前部稍浮而郁满。望诊：苔薄白糙腻。主诉：上方服后汗出减少，但脉象显示阳热郁亢于里，痰火上逆。

前方加丹参 30g、蔓荆子 15g、三七粉 3g（冲），7 剂。

2015 年 3 月 3 日三诊：

脉诊：脉频频结，左脉气浮而滑，右脉细弦有坚感。望诊：苔白糙腻，舌红。血压：138/80mmHg。主诉：汗症经前二诊治疗已愈。近 7~8 天来，夜间口干甚，舌体活动涩滞不舒，需时以水润，且头额易汗，询生活史，因虑体虚，常服蛋白粉等保健补品。

病机辨证：湿滞互结，化火内焚，损伤津液。

处方：柴胡 15g、黄芩 15g、炒栀子 10g、藿香 10g、茵陈蒿 30g、浙贝母 10g、胆南星 10g、法半夏 10g、石斛 15g、天花粉 15g、生山楂 15g、石菖蒲 10g、广木香10g、川木通10g、鱼腥草30g(后下),6剂。

按:本案首诊两寸脉居中之上位,脉气俱浮(非浮脉!),右寸已形成气团,反映阳气旺盛上浮,但受内郁之气的约束,故脉位不能升至浮位;关尺沉细弦滑数,稍耐重压,正是气机郁滞、阳热内伏;气机不稳定则脉律时结。其证与脉相符,白天阳气旺盛外泄则汗出,夜间阳伏于阴则汗自敛,所以辨证为气郁阳亢,予三黄泻心汤加味清三焦热,平肝潜阳,服7剂后脉见右细左大,均弦滑小数,关尺部耐重压,寸之前部稍浮而郁满,脉象显示阳热郁亢于里,痰火上逆,前方加丹参、三七行气活血,蔓荆子清散上焦热,又7剂而愈。三诊诉口干,脉见频结,左脉气浮滑,显示气机郁滞又亢动,此为郁火。右脉细弦有坚感,舌红,苔白糙腻,反映体内湿邪凝滞气机,联系患者常服蛋白质粉等难化之品,体内素有积滞,与湿邪交结停于中焦,津液不能上承,故口干。治以清热除湿,行气导滞,化解中焦湿食停积,则津液上承,口干自消。

7. 肝郁阳亢汗出案

周某,男,40岁。

2010年9月18日首诊:

脉诊:沉细郁弦,有一定亢劲力,即测血压:124/88mmHg。望诊:舌正,苔薄白。主诉:后枕、项后多汗,咽喉不利。询患者无高血压病史,但有高血压家族史。

病机辨证:肝郁阳亢,痰瘀内阻。

处方:龙胆草10g、钩藤10g(后下)、天麻15g、黄芩15g、生石决30g、知母15g、浮小麦30g、龙骨30g、牡蛎30g、淡海藻15g、地龙15g、桃仁15g(打)、茵陈蒿15g,6剂。

2010年10月2日二诊:

脉转郁满,已少郁劲亢之象。主诉:汗症减,寐安。

前方加冬瓜子30g、玉米须15g,6剂。

2010年10月23日三诊:

脉转滑满小数,血压:124/90mmHg。主诉:项、枕部已无汗出,近有眩晕。

病机辨证:肝郁阳盛化风,痰湿未除。

处方:钩藤10g(后下)、天麻15g、白芍15g、杭白菊10g、白蒺藜10g、葛根15g、怀牛膝15g、制首乌30g、黄芩10g、石决明30g、淡海藻15g,10剂。

按:临床常见患者有高血压家族史,但测患者血压当时正常或正常范围高值。其脉很多表现为弦而有力,耐重压,说明有的病例肝郁阳亢有家族性。本例以枕、项部汗多来诊,脉具弦郁亢劲象,脉气收抑不扬,判断为肝郁阳亢。脉象弦而劲,这劲象不仅为脉气郁盛,还有痰瘀互阻脉络,以致脉体较坚而有力,耐压力强。按证施治,疗效较好。第二诊汗止以眩晕来诊,足证此例汗出仅为肝郁阳盛的一种外在表现。

8. 肝郁阳亢盗汗案

叶某,女,70岁。

2013年9月16日首诊:

脉诊:双手脉虚性细弦滑亢数,脉气不均。望诊:苔薄白微糙。主诉:头汗夜出,淋漓势重半个多月,胸背也有汗,但量少。素有高血压、甲亢、糖尿病及喘累病史。半个多月前因喘累发作在某医院留察,予地塞米松、氨茶碱等治疗后喘累缓解,但失眠、汗出发作,已在外院服中药、西药未能控制。

病机辨证:肝郁阳亢,湿浊内蕴,日久气阴两虚,内摄无力,药毒诱发,阳热浮动。

处方:钩藤10g(后下)、天麻15g、野菊花10g、白芍50g、炙甘草3g、龟甲15g(先煎)、砂仁15g(后下)、黄柏30g、桑叶10g、胡黄连10g、生晒参2g、石斛30g、浮小麦30g、糯稻根15g。7剂。

2013年10月14日二诊:

脉亢减轻。苔黄薄腻,舌红。主诉:上方药后汗出即止,神情欣喜,现大便日行5~6次,干稀不调,下肢肿,心慌,此症也有多年。

前方加莲米30g(打)、生山楂10g、厚朴15g、赤石脂15g,减砂仁为10g(后下)、黄柏15g、白芍30g,14剂。

按:汗症总有阳气浮动逼迫之机,阳气浮动外迫汗出的前期病机,在本例从脉象上分析,脉象细弦而滑亢数,为二阳三阴脉,应为郁阳郁火之征,脉气不均应存在痰湿,结合患者高血压、甲亢、糖尿病史以及喘累史,可得出肝郁阳亢、湿浊内蕴的结论。患者脉气虚,又久病,在脉有亢象的条件下,气阴两虚可能最大,气阴两虚时易出现气机失摄,因而脉气虚亢。舌苔虽薄但有糙象,印证湿浊的存在。患者主症汗出失眠皆阳热浮动之状,与激素和氨茶碱治疗有关,系药物的阳热之性引发体内阳热的浮动,但体内阳热的产生自有其病机变化。治疗取天麻钩藤饮、封髓丹针对病机加减。

9. 阴虚火旺汗症案

何某,男,63岁。

2009年2月10日首诊:

脉诊:脉细虚弦而缓。望诊:舌红黯,苔薄白微腻。主诉:畏热,稍动即大汗淋漓已20余年,曾因鼻炎、咽炎注射抗生素、抗病毒药物,症似暂减,4~5天后又复发如初。患高血压5年,自购吲达帕胺,血压尚可控制(120/80mmHg)。否认嗜酒。

病机辨证:阴虚失涵,心肝火盛。

处方：黄芪 15g、生地黄 24g、地骨皮 15g、青蒿 10g、当归 10g、黄芩 15g、黄连 10g、黄柏 15g、浮小麦 30g、龙骨 30g、牡蛎 30g、炙鳖甲 15g（先煎）、知母 15g、胆南星 10g、丹参 30g、白菊 15g，6 剂。

2009 年 2 月 17 日二诊：

脉诊：左脉细，微感弦滑，右较滑。舌同前，但苔白微腻满舌。主诉：服上药后症状大减。

病机辨证：阴虚未复，内蕴痰热。

前方加茵陈蒿 30g、葛根 15g、太子参 30g，6 剂。

2009 年 2 月 28 日因他病来诊，言畏热、汗出均未复发。

按：患者怕热，动辄大汗，但脉象并无阳明气盛或气虚外浮之机，而反在细象中兼虚弦，提示阴血不足，稍有肝郁，系阴虚火动，与肝郁对冲出现的折中脉形，故不亢无动数。处方以养阴清热敛火为主。方中胆南星之用是由于舌苔微腻，丹参一味使全方灵动，避免苦寒之味闭气。当归六黄汤中黄芪一味，在气不虚的状况，与生地黄、鳖甲、当归合用，取义于阳中求阴的含义。

10. 气虚湿热汗出案

陈某，女，63 岁。

2011 年 11 月 26 日首诊：

脉诊：脉右侧沉细弦满，久按有力，左沉细滑，无明显满象。血压：128/80mmHg。主诉：夜汗齐颈而还 4 年，活动时或夏季则加重至大汗淋漓，不同寻常汗出，苦不堪言，左下肢凉，脑鸣。有高脂血症（低密度脂蛋白 5.13mmol/L，总胆固醇 6.84mmol/L）。

病机辨证：气虚失运，湿热内蕴上蒸。

处方：黄芪 30g、当归 15g、生地黄 30g、黄芩 15g、黄连 10g、黄柏 15g、茵陈蒿 30g、蚕沙 15g（包）、青蒿 10g、制白附子 10g（先煎）、淡海藻 15g、冬瓜子 30g、制首乌 30g、荷叶 10g、生山楂 15g、浮小麦 30g、糯稻根须 30g，14 剂。

2011 年 12 月 13 日二诊：

汗出已显减，脉转沉细缓滑，无弦满象，前方加绞股蓝 10g，再投 14 剂。

按：右脉沉细弦满又久按有力，是阴浊阳邪合一之象，左脉沉细滑，既无满象，又无久按有力，反映气分稍不足，病机分析气虚失运、湿热内蕴上蒸由此而出。方取当归六黄汤，但去熟地黄之腻，换以首乌，另加入清化痰热药。

11. 气阴不足郁热汗症案

张某，女，77 岁。

2011 年 11 月 5 日首诊：

脉诊：脉浮细虚弦亢而数，左寸偏后部位见气团上突，右关脉气较浮。舌诊：苔薄白微腻，舌红。主诉：夜间汗出已半年，齐胸以上汗出而头颈居多，寐欠实，头两侧胀痛，二便正常，口干涎少。

病机辨证：气阴不足，肝胃郁热上亢。

处方：西洋参 3g、生白术 10g、五味子 10g、玄参 15g、天花粉 15g、生地黄 30g、山茱萸 15g、龙骨 30g、牡蛎 30g、浮小麦 30g、黄芩 10g、黄连 10g、黄柏 15g、乌梅 15g、炙甘草 5g、牡丹皮 10g、桑叶 10g、生石膏 50g，6 剂。

2011 年 11 月 15 日二诊：

脉诊：仍带浮气且数，药后汗出减少而未尽，今日胸闷，头痛，外院胸片显示双肺下野肺纹理粗乱。前方加金荞麦 50g、肿节风 15g、莪术 10g，黄芩加至 15g，6 剂。

2011 年 11 月 29 日三诊：

脉诊：左寸仍见气团上突，左关尺沉陷无力，右寸关浮而虚滑，尺沉弱。言汗出已止，但仍头痛且一身违和，程度轻于一、二诊。

病机辨证：脾肾两虚，肺肝郁热上逆。

处方：黄芪 30g、制附片 5g（先煎）、生地黄 15g、熟地黄 15g、桂枝 10g、砂仁 15g（后下）、黄柏 30g、钩藤 10g（后下）、桑叶 15g、牡丹皮 10g、黄芩 15g、蔓荆子 15g、天麻 15g、白菊 10g、白蒺藜 10g、金荞麦 50g，6 剂。

2012 年 11 月 11 日四诊：

脉诊：右寸气团上突，关尺沉细滑小数，脉气偏柔，右为中位脉，呈细虚弦小数，沉取转弦小劲小数，脉气偏刚。望诊：面部潮红，苔薄白微腻。复诊言 1 年前经以上中医治疗体况安好，遂停药，近 2 月又潮热汗出，夜寐头昏。

病机辨证：气虚失持，肝胃郁阳上亢。

处方：西洋参 5g、黄芪 30g、炒白术 12g、五味子 10g、山茱萸 15g、龟甲 15g（先煎）、黄芩 15g、黄连 10g、黄柏 30g、地骨皮 15g、浮小麦 30g、天麻 15g、桑叶 15g、白菊 10g、钩藤 10g（后下）、石决明 30g，14 剂。

按：本案夜间汗出日久，齐胸以上汗出而头颈居多，当然也因内热上迫所致。因其脉浮细虚弦亢而数，右关脉气较浮，提示气阴不足失持而虚火上逆；左寸偏后部位见气团上突属中焦部位的阳气活动，考虑肝胃郁热上亢。制方西洋参、五味子、玄参、天花粉、生地黄、山茱萸益气养阴，浮小麦、龙骨、牡蛎、乌梅敛气安神，三黄、石膏、桑叶清肝胃郁热，经二诊汗止。第三诊关尺沉陷无力，右寸关浮而虚滑，尺沉弱，这种上下气机差异系脾肾下虚，肺肝郁热上逆，拟方健脾益气温肾，清肝肺郁热。第四诊关尺脉转沉细滑小数，脉气偏柔，右为中位脉，呈细虚弦小数，沉取转弦小劲小数，脉气偏刚，提示脾肾亏虚得以纠正，但气虚仍存在，且气虚失持，肝胃郁阳上亢，故面部潮红。拟方天麻钩藤饮加西洋参、炒白术、五味子、山茱萸益气养阴补肾，配伍三黄清热加强平肝胃郁阳之气。总之方从法定，法从病机，病机的分析判断依脉证，而脉诊分析是很有价值的工作。

12. 气阴两虚郁热汗症案

冯某，男，61岁。

2010年11月12日首诊：

脉证：脉沉位，细弦劲小数。测血压：125/80mmHg。望诊：舌正，苔薄白腻。主诉：昼夜大汗1月，伴全身乏力。

病机辨证：气阴两虚，郁热迫汗。

处方：黄芪40g、南沙参30g、当归15g、生地黄15g、熟地黄15g、龟甲30g（先煎）、黄芩10g、黄柏15g、黄连10g、龙骨30g、牡蛎30g、浮小麦30g、糯稻根须15g、麻黄根10g，6剂。

2010年11月19日复诊：

汗症已消，现仅腹胀，予调气健脾为治。

按：汗症昼夜不息，症势较剧且伴乏力，易从大虚考虑。因脉呈沉细而兼弦劲小数有力，故不纯属虚，必内有里热郁而蒸汗之机；脉细而气刚以阴虚火旺多见，但症见全身乏力，则兼有气虚，这是由于气与阴互化互根、阴不足气易虚之故。选方当归六黄汤兼顾扶正清里热，也兼顾益气养阴，加以收汗之品，是对证之方，故疗效相当显著。

【小结】

出汗一症无论自汗、盗汗，实汗、虚汗，就症状而言都是阳气不当运作才能汗津泌出。但临诊之要在于正确找到阳气不当运作的病机（结构）。从临床常见的病机变化而言，肺胃气热旺盛很容易大汗淋漓，其脉浮大滑洪数，可伴口渴、心烦，需白虎汤为主方。肝郁火旺或肝郁风阳上亢之汗，其脉弦滑劲亢（关尺部为甚，耐重压），可有心烦易怒、头昏涨、失眠等症状，选龙胆泻肝汤、天麻钩藤饮等为主方。中焦湿滞互结、化火化风也是常见汗症病机，以脉郁束满浊象为特征，如沉满、弦满、弦郁有力等等，而舌苔不论厚薄以糙腻根厚为特征，治法需柴平加减方（自拟方：柴胡、黄芩、苍术、厚朴、陈皮、半夏、茯苓、藿香、茵陈蒿、郁金、石菖蒲、枇杷叶、莱菔子、炒山楂、炒神曲、炒麦芽），务求湿与积滞分消。湿热症因气热内蒸湿气氤氲，也易致汗，其脉滑、缓、濡滑、滑数，舌苔多有腻滑，但以脉象特点为主，临床所见不少患者舌苔薄白不腻，因脉见滑、缓等特征，结合症状分析，从湿论治，效果一样较好，湿热汗症主方如三仁汤、藿朴陈苓汤、蒿芩清胆汤以及《温病条辨》上焦或中焦宣痹汤等都可选用。

以上所举病例中袁某少阳气机失宁汗出,病机如同《伤寒论》少阳小柴胡汤证,因阳邪迫动气机出入,外浮为汗,内收为畏寒,这是较为少见的汗症病机,治疗以小柴胡汤加减。阴虚则火旺,火旺可迫汗外出;气虚则气机失控而易气浮化为浮火,这种虚性浮火也是汗出的常见病机,但阴虚汗症与气虚汗症的鉴别不在于自汗或盗汗,盗汗、自汗各有阴虚、气虚之证。识别应据脉象和其他三诊信息。凡阴虚火旺其脉当细而带弦(阴虚则阳偏旺脉气失柔发刚)或细数不软。气虚之脉总以软、无力经不起久切和重压为特征(注意:气虚之脉不一定沉细);阴虚汗症当滋阴,气虚汗症当益气,前者选用龟甲、地黄、山茱萸肉、枸杞子、白芍、黑豆,后者用参、芪、白术、茯苓。阳虚也可发生汗症,机制同气虚,脉象沉弱细微,畏冷肢凉,治法当附子、干姜类温壮阳气。肾气阳精不足,面容失华者以鹿茸、杜仲、巴戟天、肉桂、熟地黄、当归即右归丸法较好。

以上汗症虚实不同病机往往相互错杂,单纯者少,如湿热,常与肝胃郁火结合,也可与气虚、阴虚结合。即便虚的病机,气阴两虚就是一种常见结合。故治疗上妥帖的兼顾,又有重点,是一项决定疗效的技巧。

上述不同病机的方药选择是一个方面,另一方面笔者尤其常用《兰室秘藏》当归六黄汤。其方益气用黄芪,滋补阴血有当归、生地黄、熟地黄,清火热以黄芩、黄连、黄柏。应用时需根据汗症病机结构作适当变化,不同的前期病机都导致阳热浮动迫汗,则作不同的调整可以左右逢源、得心应手。如实性病机轻用或去黄芪、当归,加应对之味,虚性病机,气虚者重用黄芪、当归,或加人参、党参,小用熟地黄、生地黄或加枸杞子、大枣、甘草、玉竹等。阴虚则首重二地,视火性轻重,当归或弃或留,但可加龟甲、鳖甲、五味子、桑葚子等养阴药。方中三黄无论对于病机为虚为实,因总有阳热内动,所以总为可用之味,只是剂量上应当有针对性,即病机中阳热重者重用,反之当轻用。当归六黄汤与其他方药的有机结合,是笔者最常采用的方剂配伍。

异常的汗出既然由阳热内动这一病机的环节促成,故收敛气动之味,也是方剂结构中不可缺少的一环,如浮小麦、龙骨、牡蛎、乌梅、糯稻根等药味。应理解这些药味是收气,而不是止汗,所以当有其他症状需收气,如口疮、鼻衄、心烦、呛咳也可借用。其次收气药味单独应用不会有效,其作用是在方剂整体中发挥,但方剂中不用这些药味是否照样有效,则没有作过严格比较,仅仅按中医传统的理论和经验思考应用而已。

(五)血证
1. 血小板减少紫癜案
吴某,女,60岁。

2009年2月9日首诊：

脉诊：沉细弦郁。测血压140/90mmHg。主诉：患"过敏性紫癜"(免疫性血小板减少?)5年，加重9个月。好发于双下肢，查见两大腿皮肤各有大片黯紫斑，约2个手掌面积大小，两小腿密布小圆紫斑和细点状紫癜，查血常规：血小板60×10^9/L。

病机辨证：气虚致气浮生风，气郁于中化生郁火，风火外煽，损伤肤络，为阴斑重症。

处方：黄芪50g、白鲜皮15g、桂枝10g、升麻5g、当归15g、金银花30g、生地黄30g、牡丹皮15g、水牛角30g、炒槐花30g、防风10g、白蒺藜10g、黄柏15g、乌梢蛇30g、大枣30g，6剂。

2009年2月16日二诊：

脉诊同前。望诊：舌苔薄黄，舌红。主诉：上方在服完第三剂后，双下肢黯紫斑点即明显消退，六剂药毕紫癜均消，仅见色素沉着。但胸闷、口干。

处方：前方加丹参30g、天花粉15g，6剂。

按：本例双下肢出血性阴斑重症，已历时5年，加重9个月，说明病症具宿根，欲长期缓解，仅仅上述二诊12剂药是不够的。但上述治疗的近期疗效很显著，其病机识辨有三个要素：其一，气虚则内摄无力，形成浮气；其二，气虚则中焦失运，气机内郁，化生郁火；其三，浮气即风，风火合一外浮于肤，侵血入络而成出血性阴斑。斑色黯紫是气虚阴斑的特征之一，其脉沉细又弦郁与气虚无力和气郁于中的病机相合，脉与症状一致。故采用益气、祛风、清泄郁火的方法。方取芪鲜饮、防风、白蒺藜、乌梢蛇，将祛风置于益气的基础上。又将黄芪桂枝五物汤、当归补血汤加减以大补元气，再配伍犀角地黄汤(犀角改用水牛角)、金银花、槐花、黄柏清散入血的郁火。

2. 紫癜性肾炎案

杨某，女，8岁。

2015年4月27日首诊：

脉诊：双手脉均浮、濡、滑数。望诊：舌苔白腻，舌红，咽壁无明显充血，但有滤泡增生。主诉：反复皮下紫癜2个半月。儿童医院查血常规正常，血浆纤维蛋白原、血维生素D、补体C3、C4均不同程度降低，尿微量白蛋白、尿β2微球蛋白、肌酐均正常，小便红细胞计数及潜血阳性。乙肝二对半全阴，肝功能、肾功能正常。诊断为紫癜性肾炎，经治2个月尿中红细胞和潜血未转阴，皮疹时隐时现。

病机辨证：气虚失摄，虚气浮动，化为风火，风火夹湿热外犯肤络，内伤肾络。

处方：黄芪15g、党参15g、炒白术10g、防风10g、白茅根15g、生地黄15g、连翘 15g、炒槐米 10g、当归 10g、黄柏 10g、荆芥 10g、蝉蜕 10g、赤小豆 30g，7剂。

此方服至当年6月初，共35剂，皮疹未再发，但尿检潜血仍阳性。

2015年6月8日又诊：

脉诊：滑而小数。

改方：黄芪 30g、炒白术 10g、防风 15g、荆芥 10g、蝉蜕 10g、牡丹皮 10g、生地黄 30g、水牛角 30g、炒槐米 15g、金银花 30g、茜草 15g、血余炭 10g、黄柏 15g、刺猬皮 10g、赤小豆 30g，7剂。

2015年6月15日又诊：

脉诊：浮滑虚数。望诊：舌苔薄白微腻，但满舌，舌红甚，掌心烘热。

病机辨证：气虚失摄，湿热迫血。

处方：黄芪 20g、地肤子 10g、薏苡仁 30g、车前子 10g、滑石 10g、炒苍术 10g、黄柏 10g、金银花 30g、防风 10g、荆芥 10g 血余炭 10g、炒槐米 10g、荷叶 10g、白茅根 15g，14剂。

此方服完，从当年6月29日始略事加减，每剂服2天，服至当年7月27日，尿检潜血已弱阳性，又续服至9月上旬。

2015年9月14日又诊：

改方：黄芪 15g、防风 15g、蝉蜕 10g、蛇蜕 5g、白茅根 15g、小蓟 10g、茜草 10g、紫苏叶 10g、金银花 15g、生地黄 15g，6剂。

此方守服至当年12月多次尿检已无隐血。

按：紫癜性肾炎儿童好发，有的病例经西药治疗没有控制，改而中医药治疗时或有之。本例患者除尿中潜血以及皮肤紫癜外无其他明显症状表现，病机分析从脉象虚浮(濡浮)、滑、数，有时舌苔偏腻，考虑当有气虚、湿热和气机浮动3种因素，结合症状将这3种因素串联起来，形成气虚失摄、化生浮火与风，风火与气虚失运而蕴化的湿热相协，外犯肤络而出现紫癜，内伤肾脏血络而见尿血的概念。所定治法即益气固摄，祛风、清火、除湿以宁内外血络。这一治法与上例吴某案同为气虚为本，风火内生为标。但两案的区别是吴某案有郁火内生，本案则内蕴湿热，治法上吴某案疏风即具"火郁发之"之义，不必另设他药。而本案必须兼用白茅根和赤小豆除血络中湿热。

3. 鼻衄案(1)

周某，男，2岁。

2007年5月23日首诊：

脉诊：呈细滑。望诊：苔黄腻，舌色指纹无异常。3个月来反复鼻衄，近期天天流血，伴口渴，大便干结，睡眠失宁。前时因喘咳，先静脉注射抗生素，后以激素滴鼻治疗。

病机辨证：肺胃积热，肝火内盛。

处方：夏枯草10g、荷叶4g、茅根5g、芦根5g、炒栀子4g、花蕊石5g、茜草5g、制大黄2g、生石膏10g、生地黄4g、玄参4g，2剂。

2007年5月25日二诊：

脉细滑，苔仍黄腻。家长诉鼻衄已止，但脉舌示内热未尽。

处方：夏枯草4g、荷叶4g、茅根10g、炒栀子4g、茜草4g、炒槐花4g、玄参4g、炒山楂4g、黄芩3g、淡豆豉5g、川贝母粉1g（冲）、茵陈蒿5g，5剂。

4. 鼻衄案（2）

陈某，男，71岁。

2009年11月25日首诊：

脉诊：弦滑大，气势浮，轻取浮位其脉虚弦。望诊：苔薄白，舌红绛，舌津润不燥。主诉：鼻衄数日，血势汹涌，幼年及30年前曾有类似发作病史，伴心胸惊悸，大便正常。有临界高血压。

病机辨证：阴虚相火上亢，迫血外溢。

处方：夏枯草30g、龟甲30g（先煎）、生地黄30g、荷叶10g、花蕊石15g、血余炭10g、白茅根30g、羚羊角粉3g（冲服）、炒槐米15g、怀牛膝15g、知母15g、黄柏15g、生石决明30g、大黄炭10g、当归炭15g、阿胶10g（烊化），2剂。

2009年11月27日二诊：

脉诊：转弦细，脉气欠柔。望诊：舌苔薄白津多，舌红有黯气。测血压160/90mmHg。主诉：服上2剂药后，鼻衄即止，但头昏，寐不安。

病机辨证：肝阳亢逆之势缓而未尽，肝郁未疏，颅络失宁兼失充。

处方：牡丹皮15g、炒栀子10g、钩藤15g（后下）、夏枯草30g、野菊花15g、生石决明30g、怀牛膝15g、白芍50g、黄芩15g、桃仁15g、水牛角15g、天麻15g、生地黄30g、苦丁茶15g、炒槐米15g，14剂。

按：本例首诊鼻衄汹涌，其脉弦滑大而气浮，乃气火盛张上逆之象，这是鼻衄发生的直接原因。气火何来？其舌红绛，轻取浮位脉虚弦，说明阴分不足，则内生相火，这是气火盛张上逆之源。如浮位脉呈虚脉，就应作气阴两虚认识。急则治其标，首诊处方以大剂养阴、清降相火、兼合凉血止血。应强调，相火主要为肝火，故清降相火的着力点以肝为主。首诊之方参考了清·费伯雄《医醇賸义》的羚龙汤的方理。羚龙汤组方：羚羊角、牡蛎、石斛、麦门冬、南沙参、川贝母、夏枯草、牡丹皮、黑荆芥、薄荷炭、茜草根、牛膝、白茅根、藕片。案中首诊之方则经加减取舍，已成为本人治疗火逆鼻衄的经验方。由于资源缺乏，笔者现已不主张应用羚羊角为药，可改以水牛角（剂量大一点）加龟甲，毕竟保护野生动植物资源应重于药用之需，其他受国家保护的动植物药材都应停止使用，实践证明，不应用这些药材，并不妨碍中医技术的发挥。

【小结】

　　血证范围广、病种多，诊治血证如血出势急，当然应通过脉证分析，快速止住出血为要，如血出势缓，在病源不清的情况下，需作相关体检，以明确导致出血的原因，以便正确评估出血的严重性，所以西医各项现代化诊断技术是十分有意义的，中医的脉诊如切取和分析到位，也可为患者体检提供一定的线索。就止血这一目的而言，有两个技术因素，第一，辨明寒热虚实，寒而出血必阳虚生寒，系阳虚不摄血脉之故。热的因素即火动损络，是血证最多的作用因素，但有虚实不同，五脏气虚生虚火，五脏气盛则生实火，阴分不足则发相火，还有湿火、瘀热都能导致出血，恶性肿瘤引发的血证应视为毒火损络。外感因素风热、风火入肺入胃，或邪犯营血，也是血证的原因，属实火致血的范畴，但需纳入外感寒温病证的范围内诊治。第二，适当运用止血药味，因单味止血药的止血力度大多不及西药各种促凝剂，所以中药止血药作用的发挥需在正确辨明病机的方药系统中得到体现，而且宜多味合用，发挥止血协同作用，如此，中医药治疗血证也能得到较好的疗效。当出血得到控制，一般情况不必再使用止血中药，而应针对引起出血的原发病症和病机实施治疗措施。女子崩漏的塞流、澄源、复旧三个治疗措施对其他血证具相同的意义。

　　血证的发生，从西医的角度看，有凝血功能下降、血管壁通透性增加、全身或局部的血压过高以及因炎症、肿瘤、结石、血管畸形、外力等因素的损伤而破裂等多种病理变化根源，这意味着西医止血的措施也必定是多样的，而不仅仅是促凝止血一种方法，对应中医的疗法，强调标本相兼、治病求本及整体观、动态观和个体化观点的指导，则与西医治疗血证在原则上是相同的。方剂学中有止血类处方，如十灰散、四生丸、咳血方、槐花散、小蓟饮子、黄土汤、胶艾汤等，细审这些方剂，寒热温凉各异，不辨明病机如何使用。总之，血证的治疗不可能简化为一张处方或一种中成药，临床功力是综合知识与经验的随机发挥。

　　附：火逆鼻衄汤：夏枯草、荷叶、栀子、黄芩、生石决明、白茅根、白芍、玄参、水牛角、龟甲或龟甲胶、茜草、生地炭、大黄炭、当归炭、血余炭、炒槐花。

（六）痰核

1. 肝亢痰核案

喻某，男，64岁。

2006年9月4日首诊：

脉诊：弦亢有力，即测血压 145/70mmHg，望诊：舌红，苔薄黄。主诉：脑膜瘤术后 1 年余，左下胸壁包块 10 个月，自感局部触痛并发热，发病以来包块曾有缓慢或大或小的变化。触摸该处包块，局部皮肤变硬，但不红不烫，其下肋骨隆突触痛。患者患高血压 20 年，服药控制。

病机辨证：肝郁阳亢，痰瘀互结。

处方：夏枯草 30g、僵蚕 15g、制白附子 10g（先煎）、黄药子 10g、淡海藻 15g、昆布 15g、桃仁 15g、蜈蚣 3 条（研细冲服）、蜂房 15g、肿节风 15g、浙贝母 15g、漏芦 15g、薏苡仁 50g、石斛 15g、瓜蒌皮 30g、陈皮 10g，小金丹 6g 分两次吞服。12 剂。

2006 年 9 月 25 日二诊：

脉转浮大滑。

改方：制白附子 10g（先煎）、浙贝母 15g、蚤休 15g、三棱 10g、莪术 15g、乳香 10g、没药 10g、姜半夏 10g、昆布 30g、蜈蚣 3 条（研细冲服）、僵蚕 15g、玄参 15g、陈皮 10g、排风藤 15g、夏枯草 30g、浮海石 15g，每剂药服用 2 天。略事加减 20 剂，其间曾加用大黄䗪虫丸。

2006 年 11 月 27 日三诊：

脉缓滑，血压 103/75mmHg，望诊：舌红，苔薄白。经前方治疗，现左下胸包块基本平复，局部轻微触痛。10 天前发癫痫 1 次。

治疗以化痰消癥为主：姜半夏 15g、制白附子 15g（冲服）、茯苓 15g、僵蚕 15g、三棱 15g、莪术 15g、桃仁 15g、乳香 10g、没药 10g、浙贝母 15g、炙鳖甲粉 10g（冲服）、蜈蚣 5 条（研细冲服）、夏枯草 30g、淡海藻 15g、昆布 15g、桑螵蛸 15g、金樱子 30g，酌情加减 21 剂，每剂药服用 2 天。2006 年 12 月 14 日来诊时言包块消失，局部无痛，但癫痫发作，予苯妥英钠控制。

2009 年 3 月 4 日又诊：患者因脑膜瘤原位复发已 8 个月，已卧床不起 2 个月，饮食不振，失语。脉舌不详。家属求索中药，姑拟一方：

处方：黄芪 40g、当归 15g、地龙 15g、炮甲珠粉 5g（冲服）、赤芍 15g、桃仁 15g、红花 10g、制白附子 10g（先煎）、胆南星 10g、防风 10g、杜仲 15g、僵蚕 10g、蜈蚣 2 条（研细冲服）、陈皮 10g、天麻 15g、石斛 15g，6 剂。

2009 年 3 月 18 日家属代诉，服完上方后体况明显改善，已可起坐，并简单语言，胃纳转旺，不需人扶，可自行站立 10 分钟左右。

原方加夏枯草 30g、山慈菇 10g、黄药子 10g、续断 10g、锁阳 15g，6 剂。之后失去联系。

按：胸壁硬结会缓慢长大变小，不明其故，但说明邪正消长拉锯。因脉气有力，故所治重在攻邪，幸而偶中，约 3 个多月肿块全消。2 年后脑瘤复发，是另外一症。

2. 痰凝气滞结节案

马某,男,44岁。

2011年5月31日首诊:

脉诊:右脉双歧,左浮细弦滑。望诊:舌红苔薄白。主诉:左侧颧弓下方约2cm处发一硬性结节3个月,大小2.5cm×2.5cm。成都某医科大学附属医院及另一医院分别诊断为淋巴瘤、混合瘤。建议手术,但患者拒绝,改由本人中医治疗。予中医治疗2个月来结节逐渐缩小,但5月31日前病历资料患者丢失。

病机辨证:痰凝气滞。

处方:夏枯草30g、淡海藻15g、昆布15g、制白附子10g(先煎)、制天南星10g(先煎)、木鳖子1g(碾碎去油)、莪术15g、三棱10g、橘核15g、青皮10g、陈皮10g、浙贝母10g、白芥子10g、天花粉15g、肿节风15g、牡蛎30g、玄参15g、桂枝10g、制大黄10g、金荞麦50g、石见穿15g,10剂。

患者以此方出入治至当年8月,面部结节已缩小至小樱桃大小,边界清晰,推之可移动。

当年8月27日和9月20日因脉象左侧弦滑不柔,右侧虚而细弦,舌瘀黯,舌苔薄白但糙腻。

病机辨证:气虚,痰瘀交阻。

处方:黄芪30g、生白术15g、白鲜皮15g、制天南星10g(先煎)、制白附子10g(先煎)、法半夏10g、赤芍15g、莪术15g、三棱10g、白芥子10g、桂枝10g、木鳖子1g(碾碎去油)、鹿角片15g、夏枯草30g、炙甘草10g,28剂。

患者因业务易地,离渝北上,后失去联系。

3. 肝火痰核案

鲁某,女,50岁。

2004年12月14日首诊:

脉诊:数弦欠柔。望诊:舌红,苔薄白。主诉:颈左侧淋巴结肿大5月,未活检。触之发胀,边界清晰,滑动。头3个月逐渐长大,近2月未见明显增大。两胁及上腹胀,嗳气,大便结燥而量少。曾有胃溃疡病史。2月前胃镜查溃疡消失。月经规律,经血色黯。

病机辨证:肝郁化火痰气互结。

处方:牡丹皮10g、炒栀子10g、柴胡10g、白芷10g、连翘15g、浙贝母15g、夏枯草30g、丹参15g、青皮10g、陈皮10g、僵蚕10g、炒川楝子10g、苦参10g、牡蛎30g、砂仁10g(后下)、制白附子10g(先煎)、生地黄15g,6剂,每日一剂。

按:头颈部淋巴结肿大的原因,除生物因素所致炎症、结核、肿瘤等原因外,还有一种非特异性淋巴结慢性炎症,本例有可能为这一病症。这种淋巴结肿大西医无特异治疗方法,但中医药以痰核立论,辨证论治,多可获得较好疗效。处方中加黄药子、蜈蚣则药力增加,但注意黄药子有肝毒不良作用。

4. 痰毒久滞腹部包块案

万某,女,55岁。

2013年12月30日首诊:

脉诊:脉沉细,郁而不扬,右兼弦。望诊:舌红,苔薄白腻。主诉:右少腹痛并持续隐约不适10年,痛甚时按压右少腹则阴道内流脓液,有时右腰臀部痛,重庆某医科大学附属医院2013.12.23超声检查发现盆腔内有一125mm×107mm×110mm实性为主的包块,边界欠佳,形态欠规则,内以不均质低回声区为主,加彩实性区内血流信号RI0.11,血生化查CA125,HE4C人体睾蛋白47,绝经前后ROMA均正常。

病机辨证:痰毒结滞。

处方:柴胡18g、黄芩18g、赤芍15g、桂枝10g、炒枳壳10g、桃仁10g、制大黄6g、莪术15g、三棱10g、茯苓15g、红藤30g、败酱草15g、漏芦15g、天花粉15g、连翘15g、淡海藻15g、皂角刺3g、夏枯草30g,14剂。

2014年1月16日二诊:

言药后症减,右少腹较治前软。诊脉沉细,左小弦不扬,右濡不振,右尺微感郁力。苔白腻。

病机辨证:痰毒未尽,正气显虚。

原方加黄芪30g、薏苡仁50g,10剂。

2014年1月27日三诊:

双手脉仍沉细郁,均濡缓,右手脉带郁力,苔薄白,舌正。脉舌均较以往和缓,诉右少腹不再痛也无阴道内流脓,右少腹已软,无包块无气胀。右侧腰臀部仍有痛。

2014年1月27日方去皂角刺、三棱,加没药10g、丹参30g,部分药味剂量酌减,14剂。

按:本例中年农村妇女,医疗条件差,右腹部包块,局部疼痛伴腰臀部痛,按压后阴道流脓,历时10年未经治疗。据症可判断当有脓性肿块,并继发子宫或阴道瘘道形成。B超发现盆腔内有一实性包块,生化检查排除恶性肿瘤。其两手脉象均阴郁不畅特征,足证痰毒久积久滞,气机被抑严重。予行气破血、涤痰除湿解毒治疗半月后症减,右少腹较治前质软,脉仍沉细,左小弦不扬,示痰毒未尽,右濡不振则示正气显虚,故加黄芪补气,薏苡仁加强除痰湿之力,10剂。后右少腹痛止,右少腹已软,无包块气胀,右腰部仍痛,去破血药皂角刺、三棱,加没药、丹参活血止痛。

【小结】

痰核,顾名思义因痰浊结滞成核块,为痰病中有形质可见可触及之病证。其中有的病例可能是未明确诊断的恶性肿瘤,有的则为炎性包块等良性病变。其治疗通用方法不外化痰散结,但又因病因和病机结构不尽一致,病例之间的治疗是有变化的。以上所录四例,喻某案病发胸廓,脉象弦亢有力,其脉力亢重故用药偏重于涤痰肃毒。马某案病发于脸颊,其脉浮细弦滑,浮为气上,细弦滑表明病性为邪之束结,则反映痰结于上之证,因而使用大队涤痰散结,而兼通气机(莪术、三棱、青皮、陈皮)。鲁某案病在颈部,脉弦失柔,有肝郁气滞之象,化痰散结与平肝理气并行。万某案痰核有痰热之毒化痈之机,其脉象沉细郁束、气机不扬,故予化痰散结与清热解毒、疏通气机并举。

九、恶性肿瘤

1. 肺癌案(1)

彭某,男,61岁。

2011年12月22日首诊:

脉诊:双寸口脉沉弦滑满小数,脉气甚盛。望诊:苔薄黄,舌红。主诉:确诊左肺上位鳞癌已16个月,因咳嗽2010年8月就诊某医科大学附属医院呼吸科,查铁蛋白377.10μg/L,CA199 34.15U/L,2010年9月1日作纤维支气管镜活检证实左肺上叶鳞状细胞癌,胸部CT见左肺上叶团片状密度增高影,伴周围炎症,病灶与肺动脉关系密切,左侧肺门上叶鳞癌伴周围阻塞性炎症,淋巴转移。不适合手术,遂行化疗为主治疗,但仅作化疗2次即不愿坚持。目前半声咳嗽,稍步行即感喘累。2011年4月胸部CT复查见左肺上叶阻塞性炎性改变,左上叶支气管内膜及左肺内区可疑增多软组织密度影,延至2011年9月29日来我处中药治疗,并于2011年10月13日胸部CT复查与2011年4月片比较无明显变化。

病机辨证:肺热,痰毒内盛。

处方:金荞麦70g、蒲公英30g、排风藤30g、石见穿30g、藤梨根30g、莪术15g、黄药子10g、制白附子10g(先煎)、制南星10g(先煎)、淡海藻15g、炙甘草10g、杏仁10g、苏子15g、款冬花15g、炒枳壳10g、浙贝母15g、麦门冬15g、南沙参30g,14剂。

2012年2月9日二诊:

上方服后,脉象满盛象显减。仍弦滑小数具浮势,咳嗽也显减,原方去黄药子,加柴胡、青皮、陈皮、钩藤、栀子、山慈菇各10g,14剂。

2012年3月1日三诊:

脉象两寸虚细,关尺又见弦滑满小数,沉位脉力尤重,为肺气不足,痰毒瘤积之象。

改方:人参粉5g(冲服)、南沙参15g、北沙参15g、制白附子10g(先煎)、生白术15g、薏苡仁50g、制天南星10g(先煎)、青皮10g、陈皮10g、白芥子10g、藤梨根30g、金荞麦50g、蒲公英15g、白花蛇舌草15g、莪术15g、淡海藻15g、炙甘草5g、肿节风15g、蜂房15g,14剂。

上方偶作加减,服至2012年6月,其间2012年4月2日胸部CT示左肺门稍显增大,同侧上叶前段片絮状模糊影与2011年7月4日片对照范围减小。

2012年7月5日四诊:

脉象弦数,左脉带虚气,为正虚痰毒滞气。

改方:西洋参5g、红景天15g、女贞子15g、生白术15g、茯苓15g、猪苓15g、白花蛇舌草15g、夏枯草15g、蒲公英15g、石见穿15g、莪术15g、金荞麦70g、炒枳壳10g、款冬花15g、天花粉15g、连翘15g、肿节风15g、柴胡10g、白芍15g、蜂房15g,14剂。

上方据脉症变化稍作加减服至2012年10月,并于2012年10月12日胸部CT复查示:胸廓对称,肋骨胸壁软组织未见异常,左上肺可见较多高密度纤维化病灶,相应肺纹理紊乱,并见少量胸膜增厚。已未见渗出性、占位性病变,心影左室影增大。

2012年11月1日五诊:

脉象寸虚数,关尺沉弦滑数具亢气,测血压160/78mmHg,自感近期干咳少痰,背热卧不安,需服安眠药入睡。

病机辨证:肺络颅络虚瘀,肝胃阳热郁亢。

处方:黄芪30g、党参30g、北沙参15g、百合30g、薄荷10g(后下)、淡竹叶10g、炒栀子10g、钩藤10g(后下)、天麻15g、黄芩24g、桃仁15g、金荞麦50g、山慈菇10g、夏枯草30g、莪术15g,14剂。

按:本例左上肺鳞癌伴阻塞性炎性病变,经上述纯中药治疗后癌块消失、炎症消除,疗效显著。治疗方法无非审其脉证,辨其正虚与痰毒形势,而作相应的扶正祛邪的消长处置。尚应注意兼证影响,分清主次,随证施药。此例因2013年笔者患病停诊,患者又自以为癌症痊愈,遂停药2年,至2014年12月痰血复发,左上胸痛,经CT检查癌块原位复发。来诊一次后失去联系。此例足见癌性顽固,而中药对肿瘤的清除作用并不强,有效者甚少,而且有效者仍应长期坚持治疗。

2. 肺癌案(2)

史某,女,75岁。

2012年6月28日首诊:

脉诊:左浮弦失柔,而且脉气不均,关后(近尺)有脉波击指,右脉沉郁不扬。望诊:舌淡红,苔薄白。主诉:乙状结肠癌术后2年,2012年3月19日~21日因间断性咳嗽、胸部CT平扫提示:左上肺结节影,在重庆某军医大学附属医院住院,经加强CT和PET-CT检查显示:左肺上叶舌段1.6cm×1.2cm结节状高密度影,FDG代谢异常增高。临床考虑左上肺和右肺门转移性结肠癌,经穿刺活检病理诊断:左肺腺癌,结合免疫组化,考虑为肺部原发。EGFR基因突变检测,病理标本为野生型。院方建议手术,但患者和家属无手术意愿,于是作放疗10次,之后又运用某一子女血液培养后作生物免疫治疗,却因血型不合致高热、身体奄奄一息而中止。经救治后高热退,但持续低热已1个多月,伴气短、全身乏力、精神萎靡、双下肢凉、胃脘不适。转求纯中医治疗。

病机辨证:气虚失振,少阳疏泄不畅。

处方:西洋参5g、黄芪30g、柴胡10g、桂枝10g、法半夏10g、紫苏梗10g、竹茹15g、郁金10g、玉竹15g、姜黄10g、蝉蜕10g、僵蚕10g、炒枳壳10g,6剂。

2012年7月5日二诊:

脉诊:左关独浮大满浊不均,寸部沉弱,左尺及右脉均明显低陷。望诊:舌淡红,苔薄白腻。主诉:诉药后精神和体力增强,低热消失,睡眠也改善,但仍畏寒。

病机辨证:脾肾虚寒,脏气空虚,痰毒凝聚。

处方:上方加当归15g、胡芦巴10g、鹿茸粉2.5g(冲服),6剂。

此方2012年7月14日三诊:

因感胸闷、气短,左半身如气堵样不畅,7月5日又加夏枯草30g、山慈菇10g、石见穿15g、金荞麦50g,14剂。

2012年8月23日四诊:

脉诊:左寸气点可及,右寸气点隐约。两关尺均沉郁,左侧弦而小满小涩,右则弱,而且两关尺底气均较弱。主诉:神疲、足背凉、指胀。有厌药情绪。

病机辨证:元阳受损,痰毒上结,气机失衡。

处方:红参5g、黄芪40g、红景天15g、女贞子15g、枸杞子15g、制附片2g(先煎)、制白附子10g(先煎)、山慈菇10g、藤梨根15g、金荞麦50g、姜黄10g、僵蚕10g、蝉蜕10g、莱菔子30g、厚朴15g、炒枳壳10g、鹿茸粉3g(冲服),14剂,每剂服用2日。

此后以此方为基础,随证加减共 3 诊(不计第四诊)43 剂,每剂服用 2 日,其间曾因畏药,停服 2 个月,但因气短、神疲复发而续诊,服药后即缓。

2013 年 4 月 8 日八诊:

脉诊:两寸气团浮突,左关浮滑满,右关尺沉细,加压见小涩小劲。望诊:舌淡红,苔薄白。

病机辨证:正虚,痰毒痹阻,脉络不畅。

处方:生晒参 10g、黄芪 30g、红景天 15g、女贞子 15g、当归 15g、枸杞子 15g、制天南星 10g(先煎)、制白附子 10g(先煎)、淡海藻 15g、炙甘草 5g、郁金 10g、青皮 10g、陈皮 10g、僵蚕 15g、蜂房 15g、天门冬 15g、蒲公英 30g、夏枯草 30g、藤梨根 30g,14 剂,每剂服用 2 日。

此方加减服至 2015 年 9 月仍在续诊,体况良好。2014 年 1 月 6 日曾作胸部 CT 复查,左上肺舌段病灶与 2012 年 3 月旧片比较无明显增大,左下肺见软组织密度影,有转移可能,支气管远端闭塞狭窄、右肺中叶不张,右肺下叶支气管包绕见多个小结节状影。其他检查未发现脑、肝、肾、骨转移。

2015 年 12 月 10 日后记:患者近期因配偶突丧,悲恸过度,体软无力,纳呆,面色不华。被家属送至老家调养。中医药暂告中止。恶性肿瘤患者精神受较大打击后,往往病情急转直下,故对患者健康深感忧虑。经劝慰,患者于 2015 年 12 月初复诊,并携药 30 剂前往海南岛避寒,每剂服 2 日,嘱药尽再议。

按:经以上治疗,患者带瘤生存已 3.5 年,体况明显改善。虽然在 2012 年 3~6 月,先后运用过放疗和生物免疫疗法,但后者失败,前者疗效因没有复查而无法判断。中药治疗 1.5 年后于 2014 年 1 月所作检查证明原发灶虽然没有扩大,但没有消失,而且两肺下叶转移可能性极大,说明患者在接受中药治疗至 2014 年 1 月这 1.5 年期间乃至今日处于带瘤生存状况。由于没有更多的影像学和组织学检查,患者近 22 个月来癌灶的详细变化不明,上述中医方法尚无确切的消除癌灶和防止转移的作用依据,但有肯定的延长生命、迟缓肿瘤发展、改善生存质量的效果。

3. 肝癌案(1)

刘某,男,58 岁。

1990 年 4 月 13 日首诊:

脉诊:双手脉均郁涩发坚。望诊:舌苔白腻而燥,舌中部大片少苔区,舌色绛红,唇干红。右上睑有绿豆大血管瘤怒张,面部潮红,腮颊小血管普遍扩张,上肢蜘蛛痣 6 个,乳腺如算盘珠样硬大,肝掌,腹部隆膨,腹水征(+)。其他:右上腹触痛。主诉及病史:肝硬化 20 多年,纳减、腹水、黑便 4 个月。2 个月前某医院超声和肝同位素扫描,确诊肝硬化、肝癌。予利尿及支持疗法治疗,腹水有所减少,但食欲不振、脘腹胀、疲乏、口干、鼻衄,时而胁痛,下肢轻度凹陷性浮肿,患者自行出院改中医治疗。20多年前脾破裂作脾脏切除术。

病机辨证:湿热化燥,阴伤,络瘀成癥。

处方:炙鳖甲15g、生地黄15g、茜草15g、浙贝母15g、玄参15g、茵陈蒿15g、石斛15g、北沙参15g、牡蛎30g、水线草(白花蛇舌草)30g、半枝莲30g、薏苡仁30g、炮穿山甲10g、僵蚕10g、莪术10g、炒川楝子10g,7剂。

第二、三诊均守上方,第四诊改方:炙鳖甲15g、莪术15g、黄药子15g、浙贝母15g、天花粉15g、石斛15g、茵陈蒿15g、北沙参15g、半枝莲15g、蒲公英15g、赤芍15g、白芍15g、茜草15g、菌灵芝15g,炮穿山甲10g、炒川楝子10g、僵蚕10g、瓜蒌皮20g、肿节风30g、薏苡仁30g、西洋参粉3g(冲服)、黄连5g、蜈蚣5条(研粉冲服)。

以后均以此方略事加减,间断辅以葫芦素片每日15~18片(当时用于病毒性肝炎等),并常服维生素B族和维生素C片。患者经以上治疗,饮食、睡眠、精神均转安,无明显不适,并恢复工作近1年。其间两次B超检查,都发现右肝叶占位病变,在中药治疗3个月时约4.5cm×4cm大小,治疗11个月时为6.1cm×5.3cm(治疗前超声资料未获,无法对照),治疗14个月时再次腹水膨胀,于1991年在某医科大学附属医院住院,因腹胀难耐,曾遣家属前来索利水消胀方,此后失去联系。

按:这是笔者早年在肝癌案例中唯一留下门诊诊疗资料的病例。多年来所诊病例多在3个月至不到1年的时间内死亡,但有3例生存时间在1年至2.5年左右,其中一例为笔者同事,癌块由治前8cm×6cm缩至4cm×4cm,生存时间也较长,达2.5年。由于患者病状有所不同,各例治法有所差异。如上例刘某案湿热、阴伤、络痹癥积明显,故以养阴除湿、消癥肃毒为法,其中肃毒药用黄药子一段时间,患者耐受力尚可。上述笔者同事,因瘀毒较明显,设方重用金荞麦和莪术。肝癌虽凶险,当前现代医疗技术在早期诊断的条件下,尚可挽救部分患者或显著延长部分患者生存时间,故笔者不主张首选中医疗法,但对于晚期或复发、转移病例,患者为求生,总会求助中医,则中医的治疗方法应当在实践中不断积累经验,提高疗效。在思路上笔者目前持该病为癌毒积滞肝络、损伤正气的认识,治法注意扶正(大剂量人参,红参更好),清肃瘀毒或湿毒(大剂量莪术、金荞麦、薏苡仁、天花粉),可间断辅用木鳖子、黄药子、山慈菇,再根据病机结构配合其他方法。

4. 肝癌案(2)

邱某,男,82岁。

2015年1月12日首诊:

脉诊：双手脉沉细郁数，关部兼郁满较大，寸关尺脉势呈梭形。望诊：舌苔淡黄腻，舌红，面色晦滞。主诉：以胸闷腹胀、纳呆、少腹胀、排尿不畅 2 个月，2015 年 1 月 2 日至 2015 年 1 月 9 日在重庆某军医大学附属医院住院检查，腹部 CT 显示：肝右叶后上段 4.75cm 直径占位，前列腺肥大，其他检查明确有高脂血症。因年事已高，院方未予手术、化疗等治疗建议。

病机辨证：痰毒中阻，脉络不畅，邪盛正虚。

处方：生晒参 10g、夏枯草 30g、淡海藻 30g、炙甘草 10g、莪术 15g、白鲜皮 15g、青皮 10g、乌药 15g、王不留行 15g、龙葵 10g、山慈菇 10g、制白附子 10g（先煎）、金荞麦 70g，14 剂。

2015 年 1 月 22 日二诊：

脉诊：转弦滑郁数，寸关部尤弦，尺部兼沉细。望诊：舌苔薄白微腻。主诉：局部无痛。

改方：生晒参 10g、生白术 18g、女贞子 15g、枸杞子 15g、莪术 20g、金荞麦 70g、白花蛇舌草 30g、山慈菇 15g、夏枯草 30g、淡海藻 30g、炙甘草 10g，10 剂。

此方略事加减服至当年 4 月。

2015 年 4 月 16 日又诊：

脉诊：细弦数，寸关居中呈小坚象，尺部沉郁。望诊：舌苔薄白，舌红黯。阅近期 CT 报告：右肝叶占位 6.0cm×5.6cm，边界不清，降结肠肠壁有 1.5cm 增厚。

病机辨证：脉气小坚为正气不支，癌毒鸱张。

处方：生晒参 15g、黄芪 50g、生白术 18g、枸杞子 15g、红景天 15g、天花粉 15g、金荞麦 70g、莪术 20g、白鲜皮 20g、白花蛇舌草 30g、蚤休 10g、天葵子 15g，14 剂。

此方略事加减服至当年 8 月。

2015 年 8 月 13 日又诊：

脉诊：近同前诊，但无弦，加压后内有郁力。望诊：舌苔白腻，舌黯红。主诉：疲惫、乏力、纳少。

改方：生晒参粉 8g（冲服）、黄芪 50g、生白术 18g、薏苡仁 50g、土茯苓 15g、干姜 10g、山慈菇 10g、山豆根 10g、莪术 20g、山药 30g、白花蛇舌草 15g、半边莲 10g、金荞麦 70g，14 剂。

2015 年 9 月 10 日又诊：

脉诊：右大而滑，左细弦，均数促不宁。望诊：舌苔薄白腻，湿润，舌红。主诉：右耳如蒙，小便不利。

病机辨证：湿热气滞，癌毒盘结。

处方：炒苍术 15g、土茯苓 15g、薏苡仁 30g、石斛 15g、天花粉 15g、桂枝 10g、猪苓 15g、石苇 15g、海金沙 15g（包煎）、赤芍 15g、王不留行 15g、虎杖 15g、莪术 15g、三棱 15g、白花蛇舌草 15g，14 剂。

此方略事加减服至当年 10 月。

2015 年 10 月 29 日又诊：

脉诊：双手脉均呈台阶形，寸关居浮中位，呈细、小弦、虚滑而数，两尺极沉细弦，耐重压。望诊：舌苔薄白滑腻，舌红甚。主诉：体况稳定。CT 复查：右肝叶占位 7.1cm×7.1cm，肝左叶内有 1.1cm 直径新病灶，在显示范围内未见结肠壁增厚。

病机辨证：正气大虚，癌毒滞结，气机痹阻。

改方：红参粉 10g（冲服）、黄芪 30g、生白术 18g、锁阳 15g、枸杞子 15g、金荞麦 50g、莪术 20g、僵蚕 10g、薏苡仁 30g、浙贝母 15g、蒲公英 30g、山慈菇 5g、龙葵 10g、猫爪草 10g、排风藤 15g、白花蛇舌草 15g，14 剂。

后记：患者续诊至今已 1 年略余，目前体况大体稳定，无显著恶化，2016 年 1 月、2 月均来诊，其脉寸关浮滑，略盛，但脉气不刚、不亢、不弱、不散，尺部仍沉细，反映邪正相争，正气尚未亏败不支，生命还可坚持，生活质量尚未恶化。

5. 肾癌案

杨某，男，79 岁。

2013 年 5 月 3 日首诊：

脉诊：滑大、小弦而数，极为虚亢，沉位脉气较浮中位盛，左关稍加压则见虚陷，左尺中位部有一气团。望诊：苔薄白而少，津足，舌红黯。主诉：反复左腹部胀痛 1 年余。某医院超声显示：胆管扩张，于 2013 年 4 月 11 日~4 月 23 日在某医科大学附属医院住院，经查：①左肾癌伴转移性肝癌。②多发性肝囊肿。③肝血管瘤。④高血压病 3 级极高危。⑤高脂血症。⑥冠心病，支架置入术后。⑦慢性支气管炎。⑧肾囊肿。⑨前列腺增生。因高年病多，建议保守治疗，出院求助中医疗法。

病机辨证：肝胃郁亢，痰毒下结，气阴已伤。

处方：生晒参 5g、五味子 10g、山茱萸肉 15g、覆盆子 30g、夏枯草 30g、野菊花 10g、钩藤 15g（后下）、天麻 15g、知母 15g、黄柏 30g、生地黄 30g、制白附子 10g（先煎）、淡海藻 30g、藤梨根 30g、金荞麦 50g、蒲公英 30g、木鳖子 1.5g（碾碎去油），14 剂。

此方又加减共四诊服至当年 6 月，其中第二诊加用莪术 15g、三棱 10g。

2013 年 6 月 19 日五诊：

脉诊：双手脉均极为虚亢，内质发空，脉幅高大。

病机辨证：气阴大虚，气机虚浮失持。

改方：生晒参 10g、五味子 10g、麦门冬 30g、干姜 10g、锁阳 15g、地骨皮 15g、浮小麦 30g、砂仁 15g（后下）、黄柏 30g、生白术 18g、藤梨根 30g、金荞麦 50g、漏芦 10g、蜂房 15g、僵蚕 10g，14 剂。

2013 年 7 月 3 日六诊：

脉诊：脉虽仍虚亢滑大而数，加压下见满浊，两尺均有气团内伏。

病机辨证：气阴不足有一定恢复，痰毒内盛。

改方：夏枯草 30g、淡海藻 30g、炙甘草 5g、制白附子 10g（先煎）、制天南星 10g（先煎）、蒲公英 30g、山慈菇 10g、薏苡仁 30g、土茯苓 15g、车前子 15g、黄芩 24g、黄连 10g、黄柏 15g、生晒参 5g，14 剂。

此方又经加减服至 2014 年 8 月，其间因住院检查等原因停药半月，服药拖延不守时（资料略）。

2014 年 8 月 20 日又诊：

脉诊：寸部虚濡滑数，关尺沉滑亢数，耐重压。望诊：苔薄白，舌红津润，面部泛红。主诉：住院检查左肾肿块未长大，近期面部潮红、起疹、瘙痒。

病机辨证：肝郁阳亢，痰毒瘀下结，虚气上浮。

改方：夏枯草 30g、龙胆草 10g、炒栀子 10g、钩藤 15g（后下）、天麻 15g、生地黄 30g、龟甲 15g（先煎）、砂仁 15g（后下）、黄柏 30g、苦参 10g、制白附子 10g（先煎）、制天南星 10g（先煎）、法半夏 10g、蜂房 15g、排风藤 30g、白花蛇舌草 15g、淡海藻 15g、白鲜皮 15g，14 剂。

此方加减服至 2014 年 10 月。

2014 年 10 月 15 日又诊：

脉诊：双手脉均虚亢滑数而弦，加压下内有劲力，左尺气团隐约。望诊：苔薄淡黄腻，舌红，津多。

病机辨证：亢阳损伤气阴，痰毒下结，亢阳与毒合化为风。

处方：豨莶草 15g、野菊花 15g、苍耳子 10g、牛蒡子 15g（打碎）、僵蚕 15g、蜈蚣 2 条、黄芩 24g、生晒参 5g、山茱萸肉 15g、天麻 15g、制白附子 10g（先煎）、制天南星 10g（先煎）、木鳖子 2g（碾碎去油）、山慈菇 10g、忍冬藤 30g、大青叶 15g、淡海藻 30g，14 剂。

此方加减服至 2014 年底。

2014 年 12 月 26 日又诊：

脉诊：双手脉弦滑数仅小亢，左关后尺部有一小气团，质微坚。望诊：苔薄白，舌红黯。主诉：2014 年 12 月 10 日~12 月 24 日在某军医大学附属医院住院检查，腹部 CT 显示左肾下极实质内有一稍低密度影占位，大小 4.2cm×4.7cm。肝脏有多发异常强化小结节，性质待定。肝右叶后段混杂密度团块,性质待定。胸部 CT 显示双肺气肿,肺间质改变,双下肺小结节影,左肺门结构紊乱(余略)。面部时有细疹瘙痒。

病机辨证:肝郁阳亢,痰毒下结。

处方:夏枯草 30g、野菊花 15g、淡海藻 15g、漏芦 10g、天葵子 15g、白花蛇舌草 30g、金荞麦 70g、制白附子 10g(先煎)、制天南星 10g(先煎)、莪术 15g、僵蚕 15g、蜈蚣 2 条、黄芩 24g、丹参 30g、黄芪 50g、山茱萸肉 15g、山慈菇 15g、刺猬皮 10g、金银花 30g,14 剂。嘱每剂服 2 日。

此方加减,服至 2015 年 3 月。

2015 年 3 月 25 日又诊:

脉诊:脉弦滑亢盛。望诊:舌苔薄白。主诉:面部潮红,瘙痒,布小丘疹。

病机辨证:肝阳痰毒合而化风。

处方:夏枯草 30g、野菊花 10g、青黛 15g(包煎)、黄芩 15g、黄连 10g、黄柏 15g、防风 15g、牛蒡子 15g(打碎)、金银花 50g、连翘 30g、制白附子 10g(先煎)、制天南星 10g(先煎)、白花蛇舌草 15g、蜈蚣 2 条、僵蚕 15g、蝉蜕 10g,15 剂,每剂服用 2 日。

2015 年 9 月 9 日又诊:

脉诊:虚亢滑大小数有满象。望诊:舌苔薄白腻,少量分布于舌右半边和舌根部,舌老红。主诉:近期耳鸣。

病机辨证:气郁阳亢,痰毒阻络。

处方:夏枯草 30g、野菊花 10g、天麻 24g、黄芩 24g、赤芍 15g、制白附子 10g(先煎)、制天南星 10g(先煎)、白花蛇舌草 24g、藤梨根 30g、蚤休 10g、蜈蚣 2 条、僵蚕 10g、蜂房 15g,15 剂,每剂服用 2 日。

2015 年 10 月 14 日又诊:

因头面瘙痒显减,改方:夏枯草 30g、野菊花 10g、黄芩 24g、制白附子 10g(先煎)、制天南星 10g(先煎)、莪术 15g、僵蚕 10g、蜈蚣 2 条、排风藤 15g、白花蛇舌草 15g、藤梨根 15g、天麻 30g,15 剂,每剂服用 2 日。

此方服至 2016 年 2 月仍在续诊,患者体况尚好,面部皮疹偶发,但泛红,无腹胀、腹痛等不适,故处方基本不作变动。患者的病机辨证,以首诊为例,脉气亢盛之中又兼弦,为肝胃郁亢(单纯肝郁气亢其脉幅不高而弦郁较重),左尺沉位气团则是左肾痰毒结滞之象,脉气带虚因阳亢日久又兼痰毒损伤,气阴已不足之故。由析脉而察知患者存在肝胃郁亢、痰毒下结、气阴不足 3 个环节。

6. 恶性浆液细胞增生案

彭某,男,72 岁。

2014 年 12 月 31 日首诊:

左关脉虚陷,寸尺小满小浮,脉气细弦压抑;右脉梭形,关部浮大、滑、小满,若团样上突,寸部中位尺部沉,近同左寸尺象。望诊:舌苔薄淡黄腻,布满舌面,舌红。主诉:多部位淋巴结肿大5月余(纵隔、两腋窝、颈、腹股沟),5个月前在重庆某医科大学附属医院活检,结论为恶性弥漫性浆液细胞增生。2014年8月27日~10月29日在某军医大学附属医院住院,淋巴活检结论同上。其他诊断:高血压病(1级,极高危),高血压性心脏病、心功能Ⅱ级,冠心病、不稳定型心绞痛,自身免疫性溶血性贫血。患者自诉心累,见右颈、左耳下结节大如杏、小桃状。

病机辨证:元气大虚,湿毒中生,壅滞脉络。

处方:生晒参10g、五味子10g、麦门冬50g、生白术18g、薏苡仁50g、天葵子15g、黄药子10g、制白附子10g(先煎)、制天南星10g(先煎)、僵蚕10g、丹参330g、姜黄10g、蜈蚣2条、蜂房15g、半边莲10g、山慈菇10g、白鲜皮15g、白花蛇舌草30g、淡海藻15g。

此方加减35剂,黄药子间歇使用,有时改用龙葵,至2015年2月15日第五诊,颈、腹股沟包块都已消失,左腋下包块明显缩小,原方又出入15剂。

2015年2月27日第六诊:

脉诊:脉数具小亢气,脉幅较高,脉力较重,左寸气团高突,质小满,右脉脉气欠均匀。主诉:言全身浅表包块已消散,已触摸不到。

病机辨证:痰火内盛。

处方:夏枯草30g、淡海藻30g、制白附子10g(先煎)、制天南星10g(先煎)、天花粉15g、浙贝母10g、连翘15g、郁金15g、僵蚕10g、蜈蚣2条、黄连10g、炒栀子10g、白花蛇舌草15g、黄药子10g、炙甘草10g、蚤休10g,14剂。

按:本案脉象特点:左关脉虚陷,寸尺小满小浮,脉气细弦压抑;反映正虚,元气不足,摄纳无权,鼓动无力;右脉梭形,关部浮大、滑、小满,若气团样上突;寸部居中位尺部沉,近同左寸尺象。舌苔薄淡黄腻,布满舌面,舌红,反映邪实,痰湿壅阻。患者于外院活检后诊断为"恶性弥漫性浆细胞增生",自诉心累,见右颈、左耳下结节大如杏、小桃,属本虚标实,元气大虚,湿毒壅滞,予益气除痰湿及抗肿瘤治疗,选生脉散加消痰肃毒之味,首方加减35剂。第五诊又出入15剂,第六诊时全身浅表包块已消散,触摸不到。但该病例今后的发展趋势向好或向恶,仍然没有把握预测,应坚持治疗为妥。

【小结】

恶性肿瘤用单纯中药治疗而彻底痊愈者,笔者尚无相关经验。其中肝癌、肺癌等患者有少数病例可获得不同程度的缓解,如上述彭某案,经治疗后癌块全消。有的如史某案原发癌块虽无变化，还可能有肺内转移，但经治三年又四个月来无脑、肝、胃、肾、骨转移，体况由差变好。较多的有效案例，癌块在治疗后半年至一年左右不同程度发展或缩小，体况一度改善，但在一至三年之后肿瘤加速发展变化，终至不治。所以中医药对恶性肿瘤的疗效，以本人目前的方法尚不满意。但少数有效病例的治疗方法是否包含一点有用的因素？则可供思考。这是以上例举相关案例的目的。

总结多年来的治疗方法：以正虚和痰毒滞结为纲，根据脉证变化，评估邪正的消长盛衰形势，调节祛邪（肃毒）和扶正药味。所用药味：

扶正：人参（红参为好，西洋参、生晒参也可用）、黄芪、鹿茸粉、肉苁蓉、锁阳、生白术、当归、枸杞子、女贞子、天门冬。阳虚寒凝用附片、干姜。常以人参、黄芪、生白术、女贞、枸杞子、当归、锁阳组方，名"癌瘤扶正汤"。

肃痰毒：制白附子（先煎）、制南星（先煎）、夏枯草、淡海藻（多与甘草相反合用）、山慈菇、天花粉、瓜蒌、黄药子、猫爪草。以制白附子、制天南星、海藻、甘草、夏枯草、蜈蚣组方较多，名"祛痰攻毒汤"。

肃瘀毒：莪术、郁金、石见穿、红景天。

肃热毒：金荞麦、蒲公英、白花蛇舌草、苦参、山豆根、天葵子、肿节风、龙葵、排风藤（白毛藤，即白英）等。

虫类肃毒：蜈蚣、僵蚕、蜂房。

由于有些患者兼带其他病机，如高血压者有肝郁阳亢，冠心病者有痰瘀痹结心络，等等。需综合考虑，根据标本缓急的处置原则，统筹治疗方案，控制他病他症对健康的严重影响。

以上药味配伍中，海藻与甘草犯十八反禁忌之戒，但这一配伍笔者应用数十年，从未有过增毒不良反应。

十、神经精神系统病症

（一）失眠

1. 肾虚失眠案

王某，女，60岁。

2013年3月26日初诊：

脉诊：关尺脉沉弱，寸部微有气点浮突，右侧软，左侧稍坚。望诊：苔薄白，舌红黯。主诉及病史：多年来睡眠不实，常头昏，血压时高不稳定。

病机辨证：肾气下虚，虚气失持上浮扰神。

处方：鹿茸粉3g（冲）、紫河车粉10g（冲）、党参30g、黄芪30g、玉竹15g、枸杞15g、远志10g、酸枣仁15g（打碎）、茯苓15g、龙骨30g、牡蛎30g、浮小麦

30g、丹参 30g，14 剂。

2013 年 4 月 16 日二诊：

脉诊：两寸气团可及，左大右小。关尺濡弱中有浮滑气。血压：122/70mmHg。长年失眠经前诊调治已明显改善，精神也好转，血压稳定。唯近期汗多、口干、舌体溃疡、腰痛。2011 年磁共振示轻度脑萎缩，脑动脉硬化，体检高脂血症。

病机辨证：脉气有胃，但仍有气浮火炎之势。

处方：前方加砂仁 15g（后下）、黄柏 30g、玄参 15g、制首乌 30g、生山楂 15g，去玉竹，14 剂。

按：本例多年失眠头昏被判断为肾气下虚、虚气失持上浮扰神，系两关尺脉沉弱而两寸部均出现气点，关尺沉弱示下虚，寸部气点浮突为气机上浮上逆。

2. 心脾两虚失眠案

陈某，女，70 岁。

2012 年 5 月 23 日首诊：

脉诊：脉细虚弦小数，脉气较弱，右寸气团微突。望诊：苔薄白，舌红。主诉及病史：反复失眠 10 余年，严重时通宵达旦难以入眠。体检血流变红细胞和血象轻度增高。心脏彩超示：左房饱满，三尖瓣轻度关闭不全，肺动脉收缩压增高（52mmHg），左心室顺应性下降。

病机辨证：心脾气血不足，虚气浮逆扰神兼脉道不畅。

处方：西洋参 5g、黄芪 30g、当归 15g、炒白术 10g、茯苓 15g、熟地黄 15g、川芎 15g、白芍 15g、远志 10g、莪术 15g、丹参 30g、桂枝 10g、葛根 30g、黄芩 15g、酸枣仁 15g（打碎），7 剂。

2012 年 7 月 4 日二诊：

脉诊：两寸都浮突，左寸已成气团高突，右关尺沉弱，左关虚滑，左尺沉。望诊：舌红苔薄白微腻满舌。主诉：服上方后睡眠颇安，但近三周失眠复发。病机辨证：脉舌示气虚不足之外，兼风痰上扰。

处方：上方加泽泻 15g、川木通 20g、钩藤 10g（后下）、石决明 30g，14 剂。

按：首诊脉细虚而气弱为脉气、脉质两不足，即气血不足，细弦则为脉道郁束，即脉道失畅，颅络受供有碍，脉小数、右寸气团微突，知虚气浮逆，病状必在上，主诉失眠，症与脉相合。二诊因失眠复发，脉象下虚上盛，借原方以实下，加息风化痰以虚上。

3. 阳虚气浮失眠案

周某，男，39 岁。

2014 年 11 月 21 日首诊：

脉诊：两寸关上突，均气团样，浮滑，以左为甚，右侧浮气较少，两尺沉细，脉气缓弱少底气，尺部尤沉弱。血压：110/78mmHg。望诊：苔薄白微腻，舌边尖红。主诉及病史：失眠2年，消瘦1年，重庆某军医大学附属医院2014年10月14日超声诊断左肾经脉胡桃夹综合征。尿检：血（2+），红细胞19.0个/μl。

病机辨证：阳虚于下，气浮扰上。

处方：制附片9g（先煎）、干姜10g、炙甘草10g、黄芪30g、知母15g、黄柏30g、龙骨30g、牡蛎30g、玄参15g、熟地黄30g，7剂。

按：中年男性，脉两寸关上突，均气团样，浮滑，为气机上浮之势，以左为甚，右侧浮气较少，两尺沉细，脉气缓弱少底气，尺部尤沉弱，示肾阳虚衰。本病例脉虚，根气不足，气机上浮扰于神明而失眠，故予四逆汤化裁以温煦肾阳，摄纳浮气，安神定志。

4. 气虚火逆失眠案

黄某，女，64岁。

2010年8月4日初诊：

脉诊：脉左浮濡，右浮滑虚弦。望诊：舌红，苔薄黄略腻而干。主诉：头昏、失眠、口干1年，加重3天，喜唾白沫痰。

病机辨证：气虚致津液失升失摄，阴火内盛，上扰脑神。

处方：太子参30g、黄芪30g、生白术15g、石斛15g、知母15g、黄柏15g、砂仁10g（后下）、吴茱萸4g、生地黄30g、桑椹子15g、白菊10g、白蒺藜10g、川芎15g、丹参30g、酸枣仁30g（打碎）、夜交藤30g，6剂。

2012年8月11日二诊：

脉诊：脉浮虚滑虚亢，脉幅大。望诊：苔薄白略干，舌红晦。药后症减，但仍时时唾沫痰。

处方：上方重用黄柏24g、吴茱萸6g，另加扁豆30g、山药30g，6剂。

按：左脉显示气弱，右脉气浮为气虚而失控浮逆，患者喜唾与此病机有关。右脉滑弦带虚气，舌红苔黄而干，略腻，反映火动于内，右脉之浮也是阴火（里火）上逆与虚气上浮的综合脉象，头昏失眠因此而起。

5. 肝阴不足火旺失眠案

何某，女，34岁。

2011年5月13日首诊：

脉诊：脉弦数。望诊：舌正，苔薄白。主诉：失眠、躁急，耳后颈肌痛，且触痛明显，无包块。

病机辨证：肝阴不足难涵肝气，致肝旺化火，火逆扰神。

处方：北沙参15g、当归15g、麦门冬15g、玉竹15g、枸杞子15g、玄参15g、钩藤 10g(后下)、天麻 30g、炒栀子 10g、丹皮 10g、赤芍 15g、白芍 15g、酸枣仁 30g(打碎)、生石决明 30g、蝉蜕 10g、延胡索 15g,6剂。

2011年5月20日二诊:

睡眠明显改善,脉也转右虚弦滑小数,左沉细郁弦小数。

病机辨证:气阴两虚,肝郁火动。

2011年5月27日三诊:

因感冒咳嗽来诊,述经以上二诊睡眠已安。

按:失眠而心躁烦,脉弦数为阳有余、肝郁火旺之象。阳有余因阴虚不制阳,故予一贯煎法和天麻钩藤饮法。二诊时症虽减,脉象火动减轻但未尽,脉气郁束又兼虚气,故原方加党参益气,及柴桂黄芩白薇寒热升降调气法开郁,疗效进一步好转。

6. 血虚痰气上阻失眠案

李某,女,57岁。

脉诊:两手脉均沉细郁。望诊:舌红,苔薄白腻。主诉:头昏失眠4个月,伴惊悸焦虑,久治不愈,有糖尿病病史5年,服格列齐特控制。

病机辨证:心肝血虚,肝郁气亢,与痰互阻心窍。

处方:西洋参 3g、五味子 10g、麦门冬 15g、当归 15g、黑豆 30g、枸杞子 30g、白芍 15g、桂枝 10g、柴胡 10g、黄芩 10g、酸枣仁 30g(打碎)、胆南星 5g、玉竹 15g、化橘红 10g、石菖蒲 10g、郁金 10g、远志 10g、龙骨 30g、牡蛎 30g、珍珠母 30g,7剂。

2011年3月5日二诊:

脉同前,双肘弯肱动脉弦强有力。药后症状明显好转,但畏风,被风吹后头昏。

处方:前方加白菊 10g、羌活 5g,7剂。

该病例于2011年5月3日来诊,云服上方14剂后诸症均消,近头昏复发因而再诊。

按:患者辨证全凭脉舌,其脉沉细,脉气郁但并不软弱,沉细为阴质不充之状,脉气郁而不软为阴质不足所致气亢,系肝气不舒产生气失张扬,病机先由阴血之虚,后致肝郁气亢,虚实错合。故设方为生脉饮加多味养血滋阴之品,与柴芍龙牡汤合方。舌苔薄白腻乃气郁之下痰浊轻微凝结上扰心神头颅,患者惊悸焦虑也与此相关,因而需投设数味化痰湿开心窍药:化橘红、石菖蒲、郁金、远志。

7. 肝郁失眠案(1)

罗某,女,62岁。

2015年2月17日首诊:

脉诊:右寸、左寸关居中位,均细弦失柔,右关尺、左尺沉细之中略带郁力。望诊:苔薄白腻,舌红。主诉:通宵失眠3天,逐日加重,既往反复失眠已多年。

病机辨证:肝郁气滞,颅络不畅。

处方:柴胡10g、白芍30g、炒枳壳15g、怀牛膝15g、川芎15g、当归15g、延胡索15g、蝉蜕10g、天麻15g、丹参30g、制香附10g、合欢皮15g、酸枣仁15g(打碎)、玉竹15g,6剂。

药后睡眠好转,候脉沉细弦郁未消,原方加栀子10g、桃仁15g、红花10g、地龙15g,14剂,并予善后方如下:

丹参30g、三七粉3g(冲服)、莪术10g、红花10g、川芎10g、当归10g、荷叶10g、葛根15g、天麻15g、黄连10g、玉竹15g。

嘱可以间断久服以通脉清火。

按:本案脉见右寸、左寸关居中位,均细弦失柔,示气机郁束不扬,右关尺、左尺沉细之中略带郁力,示气郁之甚。患者失眠3天,通宵未睡,系气郁脉痹,颅络气血不畅所致。与柴胡疏肝散化裁,加宁心安神之枣仁、合欢皮、玉竹等,又合当归、川芎、丹参、延胡索、香附子等行气活血,重用白芍30g,是考虑患者肝气之用之郁太甚,需酸甘以缓气。6剂后睡眠好转,但脉沉细弦郁未消,气郁之象仍在,故加栀子、桃仁、红花、地龙等,加强行气活血之力,再投14剂。并另予善后调理方嘱间断久服以通脉清火。

8. 肝郁失眠案(2)

刘某,女,61岁。

2011年10月20日首诊:

脉诊:右脉初切时沉细涩,后转小弦满,寸关有一气点,左寸关浮弦满失柔,尺部沉细。望诊:苔薄白,舌红。主诉及病史:失眠,但头不昏,性格拗执不和顺。

病机辨证:肝郁气滞,颅络失畅。

处方:柴胡10g、薄荷10g(后下)、炒白术10g、茯苓15g、白蒺藜10g、白菊10g、白芍15g、玉竹15g、百合30g、酸枣仁15g(打碎)、桂枝10g、炒栀子10g、牡丹皮10g、制香附10g、合欢皮15g、红枣15g、炙甘草5g,7剂。

2011年10月27日二诊:

脉诊:右脉转略沉而细滑小满,左寸关浮滑满,无气点,尺沉细。药后症减,上方加川贝母粉6g(冲服)、胆南星5g、天竺黄10g、石菖蒲10g,去枣、草,再投7剂。

2011年11月4日三诊:

脉沉细虚弦,两寸浮弦,右寸后及关前有一气点,脉气仍不够稳定,寸关脉力时大时小。睡眠已经可以入睡 5~6 小时，原方再投 7 剂。

按：初切脉时沉细涩，久按则转小弦而满，寸关可见气点，提示肝郁气滞、肝气不宁的表现，症见失眠，虽头不昏，平素性格拗执，有肝郁气强失柔特点，与脉象一致。方选柴胡疏肝散疏肝理气，加白蒺藜、白菊平肝气，桂枝调畅气机，酸枣仁、合欢皮安神。

9. 阳亢湿滞互结失眠案

张某，女，58 岁。

2015 年 1 月 6 日首诊：

脉诊：脉象亢滑数，稍耐重压，右寸气团郁突。望诊：舌苔黄糙腻少津，舌红。主诉：失眠，口干苦，上半身汗自出，下半身则凉，平时胆怯易心悸，有腔梗病史和幽门螺杆菌阳性史，经抗幽门螺杆菌治疗反致严重纳呆。

病机辨证：肝阳亢进与湿滞中阻化热，两阳合并浮逆于上。

处方：夏枯草 30g、野菊花 10g、黄芩 15g、炒栀子 10g、青蒿 10g、藿香 10g、茵陈蒿 30g、厚朴 15g、石斛 15g、芦竹根 15g、蚕沙 15g（包）、炒山楂 15g、炒麦芽 15g、炒神曲 15g、苦参 5g、蒲公英 30g、丹参 30g、天麻 15g，14 剂。

2015 年 1 月 20 日二诊：

上方药后，睡眠改善。诊脉双手均细，虚滑小数，具浮气，右寸乃关前部位浮大滑满，苔转薄黄、微腻。

病机辨证：中虚已显，肝亢，痰湿上壅。

处方：生晒参 3g、五味子 10g、麦门冬 15g、远志 10g、丹参 30g、玄参 15g、钩藤 10g（后下）、白菊 10g、天麻 15g、黄芩 15g、川芎 15g、当归 15g、法半夏 10g、礞石 10g、夏枯草 30g、苦参 10g、蒲公英 30g，14 剂。

2015 年 2 月 5 日三诊：

本例经 28 剂治疗后以胸肋软骨疼痛来诊，失眠基本消失，脉象呈下虚上实，尺部底力不足，以肾虚、上焦气滞血瘀调治。

处方：鹿茸粉 3g（冲服）、熟地黄 30g、五味子 10g、生晒参 2g、茯苓 10g、柴胡 10g、白芍 15g、川芎 15g、当归 15g、郁金 10g、炒枳壳 10g、延胡索 15g、丹参 30g、天麻 15g、怀牛膝 15g，14 剂。

2015 年 3 月 3 日四诊：

关尺脉转缓滑，左较虚、右较有力，两寸有气团，睡眠已甚安，唯白天双目沉困、心慌，此方加胆南星 10g、黄连 10g、蝉蜕 10g，14 剂。

按：中年女性，初诊脉象亢滑数，稍耐重压，右寸气团郁突，显示阳气上亢，舌苔黄糙腻少津，舌红，提示湿邪积滞交阻中焦已化热，症见失眠，口干苦，上半身汗自出，反映肝阳上亢与湿滞所化之热，两阳合并浮逆于上，予夏枯草、野菊、炒栀子、天麻、青蒿清肝火、平肝阳，藿香、茵陈蒿、蚕沙、苦参除湿,厚朴、炒三仙行气导滞。二诊时脉转虚滑,苔转薄黄、微腻,中焦湿滞已减,亢气也减但未尽,右寸乃关前部位浮大滑满,提示痰湿上壅,予生脉散加味养阴平肝除痰湿。药毕失眠基本消失。三诊时脉象呈下虚上实,尺部底力不足,诉胸肋软骨痛,以肾虚、上焦气滞血瘀调治,予柴胡疏肝散合通瘀、补肾之味加减口服14剂。一月后来诊,言睡眠已安好。

10. 阳亢痰浊上阻失眠案

曾某,男,46岁。

2010年3月10日首诊:

脉诊:浮大弦滑满小数,左兼弦劲。望诊:苔薄白微腻,舌红有黯气。血压:106/70mmHg。主诉:失眠2月余,多在后半夜3点左右即醒,醒后再难入眠,次日头昏脑涨,口微干,食便均正常,有高胆固醇、高甘油三脂血症,低密度脂蛋白高于正常,有高血压家族史。

病机辨证:肝阳上亢,痰浊阻络,脑神受激兼脉络阻痹失养。

处方:钩藤15g(后下)、天麻15g、黄芩15g、黄连10g、黄柏15g、怀牛膝15g、泽泻15g、柴胡10g、白芍30g、龙骨30g、牡蛎30g、酸枣仁30g(打碎)、葛根15g、川芎15g、三七粉3g(冲服)、生山楂18g、郁金15g,7剂。

并建议低盐低脂饮食,注意劳心;劳力平衡,适度运动。

2010年3月27日复诊:

脉象亢势减轻,睡眠有改善,原方加珍珠母30g、蝉蜕10g、黑豆30g、淡菜15g,7剂。

2010年4月17日三诊:

睡眠明显改善,有耳鸣。寸关部脉,中位弦而滑满,尺候沉细弦,左弦甚于右手。苔薄白腻满舌,舌红有黯气。

脉舌显示,肝阳未平,痰浊未清,肾阴下虚。予3月27日方加白芥子10g、淡海藻15g、熟地黄15g,7剂。

2010年5月1日四诊:

药后睡眠耳鸣均改善,近因饮酒和其他原因失眠复发,脉浮滑,小弦小数,饱满度减弱,舌红有黯气,苔薄白。继续养阴平肝,化痰通络。

处方:女贞子15g、制首乌30g、黑豆30g、淡菜15g、怀牛膝15g、天麻15g、钩藤15g(后下)、黄芩15g、白芍15g、龙骨30g、牡蛎30g、胆南星10g、泽泻15g、葛根15g、三七粉3g(冲)、桃仁15g、柏子仁15g、酸枣仁15g(打碎)、淡海藻15g、白菊10g,14剂。

2010年7月3日:

药后睡眠基本正常,半月来仅1~2天早醒。脉沉弦滑小数,舌红黯,苔薄白。予5月1日方再续14剂。

按：本例失眠，初诊脉浮、大、滑、小数皆阳气亢动之象，脉劲弦为力重之气机郁束，与阳气亢劲相合指示肝郁阳亢、阳亢为甚，是高血压家族成员易见之脉象。脉滑满为内质饱满太过而且混浊，与其高脂血症有关。首诊治以天麻钩藤饮合三黄清降肝阳，重用白芍柔安肝气，柴胡、泽泻、山楂、郁金、葛根疏泄祛浊，川芎、三七、葛根通畅脉络，龙骨、牡蛎、枣仁安定神志，环节虽多仍配伍严密。之后有四诊在平肝、化痰、通络之中都加用滋养肝肾之阴药味，如女贞子、首乌、黑豆、淡菜、熟地等，系阳亢家族个体多阴不制阳，失眠时久则亢阳又伤阴，故需滋阴配合。

11. 寒痰阻络失眠案

黄某，女，54岁。

2013年4月11日首诊：

脉诊：双手脉象均沉细略迟，脉气不振。望诊：苔白腻满舌、根厚，面赤。

主诉：反复失眠30余年，严重时通宵难眠，太阳穴胀痛，步行失稳已3年。

病机辨证：寒痰凝滞颅络，脑神因脉络痹滞而失养。

处方：制川乌5g（先煎2小时）、制白附子10g（先煎）、制南星10g（先煎）、丹参30g、天麻30g、羌活10g、葛根10g、白芥子10g、地龙15g，3剂。

2013年4月5日二诊：

脉仍沉细，左侧脉少力，右兼小弦，苔转薄。药后睡眠显著改善，唯觉腹部气窜作胀，大便不畅。

病机辨证：寒痰未尽，气滞中焦。

前方去乌头，加桂枝10g、厚朴15g、白芍30g、秦皮15g、大腹皮15g、莱菔子30g、鱼腥草30g（后下），7剂。

按：本案双手脉象均沉细略迟，脉气不振，示体内阳弱寒凝，清阳不升，阳不入阴，发为失眠。阳气不足，气化失司，水湿停聚，酿湿成痰，痰阻脑络则太阳穴胀痛，苔白腻满舌、根厚也为痰湿凝滞之象。故治以温化痰湿、行气通络。方中乌头散经络之寒以止痛，而且乌头与附子一本同生，也有振奋阳气之力。制白附子、制南星、白芥子祛痰除湿。葛根、羌活行气，丹参、地龙活血化瘀。药后睡眠显著改善，尚觉腹部气窜作胀，大便不畅，脉仍沉细，左侧脉少力，右兼小弦，苔转薄，可见中焦气行不畅，寒痰未尽。故二诊中用桂枝替代乌头，有温中通络之功。同时加强了中焦行气之力，予厚朴、白芍、秦皮、大腹皮、莱菔子诸药，以行气通便，所用鱼腥草取其透达畅气之功。

【小结】

以上列举11例脉案，力图反映通过脉证分析抓住病机变化，据此立法处方治疗失眠症的技术特征。观点和方法详《中医思学践悟录》。

(二)内风颤动

1. 肢颤案(1)

曾某,男,67岁。

2010年4月20日首诊:

脉诊:脉细滑。望诊:舌红黯,苔薄白腻而满舌。主诉:手足持续颤动,步履不稳3年余,经常失眠,2010年4月1日重庆某军医大学附属医院作颅脑CT未见异常,经颅多普勒示脑动脉弹性减退,左大脑中动脉血流减慢。

病机辨证:气虚浮热化风,与痰热阻痹脉络,筋肉失养合而为病。

处方:红参5g、黄芪40g、法半夏10g、制白附子10g(先煎)、胆南星10g、茯苓24g、化橘红10g、郁金10g、天竺黄10g、石菖蒲10g、远志10g、酸枣仁30g(打碎)、黄连10g、蝉蜕10g、珍珠母30g、当归15g、黑豆30g、淡海藻15g,7剂。

2010年4月27日二诊:

脉诊:脉左沉细虚弦滑,右沉细弦甚。望诊:舌红黯,苔薄白腻,中后部腻苔较厚。主诉:药后症减。脉诊示气虚之外,肝肾不足显露。上方加杜仲15g、桑寄生15g,14剂。

2010年5月18日三诊:

步履较前平稳,手颤间断发作。4月20日方加丹参30g、鸡血藤15g、桃仁15g、红花10g,14剂。此方服至当年底共62剂。其中2010年6月5日后因症状进一步好转,红参减至3g,白附子、黄连减至6g。

2010年12月14日又诊:

脉诊:脉右侧沉细郁弦,左沉细甚。望诊:舌仍黯红明显,苔薄白微腻糙。主诉:平时基本无手颤和步履失稳。

病机辨证:气阴两虚,气滞血瘀,致筋肉失养,痰热未清,化为风动。

处方:西洋参3g、五味子10g、麦门冬15g、女贞子15g、制首乌30g、黄芪30g、制白附子10g(先煎)、京半夏10g、胆南星5g、化橘红10g、远志10g、郁金10g、柴胡10g、制香附子10g、合欢皮15g、桃仁15g、红花10g、天麻15g、茵陈蒿30g、钩藤10g(后下)、丹参30g、淡海藻15g、珍珠母30g,14剂。

此方后加减服至2011年2月,共42剂,脉气虚时酌加仙灵脾、巴戟天、杜仲或鹿茸粉。

2011年3月19日又诊:

脉诊:脉沉细弦滑,重压后现小满,尤其尺部,重压脉力不衰,切诊中一度出现脉气脉质都盛满象。手足功能正常,并作全面体检各项都正常。

病机辨证:气阴不足,痰气瘀互阻较明显。

处方:黄芪30g、五味子10g、麦门冬15g、熟地黄15g、杜仲15g、胆南星

10g、天麻 15g、制香附子 10g、制白附子 10g(先煎)、川贝母粉 6g(冲服)、郁金 15g、丹参 30g、赤芍 15g、僵蚕 10g、蝉蜕 10g、淡海藻 15g、延胡索 15g、石决明 30g,14 剂。

服完又加减 28 剂,最后 14 剂药,每 2 日 1 剂。

2011 年 6 月 18 日又诊:

脉诊:脉沉细弦缓,寸部之弦力消,左寸浮糊。改从肾虚肝郁血瘀,痰浊 阻络论治。

处方:黑豆 30g、制首乌 30g、女贞子 15g、柴胡 10g、苍术 10g、赤芍 15g、川 芎 15g、当归 15g、桃仁 15g、红花 10g、胆南星 10g、淡海藻 15g、葛根 15g、天麻 15g、黄芪 30g、制大黄 6g、土鳖虫 10g,14 剂,2 日 1 剂,服毕停药。

2011 年 10 月 15 日又诊:

脉诊:脉沉细,右小弦,郁束甚于左,左侧滑利偏虚。诉无手颤步履不稳, 但近期神疲,每至晚上不到 9 点,即神疲欲眠。

病机辨证:肾虚气脉不畅。

处方:鹿茸粉 5g(冲服)、当归 15g、桂枝 10g、茯苓 15g、熟地黄 15g、制附 片 3g(先煎)、炒小茴香 1g、锁阳 15g、丹参 30g、土鳖虫 10g、红花 10g、枸杞子 15g、杜仲 15g,7 剂。

2011 年 10 月 25 日,药后精神好转,脉细弱左带小弦,原方再 7 剂。

后记:本案为脑供血不足所致手足震颤,经 1.5 年的中药治疗效果明显, 服药半年症状即基本消失,仅心理紧张时尚有手微颤。服药 1 年,已可书写工 整小楷长篇。而且疗效稳定,对患者随访 4 年均无症状反复。后来诊,虽无手 足震颤,但患上老年痴呆。本例治疗首诊根据震颤动风和脉象细滑,舌苔腻 白满舌,从气虚浮动化风与痰热阻络的病机理解,其中脉细为不足象,滑为痰 热有余象,故予益气、清化痰热、息风通络立法。之后长达 1.5 年的辨证论治, 都根据脉证在虚、痰、瘀、风四字之中消息调整。

2. 震颤案(2)

王某,男,60 岁。

2014 年 10 月 30 日首诊:

脉诊:两寸关居浮中位,弦滑而有浮亢气,两尺沉弦甚而滑,有力,耐重 压。血压 136/72mmHg。望诊:舌红甚,苔黄腻满舌。主诉:双手震颤伴用力 时肌僵 30 年,情绪波动时加重,有糜烂性胃炎,饮酒则脘部隐痛。

辨证:肝郁气亢,痰瘀滞络。

处方:龙胆草 10g、炒栀子 10g、黄芩 15g、钩藤 10g(后下)、天麻 15g、水牛 角 30g、石决明 30g、僵蚕 10g、胆南星 10g、法半夏 10g、制白附子 10g(先煎)、 苦参 10g、蒲公英 30g、葛根 30g、丹参 30g、白蒺藜 10g、白菊 10g,30 剂。

2014年11月22日二诊：

脉诊：两手脉以缓滑气浮为主，不迟不弦，浮滑以关为甚，苔转薄白腻。言药后症减。病位居中，上方加郁金10g、川芎10g，减水牛角为15g、胆星为5g、苦参为5g，30剂。

按：老年男性震颤30年来诊，脉见两寸关居浮中位，弦滑而有浮亢气，示肝气郁结，气机上亢上扬；两尺沉弦甚而滑，有力，耐重压，舌红甚，苔黄腻满舌示体内素有痰浊内阻，郁而化热伴脉络瘀阻，予柔肝泻肝、息风止痉、行气活血治疗，药后症减，两手脉以缓滑气浮为主，不迟不弦，浮滑以关为甚，苔转薄白腻，肝郁阳亢之势大减，热势已消，中焦湿滞之象仍存，故复诊时清热除湿药减半使用，加郁金、川芎以加强疏肝气、行气血之功效。本例脉证为纯实之证，而前案曾姓病例是虚实错杂之证，同为震颤，病机与证性不同，治疗也必然不同，这就是中医疗法的特色。

3. 震颤案(3)

胡某，女，58岁。

2013年10月16日首诊：

脉诊：脉居中位，呈细数郁象。望诊：舌红，苔薄白。主诉：手颤1年，伴上肢痛麻，睡眠差，生活上喜肥腻食品，常半个猪头一顿食尽。

病机辨证：气虚化风，气滞血瘀，筋肉失养。

处方：黄芪30g、当归15g、川芎15g、炒枳壳10g、桃仁10g、红花10g、制香附子10g、姜黄10g、桂枝10g、柴胡10g、丹参30g乳香10g、没药10g、延胡索15g，6剂。

药后症减，略予加减，又28剂，症状已很轻微，仅心情紧张时微颤。当年12月4日又诊时，予上方加用制白附子10g(先煎)共14剂。

按：中年女性，中位脉，细数带郁象，苔薄白，示气虚气郁。喜肥甘厚味，体内素有痰湿，阻滞经络循行，筋肉失养发为手颤伴上肢痛麻、睡眠差，以益气活血通络为治则，方选补阳还五汤加减治疗，一月后症减，心情紧张时微颤，继续上方加制白附子加强除痰湿之功，再服半月以巩固疗效。本例病机与曾某案相近，但脉舌无痰象，最后一诊痰浊见，但不甚，这是二案同与不同之处。

4. 小儿搐动症案

钟某，男，5岁。

2011年10月17日首诊：

脉诊：脉左虚细，右小滑。望诊：舌边尖均光红，苔薄白，唇赤。主诉：患小儿搐动症，表现为不自主喉头发"啊"音，口角歪斜，搓眉，指动等动作，某儿童医院久治未能起效。

病机辨证：脾肝肾三脏气阴不足，痰热挟风窜动。

处方：菟丝子 10g、枸杞子 10g、黄芪 10g、西洋参 0.5g、五味子 5g、覆盆子 10g、当归 3g、熟地黄 10g、杜仲 5g、川贝母粉 2g（冲服）、僵蚕 3g、全蝎粉 2g（冲服）、干姜 2g、桂枝 2g、麦门冬 10g、紫河车粉 5g（冲服），14 剂。

2011 年 11 月 7 日二诊：

服上方后，搐动症消失，但脾气暴，鼻塞，脉细偏弱。原方加牡丹皮 5g、炒栀子 5g，再投 14 剂。

2013 年 8 月 15 日三诊：

脉诊：脉细小弦。望诊：舌红，苔薄白。主诉：患搐动症已 3 年，近 2 年前曾诊治，因居外地未续诊，目前不由自主眨眼，四肢搐动，易怒又恐惧。

病机辨证：脾虚肝旺。

处方：生晒参 1g、炒白术 10g、茯苓 10g、炙甘草 1g、僵蚕 10g、全蝎粉 3g（冲服）、川贝母粉 3g（冲服）、钩藤 5g（后下）、天麻 10g、生地黄 15g、水牛角 10g、石决明 3g，14 剂。

2013 年 8 月 29 日四诊：

脉诊：脉无弦细象。症状明显减轻，药后脾气转缓，即将返回深圳，予上方 30 天量碾细，每服 10g，水煮服，1 日 2 次，药毕可复方再服。

按：本案幼童，患搐动症已 3 年，以阵发性不自主眨眼、四肢搐动为主症，情绪极不稳定，易怒又恐惧，为肝火旺盛，热极生风之势，肝木过旺克及脾土，故本病为肝旺脾虚证，首诊时左脉虚细，舌边尖光红，唇赤，兼肝肾阴虚，投五子衍宗丸合补中制肝之方。第三、四诊时阴虚不明显，故不用补益肝肾之阴，予四君子汤加平肝潜阳、清热息风的天麻、钩藤、石决明、生地黄、水牛角、僵蚕、全蝎等药物治疗，前二诊与后二诊相隔近 2 年，都有近期效果，而且第四诊嘱药毕复方，意在巩固，但未进行随访，不知远期疗效是否稳定。

【小结】

上述 4 案（其中一例为小儿搐动症）都不是急惊风痉疾病。而是与神经系统慢性病变相关的动风，在中医仍归属于肝风内动，但单纯的息风专方专药疗效并不稳定，必须针对脉证，弄清病机所在，然后立法施治，方能缓解或治愈。即使急惊风痉类疾病，也必需正确辨明病机，寒、热、虚、实、气、血、痰、瘀，以及六经、卫气营血，无丝毫误辨，治病求本才有可能挽危转安。不然西医的镇静抗搐以及降低颅内压等措施远优于蜈蚣、全蝎、僵蚕、地龙之类。

（三）脑血管病症

1. 脑出血后遗症案

詹某，女，47岁。

2011年1月31日首诊：

脉诊：脉细弦小劲小亢而数，右脉兼滑。望诊：舌红，苔黄腻满舌。主诉：脑干动脉破裂出血后3月，后遗左侧面瘫，视物双影，右半侧头及右半侧肢体剧痛，头昏，无肢瘫。否认高血压病史，住院至今血压监测未见异常。

病机辨证：肝郁阳亢，风痰窜络。

处方：钩藤10g（后下）、天麻15g、胆南星10g、京半夏10g、制白附子10g（先煎）、石菖蒲10g、郁金10g、天竺黄10g、全蝎粉3g（冲服）、僵蚕15g、桑枝15g、黄芩15g、丝瓜络15g、羌活10g、防风10g、龙胆草10g、白花蛇半条（焙干研细冲服），12剂。

2011年2月10日二诊：

脉诊：脉寸部细压至中位有小满感，关部滑盛糊满，脉数。望诊：舌红，苔白腻。主诉：药后右半侧头及肢体疼痛松解，但头昏明显，甚至不敢步行，左目右斜，左颊松瘫如前。

病机辨证：肝经郁阳，风痰未息，痰浊内盛，脑络受阻。

处方：前方加丹参30g、三七粉3g（冲服）、生白术15g、泽泻30g，重用天麻30g，去桑枝、羌活、丝瓜络，7剂。

2011年2月17日三诊：

脉诊：脉滑数具浮势，寸尺细弦，关部满。望诊：舌红，苔薄白微腻疏松。主诉：头仍昏，行动时加重，口气重。

病机辨证：肝郁阳亢，痰热内蕴。

处方：钩藤15g（后下）、天麻30g、胆南星10g、京半夏10g、生白术15g、泽泻30g、竹茹15g、黄连10g、炒枳实10g、石菖蒲15g、郁金15g、化橘红10g、杭白菊15g、桃仁15g（打碎）、蔓荆子15g、代赭石15g、生石决明30g，7剂。

2011年2月24日四诊：

脉诊：脉浮弦滑满亢数，尺部虽细，但脉力仍较重，血压120/75mmHg。望诊：舌红，苔薄淡黄白糙腻。主诉：头昏已消，但右上肢疼痛，当手臂下垂或动作时疼痛加重，右手掌微肿，指背肤温较健侧手背凉。

病机辨证：时值春温，脉象显示风痰阻络，肝阳因春气而上亢。

处方：桑叶15g、桑枝15g、丝瓜络15g、秦艽15g、羌活10g、独活10g、柴胡10g、葛根15g、僵蚕15g、蜈蚣2条、地龙15g、怀牛膝15g、薏苡仁50g、胆南星10g、天麻15g、白芷15g、生石决明30g、钩藤15g（后下）、黄芩15g、鸡血藤15g，7剂。

2011年3月3日五诊：

脉诊：脉细郁弦滑数，寸关具浮气，尺侧沉郁。望诊：舌红苔薄白微糙腻。主诉：右上肢痛及肿如前。

上方加豨莶草15g、夏枯草15g、桃仁15g（打碎）、红花10g，去鸡血藤、白芷，7剂。

2011年3月10日六诊：

脉诊：脉细弦郁数，右脉脉气亢于左脉，沉位脉力重于浮、中位。望诊：舌红，苔薄白微腻。主诉：右上肢痛减轻。

病机辨证：肝郁阳亢，痰瘀阻痹脉络。

前方加龙胆草10g，7剂。

2011年3月17日七诊：

脉诊：脉沉位郁弦满数，右脉脉力重于左脉。望诊：舌红，苔薄白。主诉：右上肢痛肿消失，视物双影，左目右斜未复，走动后口干。

处方：予2011年3月10日方加玄参15g、芦竹根15g、生石膏30g、知母15g，以清阳明气分郁热，去羌活、白芷，7剂。

2011年3月24日八诊：

脉诊：脉双手寸关中位滑，小弦、小亢、小数，两尺沉细弦滑，舌红，苔薄白，微腻。主诉：视物仍双影并有跳动感，已办理出院手续。

病机辨证：肝郁阳亢未全平，痰瘀未全肃清，精明失养。

处方：钩藤15g（后下）、天麻15g、杭白菊15g、石斛15g 枸杞子15g、丹参30g、胆南星10g、制白附子10g（先煎）、化橘红10g、郁金10g、天竺黄10g、楮实子15g、远志10g、石菖蒲10g、蝉蜕10g、僵蚕10g、黄柏15g、珍珠母30g、生石决明30g，14剂。

按：脑干动脉破裂出血后遗头昏痛、肢体痛、面瘫、视物障碍，虽无高血压病史，实测血压也不高，但脉象弦、劲、滑、满等肝郁阳亢特点从一诊至八诊基本未变，舌红苔腻也始终如一。脉舌提示肝郁阳亢、风痰阻络病机始终贯穿，根深蒂固。经第一诊治疗后头痛消失，至第三诊头昏症也消，但肢痛反复经五诊时才缓解、七诊方消除，视物模糊、双影则至第八诊时仍未好转，后因出院，患者后续治疗不详。以上八诊在方药选择上均根据脉舌变化而作调整，但基本方法因病机未变治亦不大变，患者经八诊之治脉舌的肝郁阳亢和风痰特征趋于缓解，显示病机情况的好转，这种好转应是比较稳定的好转。

2. 脑缺血体灼案

华某，女，83岁。

2014年2月27日首诊：

脉诊：两寸各现气点，关尺沉细虚弦，内质空。望诊：苔黄腻满舌。主诉：以左侧为主，胸脘至背灼热二月，其热滞郁皮肉内，极为难受，夜不能寐，但时又畏冷，2014 年 2 月 20 日市肿瘤医院颅脑磁共振显示：①桥脑、右侧脑室角旁，双侧半卵圆中心、侧脑室旁多出散在缺血点，右基底节区腔梗，右脑室旁陈旧性脑梗。②轻度脑萎缩。③左椎动脉变细，双颈内动脉，大脑前中动脉部分管壁变窄。④部分颈椎（C3/4、4/5、5/6、6/7）椎间盘突出，脊髓受压，椎管变窄。一月前曾来诊予以中药治疗后有一定好转（病历丢失）。

病机辨证：气阴下虚，痰瘀结滞上壅。

处方：先治上急，解热安神：胆南星 10g、法半夏 10g、制白附子 10g（先煎）、炒枳实 10g、茵陈蒿 30g、厚朴 15g、蚕砂 15g（包煎）、生山楂 15g、柴胡 10g、黄芩 15g、石斛 30g、制首乌 30g、郁金 10g、天麻 15g、炒栀子 10g、莱菔子 30g，7 剂。

2014 年 3 月 20 日二诊：

脉诊：寸关脉居中位，呈弦滑亢数，尺部仍沉细小弦滑数，左侧耐重压。望诊：苔淡黄腻。主诉：喜言药后诸症大为好转，声称愿磕头致谢，但脉舌反映实邪上壅未去，继续原方加野菊 10g、荷叶 10g、丹参 30g，14 剂。

按：本案脉象特点：两寸各现气点，示上焦或有痰、火、瘀等瘀滞，参见其苔黄腻满舌，故考虑寸部气点本质为痰火瘀滞于上焦颅络，为标、为实。关尺脉沉细虚弦，内质空，为本虚，气阴不足。症见左半身灼热不适，眠差，时畏寒。急则治其标，先治以清热除湿化痰通络安神，予涤痰汤化裁，加清肝火、疏肝气药物，7 剂后诸症好转，又脉见寸关脉居中位，呈弦滑亢数，尺部仍沉细小弦滑数，左侧耐重压，苔淡黄腻。脉舌表明症状虽减，但实邪上壅未去，继续原方加野菊、荷叶、丹参清热平肝活血治疗，续服半月。

【小结】

上两例均为脑血管出血或缺血而产生症状不一的后遗症。这类病症因当前高血压病、动脉硬化、高脂血症、糖尿病等疾病高发而比较多见，但大多疗程较长，能坚持治疗并完好保存病史资料者并不多。在工作中体会到，病者多以恢复功能为急求的目的，但肢体、语言以及其他后遗功能障碍的预后不仅治疗是否正确，还与脑血管病变所引起的中枢神经损伤的轻重关系密切。并非人人都能恢复到病前的状态，即使功能恢复也有程度差异。但这类病症都有原发基础疾病，一次脑血管事件后往往还可以产生后发事件，使患者的生命和身体功能进一步受到威胁。所以主张治疗这类疾病，以长期善后为主，而功能恢复为次，置功能恢复于治本之中。不听劝言，急于追求言行和动作功能恢复，终在若干年内不治者较多。将功能恢复融入长期的大的善后治疗中是更合理的选择。

至于方药选择当然根据病机结构分析而定，基本的病机因素，虚者有气虚、肾虚、气血或阴阳两虚，少数有阴虚液涸之机，实者有肝阳、肝火、胃热、风痰、气郁、痰壅、瘀血，皆有脉证可识。气虚者其脉濡弱、虚细，弱涩，系因虚而布运乏力导致颅络瘀痹，补阳还五汤为主方(《医林改错》方：黄芪、当归、川芎、赤芍、桃仁、红花、地龙)。肾虚者多阴阳两不足，致颅络失充，其脉沉细虚弦，舌红绛而有津，地黄饮子为主方(《素问·宣明论方》方：生地黄、山茱萸肉、麦门冬、五味子、肉苁蓉、附子、肉桂、巴戟天、石斛、远志、石菖蒲、茯苓、生姜、大枣、薄荷)。气血或气阴两虚者，脉气虚滑或虚亢，底气不足，气血两虚必兼脉细，导致脑血管病后遗症的机制同气虚，主方气血两虚宜八珍汤(《正体类要》方：当归、川芎、白芍药、熟地黄、人参、白术、茯苓、甘草)，气阴两虚宜生脉饮加黄芪为主方(生脉饮，《内外伤辨惑论》方：人参、五味子、麦门冬)。阴虚液涸的情况极为少见，多出现在久病重虚之体，其脉细数气刚或极虚细而数，其舌红绛光苔，舌面干涸少津，形体消瘦枯槁，肌肤灼热，可借用《温病条辨》大定风珠(白芍药、阿胶、龟甲、鳖甲、生地黄、五味子、牡蛎、麦门冬、鸡子黄、炙甘草、麻子仁)加人参。实的病机因素，肝阳其脉浮弦滑盛，气机张扬；肝火脉弦数气刚，主方分别参考天麻钩藤饮(《杂病证治新义》方：天麻、钩藤、石决明、栀子、黄芩、川牛膝、杜仲、桑寄生、益母草、夜交藤、茯神)和龙胆泻肝汤(《医方集解》方：龙胆草、黄芩、栀子、泽泻、木通、车前子、当归、生地黄、柴胡、甘草)；胃热者苔黄、口臭、大便结、心烦，其脉中沉位或关尺部郁盛有力，主以大黄黄连泻心汤出入(《伤寒论》方：大黄、黄连。《千金翼方》多一味黄芩)；风痰上壅其脉在浮弦之中兼滑满，或寸部独滑满或寸部气团满浊浮突，温胆汤(《三因极一病证方论》方：半夏、陈皮、茯苓、甘草、竹茹、枳实)合贝母、白附子、钩藤、天麻。

(四)神经系统病症
1. 运动神经元病案
彭某，男，66岁。

2015年3月7日首诊：

脉诊：右细，左稍大，均沉数而频结，右脉少力，左脉滑满浊，而且脉力重在尺部。望诊：苔淡黄略糙而腻，舌红有黯气。主诉：双上下肢软弱跛行3年，加重2月，动作协调性差。2015年3月6日某院取肱二头肌组织活检，诊断运动神经元病可能大。患心律不齐、房颤30年。

病机辨证：脾虚肾亏，痰浊结滞。

处方：黄芪 30g、仙灵脾 15g、鹿茸粉 3g（冲服）、炒白术 10g、炒苍术 10g、厚朴 15g、制白附子 10g（先煎）、制南星 10g（先煎）、茵陈蒿 30g、郁金 15g、柴胡 15g、黄芩 15g、白芥子 10g、石菖蒲 10g、排风藤 15g、鱼腥草 30g（后下），7 剂。

此方服完后感到四肢肌力似见微弱改善，原方加胆南星 10g、黄连 10g，去制南星，再投 14 剂，症状继续好转，再酌情稍事加减共 10 诊，服至 2015 年 8 月 25 日，下肢不用拐杖，平地可步行 60m 左右，上梯约行 30m。

2015 年 8 月 25 日又诊：

脉诊：浮滑小满频结，两尺内力甚重，寸关则带虚气。

考虑下焦湿阻，气运不佳。

改方：黄芪 50g、苍术 15g、防风 15g、薏苡仁 50g、土茯苓 15g、僵蚕 15g、乳香 10g、没药 10g、天麻 15g、木瓜 10g、石斛 15g、忍冬藤 15g、远志 10g、怀牛膝 15g、当归 15g、制白附子 10g（先煎）、制南星 10g（先煎），14 剂。

药后诉腿力发软，2015 年 9 月 8 日始上方加鹿茸粉 3g（冲服），13 剂。

2015 年 9 月 22 日又诊：

脉诊：浮滑结代，脉气上倾，重压下滑力不消尽。

因时值秋凉阴雨连绵，但脉象仍如夏脉，缺少收敛，为火旺水亏之象。

改方：生地黄 15g、熟地黄 15g、黄连 10g、川木通 10g、龟胶 10g（化）、天门冬 15g、天麻 15g、石斛 15g、五味子 10g、葛根 50g、制白附子 10g（先煎）、制南星 10g（先煎）、骨碎补 15g，14 剂。嘱一剂服 2 天。

药毕 2015 年 10 月 20 日续诊加黄芪 50g、车前子 15g，又 14 剂。一剂服 2 天。截至此稿毕，患者仍在续诊。整体及下肢肌力都比治前减善而无进展性恶化。

按：此例辨病机证候，脉象分析是关键，首诊其脉右弱指示虚，左脉有力指示实，左脉滑满是痰浊之实，左尺力甚表示痰浊之深。舌苔淡黄糙腻可以作为患者痰浊结滞的旁证。故制定补虚化痰除湿之剂。之后的治疗、方药已有两次变化，也是根据脉舌而定。

2. 虚实错杂、风火痰上攻三叉神经痛案

吴某，女，41 岁。

2012 年 8 月 11 日首诊：

脉诊：脉浮滑细数，两尺俱沉弱，左寸关带小弦。望诊：舌红苔薄黄腻。主诉：诉右颞侧、耳前、口角电掣样疼痛 4 月，有时右面颊胀掣，经颅颈摄片：颈 4/5、5/6、6/7 椎间盘突出，其中颈 4/5 椎间盘中央型突出。肌电图示：右侧面神经受刺激后潜伏期延长，波幅下降。用过多种方法治疗效果不佳，服用卡马西平及盐酸氟桂利嗪及某医生中药 2 月有时减轻，但反复不止。

病机辨证:肾气下虚,肝郁化火,风火痰上攻。

处方:紫河车粉 10g(冲服)、巴戟天 15g、白芍 50g、炙甘草 5g、天麻 15g、制白附子 10g(先煎)、法半夏 10g、制南星 10g(先煎)、僵蚕 10g、蜈蚣 2 条、炒栀子 10g、青黛 10g(包)、龙胆草 10g、青葙子 15g,7 剂。

此药服用时停卡马西平等其他药,头两天头痛加重,三剂后头痛掣胀感减轻。第二诊加延胡索 15g、桑叶 15g、蔓荆子 15g,又 7 剂,药后疼痛显减。

按:患者尺脉沉弱是肾虚之象;浮滑数又细为三阳合一阴之脉,有受郁之火,左寸关小弦为郁气在肝,苔黄腻表明内有痰湿,病症在颞侧和面颊,痛如电掣是风火之状,合而论之:肾气下虚、肝郁化火、风火痰上攻。用药攻补兼施,重用白芍(芍药甘草汤)对风火上攻的疼痛有效。

3. 免疫性多发性神经炎案

汪某,男,56 岁。

2011 年 10 月 12 日首诊:

脉诊:脉浮而虚弦滑而数,底气弱。望诊:舌红,苔薄白。主诉:诉患多发性神经炎 1 年余,1 年前发生前神经多发性硬化(脱髓鞘病变),导致腰以下截瘫,经住院治疗好转,但四肢麻木不消,近 1 月来面部瘙痒、乏力,并发生前庭神经炎、眩晕。1 月前还曾发生面部神经炎导致面瘫。病由免疫异常所致,有高脂血症。

病机辨证:脾肾气虚,肝肾不足,风痰瘀滞阻经络。

处方:黄芪 50g、白鲜皮 15g、生地黄 15g、熟地黄 15g、山茱萸 15g、杜仲 15g、丹皮 10g、天麻 15g、川贝母粉 6g(冲)、制白附子 10g(先煎)、僵蚕 10g、秦艽 10g、防风 10g、白菊 10g、桃仁 10g、北细辛 5g、白薇 15g、白花蛇半条(焙干研粉吞服),6 剂。

2011 年 10 月 17 日二诊:

因颈肤痒甚加忍冬藤 30g、龙衣 5g、蜂房 15g、黄柏 15g、重用丹皮 15g、生地黄 30g,去白薇、熟地黄、白花蛇(价格贵难以持续)。

2011 年 10 月 24 日三诊:

脉诊:脉细滑小弦,右脉气浮。诉四肢麻,右胯紧缩样不适,颈痒发疹。

病机辨证:气虚,风毒滞络。

处方:黄芪 50g、白鲜皮 15g、忍冬藤 30g、龙衣 5g、蝉蜕 10g、秦艽 10g、苍耳子 10g、荆芥 10g、防风 15g、僵蚕 10g、蜈蚣 2 条、蜂房 15g、丹皮 15g、水牛角 15g、桃仁 15g、羌活 10g、当归 15g、赤芍 15g、桑枝 15g,6 剂。

2011 年 10 月 31 日四诊:

上方又加大青叶 15g,6 剂。

2011 年 11 月 7 日五诊:

脉诊：左手寸关脉弦满小数,尺部沉,右关浮滑小弦,寸尺俱沉细。主诉：近期肢麻,面颈瘙痒减轻。

病机辨证：因脉左寸关显弦满,右关浮滑小弦,为气郁气亢、风痰内盛之象,左尺右寸尺沉细为脾肾气虚不振,辨为：脾肾气虚,肺胃风痰,肝郁阳亢。

改方：黄芪50g、仙灵脾15g、补骨脂10g、桑叶15g、白鲜皮15g、牛蒡子15g(打碎)、僵蚕10g、蝉蜕10g、天竺黄10g、钩藤10g(后下)、天麻15g、石菖蒲10g、制白附子10g(先煎)、柴胡10g、羌活10g、防风10g、丹皮10g、生地黄30g、蜈蚣2条、大青叶15g,14剂。

2011年11月30日六诊：

手足麻木全消,肤痒大大减轻,患者大喜。诊脉两关浮滑数,加压后现满浊象,但带虚气,左脉尤虚,左寸气点弦而上突,两尺沉。辨证同上,予2011年11月7日原方再投14剂。

按：首诊脉象在弦滑之中现虚气,而且底气弱,其气之虚无疑。脉浮滑数乃气机张盛,指示风火浮动,浮滑数与弦相兼反映脉象有气道郁束,结合肢麻、肤痒、眩晕、面瘫等症状,风痰瘀滞痹脉络的判断是成立的。据此病机分析,予扶正祛邪方药,扶脾气、补肝肾、祛风痰、通经络治疗,理、法、方、药是一致的。之后的五诊,脉象有一定变化,然不外脉气虚(沉、细、虚)与气动阳盛(浮、滑、数)、痰浊内壅(满)以及脉道郁束(弦)之变,皆系气虚、风、痰、阳、毒对经脉产生无力、张动、郁束、壅滞等综合性的作用而致。

【小结】

以上收编3例不同的神经系统疾病,虽为验案,但不能说对相关疾病已有成熟的观点和治疗经验,因来诊患者很少,没有足够的治疗经验和教训积累,所以也就无法得到进一步的提高,况且这类疾病治疗较难,仅作初步资料,抛砖引玉而已。如果说产生了一点体会,无非是针对难治的病证,贯彻"脉诊为先,四诊合参"的路线,似乎相对地容易明确临床思路,不至于完全茫然无绪。

(五)神志病症

1. 痰凝气滞郁证案(1)

刘某,女,49岁。

2009年9月14日首诊：

脉诊：脉中位而缓滑。望诊：舌淡红,苔薄白。主诉：精神忧郁又易激动、胸闷咳痰半年,伴胸膺作痛半年兼脘痞、嗳气。

病机辨证：痰凝气滞,胸络郁痹。

处方：紫苏叶 10g、厚朴 15g、制香附子 10g、陈皮 10g、法半夏 10g、茯苓 24g、郁金 10g、远志 10g、降香 10g、旋覆花 10g、三七粉 3g(冲服)、丹参 30g、浙贝母 15g、瓜蒌皮 24g、鱼腥草 30g(后下)、蒲公英 30g、炙甘草 5g，6 剂。

2009 年 9 月 21 日二诊：

脉诊：脉转细微滑，脉幅低。望诊：苔薄微腻，舌淡红。主诉：药后胸闷、脘痞减轻，咳痰亦顺，但夜间气短，吸气时感到气道内发凉。

病机辨证：痰湿减轻，心脾气虚又现。

前方加南沙参 15g、北沙参 15g、当归 15g，6 剂。

2009 年 9 月 29 日三诊：

脉诊：脉左沉细，右寸兼浮滑，总体脉幅低小。主诉：剑突下掣痛或胸两侧不定位痛，平卧则呼吸不畅感到胸闷，喜向右侧卧，嗳气，半声咳嗽，痰黏难咳，并带血丝，诉情绪波动大。

病机辨证：痰气内郁，气机失畅。

处方：紫苏叶 10g、厚朴 15g、制香附子 10g、化橘红 10g、法半夏 10g、茯苓 24g、瓜蒌皮 30g、南沙参 30g、麦门冬 15g、浙贝母 15g、山豆根 6g、山慈菇 6g、郁金 10g、桔梗 10g、炙甘草 5g、蝉蜕 10g，10 剂。

2009 年 10 月 12 日四诊：

脉诊：右脉滑，浮势及力度较缓，左脉沉细。主诉：药后诸症见轻，情绪平静，仍有胸部不定位痛，呈点状分布，时感脘痛，痰少，痰色初黄，似带血点。

病机辨证：上焦气痹。

处方：旋覆花 10g、郁金 15g、桔梗 10g、枇杷叶 10g、杏仁 10g、豆豉 15g、紫苏叶 10g、法半夏 10g、厚朴 15g、制香附子 10g、瓜蒌皮 15g、浙贝母 15g、蒲公英 30g、金荞麦 50g、化橘红 10g、山豆根 6g、南沙参 15g、石斛 15g，10 剂。

2009 年 10 月 30 日五诊：

右胸已不痛，仅偶感剑下痛。两脉滑，舌正苔薄白微腻。上方加蚤休 15g、延胡索 15g，6 剂。

按：处方应随着脉变而变，但本例脉变的内涵仍以痰凝气阻病机为主，变化仅在于痰气的轻重和兼夹因素而已。本例郁证在病机上百变未离其宗，故五诊之治都以《金匮要略》半夏厚朴汤(半夏、厚朴、紫苏叶、茯苓、生姜)出入。第四诊合用《温病条辨》香附旋覆花汤(香附子、旋覆花、陈皮、半夏、茯苓、薏苡仁、苏子霜)出入，原方主治湿滞胁下之胁痛，本案借其疏气通络逐痰湿以治痰气互结的胸痛。

2. 肝郁痰凝郁证案(2)

裴某，男，44 岁。

2011 年 11 月 24 日首诊：

脉诊:右脉沉细郁弦带小劲,左脉浮而郁糊小满。望诊:舌苔薄白腻,舌尖红。主诉:精神疲惫,郁闷不振,腰际胀痛,性欲淡薄已4年。

病机辨证:肝郁痰凝,气机不畅。

处方:柴胡10g、羌活10g、独活10g、炒白术15g、法半夏10g、石菖蒲15g、郁金10g、续断15g、五味子10g、胡芦巴10g、制香附子10g、阳起石15g、制川乌头3g(先煎),6剂。

2011年12月1日二诊:

诸症均好转,切脉右小劲左小满象显减。原方乌头减为1g,继续投14剂。

按:两手脉象都是郁,右侧郁束(沉细弦),左侧郁满糊,右脉指示气郁,左脉指示痰凝。右脉沉而小劲,为气机凝束较深,左脉浮(兼郁糊小满)表示痰凝于上,上焦气脉欠畅。患者神疲、抑郁、腰痛、性事冷淡的原因是表里气机不畅,表里气机不畅又因痰气凝阻表里经脉。因而设方以风药与小剂量乌头畅通气机,白术、半夏、石菖蒲、郁金涤痰湿,而续断、五味子、胡芦巴、阳起石是对症(性欲淡薄、腰痛)之治。

3. 焦虑症案(1)

严某,男,78岁。

2008年8月28日首诊:

脉诊:浮而虚弦,脉幅高大,但脉力根气不足。望诊:舌红,苔薄白。主诉:心烦焦躁,喜闭目静息,不耐烦劳。背部有一片肌肉热灼,但以手触之不感该部热,反觉凉。病程半年,记忆力下降,口干,纳食、睡眠尚安。半年前曾因上述症状及严重失眠,服用安定等治疗,睡眠曾改善,但其余症状始终不减。糖尿病病史6年,初服二甲双胍,现改胰岛素。血压稳定,多在140~120/70~60mmHg。

病机辨证:气阴两虚,肝郁内热,虚实二火浮逆。

处方:西洋参5g、石斛30g、炙鳖甲30g(先煎)、炒栀子10g、豆豉15g、白薇15g、怀牛膝15g、知母15g、黄柏15g、合欢皮15g、百合30g、淮小麦30g、泽泻15g、覆盆子30g、山茱萸肉15g、生石决明30g,6剂,每日一剂。

一周后复诊,焦躁与背热等症状明显好转,口干减轻,予原方又6剂。

后记:此为住院患者,经上二诊后出院,继续门诊诊治3次,体况改善,小有波动,基本稳定。

按:此症西医诊断为焦虑症,中医归入神志和内伤发热范畴。脉浮,脉幅大而见虚见弦,按之根气不足,提示气阴两虚,虚气外浮,兼气郁内热。症状所示,似为一派热郁实象,但喜静厌烦、不耐烦劳,说明内气不足的存在。各种热象为虚气与郁火合而浮逆上炎所致。本例病机属本虚标实,气机下虚上实之证。制方补益实下,酸苦以平降和收引在上之浮火。

4. 焦虑症案(2)

严某,男,35岁。

2009年12月5日首诊:

脉诊:脉细弦。望诊:舌红,苔薄白腻满舌。主诉:内心焦虑抑郁数月,随时日延久益感难受,睡眠不宁。

病机辨证:肝血不足,肝郁痰滞。

处方:百合30g、生地黄30g、石斛15g、当归15g、川芎15g、柴胡10g、桂枝10g、白芍30g、黄芩10g、龙骨30g、牡蛎30g、制香附子10g、炒川楝子10g、川贝母粉6g(冲服)、化橘红10g、胆南星10g、酸枣仁30g(打碎)、远志10g、珍珠母30g,6剂。

2009年12月19日二诊:

脉细弦缓滑。苔薄白微腻,舌红。服药后焦虑消失,近右胁胀痛。

病机辨证:肝血不足复而未尽,肝郁气滞需防反复。

处方:北沙参15g、麦门冬15g、枸杞子15g、白芍15g、当归15g、川芎10g、炒川楝子10g、炒栀子10g、豆豉15g、青皮10g、陈皮10g、炒山楂15g、炒麦芽15g、炒六神曲15g、制香附子10g、茵陈蒿15g、厚朴15g、广木香10g,6剂。

2010年1月23日三诊:

脉虚细偏浮,苔薄白腻糙满舌。1个多月几无焦虑不安,也无口苦,惟头两侧胀。

病机辨证:肝阴基本恢复,肝郁伸而未畅,脾运不生湿。

处方:南沙参24g、炒白术18g、防风10g、蔓荆子15g、藁本15g、木贼15g、竹茹15g、法半夏12g、化橘红10g、茯苓24g、酸枣仁30g(打碎)、石决明30g、川芎15g、杭菊15g,5剂。

2010年3月2日四诊:

脉沉细小弦,苔薄白腻满舌,面部痤疮散生。近期寐欠安。

病机辨证:肝郁阴虚,痰热内蕴,需防焦虑反复。

处方:柴胡10g、黄芩10g、茵陈蒿30g、法半夏10g、茯苓24g、远志10g、郁金10g、天竺黄10g、胆南星10g、柏子仁15g、酸枣仁30g(打碎)、炒栀子10g、化橘红10g、珍珠母30g、石决明30g、桂枝10g、丹参30g、炒山楂15g、炒麦芽15g、炒六神曲15g,7剂。

2010年3月16日五诊:

脉浮右手虚滑,左虚弦,舌红。苔薄白微腻,指肤凉。近期无明显症状。

病机辨证:肝郁舒而未尽,痰浊化而不全,气血两虚。

处方:西洋参3g、黄芪15g、当归15g、川芎15g、玉竹15g、法半夏10g、化橘红10g、茯苓24g、桂枝10g、龙骨30g、牡蛎30g、黄芩10g、姜黄6g，6剂。

注：患者后因脘痞、头胀等先后求诊，但再无心中焦虑不安之症复发。

按：此案焦虑症投药依据全凭脉象分析，首诊脉细弦，细为内质不充，示阴血之虚，弦为郁束，示气滞，结合舌苔白腻满舌，判断为肝血不足、肝郁痰滞。第二诊脉细弦带缓、滑，是肝阴未全复、痰凝气郁未全消。第三诊脉虚细偏浮，苔糙腻重，有脾运不健、气郁未畅之象，第四诊脉沉细小弦，苔白腻而且痘疮散生，反映阴虚气郁、痰凝之机未消，并有化热之象。第五诊脉虚滑虚弦，苔薄白腻，为病机大消但未尽。各诊处方依据上述病机分析而设药构方。

5. 夜寐躁动案

许某，女，68岁。

2013年10月23日首诊：

脉诊：脉细虚弦，小亢而数，左寸明显浮突。望诊：苔薄白腻，偏布舌根。主诉：夜寐失宁，并不由自主击床骂诘，反复脘腹痞胀5年，大便3~4日一行。

病机辨证：中虚郁火蕴湿致肝气失和，气郁火旺，夜扰神志。

处方：生晒参3g、炒白术10g、茯苓15g、砂仁10g（后下）、蝉蜕10g、厚朴15g、牡丹皮10g、炒栀子10g、僵蚕10g、黄柏24g、天麻15g、青礞石10g、郁金10g、生石决明30g，7剂。

2013年10月30日二诊：

脉诊：右寸关细虚亢数，有气粒感，尺部弦滑数小劲，左寸关浮滑小满数，尺极沉细。望诊：舌红，苔白腻。主诉：言药后夜寐已无击打床褥，腹部也不胀，但大便仍不畅，2~3日一行，干燥，且左少腹外侧部阵痛，近期又口咽干痒，干咳。

病机辨证：肝火未尽，湿热内蕴，新感风热。

处方：桑叶10g、野菊花10g、薄荷10g（后下）、杏仁10g、薏苡仁30g、连翘30g、荷叶10g、茵陈蒿30g、通草10g、白豆蔻10g（后下）、钩藤10g（后下）、炒栀子10g、玄参15g、厚朴15g、木蝴蝶15g、枇杷叶10g，6剂。

2013年11月13日三诊：

脉诊：两寸关中位，呈浮滑满亢数，尺部沉细，加压下气点可及。望诊：舌红，苔薄白。

主诉：经前二诊治疗，夜寐躁动已消，腹胀、便秘好转。唯数十年来经常噩梦缠绕，得自幼年时期继母恶性事件刺激所致，近日下肢刺痛。

病机辨证：风痰仍盛，下焦脉道不畅。

处方：胆南星10g、法半夏10g、茯苓15g、郁金10g、炒栀子10g、僵蚕10g、天麻15g、青礞石10g、黄连10g、灯芯草10g、莲米芯10g、生石决明30g、丹参

30g、红花 10g、合欢皮 15g、乳香 10g、没药 10g、芦荟 5g,14 剂。

按:本例老年女性以不寐来诊,伴夜间不由自主击床骂诘,脘痞大便干,其脉细虚弦,小亢而数,提示虚热内存,左寸明显浮突,是气火上炎之象,苔薄白,偏布舌根示中焦痰湿凝滞,证属中虚、痰积、肝郁化火。予平胃散(苍术改白术)四君子汤加牡丹皮、炒栀子、天麻、蝉蜕、生石决明平肝阳,僵蚕、礞石、郁金息风痰,砂仁、黄柏降逆火。第二诊时夜间异动已止,但左少腹外侧部阵痛,近期又口咽干痒、干咳,右脉示肝火湿热未尽,左脉脉气浮数,为外感风热之邪,予桑菊饮疏风清热,继续平肝潜阳,清热除湿,止咳化痰。三诊时夜寐失宁、腹胀、便秘已好转但未尽,偶有下肢刺痛,脉转中位,呈浮滑满亢数,尺部沉细,加压下气点可及。舌红,苔薄白。舌脉示体内风痰内蕴,下肢脉络阻滞,予导痰合活血化瘀药物加芦荟通利下焦痰湿治疗,续服14 剂。

6. 运动性精神失常案

赵某,男,41 岁。

2010 年 9 月 30 日初诊:

脉诊:脉细郁小弦,脉气弱。望诊:舌红,苔薄白腻,布舌之中路。代述:精神行为异常 11 年,每发则不由自主地趴地翻滚,方向不辨,意识不清,历时 8~10 余小时,每日一发或数发,平时性格内向易怒,神情淡漠。2010 年 7 月 10 日至 2010 年 9 月 6 日在重庆某医科大学附属医院住院治疗。出院诊断:1. 精神疾病。2. 过度换气综合征。3. 代谢性脑病。4. 肺部感染。5. 低蛋白血症。

病机辨证:肾精下亏,髓海失充,痰浊蒙闭,神无定持。

处方:鹿角胶 10g(烊化)、龟甲胶 10g(烊化)、五味子 10g、沙苑子 10g、怀牛膝 10g、菟丝子 15g、枸杞子 15g、车前子 15g(包煎)、西洋参 3g、龙骨 30g、益智仁 10g、炙远志 10g、制白附子 10g(先煎)、防风 10g、丹参 30g、石菖蒲 10g、郁金 10g、生地黄 15g、熟地黄 15g、水牛角 15g,10 剂。

2010 年 10 月 14 日二诊:

脉诊:脉细滑,有浮势,提示精气有补充,但根气仍弱。望诊:苔薄淡黄腻,舌红。家属代诉,症状似有减轻,小便欠畅。

处方:上方加砂仁 15g(后下)、黄柏 18g、以加强收摄浮阳,14 剂。

之后此方基本不更动,从 2010 年 10 月 14 日始守方连服 42 剂,至 11 月 18 日第五诊,患者已连续 3 周无精神行为异常发作,以后的续诊药方偶因目赤或肤痒等兼症而适当加减。2011 年 2 月 21 日因脉象沉细郁涩加服麝香保心丸 1 粒,2~3 次/日。至 2011 年 5 月 26 日止,除在 2 月份曾有二次不强烈短暂发作外,一直身体平安。2011 年 9 月 29 日来诊,家属言患者畏药,中药不能按时服完,有时一周至半月才服完 1 剂,但数月来除偶有 1 次心烦外,无任何精神行为异常。

后记:本例从 2010 年 9 月接诊以来患者坚持服药 1 年左右,后因畏药,一周或半月仅服 1 剂,每年来诊 1~2 次,每次予 30 剂,嘱 1 剂服 3 天至 1 周。如此门诊断续随访至 2015 年,近二年来偶因断药日久而精神行为异常发作,程度甚轻微短暂,表现为头昏、神呆、或在室内快步走动。予上药略事出入总能迅速控制,但患者拒绝经常性服药。

按:本案为下元不足、髓海空虚致脑失所养,兼之痰湿蒙闭清窍致神志失常。病程数年,证属虚实夹杂。脉细,脉气弱为气阴虚损之象;舌红苔腻示痰湿内蕴。故以补肾填精之法,血肉有情之品充养髓海,以固根本;并以白附子、石菖蒲、远志豁痰开窍、宁神止痉。治疗近 8 个月后脉沉细郁涩,加用麝香保心丸温经通络以开窍,疗效更好,证明患者脑络脑神欠通欠养的病机变化。

【小结】

郁证现代医学归于精神病中的心理失调性疾病。临床所见好发于女性,男性偶见。由于心理障碍,求诊者多偏执、主观、多疑。症状杂多,顽固难消。中医虽在药力上不如抗焦虑、抑郁西药强,但每可恢复健康,而且没有西药不良反应多。其中多数病例因西医疗法效果不佳,转而求诊中医药治疗。

郁证与心、肝、脾、肾失调关系较密切,如因上焦气痹或痰凝,可归入肺之气机失调。发病之因:一为气血阴阳之虚,一为痰、气滞郁,痰瘀交阻,痰火、湿热扰乱心智。常常虚实错杂,上下气机不调。治疗此症没有绝妙神方通治,有效治法就在精细的辨证论治之中。

精神分裂症性质的神志异常类疾病西药作用比较强,笔者仍主张西医精神专科方法为主要诊治法,少数病例要求中医药治疗,经辨证论治有一定效果,但多不稳定、不持久。以上许某案、赵某案为特例,效果好,但不敢言具普遍意义,仅供参考而也。

(六)体觉异常

1. 冲气上逆案

姜某,女,83 岁。

2008 年 12 月 15 日首诊:

脉诊:脉细数虚弦虚滑。望诊:舌红具黯气,舌苔黄腻居后根。血压 190/90mmHg。主诉:自觉有气自下上逆,窜至头部则昏,并感到胸脘部有"起叭、起叭"样声响,如气下则人感觉症状减轻,胸脘腹部不胀不痛,大便不畅。

病机辨证：肾不纳气，肝郁气逆。

处方：旋覆花 10g（包煎）、代赭石 15g、肉苁蓉 15g、五味子 10g、麦门冬 15g、沉香 10g、白菊花 15g、白蒺藜 10g、白芍 30g、瓜蒌皮 15g、厚朴 15g、天麻 15g、钩藤 15g（后下）、蔓荆子 15g、杜仲 15g、紫苏梗 10g、酸枣仁 30g（打碎），6 剂。另福辛普利 10mg×7/盒×2 盒，每天早上 5mg。

2008 年 12 月 29 日二诊：

脉诊：脉浮细数虚弦同上。望诊：苔转薄微黄，舌红黯。血压 190/90mmHg。主诉：服上方后症状有所缓和，一周前突感心里不适，自服救心丸后缓解，近二天又头昏阵发，心悸，胸脘又现"起叭、起叭"声响，流清涕、咳嗽。大便干结，因嫌降压药价贵未购服。

病机辨证：气阴两虚，肝逆气亢，兼外感风寒。

处方：

1. 柴胡 10g、紫苏叶 10g、葛根 15g、钩藤 24g（后下）、天麻 15g、生石决明 30g、黄芪 30g、五味子 15g、丹参 30g、麦门冬 30g、玄参 15g、瓜蒌皮 15g、鱼腥草 30g（后下）、板蓝根 30g、檀香 10g、西洋参 5g（冲服），3 剂。嘱福辛普利续服。上方服毕，外症缓解后服 2 号方。

2. 黄芪 30g、西洋参 5g（冲服）、五味子 10g、麦门冬 30g、钩藤 24g（后下）、天麻 15g、黄芩 15g、黄柏 15g、酸枣仁 30g（打碎）、丹参 30g、砂仁 10g（后下）、瓜蒌皮 15g，6 剂。

因考虑患者高年，血压高危，建议住院治疗。

2009 年 1 月 12 日三诊：

脉诊：脉浮数虚弦见滑。望诊：苔薄白微腻，舌红黯。血压 205/85mmHg。主诉：头部移动性昏痛，上腹部"起叭、起叭"气动声响。偶心悸胸闷，自行口含救心丸 2~3 粒缓解，昨日又腹泻，下肢无浮肿。

病机辨证：气阴两虚，风阳上逆交作。

处方：黄芪 30g、山茱萸肉 30g、龟甲 15g（先煎）、水牛角 15g、野菊花 15g、怀牛膝 15g、厚朴 15g、钩藤 24g（后下）、白芍 30g、生石决明 30g、酸枣仁 30g（后下）、泽泻 15g、天麻 15g、炒川楝子 10g、薄荷 10g（后下），6 剂。另吲达帕胺 2.5mg，1/日，福辛普利 5mg，1/日，嘱收缩压降至 150~140mmHg 就停吲达帕胺。

2009 年 1 月 16 日四诊：

脉诊：脉浮、虚滑。望诊：苔薄淡黄腻，布舌中后部，舌红，血压 182/80mmHg。主诉：症状减轻，有时头部有血管搏动感，服降压药不规则，今晨未服。

病机辨证同上。

予 2009 年 1 月 12 日方重用泽泻 30g, 加黄柏 15g, 6 剂。

2009 年 1 月 21 日再诊：

脉诊：脉浮弦虚亢小数。望诊：苔薄白, 舌红, 血压 170/90mmHg。主诉：头不胀, 余同上。

病机辨证同上。

处方：黄芪 30g、龟甲 15g（先煎）、五味子 10g、麦门冬 15g、钩藤 24g（后下）、白蒺藜 10g、生石决明 30g、磁石 15g、怀牛膝 15g、野菊花 15g、黄柏 15g、泽泻 30g、天麻 15g、蔓荆子 15g, 6 剂。嘱福辛普利 10mg、吲达帕胺 2.5mg 1/ 日。

后记：以上四诊后患者失联。于 2009 年 11 月 13 日又来诊, 言自去年底及当年初四诊中药治疗后症状大减, 体况平稳, 降压西药尚未服完, 近期胸脘又有"起叭、起叭"之声, 因而再次求诊, 诊其脉浮细数兼虚弦滑。舌苔薄白, 舌色仍黯红, 测血压 160/80mmHg, 予 2009 年 1 月 21 日方 12 剂。嘱改服左旋氨氯地平 2.5mg, 每日一次。

按：本例胸脘两处异响, 又身患重度高血压病, 是否因相关动脉不正常搏动引起不得而知, 而且体内有气自下上冲伴头昏, 气下则缓之症, 不能用器官和神经、血管分布解释。在中医学中列为冲气上逆之证。冲气上逆在病机上较多肾气下虚、冲脉之气失控, 在肝气引动下向上冲逆, 弦细滑数又与肝郁气亢相关, 故上述思路可以成立。患者虽以冲气、头昏和异响为苦, 但血压很高, 其风险也大, 故治疗上需注重降压, 根据脉象特点, 患者属于以下虚为本、虚实错杂的高血压类型, 总共四诊处方, 以第三、四诊处方较为切合病机。

2. 背凉案

唐某, 男, 75 岁。

2015 年 1 月 10 日首诊：

脉诊：双手脉均居中沉位, 轻取小弦虚滑数, 重压则寸尺现郁力, 关部底气少力。望诊：苔白腻满舌, 少津, 质紧, 舌红甚。主诉：背凉 6 年。

病机辨证：中虚失运, 湿滞阻气。

处方：南沙参 30g、炒白术 10g、炒苍术 10g、藿香 10g、茵陈蒿 30g、柴胡 10g、黄芩 15g、厚朴 15g、石菖蒲 10g、生山楂 15g、炒枳壳 10g、姜黄 10g、葛根 15g、杏仁 10g、芦竹根 15g、鱼腥草 30g（后下）, 7 剂。

药后苔退薄, 背凉显减, 续方 7 剂, 嘱高年饮食宜清淡易消化食物。

按：老年男性, 背凉 6 年, 双手脉均居中沉位, 轻取其脉小弦虚滑数, 提示气机收引, 水湿运化不佳。寸尺脉重按有郁力, 显示内邪伏郁, 联系舌苔白腻满舌, 当为湿滞。关脉底气不足反映中虚。苔白腻满舌, 少津, 质紧, 显示水湿停滞日久, 气机不运, 不能上承, 治以健脾助运, 行气化湿, 予枳术丸加减治疗。用药选择芳香、辛通、苦燥、苦降、淡渗多种药味,着眼于"疏通"二字。本例如按阳虚治则误。

3. 腿灼案

陈某,男,73岁。

2009年10月29日首诊:

脉诊:脉细弦滑数。望诊:舌红甚,苔黄腻。主诉:双下肢火灼火燎30余年,逐渐加重,至难以忍受。遍求中西医治均无效,西医诊断不明。下肢火灼同时伴双掌无数针样刺激,但不痛不痒,双下肢外观无任何异常,口干而甚。有高血压史10余年,血压控制140/80mmHg左右。性情急躁。

病机辨证:肝胃湿热内郁,日久灼烁营阴。

处方:水牛角30g、牡丹皮15g、生地黄30g、石斛30g、青蒿10g、黄连10g、黄芩10g、黄柏15g、生石决明30g、金银花30g、生石膏30g、炙甘草5g、知母15g、炙鳖甲30g(先煎)、地骨皮15g、芦竹根30g、钩藤24g(后下)、夏枯草30g,6剂。

2009年11月6日二诊:

脉、舌仍同上。服上方后,下肢火燎等症已减轻1/3,多年来服药无数,从未有如此疗效。要求再治。

前方加豆豉15g、川贝母粉6g(冲服)、竹茹15g、枇杷叶10g,6剂。

按:本案腿灼之症达30余年,其病机识别从脉象而言细弦滑数为二阴二阳之脉,应属郁伏的阳邪,如郁热、痰热、湿热、毒热等等。结合舌苔黄腻,则可定为湿热或痰热。患者舌红甚,口干而甚,有邪入营血阴分之势。患者高血压病史10余年,性情急躁,必为肝郁阳亢之体,其舌苔的产生也当有饮食不节习惯。将上述分析各点串联起来,可形成相应的病机判断:素体肝郁阳亢之体,兼以饮食不节,中焦湿热内蕴,肝胃气火、湿热相合,日久入营血之络而成腿灼、手掌针刺样不适病症。设方:平肝、清胃、养阴、凉血之中参以疏泄之性,不使热郁湿滞而达清通血络的作用。

4. 肢体烧热案(1)

赵某,女,61岁。

2011年10月10日首诊:

脉诊:双手脉均细郁弦。望诊:苔薄白腻满舌。主诉:手足心甚至全身发热、乏力6年余。半年前某医院检查血常规、心电图未见异常。

病机辨证:中虚,湿热中阻,化生郁火。

处方:西洋参3g(冲服)、炒白术15g、炒苍术10g、黄芪30g、当归15g、豆豉15g、葛根15g、法半夏10g、茵陈蒿30g、藿香10g、黄连10g、知母10g、柴胡10g、石菖蒲10g、郁金10g、炒山楂15g、炒麦芽15g、炒神曲1g,6剂。

2011 年 10 月 17 日二诊：

药后症减，脉细虚弦，右关沉郁，苔如前。

前方加青蒿 10g，7 剂。

按：苔薄而白腻满舌提示痰湿内蕴，脉细郁弦提示脉气不畅，在此当作痰湿阻滞气机解。结合主症发热 6 年，手足心甚至全身发热，当考虑痰湿蕴积、郁久化热生火，然痰湿之蕴生又因脾虚失运所致。

5. 肢体烧热案（2）

叶某，男，72 岁。

2012 年 5 月 5 日首诊：

脉诊：两寸气团上浮，关尺均弦缓滑而满，时而脉气转亢盛，此时脉幅高大，时而转郁弱，重压尺部，可在尺后感知气团击指。望诊：苔薄白，舌正。主诉：自感体烧 2 月余，伴口淡，体温正常，体烧午后较重。有既往史，好发春秋。食、眠、便均正常。否认高血压病史，平时喜酒肉厚味。

病机辨证：中虚失运，肝气素旺，饮食不节，湿热内蕴，中虚之气与肝旺之气合而升动，挟带湿热外蒸。

处方：西洋参粉 5g（冲服）、黄芪 30g、生白术 15g、茯苓 15g、薏苡仁 30g、牡丹皮 10g、炒栀子 10g、胡黄连 10g、苦参 5g、制大黄 6g、防风 10g、青蒿 10g、知母 15g、龙骨 30g、牡蛎 30g、生石决明 30g，7 剂。

2012 年 5 月 12 日二诊：

脉诊：仍缓滑带满，寸部气团较上次低平，尺部重按后，其后无气团击指。望诊：舌苔淡黄腻。主诉：药后体烧消失，但感胃热烧灼，纳呆，大便溏。询问患者未戒酒。而服药期间大便溏稀，因惧体虚上方仅服 5 剂，尚余 2 剂不敢服。

嘱：所余 2 剂中加金果榄 5g、炒山楂 15g、炒麦芽 15g、炒神曲 15g，同煎服，药尽再诊。

2012 年 5 月 15 日三诊：

脉诊：浮缓滑小弦右关和左脉稍加压滑满较明显。望诊：苔薄白。主诉：以上加味二剂药服用后体烧、胃灼、口淡尽消。

病机辨证：舌象症状虽平，脉象仍显示中焦不和，湿滞未尽。

处方：南沙参 30g、炒白术 10g、炒苍术 10g、柴胡 10g、黄芩 10g、厚朴 15g、藿香 10g、茵陈蒿 30g、冬瓜子 30g、蚕沙 15g（包煎）、生山楂 15g、广木香 10g、石菖蒲 10g、泽泻 15g、鱼腥草 30g（后下），14 剂。嘱清淡饮食。

按：本案关尺脉弦缓滑为二阴一阳脉，通常是阴邪兼热所致脉气活动，其脉满则提示内湿盛，虽舌苔不腻也是湿热之象。从寸部气团浮突与脉气时而旺亢张动，可知患者气机活动较易上张外浮。重压尺部，其后气团击指，反映脉气的上游，即来自体内之气为旺气，则病机以内实为主。患者体烧在午后较重，午后为气旺之时，正说明其体烧因内实之邪外达所致。脉气时而低抑却是中气已虚的反映。综合论之，患者过旺之气首源于肝（脉弦），肝旺犯脾，饮食不节伤脾，这二重损伤的结果是湿热内蕴，再在旺气与虚气的推动之下湿热外蒸，因而体烧自觉，却无体温异常。

【小结】

　　体觉异常指体表体内有不能用客观病变解释的异常感觉，如冲气上逆，无他觉依据的体烧、体热、体冷、与神经系统无关的体麻、体沉等等，可称为自觉异常的躯体不适感觉。因找不到确凿的病变，因而大多久治而无效，患者痛苦不堪。从中医方面而言，可以从脉证分析中找出病机变化，或能收到缓解和治愈的效果，如上列五案。但有的个例治疗困难，如一例老年妇女畏风案，其畏风不问季节都需紧闭门窗方安，只要有一丝门窗不合，即感风入骨髓；又二例畏寒案，均自感寒凉侵骨，虽盛暑仍身着厚衣，层层叠叠不亚于过冬，身上虽热汗臭秽触鼻仍不愿减衣。这三例体觉异常均多年不愈，遍求诊治，无法解释所由。笔者疑为心理障碍所致，但也许心理疏导能力不够，患者总不听从建议，总强调风、冷之害，而不愿作有步骤地递减衣着的尝试，致终无计可施。

皮外科疾病

一、疮疡

（一）外科疮疡

1. 丹毒案（1）

黄某，女，60岁。

2011年1月10日首诊：

脉诊：脉沉细弦滑。望诊：舌红，苔淡黄腻满舌。主诉：因左下肢膝至足背红肿热痛11天，在重庆市某中医院住院10天，初入院时除左肢炎症外，伴恶寒发热，经抗生素及中药内外合治，体温已正常，但左下肢红肿热痛不消。有相同既往史5年，年年发作，大便2日一行。

病机辨证：湿毒下注，脉络瘀阻。

处方：豨莶草30g、苍耳子15g、土茯苓30g、野菊花15g、忍冬藤50g、蒲公英30g、石斛15g、黄柏15g、乳香10g、没药10g、苍术15g、当归15g、僵蚕15g、薏苡仁30g、赤小豆30g，6剂。

2011年1月17日二诊：

脉诊：脉仍沉细，左兼郁弦。望诊：舌红，苔薄白腻。主诉：左小腿红肿减轻，肿势上午轻下午重，局部痒、热。

病机辨证：下焦湿毒减轻，瘀滞未消。

处方：上方加川牛膝15g、玄参15g、柴胡15g、丹参30g、三七粉3g（冲服）、制香附子15g，去苍耳子，7剂。

2011年1月24日三诊：

脉诊：右脉沉细虚弦，左脉沉郁弦小满。血压：150/80mmHg、望诊：舌红，苔薄白。主诉：左下肢肿势基本消退，局部遗留色素沉着而黯晦色并肌肉僵硬。询问病史，否认高血压史。

病机辨证：余毒络瘀未尽。

处方：豨莶草15g、忍冬藤30g、蒲公英30g、紫花地丁15g、黄柏15g、乳香10g、没药10g、淡海藻15g、僵蚕15g、川牛膝15g、桃仁15g、红花10g、当归

15g、柴胡 10g、白芥子 10g、千里光 30g，7 剂。

2011 年 1 月 31 日四诊：

脉诊：脉沉郁弦小满。血压：126/74mmHg。望诊：舌红，苔薄淡黄腻。主诉：患肢已无红肿，仅皮色瘀黯，局部肌肉僵硬。

继续化瘀肃毒，以求巩固防复发。

处方：桃仁 15g、红花 10g、当归 15g、川芎 15g、赤芍 15g、柴胡 10g、莪术 15g、淡海藻 15g、怀牛膝 15g、千里光 15g、野菊花 15g、僵蚕 10g、黄柏 15g、乳香 10g、没药 10g、白芥子 10g、炒枳壳 10g、忍冬藤 30g，10 剂。

后记：患者于 2012 年 6 月 14 日因左下肢皮肤感染复发 1 天来诊，局部红肿痛，有小溃点，脉弦滑，微刚，苔白腻。根据脉气刚弦而滑判定病机为肝郁湿火下注。

处方：龙胆草 10g、芦荟 5g、炒栀子 10g、连翘 15g、金银花 30g、蒲公英 30g、紫花地丁 15g、黄芩 10g、黄柏 15g、赤芍 15g、当归 15g、僵蚕 15g、萹草 15g、车前草 15g，7 剂。

药后炎症消退，仅色素沉着，服药头二剂大便微利并肤痒。再诊于原方加浮萍 15g、大青叶 15g、牡丹皮 10g、牛蒡子 15g(打碎)，14 剂。药尽痊愈，改治高脂血症。

按：本案 5 年来反复于同一部位发生丹毒，已成宿疾。本次发作，左下肢红肿热痛，虽住院后静脉注射抗生素，服用中药及外敷中药达 10 天，体温正常而局部炎症并无减势。诊脉沉细弦滑，为阳邪痼结、气机郁滞之象，兼参症状与舌苔辨证为湿毒下注，脉络瘀阻，而行清热解毒除湿以祛病邪，活血化瘀以畅脉。如两者只取其一，则作用偏单，疗效势必不佳。实践证明两法并用是正确措施。患者肿势炎症消退后，后遗大片色素沉着，正反映当时炎症之重。因 5 年来反复发作，是内中存在伏邪，故时隔 1 年半，旧恙复发，但治疗及时，不再依赖抗生素，恢复很快。仍当继续调治达 3 个月左右，可能获得长期缓解的效果。

2. 丹毒案(2)

黄某，男，55 岁。

2010 年 6 月 9 日首诊：

脉诊：脉中位，弦满亢缓。血压 140/70mmHg。望诊：苔白腻满舌，舌红。主诉：双下肢丹毒，大片红肿 11 天。曾先后 3 次静脉注射抗生素，药停即发，红肿严重时自踝达膝，左下肢尤重。平素喜烟酒油荤。否认高血压、糖尿病病史。但有糖尿病家族史。

病机辨证：热毒夹痰湿，肝阳上亢。

处方：夏枯草 30g、野菊花 15g、忍冬藤 75g、蒲公英 30g、制白附子 10g(先煎）、僵蚕 15g、苍术 15g、黄柏 15g、连翘 30g、紫花地丁 30g、紫背天葵 15g、石斛 15g、赤芍 15g，6 剂。

2010 年 6 月 15 日二诊：

脉诊：脉弦缓滑，亢势及满势明显减轻。望诊：苔薄白，舌正。主诉：药毕，双下肢红肿已明显好转，仅局限于踝上 10cm 处。

原法续治：夏枯草 30g、野菊花 15g、忍冬藤 75g、蒲公英 30g、僵蚕 15g、苍术 15g、黄柏 15g、紫花地丁 15g、赤芍 15g、当归 15g、乳香 10g、没药 10g、蜈蚣 2 条、千里光 30g，6 剂。

2010 年 6 月 22 日三诊：

脉诊：右脉弦，按至沉位不减，左脉细小弦。血压 120/80mmHg。望诊：苔白腻满舌，舌红。主诉：左下肢无红肿，右下肢自足背至小腿部有一片黯红肿处，局部不亮不烫。昨日腹泻头昏。

病机辨证：余邪未尽，夹湿浊风邪。

处方：忍冬藤 40g、千里光 30g、苍术 15g、黄柏 15g、蚕沙 15g（包煎）、藿香 10g、生山楂 15g、连翘 30g、僵蚕 15g、紫花地丁 15g、蒲公英 30g、赤芍 30g、乳香 10g、没药 10g、当归 15g、王不留行 15g、薏苡仁 30g，6 剂。

2010 年 6 月 29 日四诊：

脉右缓弦，左弦缓。右下肢红肿消失，可触及一硬结。

病机辨证：热毒已消，痰毒未尽，络脉瘀滞。

处方：淡海藻 30g、夏枯草 30g、野菊花 15g、赤芍 15g、莪术 15g、桃仁 15g、制白附子 10g（先煎）、僵蚕 15g、连翘 30g、黄柏 15g、紫花地丁 15g、忍冬藤 30g，6 剂。

嘱右下肢硬结消失后，可不必再服药，但查血糖、血脂、肾功能。

后记：当年 7 月初家属转告，下肢诸症全消。至重庆某医科大学附属医院查空腹血糖高达 20mmol/L 以上，已收专科住院。

按：近二三十年来因生活模式改变，糖尿病发病迅速增多，导致成年人而患肢体化脓性病变者增多，有的病例经抗生素的治疗，病变得不到控制而来求助中医疗法，笔者习以内科观点采用内治法治疗，体会到效果甚佳。但患者如不能控制好血糖，慎饮食，则反复发作难免，如本例在之后数年内多次发作下肢丹毒。饮食上唯酒肉、火锅、卤食是求，几年内已并发糖尿病性肾病，曾一度重症监护，面对如此不慎生命的患者，仅仅诊病处方是很不够的，应辅以有组织的中西医知识宣教。

3. 面部风毒

明某，男，34 岁。

2007 年 6 月 13 日首诊：

脉诊:脉浮滑。望诊:舌红,苔薄白。主诉:鼻左侧面部大块肿胀1天,局部不痒不痛,病发突然。查口腔齿龈均无显著异常,周边无淋巴结肿。

病机辨证:风湿热结滞面部阳络。

处方:赤小豆100g、蝉蜕10g、连翘24g、肿节风15g、白鲜皮15g、防风10g、苍术15g、蔓荆子15g、羌活10g、姜黄6g、忍冬藤30g,2剂。

二剂药未尽,肿胀已消。

按:病发头面三阳经循行部位,其病在表在上,而且脉浮滑,判断为风湿热结滞之证。仿麻黄连翘赤豆汤而去麻黄,改以防风、蔓荆子、羌活三味祛风药,并重剂使用赤小豆以增其解毒之功,配伍除湿、解毒、通络。

【小结】

外科化脓性感染目前在许多中医院都主以抗生素疗法,但笔者的体会,中医药的疗效十分优秀,笔者非中医外科专业,不具备外治方法,对于尚未形成脓腔的病例,可以扬长避短,直接内服中药,往往有效,如属初起,疗效会相当迅速。如12年前笔者爱人某日上午被家猫咬伤左前臂,牙洞深达肌层,至当日晚上即焮红肿痛直抵肩头,整个左上肢肿胀大若小腿肚。急配外科五味消毒饮(金银花、野菊花、蒲公英、紫花地丁、紫背天葵)加黄连解毒汤(黄芩、黄连、黄柏、栀子)、白芷、当归、乳香、没药、赤芍、牡丹皮三剂,当夜急煎服,每3小时饮药一次,至次日凌晨,红肿出现下退,次日晚退至肘部,第二剂药尽,退至前臂,第三剂药尽,仅在咬伤处小块红肿,继续治疗一周,肿消伤愈。至于专事中医外科者,如能坚守专业,发扬和提高中医技术,内外治并行,则其治疗作用一定会更有力,笔者对此深信不疑。早年有些很重的病例治验资料未能收集保存,但体会久存于心中。曾听到同行中有人(是专家)议论中医药治疗感染性疾病技不如人(指西医),应接受西医改革中医,不禁愕然! 因不符合事实。

(二)带状疱疹

1. 风热毒带状疱疹案

陈某,女,64岁。

2012年8月11日首诊:

脉诊:脉浮滑数。望诊:舌黯红,苔薄黄腻。主诉:左乳外下象限突发疱疹3天,初仅二、三粒,不到一天即疱疹集簇成片,局部疼痛,第三天时左肩胛出现相同疱疹一片,水疱不明显,疹色红黯。

病机辨证:风热之毒,外入腠理脉络,致风热瘀交结。

处方：木贼 15g、防风 10g、牛蒡子 15g（打碎）、蝉蜕 10g、僵蚕 10g、薄荷 10g（后下）、连翘 15g、赤芍 15g、牡丹皮 10g、黄芩 15g、延胡索 15g、黄芪 15g、当归 10g、大青叶 15g、忍冬藤 50g，7剂。

此方服用至第三剂时局部疼痛减轻，7剂药毕痛消，皮疹也干缩。上方加乳香 10g、没药 10g，去薄荷再投 7剂，疹消无后遗疼痛。

按：本例带状疱疹就诊及时，脉象浮滑数为风热之象，皮疹之病邪皆属毒，故称为风热毒。风热之毒入侵腠理脉络，必致局部血热瘀滞，因而为红色疱疹。此例治法以疏风清热肃毒为主法，兼以活血凉血。方中用黄芪，系黄芪固卫抗邪，本身又可肃毒。

2. 气虚肝胃湿热带状疱疹案

程某，女，70岁。

2013年11月16日首诊：

脉诊：两寸虚滑，右寸后郁满，关尺中沉位浮虚滑小数，气亢。望诊：舌苔薄白腻，前部呈碎片状，舌红绛。主诉：腰部大片疱疹带状分布已 4天，局部痛甚，已静脉注射 4天未消。糖尿病 20年。

病机辨证：气虚抗邪无力，肝胃气盛合湿热之毒痹滞脉络。

处方：黄芪 30g、红景天 10g、女贞子 15g、龙胆草 10g、野菊花 10g、金银花 30g、苦参 10g、白鲜皮 15g、僵蚕 15g、黄芩 15g、水牛角 15g、赤芍 15g、延胡索 15g、蝉蜕 10g、炒川楝子 10g、大青叶 15g、白芷 15g，7剂。

2013年11月23日二诊：

脉诊：寸关中位，尺部沉，均亢滑劲数，脉气满浊，尤以寸关为甚。主诉：药后疱疹与疼痛迅速减轻，但未止尽。

上方加乳香 10g、没药 10g，7剂。

2013年11月30日三诊：

脉诊：脉位入前，但显浮亢小数，但亢弦之势明显减轻，尺脉沉细滑小弦小亢，耐重压。主诉：局部微痛，疱疹已退尽。

处方：予 2013年11月23日方加桔梗 10g、玄参 15g、板蓝根 30g、浙贝母 10g，7剂。

按：本例新发带状疱疹 4天，不能据病时之短而只认定为外感体表之证。其次也不能因舌红绛而即从阴虚分析。究其脉象，寸关尺都有虚象，虚而滑，具浮气，则其虚不可能是阴虚，只能是气虚。关尺在虚滑之中又有浮亢气，即虚亢，则此例病机虚中兼有中下焦的气盛变化，而且出现在关尺部的气盛只能是肝胃气盛。这种虚亢相兼的脉象临床上常见，诊者需客观对待。患者右寸后方有一郁满象，舌苔也有腻象，则说湿热在上、中焦之间的部位凝聚，联系腰部大片带状疱疹，以湿热之毒凝滞腰络为结论。根据以上分析，病机为气虚无力御邪,肝胃气盛与外来湿热之毒痹滞腰络,处以益气、清泄肝胃之盛气、化湿解毒方疗效是满意的。

3. 气虚风毒带状疱疹

陈某,男,61岁。

2015年2月3日首诊:

脉诊:双手脉细、虚弦、滑数。望诊:苔薄白微腻。主诉:右侧牙、耳心痛2天,并右上胸近腋窝部位发疱疹呈带样分布,夜间疱疹部位作痛,伴口臭,脘痞,纳少,有慢性胃炎史。

病机辨证:气虚无力御外,风毒外侵滞络。

处方:黄芪30g、白鲜皮15g、荆芥10g、防风24g、白芷15g、羌活10g、藁本15g、当归15g、赤芍15g、乳香10g、没药10g、延胡索15g、僵蚕10g、柴胡15g、黄芩15g、大青叶15g、板蓝根30g、忍冬藤30g,7剂。

此方药毕疱疹干结,右上胸及右牙、右耳心疼痛尽消,仍脘痞,上方加厚朴15g、砂仁10g(后下),又7剂。

按:本例诊治思路为老年男性,右上胸近腋窝部带状疱疹,夜间痛甚,并牵挚右侧牙、耳心,伴口臭,脘痞,纳少,脉见双手细虚弦、滑数,属本虚标实之象,虚细为气不足,弦为脉络不畅,滑数乃风阳之象,在疱疹患者身上当属风毒。判断其病机为气虚气滞,风毒外犯阻滞脉络,治以清热除湿,益气托毒生肌,方选芪鲜饮加味,7剂后疱疹干结,右上胸及右牙、右耳心疼痛尽消,仍脘痞,示中焦气滞,上方加厚朴、砂仁,又7剂。

4. 带状疱疹后遗奇痒案

程某,女,60岁。

2015年3月27日首诊:

脉诊:脉呈峰形,两关浮大而滑,寸部中位,尺部居沉,均郁滑有力,而稍细,脉数。望诊:苔黄干腻。主诉:2月前患者右颈和右上胸带状疱疹,曾在某市中医院皮肤科住院,中西兼施,并用烧灼疱疹法治疗,局部痛渐缓,但奇痒不消,伴右侧听力严重下降。

病机辨证:湿滞互结,化热化燥化风,壅滞上焦。

处方:柴胡15g、黄芩15g、僵蚕10g、茵陈蒿30g、蚕沙15g(包煎)、蝉蜕10g、蛇蜕5g、刺猬皮15g、白蒺藜10g、赤芍15g、当归15g、石斛15g、天花粉15g、桃仁15g、郁金15g、天麻15g、胆南星10g、生山楂15g、防风15g、排风藤15g、蜈蚣2条,7剂。

嘱清淡饮食。

2015年4月1日二诊:

脉诊:左寸气团高突,质满滑,关尺沉稍细而弦滑有力;右脉下盛上虚,尺部沉滑满大有力,寸关渐细,但仍弦滑满,通体脉气数。望诊:舌苔黄腻少津,舌红有黯气。主诉:药后颈胸带状疱疹后遗奇痒减轻。

病机辨证:湿毒内盛上壅。

上方加苍术15g,7剂。

2015年4月14日三诊:

脉诊:两寸关居中位,均弦涩有力,小数,尺部沉稍细,仍有弦涩感,但程度轻,脉力也弱于寸关。望诊:舌苔黄腻。主诉:疱疹发生区域仅偶痒,稍抓搔即可止之,唯口干甚。

病机辨证:湿毒上壅。

处方:胆南星10g、法半夏10g、蚕沙15g(包煎)、石斛15g、薏苡仁30g、茯苓15g、厚朴15g、杏仁10g、桔梗10g、陈皮10g、佩兰10g、枇杷叶10g、莱菔子30g、炒山楂15g、炒麦芽15g、炒神曲15g,14剂。

按:通常在疱疹出现至干结前期来诊,多1周左右疱疹即可收干。少有后遗严重的疼、痒症状。如疱疹已干结而后遗疼痛,经过治疗则多在半月至一月内症状消失。本例带状疱疹采用中西医和内外合治法治疗2个月仍后遗局部奇痒,说明所施治法的作用不够顺畅。传统理论认为痒则为风,但风的产生有前期病机为源,本例脉象寸关尺均气旺有力,寸尺又兼郁滑稍细,说有郁热、郁火、湿热类病机,才能既有力又郁来。而脉呈峰形,关部满、大、滑,脉气最盛,这是优势脉位,反映中焦存在实邪,结合寸尺脉和舌苔黄腻,应判断为湿滞互结中焦,然后化热化燥化风,所以湿滞互结是带状疱疹消失之后局部奇痒的病源。治法据此分消湿滞,兼以清热润燥祛风之味,经一诊病状显减,二诊奇痒基本消失,第三诊以肃清余毒善后,不需再诊。

5. 带状疱疹后遗酸麻坠案

吴某,女,54岁。

脉诊:双手脉迟涩,加压至沉具劲力,血压110/80mmHg。望诊:舌苔薄白腻,偏干,舌红有黯气,颧赤。主诉:左腰腹及背部患带状疱疹1个多月,皮肤疱疹已消,但患病部位酸、坠、麻不适。10年前也曾发生带状疱疹1次。

病机辨证:风湿毒邪滞络。

处方:苍术15g、薏苡仁30g、僵蚕10g、蜈蚣2条、川芎15g、当归15g、赤芍15g、木瓜15g、远志10g、石斛15g、地龙15g、葛根30g、制白附子10g(先煎)、羌活10g、郁金10g、丹参30g、丝瓜络15g,7剂。

按:中年女性,因带状疱疹后遗病患部位酸、坠、麻不适就诊,其脉见双手均迟涩,显示体内经脉循行不畅,加压至沉具劲力,示风、痰、湿邪内郁,颧赤、舌红有黯气,因体内邪郁毒盛所致,故辨证为风湿毒邪滞络,予燥湿涤痰、活血通络治疗,7剂后症状减轻,第二诊因脉象沉缓涩劲,加桃仁15g、红花10g,又7剂,症状显减,第三诊时脉象寸关转浮大滑满小数,其间带弦,两尺沉细小弦而滑,耐重压,反映湿毒已从络脉退却,但未尽,予首诊方加桃红又7剂,症状消失(第二、三诊治疗不赘叙)。

【小结】

带状疱疹一般不侵犯中枢神经系统,因而绝大多数病例预后尚好,但其症状以皮肤局部密集成片、成带样分布的疱疹为特征,初为红色丘疹,继而为疱疹,不痒,但可产生程度不等神经痛,严重的神经痛,如火燎、如刀割,使患者极其痛苦,其痛苦在疱疹消失后不消失。而且来诊者大都在疱疹期先求助西医疗法,并不了解中医内服药治疗此病疗效极佳,可使疱疹早早干结消退,有效地阻断神经痛的出现或加重。找中医诊治者多数为带状疱疹的后遗症,以局部神经痛为主,少数为痒、麻等症状,但也难以忍受。对于带状疱疹后遗症中药的作用也十分良好,只是疗程比疱疹期长得多。

本病疱疹期以外源性风热毒、湿热毒最常见(不排除寒毒的存在),毒犯腠理血络必致血热、血瘀,故治法上祛风、除湿、解毒、凉血活血为常用方法,药法参考变态反应性皮肤病所述(详《中医思学践悟录》)。只是解毒与凉血活血的药力宜更重些(这是要点)。

由于患者多有内伤病机参与,凡脉证显示何种内伤变化,如肝郁气亢、中焦湿热、中气不足、痰盛气阻等等,必须与外毒兼治,才能提高疗效。

对于后遗症的治疗,第一,后遗症都与余邪滞络,脉络瘀滞不畅有关,故清肃余毒,兼重活血化瘀为要法,其中乳香、没药、延胡索、川楝子、郁金、赤芍、白芷以及蜈蚣、僵蚕、全蝎等虫药对于止痛很有帮助。第二,后遗症一定存在内伤病机的纠结,故需解毒化瘀与调理三焦脏腑功能失常和气化、气机失调并进才能有效。即使在疱疹期,如已出现里证或气虚血弱等内虚病机,也需要内外合治,只是无论疱疹期或后遗症在内外之治的比例上,一般以祛除外毒和凉血化瘀为重点,特殊情况又当特治,例如曾治一癌病家族,二女一男分别患乳腺癌和输尿管癌,其中一女40多岁,患癌前后多年内,在右臀部反复发生带状疱疹,每年至少3次以上,每发一大片,疼痛难受,消后局部色瘀,皮肤麻痛,对其治疗如侧重于化瘀肃毒,则一次治疗尚未结束,下次发作又至,需连同癌症术后调理一起,扶正为主,辅以肃毒化瘀,系"邪之所凑,其气必虚",其正虚无力抗邪成主要病机。后遗症常用方剂如血府逐瘀汤、龙胆泻肝汤、生脉饮、茋鲜饮、《医学衷中参西录》活络效灵丹(当归、丹参、乳香、没药)等。

　　本病中医药的疗效评价,本人未曾做过大样本的案例分析,但多年来的临床体会,无论疱疹期或后遗症期,疗效都较好。疱疹期如病期在1周之内,多可在数天左右疱疹干结,其中多数病例尚无疼痛者可不出现疼痛,有轻度疼痛者可迅速缓减。有的个例先有剧烈疼痛,继而出现簇集疱疹,则疱疹可速消,但疼痛递减需2~4周甚至更长时间方可痊愈。对疱疹期未接受中医药治疗,而因剧烈神经痛或痒麻等后遗症来诊的患者,中医药也有良好的治愈效果,但一般不能速愈,多需经20天至1个多月的辨证病机治疗,呈症状递减的疗效过程。个别病例经过3~4个月诊治方愈。可见本病的疗效,皮肤病损可速效,神经病变要慢得多,所以早期接受中医药辨病机治疗,是最佳选择。

(三)痤疮

1. 郁火湿热痤疮案

蒋某,女,26岁。

2009年1月21日首诊:

　　脉诊:脉细弦小数。望诊:苔薄白满舌。主诉:面部泛发痤疮多年,虽处冬月并不消失。

　　病机辨证:肝郁化火,湿热内蕴,火湿热上逆。

　　处方:龙胆草10g、炒栀子10g、野菊花15g、钩藤10g(后下)、生石决明30g、茵陈蒿30g、泽泻15g、千里光15g、赤芍15g、黄芩10g、竹茹15g、枇杷叶10g,12剂。

2009年8月11日二诊:

　　脉诊:脉细弦滑。望诊:舌苔薄白微腻。主诉:云服上方后面部痤疮消失。近日因狂食火锅等川菜致复发。

　　处方:原方再投12剂。

2009年9月5日三诊:

　　脉诊:脉细滑微弦。望诊:舌红,苔薄白。主诉:近日面部痤疮又复发,以两颧、颊、及下颚居多,面部油亮。

　　处方:前方加青蒿10g、地骨皮15g,12剂。

2. 阳虚郁火痤疮案(1)

唐某,女,22岁。

2009年11月13日首诊:

　　脉诊:脉细弱。望诊:舌红黯,苔薄黄糙腻。主诉:面部痤疮发作1周,大便不畅,逢秋季即发,夏令自缓已2年,之前无类似病史。

病机辨证:脾阳虚寒,胃火内郁上炎。

处方:黄芪 30g、干姜 10g、炒白术 15g、山药 30g、太子参 30g、全瓜蒌 30g(打碎)、石斛 15g、茵陈蒿 30g、炒麦芽 15g、炒山楂 15g、炒神曲 15g、金银花 30g、千里光 15g、决明子 30g、防风 10g、黄连 10g、升麻 5g、藿香 10g、当归 15g,6 剂。

2009 年 12 月 11 日二诊:

脉诊:右脉虚弦,左细弦均小数。望诊:舌红黯,苔薄白黄腻满舌。主诉:面部痤疮愈而复发,大便不畅。

病机同上,原方再投 6 剂。

3. 阳虚郁火痤疮案(2)

彭某,男,27 岁。

2011 年 1 月 25 日首诊:

脉诊:左沉细,右侧几不可触及,右肘肱动脉也脉气偏弱。右指掌冰凉,左指掌尚温。望诊:苔薄白,微腻,舌红。主诉:满脸痤疮 7~8 年,夏重冬稍轻,面部后遗众多疤点,大便数日一行,未婚。

病机辨证:阳虚郁火,升降失常。

处方:制附片 5g(先煎)、桂枝 10g、炙甘草 10g、黄柏 18g、制大黄 10g、姜黄 10g、僵蚕 15g、防风 10g、千里光 30g、竹茹 15g、野菊花 15g,6 剂。

嘱低盐低脂调味饮食,注意局部清洁。

按:痤疮证型多见肺胃郁热。此例患者脉沉细,右侧掌冰凉尚温,则可能与阳气不振或气机失畅有关,试切右肘肱动脉其气偏弱,则应判断为阳虚不振。舌红苔薄白微腻,大便数日一行,提示郁热在里、腑气不通。据脉舌症,治以温阳理气兼清郁热。

4. 中虚湿火痤疮案

罗某,女,21 岁。

2015 年 9 月 9 日首诊:

脉诊:两寸气团硕大上突,质软糊,关尺沉细滑小弱小数。望诊:舌苔薄白,舌黯红。主诉:面部痤疮泛布,色黯红,素有痛经史,行经有瘀块,现已临近经期。

病机辨证:中虚失运,湿火内生,上逆腐肉成疮。

处方:生晒参 3g、黄芪 30g、当归 15g、砂仁 15g(后下)、黄柏 30g、苍术 15g、制香附子 10g、茵陈蒿 30g、薏苡仁 15g、赤小豆 30g、千里光 15g、枇杷叶 10g、五灵脂 15g(包煎),6 剂。

2015 年 9 月 16 日二诊:

脉诊:两手寸脉无气团,脉滑小虚小缓甚和顺。主诉:面部无新发痘疮,但遗留广泛色素沉着。已行经1天,腹痛仅1天,较往常程度轻而时间缩短。

病机辨证:气虚,气郁。

处方:党参30g、黄芪30g、柴胡10g、制香附子10g、陈皮10g、牡丹皮10g、白蒺藜10g、白菊花10g、竹茹15g、枇杷叶10g、千里光30g、砂仁10g(后下)、川木通10g、益母草15g,14剂。

2015年9月25日三诊:

脉诊:双手脉气和缓。望诊:苔薄白。主诉:无痤疮发作,因即将出国前来索方。

处方:南沙参15g、黄芪15g、川芎10g、当归10g、白芍15g、熟地黄15g、制香附子10g、炒川楝子10g、吴茱萸4g、延胡索15g、乌药10g、厚朴10g、路路通10g、陈皮10g、柴胡10g、益母草15g,配颗粒剂予50剂量,每剂3小包,早中晚各冲服1小包。

5. **气虚火浮痤疮案**

戴某,女,20岁。

2015年9月16日首诊:

脉诊:两寸气团可及,关尺沉细,三部均虚滑小数。望诊:苔白腻呈地图形分布,舌红鲜。主诉:面部痤疮并口腔、舌体口疮反复发作5年,来诊适逢月经初期,自感畏寒。

病机辨证:元气不振,虚火上炎。

处方:生晒参5g、黄芪30g、肉桂5g、砂仁15g(后下)、黄柏30g、龟甲15g(先煎)、当归15g、白鲜皮10g、炙甘草10g、千里光30g、竹茹15g、枇杷叶10g、巴戟天15g、川木通10g,7剂。

2015年9月30日二诊:

脉诊:右寸气团变小,隐约可及,左寸气团消失。望诊:舌苔薄白,已无地图状。主诉:药后面部痤疮无新发,仅有旧疹所遗留色素沉着。

上方14剂,嘱头7天每日一剂,之后每剂服二日以善后。

【小结】

痤疮俗称青春痘,好发青春期男女。但重庆民风嗜食麻辣油荤,所以自青春期至更年期而发作者,比比皆是,还有些患者与内分泌失调相关。如多囊卵巢综合征。因为有损美观,求助中医者很多,通常调治半月至二十日左右,面部痤疮可消散,仅留下色素沉着。但若防复发,需慎饮食。此外,面部清洁很重要,每日用柔性的洗脸奶或香皂,温水洗面3~4次,使面部油脂除去也即洗去肤螨和痤疮杆菌,当毛巾在面部摩擦时,还可将覆盖皮脂腺口的过度生长的上皮组织除掉一部分，以畅通皮脂腺的分泌。有内分泌失调的患者应当作相应治疗。

中医对痤疮的观点，是内病外发，病的表现在面部，病源则在三焦脏腑。其中中焦脾、胃、肝的失调最多见。如脾气不足、脾阳虚寒而生阴火上炎（即李杲《脾胃论》脾虚生阴火的一种），其特征是气虚或虚寒的脉证与痤疮并见。又如肝郁化火，火挟中焦湿热上炎，其脉弦劲、弦亢而舌苔黄腻，情绪波动易怒或头目昏涨失眠。又饮食不慎，胃肠积热，化火上炎也常见，脉象郁滑、郁满有力，舌苔燥糙腻，伴纳呆，腹胀大便不畅。如阳明无形郁热化火上炎也能发作痤疮，其脉也郁滑、郁满，但舌苔薄白不糙不腻。少数因肺气失宣，气机郁化为上焦肺火而生，脉象浮郁，尤其寸部郁数、弦数兼咽干喉灼、胸闷不畅。还有肾阴不足、相火挟胃中湿热上逆，痤疮之外尺脉沉细小数或弦，口干舌苔少津、舌色红绛。总的来说中焦肝脾胃功能失调、气化异常内生浮火、郁火、湿热等火气上炎是本病的常见病机。

治法：中虚者参、芪益气，中阳虚者姜、桂或小剂量附子温中，浮火宜封髓丹（砂仁、黄柏、龟甲）降火，肝火宜龙胆草、薏苡仁、茵陈蒿、竹茹、枇杷叶、藿香、防风以及二妙散。肺郁者豆豉、郁金、蝉蜕、荆芥、桔梗等宣发。肾阴不足相火上亢投知柏地黄汤。这只是大概，临证需视脉证活用。此外，痤疮也是疮，三焦脏腑各虚火、实火上炎化而为毒火才能成疮，故野菊花、千里光、金银花、连翘等解毒药在所必用，但如果偏倚解毒药，则一定大失所望。

二、皮肤病

变态反应性皮肤病

1. 风毒皮炎案

张某，女，30岁。

2011年8月20日首诊：

脉诊：脉沉细弦甚。望诊：苔薄白，舌红。主诉：反复全身泛发小丘疹并红斑7年，本次发作已持续2月余，经中西医治疗不愈，有过敏体质。

病机辨证：风毒滞卫入营。

处方：炙麻黄10g、连翘30g、赤小豆30g、牡丹皮15g、紫草15g、浮萍15g、金银花30g、蝉蜕10g、蛇蜕5g、牛蒡子15g（打碎）、防风15g、炒槐花15g、乌梅15g、蜂房15g、豨莶草15g、大青叶15g，7剂。

2011年8月27日二诊：

脉诊：脉转沉细虚弦小数，已显气虚象。主诉：药后皮疹仍发，但发作范围及时间减少。

上方加黄芪30g、白鲜皮15g、大枣15g、炙甘草5g,7剂。

2011年9月6日三诊:

脉诊:脉沉细虚弦,已无数象。主诉:皮损基本消失,但有体位性眩晕,即查颈椎片未见严重骨质增生、颈椎间孔无狭窄,颈肌触痛。

原方14剂,嘱颈肌推拿。

按:本例初诊采取疏风肃毒、清营凉血的方法,系脉象沉郁明显(沉细弦甚)为风毒闭遏卫气,又侵滞营分之证。患者病情单纯,只以红疹、红斑、瘙痒为患,并无内症,因此判断外来风毒之邪侵犯卫、营。第二诊脉气见虚弦,示邪毒已退,正气也虚,故原方加芪鲜饮、枣草,共14剂,皮疹尽消,但尚须久治巩固。本例治疗处方以《伤寒论》麻黄连翘赤小豆汤加味,该方原用于表气痹滞、湿热内蕴之黄疸,但借用于皮肤病以祛表邪而清里热的机会很多。其中里热的属性不一定是湿热,《伤寒论》262条原文说"伤寒瘀热在里,身必发黄,麻黄连翘赤小豆汤主之",文中"瘀热"即郁热,包含了湿热,是可以广义理解的。

2. 风湿卫虚案

谢某,男,11岁。

2010年1月27日首诊:

脉诊:脉细濡滑。望诊:舌红,苔薄白。主诉:双手背部泛布细疹,部分区域流溢脂液已近2个月。

病机辨证:卫虚,风湿毒郁滞腠理。

处方:黄芪15g、防风10g、炒白术10g、白蒺藜10g、蛇蜕5g、蝉蜕10g、土茯苓15g、金银花30g、黄连6g、黄柏10g、千里光15g、苍耳子6g、僵蚕10g、乌梅10g、当归10g、白鲜皮10g、地肤子10g、苦参10g、炙甘草3g、桂枝5g,7剂。

2010年2月5日二诊:

药后症状显减,原方续投7剂。

按:湿毒化风为湿疹的病因,从细疹瘙痒、脂液流溢可以想到这一点,但脉象濡滑也是湿邪的反映,脉细兼濡,则为气虚,落实在皮肤上,是卫虚之象。当脉证一致时,辨证论治将会底气十足。

3. 表里热郁皮炎案

陈某,女,45岁。

2011年12月14日首诊:

脉诊:脉右滑小数气势浮,左细弦滑小数,气势郁,且重按之下弦象不绝,血压130/80mmHg。望诊:舌红苔薄白。主诉:面部泛发潮红,伴脱屑半年,受热则瘙痒,询大便正常,多家医院诊断为皮炎,但久治不愈。

病机辨证:风热挟肺胃郁热,郁滞腠理血分。

处方:桑叶 15g、野菊花 10g、浮萍 15g、连翘 30g、牡丹皮 15g、水牛角 15g、生地黄 30g、黄芩 10g、黄连 10g、黄柏 10g、金银花 30g、牛蒡子 15g(打碎)、防风 15g、紫草 15g、蝉蜕 10g、蛇蜕 5g,6 剂。

此方药毕面部皮炎即好转,后略事加减又 12 剂,面部皮肤渐趋平滑。

2012 年 1 月 11 日又诊:

脉诊:脉沉郁弦满而小数。望诊:苔薄白腻满舌,舌红。主诉:近日面部红斑忽然加重,缘由进食辛辣厚味。

病机辨证:湿阻热郁,化风上扬。

处方:青蒿 10g、黄芩 15g、苍术 15g、厚朴 15g、茵陈蒿 30g、法半夏 10g、金银花 30g、土茯苓 15g、牛蒡子 15g(打碎)、苍耳子 10g、地肤子 15g、白鲜皮 15g、牡丹皮 15g、蝉蜕 10g、蛇蜕 5g,20 剂。

2012 年 2 月 1 日又诊:

脉诊:脉沉细滑小数。望诊:苔薄白腻,舌红。主诉:面部仍有红斑。

病机辨证:脉沉细又滑而小数,为气虚,虚热上发。

处方:党参 30g、黄芪 30g、白鲜皮 15g、砂仁 15g(后下)、黄柏 30g、苦参 10g、牡丹皮 15g、生地黄 30g、防风 15g、木贼 15g、蝉蜕 10g、蛇蜕 5g、青蒿 10g、黄芩 10g、胆南星 10g、竹茹 15g、枇杷叶 10g、川木通 10g、大青叶 15g,7 剂。

药后面部红斑减色,原方加用黄芪 40g,续投 14 剂。

2012 年 2 月 28 日又诊:

脉诊:脉沉细弦小劲,脉气郁而有力。望诊:苔薄白腻满舌。主诉:面部皮损无新发,旧有潮红未退尽。

病机辨证:肝郁化火。

处方:桑叶 15g、野菊花 10g、夏枯草 30g、黄芩 15g、黄连 10g、黄柏 15g、生地黄 30g、牡丹皮 15g、炒栀子 10g、淡竹叶 10g、石决明 30g、制大黄 6g、土鳖虫 10g、金银花 30g、黄芪 15g、白鲜皮 15g,14 剂。

药毕,至 2012 年 3 月 21 日再诊时面部皮损基本消褪,惟痤疮散生,予 2012 年 2 月 28 日方加千里光 15g,续投 14 剂。

按:历次诊治,病机分别认定风热、湿热、气虚、肝火四种,依据在于脉舌变化。

4. 风毒肝阳皮疹案

黄某,女,75 岁。

2008 年 5 月 22 日首诊:

脉诊：脉弦劲。望诊：舌红，苔薄白腻。主诉：全身泛发皮疹，呈斑块或丘疹状，郁热加重，瘙痒，曾服中成药大败毒胶囊无效，反复发作1年余。患高血压10余年，未正规服药，近期购买利血平治疗，血压154/94mmHg。

病机辨证：风毒挟肝阳为患。

处方：夏枯草30g、野菊花15g、金银花30g、土茯苓15g、白鲜皮15g、石决明30g、苍术15g、豨莶草15g、防风10g、苍耳子10g、生地黄15g、蝉蜕10g，4剂，每日一剂。

2008年8月23日二诊：

脉诊：脉仍弦劲略沉。望诊：舌红，舌苔薄白腻。主诉：上诊服药后皮疹、瘙痒皆消。近期复发5天。

病机辨证同前，处方：前方加紫草15g、排风藤15g，6剂。嘱降压药改服硝苯地平缓释片10mg，日2次。

按：证为风、热、毒所致，为何服大败毒胶囊无效？系中医之证为共性存在于个性之中的证。此患者脉弦劲有力，血压增高，皮疹不仅是风毒所致，肝阳化风也参与其中，形成了还不算复杂的病机结构，故应祛风毒、息肝风、清热解毒并投。

5. 风毒伤阴损阳皮炎案

陈某，女，84岁。

2009年7月9日首诊：

脉诊：脉郁弦滑数。望诊：舌红甚，苔薄白。主诉：患者反复全身泛发红斑与丘疹2年，加重半年。久治不愈。自觉干燥欲裂，剧痒难忍。查见患者布满红斑与丘疹，皮损间杂于大面积色素沉着区中，并伴脱色白斑（白癜风）皮肤粗糙，抓痕累累，整个人体皮肤犹如粗糙的树皮。

病机辨证：风毒郁于营血，伤津耗气，肌肤失养。

处方：北沙参30g、桑叶15g、黄芪50g、白鲜皮15g、蛇蜕10g、金银花50g、防风15g、白蒺藜10g、黄柏15g、生地黄30g、水牛角30g、豨莶草15g、桃仁15g、红花15g、当归18g、天花粉15g，6剂。

2009年7月20日二诊：

脉诊：脉略沉而细弦数。望诊：苔薄白，舌红。主诉：皮肤仍瘙痒，畏寒，全身皮色黯黑中带红，皮肤粗糙程度已减轻，并开始脱屑。

病机辨证：卫阳肺津不足，风毒郁滞营血，气血失达。

上方红花改用藏红花1g，另加制大黄6g、姜黄6g、僵蚕10g、炙麻黄10g、葛根15g，以升降气机，6剂。

2009年7月30日三诊：

脉诊：脉右细，略弦滑，右仍弦滑。但已无数象，明显较前二诊的脉象平静,舌却光红甚。主诉:全身皮损已见明显好转,脱屑减少,皮肤较初诊时平滑,一些局部已显正常肤色,但其间仍隐有潮红斑。患者诉畏寒甚,虽时至暑令,每夜需覆被二床,白天内着毛衣外着春秋长袖衫,但又热汗淋漓,汗臭熏人。由于服上方期间出现腹泻,惧身体泻虚而自行停药减剂。

病机辨证:风毒未尽,阴虚显露,气不外达。

予 2009 年 7 月 20 日方重用生地黄 50g,大黄减至 4g,另加石斛 30g,6 剂。

2009 年 8 月 10 日四诊:

脉诊:脉沉细滑弦,脉势已无之前亢动。望诊:舌光绛而润。主诉:全身皮损继续好转,但夜间畏冷,仍需覆被二床,自觉精神体力俱不足,身懒不愿下床。胃纳少,有时胃痛。双下肢轻度浮肿。下肢皮肤瘀红,显著于上半身。因服药见泻,患者自行缓药,每剂服 2 天,治疗时间延长 1 倍。

病机辨证:阴阳两虚,风毒郁滞未尽。

处方:制附片 9g(先煎)、泽泻 15g、生地黄 50g、北沙参 30g、黄芪 50g、白鲜皮 15g、赤小豆 50g、金银花 30g、防风 15g、蛇蜕 10g、水牛角 30g、豨莶草 15g、黄柏 15g、牡丹皮 15g、紫草 15g,嘱每日一剂,3 剂。

2009 年 8 月 13 日五诊:

脉诊:脉滑而小数,稍按脉力即转弱。望诊:舌红绛润。主诉:全身皮肤继续改善,面部已较白净,畏寒也觉减轻。

病机辨证:阳气未复,阴虚不制阳,虚阳内动。

处方:前方加龟甲 30g(先煎)、五味子 10g、山茱萸肉 30g,3 剂。

2009 年 8 月 17 日六诊:

脉诊:右脉沉细虚弦、滑数,左脉稍浮。望诊:舌红绛润。主诉:口角糜烂。全身皮肤继续好转,大部分皮痂脱落,红斑减少,但仍剧痒,抓痕累累,畏冷未消。

病机辨证:阴阳两虚偏阳虚,风毒未消,胃热,阴伤。

前方去制附片,加巴戟天 15g、杜仲 15g,6 剂。

2009 年 8 月 24 日七诊:

脉诊:脉浮滑小数,脉力欠振。望诊:舌红绛,黄腻苔。主诉:全身皮损绝大部分已消褪,自感仍畏寒、气短,思睡,胃纳钝。

病机辨证:肾脾阴阳两虚,瘀毒未尽。

处方:制附片 9g(先煎)、干姜 10g、山茱萸肉 50g、茯苓 24g、薏苡仁 30g、炙甘草 10g、龟甲 30g(先煎)、黄柏 15g、金银花 30g、生地黄 15g、茵陈蒿 15g、黄芪 30g、白鲜皮 15g、豨莶草 15g、牡丹皮 15g,3 剂。

2009年8月27日八诊:

脉诊:脉细柔滑,小数。望诊:舌红,苔薄白。主诉:皮肤转较光洁,还有少量皮痂未脱尽。畏寒减轻,近日阴雨降温,但已可夜间仅覆毛巾被,衣着也除去毛衣,仍胃痛,背部觉凉。

病机辨证:阳气未复,胃气苏醒,风毒未尽。

上方减制附片为5g,山茱萸肉为20g,另加益智仁10g、广木香10g,3剂。

2009年8月31日九诊:

脉诊:脉沉细小滑。望诊:舌红,苔薄白。主诉:皮肤已增光润白净,无新生皮损,畏寒也明显减轻,但饮食不振,体力软乏,大便日行4次,质溏。

病机辨证:风毒已消,中虚下陷。

处方:西洋参10g、黄芪30g、生白术15g、柴胡10g、葛根15g、当归10g、山药30g、枸杞子15g、杜仲15g、白鲜皮15g、炙甘草10g、大枣15g、金银花30g、诃子15g、干姜10g,3剂。

按:本案病期2年,加重半年,皮损甚重,为风毒重症。在2个月内先后九诊,脉证由风毒燔灼营血、损伤阴液,发展为风毒郁滞、气血失达,又至风毒余邪不退、阴阳两伤,最后风毒虽消、中虚气陷。病程演变和治疗变化犹如温毒之疾的过程。事后反思,以上九诊,大的错误没有,但在阴阳两虚显露时,扶阳之力尚不够足,因疾病之初为热证,扶阴没有疑虑,温阳唯恐太过。岂知此病毒势甚强,损阴折阳非常容易,此时扶阳有力也正是扶正以祛邪所必需的。此患者之后曾复发,因畏药,接受激素等疗法。据笔者经验,如此病患,体内可能存在深重的变化,皮炎之后有可能发展成后续疾病,如能坚持中药治疗,或许能幸免。

6. 寒凝血热皮炎案

朱某,男,76岁。

2011年3月29日首诊:

脉诊:脉沉细弦缓,脉气郁束不扬;望诊:苔薄白微腻,舌红稍黯。主诉:四肢腹背泛发性皮炎已4年,仅暴露部位无皮损,病变处瘙痒难耐,皮肤粗糙红斑夹小丘疹,尿赤,大便时结,八方求治始终不见好。

病机辨证:寒凝气滞,营血郁热。

处方:炙麻黄10g、紫苏叶10g、葛根30g、黄芩15g、浮萍15g、蝉蜕10g、蛇蜕5g、赤芍15g、水牛角15g、牡丹皮15g、金银花30g、黄柏15g、黄芪30g、白鲜皮15g、生地黄30g、土茯苓15g、龙骨30g、牡蛎30g、珍珠母30g,6剂。

2011年4月5日二诊:

脉舌同上。主诉:肤痒夜甚,查胸腹部皮损潮红,背部则布白屑而干燥。

前方加北沙参30g、黑芝麻15g、桑叶15g、制大黄6g、桃仁15g,14剂,嘱查肿瘤相关因子。

2011年4月19日三诊:

脉诊:脉沉郁弦,寸关郁力偏重,尺侧细沉,整体脉气迟滞不畅。主诉:肤痒好转,口干,心里紧张惊恐。

2011年4月5日方加丹参30g、柴胡10g,以畅血气,14剂。

之后第四、第五诊原方出入略事加减,每诊予14剂。

2011年6月7日六诊:

脉诊:脉稍细郁弦滑小满。主诉:全身皮损基本消散,仅腰腹部微痒,但无明显疹点斑块。询患者有脑动脉硬化、脑皮质萎缩,行动迟缓,口涎自流。

予3月29日方加丹参30g、生山楂15g、泽泻15g,余药酌减量,14剂。

2011年6月21日七诊:

脉同上,舌黯红,全身皮损已不明显,无需抓搔,因即将赴外地避暑2月,特来索方求药

(1)予2011年3月29日方适当调整剂量,并加丹参30g、泽泻15g、制大黄6g、土鳖虫10g,共20剂。

(2)煎方服毕后续服皮肤病血毒丸,20丸/次,2次/日。待返渝后再议。

后记:2011年11月22日以腹痛、流涎来诊,询皮疹至今未复发。

按:本例泛发性皮炎,病程已达4年,瘙痒无终日,苦不堪言。根据脉症分析病机有三个特点,第一,脉沉细弦数提示脉气被病邪收引郁束,脉气不活跃。第二,病损好发于不见光部位,暴露部位则无皮损,病邪属性应为阴性。两者合参当为寒凝气滞。其三,发斑疹,总有毒邪郁阻营血。据此设方,予麻、苏、葛辛温祛寒,辅以浮萍、蝉蜕、蛇蜕祛风毒,用犀角地黄汤(犀角习以水牛角置换)凉血清营,黄芩、金银花、黄柏清气,芪鲜饮、土茯苓肃毒,龙牡、珍珠母安神定志,使气血宁静,减少生风,以此治疗20剂,瘙痒始好转,治疗两月,皮炎基本好转,续治两月余收功。值得注意的是首诊6剂皮损并未好转,反夜间痒甚,胸腹潮红,这是内热阴虚之状,背部皮肤浮白屑,系津枯肤燥的表现,在第二诊之方中加大黄、桃仁清里热,重用北沙参和黑芝麻养阴润肤,服后肤痒好转。

7. 中焦湿毒化风皮炎案

吴某,女,52岁。

2015年4月13日首诊:

脉诊:两寸气团浮突、郁满,形体较大;关尺居中至沉上位呈弦滑数。望诊:舌红,苔薄白,面颊红。主诉:腰骶部、左腹股沟、两小腿前部布满大小不

一不规则圆形红斑,有融合倾向,斑色红,微突于皮面。剧痒,抓痕累累。病程3年,基本上发无宁日。

病机辨证:中焦郁火,化风化毒,挟湿外侵皮肤。

处方:牡丹皮15g、炒栀子15g、白蒺藜10g、石斛15g、黄连10g、黄芩15g、知母15g、苍术15g、厚朴15g、苦参15g、白鲜皮15g、防风15g、金银花30g、乌梅10g、玄参15g、大青叶15g,7剂。

2015年4月20日二诊:

脉诊:脉象寸部气团如前,关尺郁象加重。主诉:症状同上无减轻。

前方加连翘15g、秦艽10g、蝉蜕10g、僵蚕10g,7剂。

2015年5月25日三诊:

脉诊:脉象近同前。望诊:舌根部苔黄腻。主诉:皮损除原有红斑外,脐以下腹部及腰背密布细红疹。

病机辨证同上:中焦郁火,化风化毒,挟湿外侵皮肤。

处方加强祛风凉血:

牡丹皮15g、炒栀子15g、苍术15g、防风24g、蝉蜕10g、牛蒡子15g(打碎)、紫草15g、水牛角30g、大青叶15g、白蒺藜15g、黄芪30g、白鲜皮15g、金银花30g、乌梅10g、浮萍15g,7剂。

此方药后皮损除腹部有较小面积发作,其余部位都呈隐褪状态。脉诊寸部气团虽仍见,关尺无郁滑郁满之象而呈虚滑。又以此方稍事加减42剂,皮损进一步减轻。后又以此方略加减21剂,每剂服2日,服药期间皮损尽消,又予原方15剂,每剂服2日,嘱坚持1年左右以绝病根。在不发病的条件下每剂药过渡到服用3日。

按:变态反应性皮肤病变较少一剂知、二剂已的效果,如本例头二诊治疗都没有明显效果,至第三诊才开始减轻。故疗效取决于医技和医患双方的坚持。

8. 血热化风皮炎案

余某,女,59岁。

2009年2月27日首诊:

脉诊:脉右滑,左弦郁滑。望诊:舌红黯,苔薄白。主诉:右目眶周皮肤紫红斑瘙痒两月,其状若熊猫眼。进食辛辣食品可诱发。既往皮损布发于四肢,自述点妥布霉素似可减轻。

病机辨证:血热化风。

处方:生地黄30g、赤芍15g、牡丹皮15g、水牛角30g、小蓟15g、白茅根30g、金银花30g、白鲜皮15g、黄芪30g、黄柏15g、白蒺藜10g、防风10g、乌梢蛇15g、大青叶15g、生甘草5g,6剂。

2009年3月18日二诊：

脉诊：脉转细弦，具上亢之势。主诉：上方服至第三剂即眶周皮肤不痒，但双手腕的背侧又现斑丘疹。

病机辨证：热郁血分。

处方：前方加黄连10g、浮萍15g、千里光15g，6剂。

2009年3月25日三诊：

主诉：眶周、手背皮损均明显好转，眶周仍稍痒，自汗淋漓，稍动即作，述汗症有家族史。

处方：前方加浮小麦30g、生石决明30g、覆盆子15g，6剂。

2010年11月17日四诊：

脉诊：脉缓滑。主诉：去年除皮炎经三诊治疗缓解至今。近1周眼眶周又发红斑，瘙痒，伴流泪。

处方：予2009年3月18日方14剂。

按：本例之治运用犀角地黄汤和苈鲜饮加减祛风凉血、清热解毒治疗，系针对里邪血热化风的方法。所以如此因首诊右脉滑、左脉滑而弦郁，两手脉象合而论之为二阴二阳之脉，标志里热郁盛的变化，结合皮损紫红、瘙痒分析，一定是血热化风之证。

9. 肾虚郁热化风皮疹案

刘某，女，50岁。

2010年6月30日首诊：

脉诊：脉右手反关，左虚弦而滑。望诊：舌红稍黯，苔薄白津润。主诉：下唇黏膜起粟粒状细疹，局部刺痛，并伴皮肤豆状丘疹。3年来反复发作。现兼潮热身痛。

病机辨证：肾虚，肝胃郁热化风。

处方：仙灵脾15g、仙茅15g、巴戟天15g、当归15g、石斛15g、瓜蒌皮15g、知母15g、胡黄连10g、防风10g、白蒺藜10g、白鲜皮15g、赤小豆30g、杭白菊15g、豨莶草15g、白薇15g，6剂。

2010年6月10日二诊：

脉诊：脉左弦缓滑稍饱满。望诊：苔薄白，舌红有黯气。主诉：言药后丘疹消失，因病患反复已达3年，宜巩固治疗。

脉象示湿气重，原方加苍术15g、薏苡仁30g、青蒿10g，14剂。

按：首诊之脉虚弦而滑（右手脉反关未予分析），是虚实错杂之脉，其中弦滑的病机因素应为郁火，虚的病机因素结合年至半百，潮热阵作，以肾气下虚，阴阳失衡可能性大（更年期肾虚这种类型最多），故用二仙汤加减，取益肾、清泄肝胃郁火的治法。身痛由郁热所化之风引起，与皮疹发生为同一内风，但所用防风、白蒺藜、杭白菊、豨莶草、白薇等祛风，与荆芥、防风、牛蒡子、苍术、白蒺藜的祛风在属性上有一点差异。

10. 肝火红斑案

洪某，女，45岁。

7月20日首诊：

脉诊：沉取弦滑。望诊：舌红苔薄白。主诉：面部突发红斑，满面通红，微痒1周，布网纹样色素沉着。患者10余年前曾有相同症状发作1次。

病机辨证：肝郁化火，火动血热。

处方：龙胆草10g、炒栀子10g、生地黄15g、当归15g、泽泻15g、茯苓24g、制香附子10g、青皮10g、陈皮10g、黄芩10g、秦艽10g、水牛角15g、贡白菊15g、川木通10g、柴胡10g，6剂。

7月27日二诊：

红斑消失，色素变淡。

改方：桃仁15g、红花10g、当归15g、生地黄15g、白芍15g、川芎10g、沙苑蒺藜10g、白蒺藜10g、炒栀子10g、秦艽10g、青葙子15g、贡白菊10g、木贼15g、蝉蜕15g、柴胡10g，6剂。

按：本案满面红斑、微痒、布网纹样色素沉着，其状甚异。他医有的认为系内分泌失调，但迅速发生的红斑与色素沉着，患者又有既往史，则不大可能由内分泌失调引起，从脉象弦滑见于沉位可知，其病与肝郁化火相关，故予龙胆泻肝汤法加减，效果意外收好。有弟子言："临床症状纷繁，从脉辨析脏腑联系、邪正、虚实，乃收效。为治未知疾病的中医特色。"此言甚是。此案资料书写不全（年份及二诊脉象不全），但病状有备参之用，故录。

11. 肝胃郁热皮炎案（1）

唐某，女，60岁。

2011年8月5日首诊：

脉诊：脉沉弦满。望诊：舌正苔薄白。主诉：面、颈、四肢泛发红疹伴红斑1周，剧痒，有相同既往病史10余年。

病机辨证：肝胃郁热化风。

处方：柴胡10g、赤芍15g、野菊花15g、芦竹根15g、浮萍15g、白蒺藜10g、白鲜皮15g、苦参15g、蝉蜕10g、蛇蜕5g、防风10g、黄芩15g、金银花30g、牡丹皮15g、生地黄30g、钩藤10g（后下）、制大黄10g，6剂。

药后皮损好转，脉象转浮滑小数，无明显弦满象，尤其左脉脉气较柔，右仍带小满，第二诊予原方又14剂，服毕皮损消失，但仍有肤痒感，脉转沉细郁弦，第三诊原方又14剂，剂量酌减。

2011年9月9日四诊：

脉诊：脉象显示肝郁脉络不畅，脉细，右兼郁弦。望诊：苔薄淡黄腻。主诉：经以上治疗34剂后，皮肤红疹红斑完全消失，也无肤痒。患者目前以头昏、牙根松动为苦。

予2011年8月5日方加葛根15g、丹参15g，余药剂量酌减，14剂

按：本例病症以红疹、红斑、肤痒为苦，并不复杂，但脉象沉弦满，此种脉象显示邪气壅郁于里，如病邪在表则不显如此脉象，皮损虽在皮表且色红，也是里热外浮于表化风所致，热在何处，脉沉弦满提示厥阴阳明之象，故从肝胃郁热化风辨证论治。

后记：患者为求根治，坚持治疗，上方小其剂量服至10月底将近3个月，其间自皮疹消散后再未发作，嘱停煎剂，改服皮肤病血毒丸，20粒，1~2次/日，共4瓶（每瓶200粒）。嘱药毕再诊议。

12. 肝胃郁火皮炎案（2）

梁某，女，38岁。

2011年6月15日首诊：

脉诊：脉右侧中位弦、滑、数具浮盛气；左脉细、小弦、滑数，沉位尤弦；右寸近关部位弦象重于关尺。舌正，苔薄白微腻。主诉：泛发性皮炎5年，以往发病范围较小，通常逢夏发作，近两月来发作范围扩大，遍及颈部和双下肢，呈大小不一、不规则红斑丘疹，面部又反复分布痤疮。

病机辨证：肝胃郁火，化风上浮外发。

处方：青黛15g（包煎）、青蒿10g、龙胆草10g、炒栀子10g、浮萍15g、金银花30g、千里光15g、生石决明30g、蝉蜕10g、黄芪15g、白鲜皮15g、牡丹皮15g、生地黄30g、制大黄6g、豨莶草15g，6剂。

2011年6月22日二诊：

脉诊：脉滑数，脉气尚未平宁。皮疹已消，原方再投6剂。

按：泛发性皮炎五年，表现为颈部及双下肢红斑丘疹，兼头面痤疮。逢夏易发遇热加重这一特点，和脉中位弦滑而数，均提示中焦郁热。脉气浮盛示郁热而气机呈外张之势，故辨为中焦肝胃郁热外发而致本病。内清肝胃兼以泻下，外散风邪导热外出，以双解之法痼疾得消。

13. 肝胃郁热红斑案（3）

孙某，女，44岁。

2010年6月28日首诊：

脉诊：脉浮细滑数，左带虚弦象，两尺沉细弦数。望诊：舌红有黯气，苔薄白。主诉：近半月双下肢、肘尖、耳缘、耳前，均布大小不等红圆斑丘疹，瘙痒。有相同发病史8年，皮损不流脂液。

病机辨证：阴虚，肝胃郁热，挟风犯血。

处方:生地黄 50g、水牛角 30g、牡丹皮 15g、白茅根 50g、防风 15g、炒栀子 10g、龙胆草 10g、青黛 15g(包煎)、牛蒡子 15g(打碎)、苍耳子 15g、豨莶草 15g、金银花 30g、白蒺藜 10g、生石膏 50g、炙甘草 3g、白鲜皮 15g、黄芪 30g,6 剂。

2010 年 7 月 17 日二诊:

因腹气窜痛,上至左腋背,嗳气而不能,便溏,半侧头痛来诊。询及皮疹,答曰药后绝大部分皮损已消散。查仅左下肢近腘窝内侧旁、左肘尖仍有少量淡红斑,高出皮肤,附少量白屑,余未见皮损。

按:本案病例久发皮疹,多年来历经笔者治疗,患者为半盲人,因经济原因,总是皮疹暂时控制后即停药。皮疹好发双下肢,以上二诊是病发范围较广的一次。病机分析从脉象得到的信息,两手脉细,左手脉又虚,而且兼弦、浮、滑、数象,以阴虚可能为大,如虚细属气虚,则兼濡弱和底气不足,本例则无气虚象。双手浮滑数是阳盛外张的表现,结合左弦之郁束,属于郁热外张。郁热外张而发皮疹瘙痒,脉又浮滑,说明郁热化风。疹色红,是风热邪犯血之象。以上分析综而论之,就有阴虚失涵、肝胃阳热内郁、化风犯血的结论,病机如此,治法处方以此而施,乃顺理成章之举。

14. 肝胃郁热营燥化风红斑案(4)

董某,男,32 岁。

2010 年 10 月 9 日首诊:

脉诊:脉沉细弦,脉气欠扬,肘弯肱动脉弦有力。血压 110/70mmHg。望诊:舌红苔薄白。主诉:全身泛发性皮炎 20 日,病损呈大小不一的粗糙红斑。初现于股部,先后运用开瑞坦,卤米松,倍他米松,皮敏消,曲安奈德,炉甘石洗剂外擦,及 Vit C 针剂注射,股部皮损消散,但转发身体其他部位,大面积泛发。有既往史三年,但以往发作均很轻微,部位局限,本次属最重的一次。

病机辨证:肝胃郁热,营燥化风。

处方:牡丹皮 15g、炒栀子 10g、野菊花 15g、钩藤 10g(后下)、金银花 30g、知母 15g、生石膏 30g、牛蒡子 15g(打碎)、防风 15g、制大黄 10g、黄柏 15g、白鲜皮 15g、白蒺藜 10g、北沙参 30g、蜂房 15g、蝉蜕 10g、蛇蜕 5g、生地黄 30g、珍珠母 30g,6 剂。

2010 年 10 月 19 日二诊:

皮损显减,且服药期无腹泻,脉同前,原方再投 6 剂。

按:脉象寸口部位呈明显沉束特征,说明气机郁束,肘弯肱动脉则弦而强劲有力,为内热强劲兼束力较大的反映,两者合参是十分典型的肝胃郁热表现。因热自内发,所以肱动脉的脉象弦而有力;寸口在脉气流行的下行位置,气郁之下，脉之气与质均注入不多，所以沉细弦而气行不扬。郁热灼营则营阴燥而化风，引起全身红斑粗糙。处方用丹、栀、菊、钩、黄柏清肝，知母、石膏、大黄清胃，大剂量北沙参、生地黄润肤，再配伍祛风清热解毒（合为祛风毒）之味。

15. 脾虚胃热皮炎案

何某，女，58岁。

2011年11月5日首诊：

脉诊：脉沉细郁小满，左带弦。望诊：苔薄白，舌红。主诉：患慢性胃窦炎多年，今胃脘隐痛半年，平时大便干结如羊屎，大便时伴少腹痛。患腰腹部皮炎1月呈大片红斑，围腰腹脐1圈，中夹丘疹，瘙痒难忍。

病机辨证：脾虚气郁，胃经郁热化风。

处方：黄芪30g、白鲜皮15g、炒白术15g、炒枳实15g、柴胡10g、白芍15g、川芎15g、当归15g、制香附子10g、延胡索15g、厚朴15g、苦参15g、蒲公英30g、火麻仁10g、金银花30g、防风15g、浙贝母15g，6剂。

2011年11月12日二诊：

脉诊：脉象仍郁细带滑小满，苔薄白腻。症状同上，前方加减再投6剂。

2011年11月22日三诊：

脉诊：脉象沉细郁小弦如前，以左脉尤细郁。主诉：脘部痞满疼痛，大便日行1~2次，腰腹脐红斑皮疹如前。

病机辨证：脾虚气郁，胃经郁热化风。

处方：炒白术15g、炒枳壳15g、苦参15g、当归15g、浙贝母15g、金银花30g、蒲公英30g、厚朴15g、玄参15g、制大黄10g、大腹皮15g、牡丹皮15g、蜂房15g、桃仁15g、延胡索15g、刺猬皮15g、大青叶15g，6剂。

2011年12月6日四诊：

脉诊：脉沉细郁，但弦象不明显。主诉：腹部红斑皮疹显著好转，遗留大片色素沉着，大便先干后顺，大便时伴腹痛。11月22日方加白芍30g、广木香10g、全瓜蒌30g（打碎），6剂。

按：多年慢性胃炎胃脘痞痛与皮肤红斑丘疹1月是两个病证。但在中医整体观审视下，两者是关联的，根据脉细认定脾虚气郁，根据双手脉沉郁小满或带弦认定有郁热，身发红斑、皮疹当为风毒所致，风毒则来自中焦肝胃郁热所化（以胃经郁热为重），而此例肝胃郁热又与脾虚气郁相关，这一病机结构既可以引起胃脘痞痛，又引发了皮损，而且皮损围腰、腹、脐一周，其病位也提示与中焦相关。故采用芪鲜饮、枳术丸以及疏肝清胃热之味为方，其中清胃热先后使用苦参、蒲公英、浙贝母（首诊）、和当归贝母苦参丸加蒲公英、制大黄（第三诊），经三诊18剂，症状显著好转，又6剂以续后效。

16. 阴斑案

胡某,女,89岁。

2010年9月3日首诊:

脉诊:左沉细弦涩小数,右脉微细。肱动脉则弦盛。右前臂因骨折,手术后虽愈合,但不能外翻。望诊:舌红,苔薄白。主诉:胸背及四肢泛布不规则红斑及色素沉着。皮损相融成片,色黯1月,不痒不痛,口气重,大便干燥,口干思饮。有高血糖史。

病机辨证:脾虚胃热,阴火外发。病属阴斑。

处方:党参30g、黄芪30g、白鲜皮15g、石斛15g、芦竹根15g、升麻3g、柴胡10g、当归15g、防风10g、龟甲15g(先煎)、生石膏30g、知母15g、火麻仁10g、制大黄6g、干姜5g,3剂。

2010年9月8日二诊:

脉诊:左脉沉弦劲,右同前,苔舌也同前。主诉:上方服后,色斑、口干、大便燥结等症,均有好转,现感足趾木。

2010年9月3日方加天麻15g、秦艽10g、鸡血藤15g,干姜加至10g,6剂。

按:阴斑指阴寒性质的红斑,其色黯,不痒不痛,而且左脉沉细,右脉微细,为气阳不足之象。但病机有夹杂,患者之脉左弦涩小数,肘弯部肱动脉有力有余,患者口气重、大便干燥、口干思饮,故虽苔薄白不黄,也是胃热之象,而且脉象提示其热乃郁热(弦涩小数、肱动脉弦盛),皮肤改变正是这一中焦郁火外发所致,但这一郁火因脾虚致中气不升,留滞中焦化热产生,在这一病例中,脾虚是病机的源头。治法补益中气、清降郁火,正李杲(东垣)之法。

17. 毒斑案

张某,男,47岁。

2012年2月28日首诊:

脉诊:脉沉细柔滑,尺部未及。望诊:苔白腻,满舌。主诉:面部、两腋下、两大腿前侧大片红斑或圆形红斑,面部红斑痛灼,其余部位圆形红斑溃烂,自发自消,部分红斑疼痒,病程5年。遍求医治诊断不明,疗效不佳,实验室检查发现免疫异常,虽投激素治疗效果也不明显。

病机辨证:气虚,浮火夹毒外发。

处方:黄芪50g、白鲜皮15g、黄连10g、连翘15g、黄芩10g、红花15g、金银花30g、紫草15g、紫花地丁15g、蒲公英15g、牛蒡子15g(打碎)、僵蚕10g、蜂房15g、炒槐花15g、牡丹皮15g、水牛角15g、木鳖子1g(碾碎去油),7剂。

药后红斑显减,因诉服药期间腹部隐痛,其脉左细右弦滑而有力,脉气沉郁, 两尺已可及, 但甚沉细, 苔转薄白微腻, 脉舌显示中焦腑气微结, 因而于 4 月 2 日将前方加厚朴 15g、制大黄 6g, 14 剂。

按: 皮肤红疹红斑本与毒相关, 此例皮损瘙痒之外兼有疼痛、溃烂, 称之为毒斑, 旨在提示其毒之甚而也。患者首诊之脉沉细柔滑, 尺部触摸不清, 阳毒之性未充分显露, 系毒火伤气之故, 如不控制住, 正虚将越益加重, 反之经首诊 7 剂中药治疗, 红斑既减, 脉象也转有力, 两尺可及, 而且药味重在肃毒并非扶正, 治疗结果证明病机判断是正确的。上方重用一味黄芪, 益气又肃毒与白鲜皮同用很合适气虚夹毒之证。全方又选用多味清热解毒和凉血药味, 再配一味小剂量的木鳖子(非马钱子)加强肃毒, 这是本例之治的重点。

18. 气虚风毒案

赵某, 男, 79 岁。

2015 年 5 月 20 日首诊:

脉诊: 双手脉均濡滑气浮数。望诊: 苔薄白, 舌色黯。主诉: 全身皮肤剧烈瘙痒, 广布大片红斑 2 年, 病状夏重冬轻。2015 年 4 月在某军医院住院, 出院诊断: 骨质疏松症, 胸椎 12 压缩性骨折, 冠心病, 慢性支气管炎, 骨髓异常综合征, 痛风, 胃炎, 慢性肾功能不全(失代偿期), 高钾血症。

病机辨证: 气虚, 风毒猖盛。

处方: 黄芪 70g、白鲜皮 20g、防风 24g、蝉蜕 10g、蛇蜕 5g、金银花 30g、连翘 30g、牡丹皮 15g、苍耳子 10g、豨莶草 15g、大青叶 15g、生地黄 30g、白蒺藜 10g、黄柏 30g、生石膏 30g、牛蒡子 15g(打碎), 7 剂。

2015 年 8 月 14 日二诊:

脉诊: 双手脉虚亢滑小数, 时结。望诊: 苔薄白, 舌红黯甚。主诉: 服上方后, 皮肤瘙痒基本消失, 已 2 个月未见复发。现纳呆, 胃灼, 脘痞, 嗳气, 睡眠不实, 心悸, 口干, 大便干结、量少。

病机辨证: (心脾)气阴两虚, 风毒未尽, 阳明热郁。

处方: 黄芪 50g、五味子 10g、麦门冬 30g、白鲜皮 10g、牛蒡子 15g(打碎)、金银花 30g、炒枳实 10g、炒白术 10g、苦参 10g、浙贝母 10g、当归 10g、瓜蒌皮 30g、佛手 10g、砂仁 10g(后下)、蒲公英 30g、天花粉 15g、鸡内金 15g, 6 剂。

按: 本例大片红斑剧痒为风毒之症, 脉象濡滑其气浮数, 濡即气虚, 滑中浮数即风毒动数张扬之性在脉上的表现。首诊处方重用黄芪 70g 旨在大力扶气兼顾肃毒, 余药皆祛风解毒之味。第二诊脉象虚亢滑小数, 存在气阴两虚病机, 故仿生脉散以黄芪、五味子、麦门冬扶气养阴, 与祛风毒、清泄阳明郁热药味合方。麦门冬重用 30g, 既能生津, 又有善补气者, 当于津中求气之意。

19. 气阴两虚肤痒皮疹案

胡某,女,84岁。

2012年1月28日首诊:

脉诊:脉虚,右寸浮大无力,左兼细。望诊:舌红绛,少苔。主诉:头身瘙痒半年,不抓瘙皮肤无丘疹,一经抓搔即起小丘疹,失眠,每夜仅能入睡不足4小时,口不干,二便正常。

病机辨证:中虚失持,阴虚火旺,虚热上浮外发。

处方:党参30g、黄芪30g、炒白术10g、北沙参30g、茯苓15g、砂仁15g(后下)、黄柏30g、炙甘草5g、牡丹皮10g、升麻5g、生地黄30g、浮小麦30g、蝉蜕10g、酸枣仁15g(打碎)、白鲜皮15g、大青叶15g,6剂。

2012年2月7日二诊:

脉诊:脉虚滑尺弱,右脉稍浮大,寸部仍明显浮突而软,左脉仍细。望诊:舌红绛,苔较初诊略多。主诉:服药后肤痒,失眠俱显减。

病机辨证:气阴稍复,虚热未息。

原方14剂再续。

2012年2月28日三诊:

因轻微感冒前来求药,询及旧症,言皮痒、失眠均缓。

按:脉虚右寸浮大无力是气虚失持、虚气上逆的脉象,左脉虚细、舌红绛少苔,是气虚又兼阴虚的脉舌之象。阴虚多火旺,与虚气共同上浮成为虚火,右寸之浮反映虚火作用的部位当在上焦头颅或体表,患者失眠又皮肤瘙痒、起疹正印证了脉象信息的正确性。治以益气养阴降火,佐以祛风凉血效果良好。

20. 阴虚郁热皮炎案(1)

李某,女,55岁。

2010年10月9日首诊:

脉诊:脉右侧沉细弦涩,左寸关滑亢,尺部沉细弦稍劲,望诊:舌红有黯气,苔薄白微腻,略干。主诉:面部发小块红斑,反复出现5年,近周布散全身,阵发瘙痒,伴身热唇燥,易烦怒,大便正常,已绝经5年。

病机辨证:下焦阴虚,肝胃肺三脏郁热化风。

处方:生地黄30g、玄参15g、制首乌30g、桑叶15g、野菊花15g、黄芩15g、黄柏15g、生石膏30g、知母15g、牡丹皮15g、白薇15g、浮小麦15g、白鲜皮15g、金银花30g、白蒺藜10g、炒栀子10g、防风15g、蝉蜕10g、白茅根30g、炙甘草5g,6剂。

2010年10月16日二诊:

脉诊:脉细虚弦滑,仍有亢势,尺部已不弦。主诉:皮损绝大部分已散。

原方再6剂。

按：本案脉象右脉和左尺沉细弦涩或沉细弦小劲，有阴虚火旺于下的特征。左寸关滑元是上、中焦阳旺的反映。病状红斑布散、瘙痒，身热唇燥，易烦怒，年当绝经后，则下焦阴虚火旺，上、中焦即肺和肝胃郁火化风可征。

21. 阴虚湿热皮炎案（2）

侯某，女，42岁。

2010年10月8日首诊：

脉诊：脉细滑小弦。望诊：苔白腻满舌。主诉：全身皮炎10余日，皮损呈红色斑片状，大小不一，无脂液，夜间瘙痒难忍，伴口角糜烂，寐尚安，否认既往史。

病机辨证：阴虚内热，湿热化风。

处方：制首乌30g、玄参15g、生地黄30g、藿香10g、茵陈蒿15g、牡丹皮10g、牛蒡子15g（打碎）、白蒺藜10g、苍术15g、黄柏15g、蛇蜕5g、蝉蜕10g、防风10g、白鲜皮10g、金银花30g、苦参10g，6剂。

2010年10月15日二诊：

脉诊：脉转细弱。望诊：苔薄白微腻。主诉：全身皮损显著消散，仅额头尚可见，色亦不红。

上方加黄芪30g，14剂。

嘱药毕，改服皮肤病血毒丸600粒/瓶，20粒2次/日，以利巩固防复发。

按：本案泛发皮炎为首次发作，脉细小弦又滑，症状夜重，故断为阴虚内热，阴虚之脉因充盈不足而细，但阴虚火易旺，总在细象中有小阳之气即小弦、小滑、小数类。脉象之滑与舌苔之腻合参，是湿热之象。方中予大剂养阴药与清热苦燥除湿祛风药同用。本例虽舌苔白腻满舌，仍重用养阴药，舌苔反退薄，足证养阴与苦燥相得益彰。第二诊病势显著减轻，脉亦转为细弱，为邪却正虚之势，原方续服，以肃余毒，养阴益气扶正。皮炎易复发，善后予皮肤病血毒丸，利于患者坚持治疗，但是否能得到远期效果尚有待观察，这只是为不习惯久服中药之人想到的一种权宜办法。

22. 阴虚血燥皮炎案（3）

苏某，男，30岁。

2007年5月11日首诊：

脉诊：脉细，沉取弦。望诊：舌淡红，苔薄白。主诉：两肘及下肢前胫大面积皮炎，呈斑块状分布，微凸，剧痒，病程已6年以上。

病机辨证：肝阴不足，血燥生风。

处方：秦艽10g、防风10g、生地黄15g、牡丹皮10g、制首乌30g、白蒺藜

10g、肿节风15g、黄柏15g、白薇15g、白鲜皮15g、珍珠母30g、金银花30g、酸枣仁30g(打碎)、豨莶草15g、苦参15g、赤小豆30g,6剂。

2007年5月30日二诊:

药后明显好转,前方续投6剂。

按:脉细提示阴血不足,沉取弦说明病位涉肝,皮肤炎变瘙痒,因肝阴不足,血分燥热生风所致。治方设计除凉血疏风之外尚用枣仁、首乌、珍珠母养肝阴、宁肝气。

23. 丘萼案(1)

魏某,女,38岁。

2010年8月7日首诊:

脉诊:脉细弦数。望诊:舌红苔薄白。主诉:面部密布红色小疹,微痒已5年,皮疹出现无季节因素,四季皆作,风吹则加重,身躯易发毛囊脓肿,疼痛,舌缘糜痛,晨起口干苦,大便数日一行但便质不干。有复发性口腔溃疡病史,5年前患胰腺炎,9年前因胆结石、息肉作胆囊切除术。

病机辨证:中气不足,阴火化风,上炎外浮。

处方:黄芪40g、生白术15g、白鲜皮15g、知母15g、黄连10g、黄柏15g、黄芩10g、炒栀子10g、土茯苓15g、防风15g、赤小豆50g、白蒺藜10g、生地黄30g、制首乌30g、野菊花10g,15剂。

2011年8月13日二诊:

一年前面部皮疹经治消失,诸症缓解。近半月复发,经他医诊治无好转,自行将上方配服6剂,症状有缓解,特来诊要求立方久治巩固。

予2010年8月7日方加桃仁10g、红花10g、白茅根15g、制大黄6g,15剂,并嘱清淡饮食。

按:本例面部细疹久发,口干苦,大便难,舌缘糜烂疼痛,体躯毛囊炎,一片内热上浮外发之状,脉细弦数,显示气虚不振又郁而化火,因而辨证有中焦气虚,阴火内郁,上行则面部皮疹、口腔溃疡,外浮则体发毛囊脓肿,火郁气滞则大便难,以此立益气清火佐以疏风养阴疗效显著。本例首诊即予15剂,也系胸有成竹,不必迟疑之故。本例脉细,与弦数相兼而识为气虚、不是阴虚,必有根气(沉位脉或尺部脉)内力不足、不耐重压之象,当时脉案记述偏简。

24. 丘萼案(2)

王某,女,70岁。

2011年10月11日首诊:

脉诊:双手脉浮弦滑亢,右脉寸关兼满象,切至沉位其满不绝,且现气团。左脉稍细无满浊象,底气偏虚。望诊:舌红黯,苔薄白腻满舌。主诉:全身发丘荨11天,局部灼痒,凡手触之处均起疹,大便二日未行,时而腹胀,口不干。

病机辨证:素体气阴不足,肺胃湿热化风。

处方:黄芪30g、生地黄30g、白鲜皮15g、牡丹皮15g、苍术15g、黄柏15g、苦参10g、浙贝母10g、蚕砂15g(包煎)、防风15g、赤小豆30g、连翘15g、蝉蜕10g、蛇蜕5g、水牛角15g、金银花30g、制大黄6g、桑叶15g、炒栀子10g、鱼腥草30g(后下),3剂。

2011年10月15日二诊:

脉诊:脉虚弦滑小数气浮,右关独满滑成气团;苔薄白腻满舌。主诉:瘙痒减轻,大便仍二日一行,但已顺畅。原方6剂。

按:右脉滑亢兼满象,切至沉位其满不绝,脉质满原本提示痰湿内蕴,而滑满现于寸关部则示病位在中上焦。脉舌相应,苔薄白腻而布满舌面同样显示痰湿蕴结之机。针对本例丘荨之症,病邪的概念去痰留湿,定性为湿热。左脉稍细无满浊象,但脉力偏虚,提示气阴两虚。气阴两虚可产生虚热,湿热可以化风,两者相合可以发疹。

25. 丘荨案(3)

刘某,男。

2009年6月9日首诊:

脉诊:弦细;望诊:苔薄白腻满舌。主诉:反复发荨麻疹已两个月,背部尤重,手抓之下丘疹即起,查丘疹外又见弥漫性色素沉着和抓痕,屡治不绝。

病机辨证:风邪外袭闭遏卫分,湿热内应壅滞营血。

处方:炙麻黄6g、连翘30g、浮萍15g、赤小豆30g、蝉蜕15g、牛蒡子15g(打碎)、白蒺藜10g、防风10g、荆芥10g、苍术15g、黄柏15g、牡丹皮15g、金银花30g、苦参15g、白鲜皮15g,6剂。

药后疹消,为求巩固,原方小其剂量再予半月量。2011年10月11日因口甘来诊,言治疗后荨麻疹未发作。

按:荨麻疹反复发作两月,背部尤重,病位在肌表。苔腻满舌考虑内有湿蕴;而脉弦细,脉气收敛,提示卫表闭郁不畅。以疏表达邪、清化湿热为治,麻黄连翘赤小豆汤加味,适应病机则效验立现。

26. 丘荨案(4)

颜某,男,49岁。

2011年9月28日首诊:

脉诊:脉沉细郁弦劲涩结。望诊:苔薄白舌尖红。主诉:患荨麻疹4年,每年发作3~4次,每次历时月余,服用氯雷他定片可缓解,但1~2天后又作。

最近3天皮疹布于臀部及大腿，寐欠安，二便正常。血压150/110mmHg，有高血压史10年，以舒张压升高为主，现服用培哚普利片。

病机辨证：肝郁化火，痰瘀结滞。

处方：桑叶15g、野菊花15g、牡丹皮15g、黄柏15g、柴胡10g、赤芍30g、怀牛膝15g、桃仁15g、红花10g、川芎15g、当归15g、地龙15g、金银花30g、炒槐花15g、乌梅15g、路路通15g、防风10g、苦参10g、白鲜皮15g、大青叶15g，6剂。

2011年10月12日二诊：

脉诊：脉变沉糊满结，右脉脉气低郁，左带小弦，血压146/120mmHg，脉象示肝气郁亢减轻而痰湿明显。主诉：药后皮疹发作转轻。

原方加苍术15g、土茯苓15g，6剂。

2011年11月2日三诊：

脉诊：脉沉细郁结，右脉脉气已转柔，左小弦小满小劲，血压120/98mmHg。皮疹已不发，予2011年9月28日方加制大黄6g、土鳖虫10g、桂枝10g，14剂，其中部分药量调低，以强疏通经络。

按：本案脉郁弦劲乃肝郁化火之征象，且细、涩、结系肝郁化火日久伤及气津，痰瘀阻滞络脉不畅所致。故一诊用桑叶、牡丹皮、野菊花、金银花、槐花、柴胡、大青叶清肝泻火，桃红四物活血通络，苦参、白鲜皮解毒治皮疹。二诊脉细郁弦劲消，提示肝气郁亢减轻，但沉糊满提示痰湿仍重，故加苍术、土茯苓加强燥湿泄浊之力。三诊脉气转柔，皮疹已消，但脉沉细郁小满小劲，为余邪未尽，脉络不畅之象，故取大黄、土鳖虫加强疏通脉络之力。

27. 湿疹案（1）

叶某，女，39岁。

2014年11月7日首诊：

脉诊：脉沉细弦，脉气不畅利，寸部偏浮略郁满。望诊：舌淡黄腻满舌，唾黏，舌红黯。主诉：湿疹泛发，反复5年，皮损疱疹聚集。

病机辨证：湿毒内郁，气机受阻。

处方：黄芪50g、白鲜皮15g、土茯苓15g、浮萍15g、苍术15g、黄柏15g、金银花30g、僵蚕15g、苦参15g、地肤子15g、牡丹皮15g、防风15g、蜂房15g、蝉蜕10g、蛇蜕5g、大青叶15g、炒枳壳10g，14剂。

2014年11月22日二诊：

脉诊：双手脉如前，弦象偏右重，右寸略浮，望诊：苔白腻转薄。主诉：言湿疹好转。续服上方14剂。

按：本案脉沉细弦，说明脉气不畅利，气机郁束不畅。寸部偏浮略郁满，为上焦气郁湿聚之象,舌淡黄腻满舌,唾黏,舌红黯都反映体内水湿凝滞,本病病机为水湿凝滞肺脏,致气机郁束,肺主皮毛,故症见湿疹泛发、皮损疱疹聚集,辨证为湿毒内郁,气机受阻,治以清热燥湿,行气化痰,芪鲜饮加味,半月后虽然病情好转,双手脉仍如前,是病机顽结的脉象反映,故这类病症都应久治方能久安。

28. 湿疹案(2)

张某,男,68岁。

2013年6月20日首诊:

脉诊:浮中位脉气虚弦亢数不宁,两寸部略感虚糊,右尺沉弱,右关及左关尺均细滑小弦。望诊:苔薄白微腻,舌老红。主诉:反复皮肤疮疖和干性湿疹已近1年,长期睡眠不实,血糖正常值。

病机辨证:肾虚,气阴不足,肝胃郁亢,颅络虚痹。

处方:红景天15g、黄芪15g、防风10g、山茱萸肉15g、玄参15g、知母15g、黄柏30g、钩藤10g(后下)、野菊花10g、柴胡18g、黄芩18g、僵蚕10g、豨莶草10g、大青叶10g、蜂房15g、蜈蚣二条(研细冲服)、丹参30g,14剂。嘱清淡饮食。

2013年7月8日二诊:

脉诊:脉象转台阶形,寸关居中位、尺部居沉位均滑而和顺,无亢郁激奋之气。望诊:苔仍薄白微腻满舌。

2013年6月20日方加苍术10g、土茯苓15g,14剂。

2013年7月22日三诊:

脉诊:双手脉虚小亢、滑数,仅左尺沉位带郁滑力。望诊:苔薄白,根黄腻,舌红。主诉:湿疹仅局限于手掌,身躯均已消散。效方不更,前方继续15剂,嘱2日一剂。

按:肾虚之迹表现为两关尺沉细,右尺更是沉弱。但浮中位脉气亢数则是肝胃郁亢,两寸略略虚糊,是颅络因肾虚而发生的虚痹之象。浮中位脉气也带虚,为与肾虚呼应的表现。

29. 药疹案

徐某,女,56岁。

2008年4月3日首诊:

脉诊:脉细滑。望诊:舌红,苔薄白。主诉:全身药疹3天,因右下肢以膝关节为主疼痛,2008年3月31日某医院进行关节腔抽液,抽出淡黄液体22ml,并注入玻璃酸钠及曲安奈德,另口服一种胶囊西药,即出现全身绯红皮疹,剧痒伴吞咽困难。

病机辨证:药毒生风。

处方：金银花 30g、牛蒡子 15g（打碎）、连翘 30g、赤小豆 30g、麻黄 10g、蝉蜕 15g、紫草 15g、白鲜皮 15g、防风 10g、生地黄 15g、水牛角 15g、炙甘草 10g、炒槐花 15g、牡丹皮 15g、白蒺藜 10g，3 剂。嘱即停服西药。

2008 年 4 月 7 日二诊：

脉诊：脉弦缓。望诊：舌红，苔薄白。主诉：药后皮疹已基本消褪，下肢关节及肌肉痛伴潮热。

前方去麻黄，加秦艽 10g、酸枣仁 30g（打碎）、浮小麦 30g、生石决明 30g、炒栀子 10g，14 剂。

按：患者药疹由药毒所致，患者表现为毒犯营血，内攻化风滞表。故脉细（脉气内收，药毒入营血之兆）、滑（药毒性热化风），予麻黄连翘赤小豆汤合犀角地黄汤，配伍多味清热解毒祛风凉血药，既清解内郁之毒，又疏散滞表之风，其皮疹和吞咽困难迅速缓解，吞咽困难一症提示药疹有内攻之兆。二诊下肢痹痛，从脉象分析为肝气不平所致，故加味缓肝、平肝、敛气之味。

30. 气虚瘀热结节红斑案

周某，女，25 岁。

2012 年 2 月 13 日首诊：

脉诊：脉沉细，小弦而数。望诊：苔薄白，舌红。主诉：下肢小腿前、外侧结节红斑反复 4 年，病多愈少，近 1 周病损大发，结节粗大焮红带黯色，面积广，伴咽痛。

病机辨证：气虚，瘀热滞络。

处方：黄芪 30g、炒苍术 10g、炒白术 10g、丝瓜络 15g、桑枝 15g、银花藤 30g、络石藤 15g、白鲜皮 15g、生地黄 30g、赤芍 15g、僵蚕 10g、丹参 30g、桃仁 15g、马勃 10g、金果榄 5g，14 剂。

2012 年 2 月 27 日二诊：

脉诊：脉细虚滑，郁束象减。主诉：下肢红斑已消，前方加黄精 15g、炙甘草 5g，14 剂巩固。

按：结节性红斑为链球菌上感诱导的免疫性疾病，易复发。本例病变范围大，结节性红斑粗大为较重病例。辨证据其脉象沉细不振，断为气虚，小弦而数断为脉络受瘀热痹滞，予芪术益气，丝瓜络、桑枝、银花藤、络石藤、白鲜皮清热解毒通络，生地黄、赤芍、丹参、桃仁凉血通络，又以僵蚕、马勃、金果榄祛风利咽解毒为佐。首诊即予 14 剂，系此病不能速效。此例经上两诊症状控制，属取效较快捷的，更多的病例需服药数月方安，况且欲求长期不发，尚需久治。

31. 白塞综合征案

黄某,男,50岁。

1997年3月29日首诊:

脉诊:脉濡滑。望诊:苔黄厚腻。主诉:舌左缘,口腔多发性溃疡,伴龟头红肿糜烂5天,局部疼痛。市口腔医院取左颊黏膜及右下2、3齿龈组织各1块病检(报告尚未出),并予龙掌口服液、螺旋霉素、VitC、VitB$_2$、口疮膏药治疗,患者自服清热解毒类中药,均不能减轻症状,询大便畅,小便时尿痛,口不干苦。

硬腭右缘及两侧颊黏膜均见糜烂溃疡,病灶周边有白色坏死黏膜圈,龟头有线状糜烂并渗血。西医诊断:白塞综合征。

病机辨证:湿热内蕴、化毒上逆下淫。

处方:

1. 内服方:苦参15g、黄柏15g、赤小豆30g、当归15g、薏苡仁30g、金银花30g、白蒺藜10g、防风10g、肿节风15g、半枝莲15g、贯众15g、苍术10g、茵陈蒿30g、生甘草10g,6剂。

2. 煎汤外洗龟头方:制大黄10g、黄柏10g、儿茶1g、蛇床子10g、生甘草10g、佩兰5g、白芷5g、苦参10g,每剂煎水外洗2日,每日2次,3剂。

1997年4月5日二诊:

脉诊:脉弦滑。望诊:苔薄白微腻。血压135/80mmHg。以上法治疗,口腔及龟头症状均明显好转,口腔医院病检报告:左颊黏膜倾向多形性红斑,牙龈符合白斑Ⅰ级。

予以3月29日内服方苍术加至15g,再投6剂,外用方3剂续用。

1997年4月12日三诊:

脉诊:脉弦滑。望诊:舌红,苔薄黄。主诉:口腔溃疡已愈合,龟头溃糜也愈合2/3。

处方:

1. 内服方:苦参15g、黄连8g、茵陈蒿30g、赤小豆30g、薏苡仁30g、苍术10g、钩藤10g(后下)、金银花30g、水牛角粉10g、当归10g、防风10g、白蒺藜10g、生甘草10g,水煎内服,6剂。

2. 外洗方:千里光10g、黄柏10g、儿茶15g、五倍子10g、白芷10g、制大黄10g、野菊花10g,水煎外洗龟头,1剂用2日,3剂。

1997年4月19日四诊:

脉诊:脉弦滑。望诊:舌正,苔薄黄略腻。主诉:上下病灶均痊愈。

予善后方:苍术15g、栀子10g、豆豉15g、佩兰10g、赤小豆30g、茵陈蒿30g、金银花30g、水牛角粉10g、当归10g、防风10g、太子参15g、水线草15g,6剂。

32. Stille 氏征案

谢某,男,18 岁。

2015 年 7 月 31 日首诊:

脉诊:沉弦郁小坚。望诊:舌苔白腻夹带花剥,以腻苔居多。主诉:患白塞综合征已半年,初发时目赤、龟头溃疡,现双目红赤,伴上肢皮肤红斑散布,时发口疮。红斑呈小圆形,微痒。

病机辨证:气虚失御、湿毒内生,外泛皮肤,上逆目窠。

处方:黄芪 50g、白鲜皮 15g、薏苡仁 50g、白茅根 50g、石斛 15g、金银花 30g、牡丹皮 15g、紫草 10g、苍术 10g、鬼箭羽 10g、红景天 10g,14 剂。

2015 年 8 月 25 日二诊:

脉诊:细滑,右带弦。望诊:舌苔白腻,花剥不明显。主诉:目赤减轻,皮肤红斑仍时隐时现。

上方加赤小豆 50g、黄柏 15g,7 剂。

2015 年 10 月 3 日三诊:

脉诊:细、小弦而虚浮。主诉:目赤色转淡而未尽消,皮肤红斑少量分布。

予 2015 年 7 月 31 日方加瞿麦 15g、海金沙 15g(包煎)、连翘 15g,去紫草,7 剂。

因即将赴外地求学,煎药不方便,嘱试购:①玉屏风颗粒,每次 1 包冲服,一日 2 次。②皮肤病血毒丸(或乌蛇止痒丸)20 粒,每日 2 次。

2016 年 1 月 9 日四诊:

脉诊:双手脉均沉而虚弦,以虚为主,左脉较细。望诊:苔淡黄白腻,微杂花剥。主诉:外出学习 3 个月,已无目赤和皮肤红斑出现。

改方巩固:黄芪 15g、炒白术 10g、薏苡仁 30g、芦根 15g、金银花 15g、赤芍 15g、鬼箭羽 10g、防风 10g、蛇蜕 5g、白鲜皮 5g、苦参 5g、当归 5g、栀子 10g,14 剂。

按:本案 Stille 氏征起病于 2012 年,以发热反复为主症,经较长时间中药治疗后转变为目赤、口疮、皮疹。以上脉案系截取近半年来的资料。其证从气虚内生湿毒(湿热)论治,系其脉弦郁小坚,这种脉象可见于肝郁之甚或毒郁内甚伤气,本案即属于毒郁之甚。此外舌苔白腻又花剥,也是虚实相错之象。前案脉濡滑而纯从湿毒论治,此案脉弦郁而从气虚兼湿毒论治,原因在于同一种脉象在不同个体身上,内部影响脉象的病机因素可不一样,所以同一濡滑,此例为湿毒,彼则气虚湿盛;同一弦郁,此为气郁,彼为毒甚伤气。可从脉、舌兼合细节中揣摩,如这二例白塞氏症,舌苔很不一样。

【小结】

本节收录脉案多达 32 例，一者病种不一，只因彼此存在共性，而同归一门。二者同中有异，如肝胃郁热列 4 案，阴虚内热列 3 案，都存在个体的差异，中医辨证论治需既求同又存异，其中脉证分辨比较细腻，而辨证细腻、深入的程度事关疗效，案例多一点有利于体会。至于理论总结另详《中医思学践悟录》"变态反应性皮肤病"一文。

五官口腔疾病

一、口腔病症

(一)口疮

1. 肝亢湿火复发性口疮案

杨某,女,36岁。

2013年10月14日首诊:

脉诊:两寸关脉中位弦滑浮数较有力,两尺沉细弦滑重压见劲力,血压126/90mmHg。望诊:舌苔薄白腻干,舌红有黯气,唇干。主诉:下唇口疮反复20余年,今复发仅1天,伴喉痒。询父有高血压病史。

病机辨证:肝胃郁亢,湿火上炎。

处方:龙胆草10g、炒栀子10g、黄芩15g、蚕沙15g(包煎)、石斛15g、玄参15g、淡豆豉15g、防风10g、茵陈蒿30g、滑石15g、苍术10g、黄柏15g、竹茹15g、枇杷叶10g、佩兰10g,14剂。

嘱低盐清淡饮食。

2013年11月4日二诊:

脉诊:脉中沉位弦滑满数带亢气,右尺部微满突,左较沉细,左寸关加压下其后指缘均有气团击指,血压148/74mmHg。望诊:舌苔薄白微腻,唇干。主诉:口疮消失,咽喉干痛也消,但口咽发干。

病机辨证:肝胃郁亢,湿火缓而未尽。

处方:前方黄芩加至24g,14剂。

2013年11月22日三诊:

脉诊:脉滑数气浮,已无弦象,血压135/80mmHg。望诊:舌苔薄白微腻。主诉:口干思饮且音哑。

处方:予2013年10月14日方加蝉蜕10g、木蝴蝶15g、黄芩24g,14剂。

2013年12月13日四诊:

脉诊:双手脉寸关浮滑小满数,脉势较旺,尺部沉细滑数耐重压,血压120/80mmHg。望诊:舌苔薄白。主诉:近日口疮复发。

病机辨证：肝胃郁亢，湿火上炎。

处方：龙胆草10g、炒栀子10g、知母15g、黄柏30g、玄参15g、苍术15g、厚朴15g、猪苓15g、土茯苓15g、川木通15g、佩兰10g、防风15g、茵陈蒿30g、大青叶10g、黄芩24g、天麻15g，14剂。

2014年9月5日五诊：

脉诊：右脉中沉位滑数不宁，寸部加压下在内下方现一气点，质坚，关部满大，尺部兼弦小满，均耐重压；左寸气团可及，质滑，关尺沉细小弦滑数。血压140/90mmHg。望诊：舌苔薄白微腻舌红黯。主诉：一年前下唇溃疡，咽喉干痒，经前四诊症状消失体况平静，但口咽干燥，惧唇疮复发。

病机辨证：肝郁阳亢，痰火瘀互结上焦。

处方：夏枯草30g、炒栀子10g、钩藤10g(后下)、天麻15g、黄芩15g、黄连10g、天花粉15g、肿节风15g、玄参15g、僵蚕10g、莪术15g、海蛤粉30g、淡海藻15g、赤芍15g、法半夏10g、制白附子10g(先煎)，7剂。

2014年9月19日六诊：

脉诊：脉弦滑满郁数，耐重压；左寸气团隐约可及，右寸气点消失，血压135/80mmHg。主诉：患者自行反复继服上方二周，自感体况趋佳，口咽干燥减轻，自测血压为120/80mmHg。如停服中药血压可反跳，询从未服西药降压。

病机减而未消，2014年9月5日方加荷叶10g、川木通10g，14剂。

按：本例以下唇浅溃疡和口咽干痒为苦，病史长达20余年，显然存在内部的病机因素，也与重庆居民嗜食麻辣咸油腻厚重口味有密切关系，故常嘱患者清淡饮食养生。首诊脉象寸关尺都呈弦滑数有力，寸关兼浮气，尺部则沉细而且耐重压，则寸关显示体内郁阳化风上张，尺部反映郁阳沉伏于深部为肝郁阳亢之疾。结合舌苔虽薄白但干腻，口唇也发干，则说明胃中湿热内郁燥化，脉舌合参，其病机判断为肝胃郁热，湿火上炎。患者兼有轻度血压升高病机也在于此。经2013年、2014年先后六诊，近期、中期疗效尚可(2013年治疗后，近一年时间体况良好)，但远期疗效有待改变习俗和久治。

2. 气虚火浮复发性口疮案(1)

颜某，女，44岁。

2013年8月17日首诊：

脉诊：脉浮数虚滑，底气不足。望诊：舌苔薄白，舌淡红。主诉：口疮反复2年余，久治不愈。

病机辨证：气虚，阴火上炎。

处方：生晒参5g、黄芪30g、炒白术10g、茯苓15g、炙甘草5g、大枣15g、砂仁15g(后下)、黄柏30g、川木通10g、地骨皮15g、白鲜皮10g、当归10g，14剂。

2013年9月7日二诊：

脉诊：脉沉细滑小数，脉气仍欠振，寸部气团隐约，质柔软。

诉药后口疮未发，恙有宿根，宜久治巩固。

前方又14剂。

3. 气虚浮热复发性口疮案（2）

彭某，男，28岁。

2011年1月29日首诊：

脉诊：脉细而虚弦，脉气偏弱。望诊：苔薄白微腻。主诉：患复发性口腔溃疡已有10余年之久，加重1年，近复发1周。

病机辨证：脾虚失持，虚热上浮。

处方：党参30g、黄芪30g、白鲜皮15g、防风10g、砂仁10g（后下）、黄柏15g、当归15g、炙甘草5g、知母15g、藿香10g、芦竹根15g，6剂。

后以此方出入间断诊治又2次，每次予6~14剂，服药后病症即缓。

2011年10月1日四诊：

脉诊仍细而虚弦滑，轻取右关末部感知一气团，软而不实，知其中有郁热，舌淡红苔薄白，询知距前诊相隔8个月口疮息而复发已1周，且大便干结、肛裂。

病机辨证：中虚气浮，挟阳明郁热上逆。

处方：党参30g、黄芪30g、白鲜皮15g、生白术15g、茯苓15g、炙甘草5g、苦参15g、浙贝母15g、当归15g、火麻仁10g、玄参15g、黄柏15g，14剂。

按：口腔溃疡发作者，脾虚生火、火邪上炎所致多见。本例病史10余年之久，首诊脉细弱虚弦细弱示中气不足，虚弦之弦为郁气之象，是在虚的基础上产生的郁气，气郁日久便成虚热，治法自当补中益气，清降虚热。所拟处方为参芪合芪鲜饮、封髓丹加味。芪鲜饮扶正肃毒、邪正兼顾；封髓丹方出（元）《御药院方》，为降火镇浮火之方，本例用量为小剂量，因病症不剧之故。药后口疮消，8个月后又复发，作第四次诊治。第四诊右关的末部近尺部位现一软质气团，脉象总体同首诊，由此判断患者中焦存在中虚和阳明郁热，结合症状判断，便结、肛裂、口腔溃疡的复发即由此郁热所致，投参芪、芪鲜饮、当归贝母苦参丸、封髓丹加减出入为方。其中当归贝母苦参丸即清阳明郁热之方。

4. 气虚湿热复发性口疮案（1）

蒋某，女，61岁。

2011年5月20日首诊：

脉诊：脉缓滑小弦。望诊：舌淡红，苔薄白，唇干。主诉：口腔多发性溃疡20余日，伴右颌下及左侧颈部淋巴结肿痛，患者有口腔溃疡史多年，外院诊断扁平苔藓兼口腔溃疡，以往注射曲安奈德可获一定减轻，但终不能完全缓解，更不能阻断发作。

病机辨证:脾虚失运,胃经湿热上蒸。

处方:黄芪50g、白鲜皮15g、赤小豆100g、炒白术15g、牡丹皮15g、防风15g、升麻5g、肿节风15g、茵陈蒿30g、蒲公英30g、僵蚕15g、玄参15g、黄连10g、忍冬藤30g、腊梅花15g,7剂。

2011年5月27日二诊:

药后口腔溃疡明显好转,诊脉浮滑满,脉气亢进,按至沉位不减。望诊:舌淡红,苔薄白。指示湿热仍盛。2011年5月20日方加泽泻15g、冬瓜子30g、淡海藻15g,7剂。

2011年6月24日三诊:

脉诊:脉滑小弦,脉气亢盛,脉体宽而脉幅高,左脉较右脉弦。

病机辨证:口溃虽消,但脉象反映湿热仍盛。

处方:2011年5月27日方加知母15g、地骨皮15g、续断15g,7剂。

2011年9月3日四诊:

右脉糊滑,左脉细弦甚,两手脉气稍浮,但不亢不劲。上半年以为可停药不治,但今口腔溃疡复发。守2011年6月24日方14剂。

2011年12月16日五诊:

脉虚滑气浮,口腔溃疡偶小发,总势较平缓。脉象示气虚,湿热上浮,2011年5月20日方去忍冬藤、肿节风,加党参30g、黄柏15g,20剂。

按:本例首诊病机根据脉舌分析为脾虚失运、湿热中生并上蒸为口疮,从脉象上看缓滑小弦为二阴一阳脉,理解为湿热是常用思维,但脉缓有的为中气小虚之象,参合舌质淡红可作出脾虚的判断。首诊依法论治,症状虽好转,二、三诊时脉象转为滑满亢劲,反映湿热仍盛而未消,经原方加除湿之味后口疮消。自行停药2个多月口疮复发,守旧方再治,病势趋缓,说明药合病机,故疗效可重复。但其病必须耐心治疗半年以上,乃可较长时间不发。

5. 气虚湿热复发性口疮案(2)

潘某,女,74岁。

自上世纪90年代始,患者长期在我处诊治,除感症、腹泻等时疫病之外,主要是复发性口腔溃疡,近10年来又兼高血压、心肌缺血。案牍繁多,下选其中一、二,以示病情演变和诊治之变。

1997年7月7日首诊:

脉诊:脉弦。望诊:舌正,苔薄白。主诉:口腔溃疡复发已2周,布4处溃点,伴胃脘难受、头昏、大便不畅、失眠。溃疡发作常与心理不舒有关。

病机辨证:心志失遂,肝郁逆脾,脾失健运,化生湿热,积久上逆。

处方:胡黄连15g、竹叶10g、京半夏10g、茵陈蒿15g、白鲜皮30g、黄芪

15g、玄参 15g、金银花 15g、瓜蒌皮 20g、炒栀子 10g、酸枣仁 15g(打碎)、首乌藤 30g,4 剂。

1999 年 1 月 4 日二诊:

脉诊:脉濡滑,久取则弦,血压 150/90mmHg。主诉:面部出现斑点状红斑,下唇溃疡,头昏寐差,咽略干。

病机辨证:脾虚,肝胃郁火上发。

处方:蝉蜕 15g、紫苏叶 10g、防风 15g、玄参 15g、炒白术 15g、黄芪 20g、白鲜皮 15g、炒栀子 10g、黄连 6g、酸枣仁 15g(打碎)、夏枯草 30g,3 剂。

1999 年 1 月 20 日三诊:

脉诊:脉滑。望诊:舌淡红,苔薄白腻。主诉:因进食辛辣油腻致下唇溃疡复发,头昏寐差。

病机辨证:脾虚失运,肝胃郁火。

处方:南沙参 30g、蝉蜕 10g、炒栀子 10g、龙胆草 5g、川木通 10g、生石膏 30g、水牛角 15g、黄连 8g、薏苡仁 30g、黄芪 30g、白鲜皮 30g、决明子 15g、茵陈蒿 15g、炒山楂 15g、炒麦芽 15g、炒神曲 15g,4 剂。

1999 年 3 月 8 日四诊:

脉诊:脉浮滑。血压 135/85mmHg。望诊:舌淡红,苔薄白。主诉:口腔溃疡复发,头昏,寒热往来,汗出,咽痒,咳嗽。

病机辨证:脾虚内热,营卫不和。

处方:桂枝 5g、黄连 8g、萆薢 15g、黄芪 20g、白鲜皮 15g、山药 15g、浙贝母 15g、玄参 15g、天门冬 15g、当归 10g、夏枯草 30g、牛蒡子 12g(打碎),3 剂。

2002 年 1 月 7 日五诊:

脉诊:脉浮滑有力,血压 170/80mmHg。望诊:舌淡红,苔薄白腻。主诉:口腔溃疡复发,下唇及舌左缘黏膜各一处溃疡,伴咳嗽、鼻塞、涕稠黄,带血丝,大便干结,头昏,寐差。之前牙周肿痛,自购肿痛安,服后症减而未尽。

病机辨证:风热上行,引动肝胃郁热内发上逆。

处方:桑叶 15g、野菊花 15g、钩藤 15g(后下)、怀牛膝 10g、淡豆豉 15g、茵陈蒿 15g、石斛 15g、黄芩 20g、芦竹根 30g、枇杷叶 15g、金银花 30g、杏仁 12g、炒栀子 10g、金荞麦 30g、瓜蒌皮 20g、漏芦 15g,3 剂。

按:潘姓患者因反复口腔溃疡而求诊日久,以上案录 5 诊,大致显示其发病及中医的诊治特点。患者口腔溃疡或兼消化道功能障碍,如胃脘痞痛,大便干结不畅;或兼头昏失眠;或兼面部红斑;或兼寒热往来;或兼血压升高;或兼外感;其中红斑多在冬冷季节受冷风吹袭后发生,如红斑狼疮样对称分布。口腔溃疡可相兼以上诸症之一,也可兼二、三种不等,脉象或弦、或滑、或濡、或浮滑,舌多淡红,常感少气乏力。

所以虽然同一患者同一病症，但各诊的脉象与兼症有变，采用的治法也随之而变，贯穿其中不变的则是益气肃毒、清泄中焦肝胃郁火湿热，说明该患者口疮之发与肝胃相关，其他因素乃纠结和引动中焦郁火湿热之因。患者家贫，从来求诊只要3~4剂药，不能长期费资治疗，因而其口疮之治20多年来只能取效一时，无法根治。

6. 中阳不足复发性口疮案

左某，男，30岁。

2004年11月17日首诊：

脉诊：脉细略沉。望诊：苔薄白微腻。主诉：反复口腔溃疡2年，腹部皮炎1年，腹部皮炎呈大片红斑，秋冬干燥天气则加重。夏季因出汗较多，症状减轻，瘙痒。消化力差，大便含不消化蔬菜，大便一日2~3次。

病机辨证：中焦虚寒，肺胃阴虚。

处方：干姜5g、桂枝10g、生白术15g、黄芪15g、白鲜皮15g、茯苓15g、黄连10g、炙甘草5g、北沙参30g、防风10g、白蒺藜10g、珍珠母30g、北细辛5g、党参30g、苦参10g、鸡内金15g，7剂。

后记：患者因工作繁忙，中药治疗时断时续，前后诊治2年，但2年之中服中药不少，总体上是坚持治疗的。疗效初不明显，渐渐口腔与皮肤两症都消失，随访多年未见复发，并因此介绍多位病人来诊。

7. 胃火上攻口疮案

王某，女，35岁。

2005年1月5日初诊：

脉诊：脉弦细滑。望诊：舌红，苔薄黄腻。主诉：口腔发生溃疡20余日，因久食辛辣厚味所致，口干舌燥，心中烦热如火，口渴喜饮，大便不畅。

病机辨证：久食偏性，气增化火，胃火上炎。

处方：佩兰10g、芦竹根15g、桔梗10g、生石膏50g、知母15g、川贝母粉6g（冲）、瓜蒌皮15g、炒栀子10g、黄芩15g、木蝴蝶15g、胡黄连10g、北沙参20g、天门冬15g、麦门冬15g、杏仁12g、鱼腥草30g（后下）、炒山楂15g、炒麦芽15g、炒神曲15g、腊梅花15g，3剂。

2005年1月7日二诊：

脉细滑，苔薄略黄糙，舌红。药后诸症均减轻很多，大便仍不畅。

前方加决明子25g，6剂。

按：《素问·至真要大论》言："久而增气，物之常也，气增而久，天之由也。"食物和调味剂总有固有的偏性，饮食之道之一是应当多样化，平衡偏性。如食而过偏，则在体内会产生累积，达到一定程度，乃发生危害。重庆为渝派川味盛行之地，民风偏食麻辣油腻，因进食过偏而致伤阴动火的病例时时可见。

本例脉弦细滑为二阴一阳脉,内生郁火可定,结合舌苔与症状即可作出胃火上炎的判断。

【小结】

本节收集复发性口疮 6 例。所以有复发性口疮的称呼,系所诊病例多无口腔组织病理诊断,只是反复发生口腔黏膜溃疡,可能其中病种不止复发性口腔溃疡一种,因而不依西医口腔专科诊断命名,而只据症状特点称之为复发性口疮。患者求诊都以口腔溃疡、炎症为苦,但所有病患都存在脉、舌方面的变化,病机分析有中焦湿火、气虚浮热、中阳不足兼阴虚火旺、肝脾郁火挟湿热、胃火上攻等多种变化。这些病机因素可以相互兼合,也可兼夹风热、营卫不调、肝郁阳亢等其他内外因素,皆宜分辨论治,很难一、二张验方可以穷尽各种口疮。而且应强调口疮病症虽在于口,病机则以内变为主,中医学的观点都是内病上发之证。应认识到口疮的发生,无一例外都是火气上炎上攻所致,但火气上炎上攻则由三焦脏腑和气化、气机的异常产生,所以临床诊治应努力分析脉舌和症状,将口疮、口炎的病机分析形成一幅清晰的上下立体的思维图像,处方与病机主体结构一致,了然于心,则疗效好的多,失的少。这类病变有反复发作史的很可能与免疫异常相关,中医称为宿根,欲除宿根,务必在症状控制后再久治至少半年以上,这个办法可使许多患者多年不发,但不敢断定终身不发。至于预防措施,平衡营养,避免偏嗜和过于好食辛辣调味之剂,以及避免高温进食都是应对患者必要的建议。

(二)口腔炎

1. 舌炎案(1)

张某,女,55岁。

2010 年 5 月 25 日首诊:

脉诊:缓大滑。望诊:舌红黯,苔薄白微腻。主诉:舌边灼痛,潮热阵作。目胀失眠,胃脘隐痛,平时并不嗜辛辣饮食,且进食肉类则不消化。胃镜示:慢性浅表性胃炎,伴糜烂。

病机辨证:胃热日久,损伤脾胃之阴。

处方:石斛 15g、木瓜 15g、北沙参 15g、麦门冬 15g、炒白术 15g、山药 30g、扁豆 30g、茯苓 24g、西洋参 2g、蒲公英 30g、苦参 10g、蚤休 10g、金果榄 10g、竹茹 15g、白及 30g、枇杷叶 10g,7 剂。

2010 年 6 月 1 日二诊:

脉转细濡。望诊:苔薄白,舌红黯。主诉:药后舌痛即消,胃脘稍痛,夜寐易醒,身痛。

病机辨证：脾虚失运，胃热未尽。

处方：太子参 30g、炒白术 15g、山药 30g、隔山撬 15g、麦门冬 15g、石斛 15g、炒枳壳 10g、砂仁 10g(后下)、酸枣仁 15g(打碎)、天麻 15g、丹参 30g、川芎 15g、夜交藤 30g、五味子 10g、茯神 15g、苦参 5g、金果榄 10g，7 剂。

按：本案思维逻辑：①舌炎，其脉缓大滑是热盛缓动之象，由内热或风热引起。②症状在舌，兼胃脘隐痛，可以定位于胃腑的内热或风热。③伤阴是胃热常见的转归，患者舌边灼痛又兼潮热，作胃热伤阴的推演合乎常见规律。根据这一判断予养胃阴、清胃热的方药有效。方中用蒲公英、苦参、蚤休和金果榄 4 味清胃热中药，是比黄连使用更多的清胃药，凡胃炎、胃和十二指肠溃疡等病症在辨证方剂中选择应用，通常二味即可。

2. 舌炎案(2)

蒲某，女，70 岁。

2009 年 10 月 16 日首诊：

脉诊：沉位见弦滑，以右脉为甚。望诊：舌黯红。主诉：每进食时舌右缘灼辣不适，如进油腻食品又苔重，病程已 1 年，大便数日一行。

病机辨证：肝胃湿火。

处方：青蒿 10g、淡豆豉 15g、葛根 15g、芦竹根 15g、川木通 10g、茵陈蒿 30g、佩兰 10g、石斛 30g、炒栀子 10g、淡竹叶 10g、广木香 10g、玄参 15g、知母 15g、枇杷叶 10g、竹茹 15g、扁豆 30g、薏苡仁 30g，6 剂。

2009 年 10 月 23 日二诊：

脉同前。主诉：药后症状减轻，大便恢复至 1~2 日一行，大便不干结，排解顺畅，但常在午饭前恶心，胃纳欠旺。脉证示胃热未尽。

原方去青蒿、木通，加黄连 6g、谷芽 30g，石斛、茵陈蒿减半使用，6 剂。

按：本例之脉沉位弦滑，反映病机在里。弦为气收、滑为气盛，合而言之应存在肝胃带阴性又郁束的火热之邪。病症与进食相关，食油腻苔则重，可知这种火热应为湿火。所以本例治法异于上例。

3. 唇风案(1)

况某，男，42 岁。

2004 年 11 月 10 日首诊：

脉诊：濡缓。望诊：舌苔薄白，舌偏红，唇红有小点状糜烂。主诉：下唇红，时有肿痛、糜烂，反复发作 10 余年，每进食高营养食品或辛辣刺激性食品则加重。晨起时口干苦，进食后缓解。大便溏，不畅。

病机辨证：脾虚失运，郁火内生。

处方：石斛 15g、扁豆 15g、薏苡仁 30g、南沙参 15g、北沙参 15g、白鲜皮 15g、生石膏 30g、炙甘草 5g、芦竹根 15g、知母 15g、胡黄连 10g、山药 15g、防风

10g、白蒺藜10g,6剂。

按:本案无复诊资料,列于此是说明病属唇风,但在病机上与张某舌炎案有一定的相似之处,又有区别,可互参。

4. 唇风案(2)

何某,女,31岁。

2013年7月20日首诊:

脉诊:右脉濡,寸部郁满。左寸气团,关部中位滑,尺沉弱。望诊:苔白微腻,色大红,颧赤。主诉:口唇干裂2年余,但无胃痛便结。

病机辨证:中虚清气不升,气郁化火化风,风火上炎。

处方:南沙参15g、北沙参15g、党参30g、红景天10g、黄芪30g、炒白术10g、茯苓15g、石斛15g、玄参15g、天花粉15g、炒栀子10g、连翘15g、防风10g、荷叶10g、浮小麦30g,14剂。

按:唇风,笔者所见以中虚清气不升又继发郁火化风、肺胃津燥而燥火化风以及中焦郁热化风三种最多见,在嗜食辛麻的重庆相当多见。三种病机可兼合发病,如前案况某与本案都是在中虚失运的基础上兼有郁火上炎。但每一个体的病机都会有细节上的区别,况某案火气较重,本案脾虚为甚,两案脉象有所不同。本例双手寸部均见郁满或气团,示上焦有郁火,右脉濡,关部中位滑,尺沉弱,提示脾虚热生,症见口唇干裂,却无中下焦实热之象,故辨证为中虚、郁火上炎、其火化燥,以四君子汤加补气养阴药物及遵守《黄帝内经》火郁则发之主旨,予疏散源于中焦郁火的风火药味治疗。

5. 湿热口腔炎案

罗某,女,85岁。

2011年10月14日首诊:

脉诊:寸关浮细滑虚弦数,两尺沉细。望诊:苔黄腻满舌,舌红。主诉:下唇红、肿、痒已半年,两侧面颊及喉黏膜均痒,自感身热,他人触之不觉热,腹胀,口干,小便欠畅,久治不愈。

病机辨证:脾肾两虚,湿热中阻,化风浮张。

处方:黄芪30g、杜仲15g、肉桂5g、黄柏30g、砂仁15g(后下)、茵陈蒿30g、青蒿10g、川木通10g、石斛15g、白鲜皮15g、赤小豆50g、莱菔子30g、炒山楂15g、炒麦芽15g、炒神曲15g、炒白术15g、苦参10g、鱼腥草30g(后下),6剂。

2011年10月21日二诊:

脉诊:两尺沉细脉力已起,寸关脉同前。苔转白腻。药后唇、口腔之痒已基本消失,尚觉腹胀。

原方加大腹皮15g,6剂。

按：下唇红肿、痒已半年，两侧面颊及喉黏膜均痒，自感身热，诸症提示风、热郁结。脉象寸关浮滑弦数，两尺沉细，提示下虚上实；寸关之脉也见虚细，系下虚之机在上、中焦的影响与呼应。而苔黄腻满舌，舌质红明示湿热内蕴。综上症、舌、脉，病机为脾肾两虚不能运化水湿，湿蕴化热，热甚化风，则风挟湿热上犯而发为本病。治法健脾益肾之外以兹肾通关丸（肉桂、黄柏）、封髓丹（砂仁、黄柏）合方共降逆火，再以芪鲜饮、苦参、淡渗药味清肃湿热之毒。

6. 药物性肠道菌群失调口腔炎案

唐某，女，55岁。

2006年7月26日首诊：

脉诊：脉滑弦。望诊：舌红，苔黄厚腻。主诉：10余天来因两胸部大片疱疹，痒而不痛，某医院按带状疱疹治疗，予干扰素、聚肌胞、左氧氟沙星、甲硝唑等药。现疱疹虽已消失，但已3天满口牙痛，下唇溃疡。

病机辨证：中焦湿火。

处方：藿香10g、茵陈蒿30g、黄连10g、芦竹根15g、枇杷叶10g、姜半夏10g、蔓荆子15g、独活10g、车前草30g、防风10g、石斛15g、浙贝母10g、射干10g、败酱草15g、鱼腥草30g（后下），3剂。

按：因使用抗生素而致肠道菌群失调发生口疮在临床上时而有之，但总体上治疗不难，取效较快。故本例虽无复诊资料，仍录为脉案供作参考。治法应据证而为，本例脉滑弦、苔黄腻，显然是湿火上炎所致。

7. 疱疹性颊膜炎案

徐某，女，56岁。

2010年6月22日首诊：

脉诊：脉濡缓，望诊：苔白腻满舌，舌红。查口腔见分散成小片细白疹点和小圆白斑，右翼腭弓前方黏膜有相互连接成小片的浅圆形溃疡。主诉：近2个月来口腔黏膜出现小疱疹，时作时缓，干痒少痛，仅偶尔吞咽时有擦伤口一样痛。

病机辨证：脾虚失运，中焦湿火。

处方：黄芪30g、太子参30g、生白术15g、白鲜皮15g、茵陈蒿30g、土茯苓30g、苦参10g、金果榄10g、赤小豆50g、连翘30g、金银花30g、升麻5g、藿香10g、蚕沙15g（包煎）、薏苡仁30g、川木通10g、腊梅花15g，6剂。

后记：该患者多年来多次以目赤或口腔疱疹和浅溃疡求诊，中药对此两症的效果极佳，故每发病必来诊治。但为什么病症反复不能根治，则不得而知。

【小结】

口腔炎本节列录舌炎、唇炎和口腔颊黏膜炎三种类型,发病原因各不相同,虽与口疮表现不一,但有时可以互见,其治疗思想也与口疮一致,即口病内治、上病下治。

(三)口腔杂症
1. 口渴案(1)
杜某,女,62岁。

2009年9月3日首诊:

脉诊:稍细而缓滑。望诊:舌红,苔薄黄白腻。主诉:口渴夜甚7年,外院多次检查空腹血糖和餐后血糖,均正常。口渴自唇至喉,并伴心中烦热,有胆石症史。

病机辨证:脾失升清,中焦湿热。

处方:佩兰10g、茵陈蒿30g、薏苡仁30g、生白术18g、荷叶10g、葛根15g、天花粉15g、郁金10g、竹茹15g、枇杷叶10g、太子参30g、黄芪30g、芦竹根15g、竹叶10g,6剂。

2009年9月10日二诊:

脉诊:沉细弱缓。望诊:舌红,苔薄白。主诉:药后口渴显减,仍心烦易怒。

病机辨证:湿热减轻,阴虚火郁未缓。

前方加牡丹皮10g、炒栀子10g、川木通10g、柴胡10g、蝉蜕10g,6剂。

2009年10月22日三诊:

脉诊:细略滑,右沉位滑意较重。望诊:舌红,苔薄白。主诉:口渴明显好转,因畏服中药,停药月余,症状有所反弹,但渴而不甚。

予9月10日方6剂。

2009年10月26日要求续服3剂。

2009年10月29日药效良好,要求续服,原方6剂。

按:夜渴心烦容易想到阴虚,但本例脉缓滑,舌苔黄白腻,属湿热中阻、气不化津之变。脉象稍细,结合湿热的发生源头,则脾虚清气失升的判断也由此产生。但重点是湿热,处方以清疏中焦湿热为主力,兼以参、芪而为益气成方。

2. 口渴案(2)
刘某,女,76岁。

2011年9月20日首诊:

脉诊：浮虚软小数。望诊：舌光红色黯不燥，苔薄少。主诉：夜渴多年，1月前空腹血糖9.2mmol/L，自述有糖尿病但从不服药治疗，夜渴时必须饮水，但饮也不解渴。

病机辨证：脾肾气阴两虚兼阳气小虚。

处方：制附片3g（先煎）、党参30g、黄芪30g、生白术12g、茯苓15g、石斛15g、天花粉15g、玄参15g、生地黄30g、山茱萸肉30g，6剂。

2011年10月1日二诊：

脉同上，舌光红津满。言药后夜渴有好转，已无需饮水即可忍耐。

原方又6剂。

按：夜渴多年，舌光红苔薄少已示阴分不足；脉浮虚软、舌津多则示气虚不摄津液。因病史多年，应考虑气阴不足之后还有阳气不旺、阳不化阴的因素。

3. 口渴案（3）

马某，女，70岁。

2010年4月1日首诊：

脉诊：浮弦滑数，加压后涩、稍劲，脉形迂曲，两尺沉细弦滑。望诊：苔薄淡黄腻，舌红。主诉：长期口干舌燥，腰背不利，便溏。有高血压史10余年，否认糖尿病史。

病机辨证：肝郁阳盛，湿热内蕴。

处方：钩藤15g（后下）、天麻15g、野菊花15g、蚕沙15g（包）、地龙15g、木瓜15g、萆薢15g、石斛15g、苍术15g、黄柏15g、葛根15g、制首乌30g、藿香10g、茵陈蒿30g、鱼腥草30g（后下），7剂。

2010年4月22日二诊：

脉诊：转浮细小弦小涩。望诊：舌红苔薄黄腻。主诉：舌燥口干减轻，腰背仍痛。

前方加生山楂18g、狗脊30g，7剂。

2010年9月13日三诊：

脉诊：细滑虚弦小数。望诊：苔淡黄白腻，舌红。主诉：口干舌燥，经前投清泄肝阳、化湿之方二诊已大为好转，现咽痒，咳嗽。

脉无弦涩而为虚性的细滑弦小数之象，肝阳已缓，略现虚象。

2010年4月18日方加南沙参15g、北沙参15g、党参15g、金果榄10g，6剂。

按：本例长期口燥，未从阳明燥热或肾阴不足或肺胃津亏论治，而采用清泄肝阳、苦燥淡渗除湿法。因患者脉象既郁又刚，既收又张，苔又淡黄腻，显为肝郁阳亢，湿热内盛之证，以此治疗疗效明显。口干在病机上有三种，其一为体内阴津不足,这又有热邪所伤和阴津亏损两种。其二为脾肾阳虚失化,津液不能上承口舌,如《伤寒论》五苓散证之口干。其三,因实邪(郁热、积滞、湿热、瘀血等)伤阴或痹阻,气机不能上输津液至口、舌。彼此识别如下:津液不足者脉细有刚性,舌红绛,舌上少津少苔。阳虚失化者脉气不振,舌苔或薄或厚,但舌淡津丰。如舌光红、光绛而有津,脉虚弱、细弱,则是气阴两虚。实邪所致口渴必有相应脉证,如肺胃气热其脉洪;脾胃湿热其脉滑满、舌苔腻;中焦郁热脉郁滑、弦滑于中沉位和关尺部,舌苔常黄;阳明燥结其脉沉实,舌苔厚、干、腻燥;饮食久积脉同中焦郁热,但舌苔糙腻、根部厚;瘀血口渴,舌色瘀青,脉气涩;肝火口渴脉象呈弦刚而数,心躁、头目昏涨,等等。治从病机这是中医临床学的不二法门。所以口渴之治皆从病机而定,即同症(病)异治,如果病机相同,治法也同,这又是同症(病)同治,对中医而言病症为表面性的概念。

4. 口甘案

刘某,男,38岁。

2011年10月11日首诊:

脉诊:左脉细弦,右沉细,寸之后关之前浮位有一气团上突。望诊:苔黄腻满舌。主诉:患者素来豪啖,喜肥腻厚重饮食,近20余日口甘,查空腹血糖及糖化血红蛋白均正常。

病机辨证:气虚气痹失化,湿热中阻,湿热余气上壅。

处方:桂枝10g、干姜5g、草果10g、茯苓15g、茵陈蒿30g、蚕沙15g(包)、杏仁12g、薏苡仁30g、佩兰10g、炒山楂15g、炒麦芽15g、炒谷芽15g、苍术15g、猪苓15g、冬瓜子30g、苦参15g、莱菔子15g,6剂。

2011年12月20日二诊:

言服药后口甘即消,近因饮食不节口甘复现1周,要求复方,前方加鱼腥草30g(后下),14剂。

按:口甘通常为中焦湿热。本例脉左细弦,右沉细,而右脉寸后关前有一气团浮突,两者分别显示气虚气痹失化和湿热中阻、湿热余气上壅。予以温中化浊与清芳化湿、淡渗利湿、苦燥除湿合方取得疗效。

5. 口臭案(1)

黄某,男,42岁。

2011年5月9日首诊:

脉诊:均居中位,弦滑小满,左兼细弦而失柔。望诊:苔白腻满舌。主诉:长年口臭、大便干,好油荤饮食。

病机辨证:阳明湿热郁遏,气机不畅。

处方:苦参15g、当归15g、浙贝母15g、蒲公英30g、茵陈蒿30g、佩兰10g、草决明30g、瓜蒌皮10g、郁金15g、炒山楂15g、炒神曲15g、炒麦芽15g、鱼腥草30g(后下)、枇杷叶10g,6剂。

2011年5月19日二诊:

脉诊:右仍浮滑盛满有力而数,左侧细而虚弦。主诉:药后即症减。

改清泄方加健脾。

处方:炒白术15g、石斛15g、瓜蒌皮15g、苦参15g、当归15g、浙贝母15g、冬瓜子30g、胆南星10g、郁金10g、黄芩15g、生山楂15g、泽泻15g,6剂。

按:嗜好油荤,长年口臭、大便干很容易想到饮食久积产生的不良变化。而脉居中位,弦滑小满为有形邪热积滞中焦之象,苔白腻满舌则是湿浊内盛的表现,脉舌均示脾胃湿热积滞。左兼细弦失柔,应考虑湿热积滞、痹阻气机所致。脉、舌、症三者一致,二诊右脉仍浮滑盛满有力而数,但左脉细而虚弦,已现虚象,故兼顾健脾运脾,酌减清泄力量。

6. 口臭案(2)

冉某,男,43岁。

2009年10月9日首诊:

脉诊:略浮而细弦郁。望诊:舌红,苔薄白腻。主诉:多年来口臭严重,且夜流口涎,枕巾浸湿,气味臭浊,还常衄血,胸闷,时有期前收缩。患有高脂血症,习嗜辛辣膏粱厚味。

病机辨证:胃热挟痰浊上涌。

处方:芦竹根30g、石斛30g、瓜蒌皮30g、黄连10g、升麻5g、胆南星10g、天竺黄10g、麦门冬15g、茵陈蒿30g、生山楂15g、生地黄30g、扁豆30g、淡海藻30g、葛根15g、苍术15g、枇杷叶10g,6剂。

嘱低调料、低脂肪、低热量饮食。

按:本案口臭从胃热和痰浊两个方面入手治疗,但脉象细弦郁束为阴性脉,似乎脉不对证。其实脉气郁束直接的原因当然是气的收引即气郁,但其前期病机多样,其中因阳邪而收引病机,使脉象以阴性表现的并不少见。读民国时期沪上名医丁甘仁治方姓案,赤日中暑致昏仆、牙关紧闭、四肢厥冷,而其脉伏,病机分析为"湿遏热郁、气机闭塞、脉道为之不利",急拟清暑开窍、宣气涤痰方施治(案见《丁甘仁医案·暑温》,上海科技出版社,1960年版),此案如以少阴寒厥论治则误。内伤病与外感病病种不同,但病机变化可以互参。本案口臭重,衄血、胸闷、心脏期前收缩、高脂血症、嗜食辛辣厚味等信息都应对脉象细弦郁的理解引向实邪遏阻气机。一个细节需注意,患者脉象郁束但不沉,而略见浮气,这是阳邪本性所动的反映,所以患者病机中的实邪不光有痰浊,还应有胃热。

7. 口臭案(3)

袁某,男,47岁。

2009 年 9 月 16 日首诊：

脉诊：细滑具浮势。望诊：舌红甚，苔薄黄糙腻，面色红。主诉：口臭、肤痒多年，皮肤具细疹，因工作需要，经常聚餐进食油腻厚味。

病机辨证：湿热中阻，郁遏气机。

处方：制大黄 10g、黄芩 10g、黄连 10g、牡丹皮 10g、生地黄 30g、淡豆豉 15g、葛根 15g、茵陈蒿 30g、石斛 30g、蚕沙 15g（包）、玄参 15g、枇杷叶 10g、佩兰 10g，6 剂。

2009 年 9 月 25 日二诊：

脉诊同前。望诊：苔转薄白，舌红。主诉：药后症状减轻，服药期无腹泻。原方加青蒿 10g、金银花 30g、蛇蜕 5g，去佩兰，6 剂。

按：患者舌红、苔糙腻说明中焦湿热已化燥热，脉滑气浮是其热扬之势，脉细却是热性之扬受到束缚，因而这是郁热。方中大黄、黄芩、黄连、牡丹皮、生地黄、玄参、石斛都是清热之味，茵陈蒿、蚕沙、佩兰可去湿，豆豉、葛根、枇杷叶则去湿宣郁兼微清的药味。

8. 口臭案（4）

张某，女，30 岁。

2011 年 11 月 15 日首诊：

脉诊：脉细弦带虚气，但自浮位切至沉位，脉力不减不变。望诊：苔薄白，舌淡红。主诉：口臭，大便秘结，曾作胃镜查，幽门螺杆菌弱阳性。

病机辨证：脾虚失运，阳明郁热。

处方：生白术 18g、桔梗 10g、苦参 15g、浙贝母 15g、当归 15g、冬瓜子 30g、佩兰 10g、石斛 15g、金果榄 5g，6 剂。

按：本例口臭、便秘辨病机为脾虚，阳明郁热，苔舌方面只显示积滞湿热，但脉象细带虚气，提示脾虚，细而虚弦之脉自浮至沉位不变，虽非有力之象，也反映无形郁热气机不畅的病机，故予生白术 18g 健脾，当归贝母苦参丸清泄阳明郁热，酌配若干味清胃之味配成一方。

口臭一症本身为热邪所为，但引起口臭热邪的前期病机一定有口腔之下、三焦之内多种变化，即下病上热之症，如中焦伤食、湿热化燥、胃热、大肠积实等等是因下热而致上热口臭的病机。肺胃津亏而燥火上逆则是下虚而致上热口臭的病机。中虚不运，中气因而闭郁化热，也是一种下虚而致上热口臭的病机（此种口臭，有饥劳则加重，进食可减轻，脉气随之盛衰的特点），等等。不同的病机，治法各有所宗，并非千篇一律某种一定之法所能通治。以上口臭四案分别以胃热、阳明湿热、阳明郁热和脾虚为主要病机，其中除黄某案外都有兼夹病机。所以即使口臭小症，面对每一病例都会感到个体的差异。

9. 湿滞互结口灼口臭案

张某,男,39岁。

2013年2月21日首诊:

脉诊:脉位中至沉位,均细郁弦不扬,重压不绝。望诊:苔黄糙腻,舌红黯甚。主诉:口腔上腭热灼、口臭4个月,有时寐不安,查口腔黏膜无明显异常。

病机辨证:湿滞互结,痹阻中气,化燥化热。

处方:柴胡15g、黄芩24g、藿香10g、苍术15g、茵陈蒿30g、法半夏10g、茯苓15g、化橘红10g、厚朴15g、炒枳实10g、生山楂15g、石菖蒲15g、广木香10g、石斛30g、蚕沙24g(包煎)、鱼腥草30g(后下)、排风藤30g,14剂。

2013年3月14日二诊:

脉诊:双手脉均沉细郁小滑,但重压下余力不消,寸部有微小气点。望诊:苔薄白。主诉:药后症减,余邪未尽。

予上方14剂,每2日一剂。

按:口灼在临床中屡屡而见,不少病人口腔黏膜热灼之外还伴有舌边尖或舌体的麻刺感。口腔医学视为口腔炎或舌炎的一种表现。此病往往顽固难愈,曾治疗一例中年女性,口灼舌麻2年,脉证显示为脾阴不足,胃中阴火上灼,予甘平淡味益气养阴和清降胃火之法,历时近一年,症状方消失,之后来诊因他症求治,口腔灼麻未再发作。本例口灼4个月伴口臭,脉象沉郁在中沉位,呈细郁弦、重压不绝的内郁有力之象,结合舌苔黄糙腻,可肯定是湿滞互结证。口灼口臭只是湿滞互结中焦之后热化燥化的一种结果,故病在上,治之中,以柴平加减方治疗,14剂后症减,脉象弦郁有力也显著减轻。

柴平加减方:柴胡、黄芩、苍术、厚朴、陈皮、法半夏、茯苓、茵陈蒿、藿香、郁金、石菖蒲、枇杷叶、莱菔子、炒山楂、炒神曲、炒麦芽。

10. 夜涎案

赵某,女,65岁。

2010年10月16日首诊:

脉诊:右细,弦甚,小数,左脉弦滑小满。望诊:舌正,边尖偏红,苔薄白。主诉:夜寐时涎多已7月,涎味苦,口中发木,但次日早餐后诸症消散,久治不愈。

病机辨证:肝火胃热,气滞,中气失升。

处方:钩藤10g(后下)、天麻15g、茵陈蒿30g、川木通10g、石斛15g、芦竹根15g、黄连10g、吴茱萸5g、竹茹15g、枇杷叶10g、葛根15g、玉竹30g、南沙参30g,3剂。

按:涎多有虚实不同病机,涎清稀为虚,浊稠为实;涎气平淡(包括淡腥)为虚,气味臭秽为实;饥则涎多为虚,饱而涎多为实。但涎液本身的特点不可孤立看待,应从脉诊和其他三诊综合分析,而以脉诊资料为重。如本例脉弦甚(右)又弦滑小满(左),因而认定肝火胃热之证。

11. 牙痛案

张某,男,60岁。

2009年9月11日首诊:

脉诊:右浮细弦滑,左浮细滑。望诊:舌红,苔淡黄厚腻。主诉:右下牙痛1周,伴左耳心痛1天,尿赤,大便正常。

病机辨证:肝胃湿热,上壅头面。

处方:龙胆草10g、炒栀子10g、黄芩15g、川木通15g、法半夏10g、柴胡15g、白芷15g、泽泻15g、桔梗10g、厚朴15g、苍术15g、车前草15g、茵陈蒿30g、垂盆草30g、忍冬藤30g、肿节风30g、炒山楂18g,3剂。

2009年9月15日二诊:

脉诊:沉细微弦。望诊:苔薄黄腻满舌。主诉:牙痛已消失,口淡不思饮食。

病机辨证:脾虚失运,湿热中阻。

处方:炒白术15g、杏仁10g、薏苡仁30g、淡豆豉15g、法半夏10g、藿香10g、厚朴10g、陈皮10g、茯苓24g、茵陈蒿30g、桔梗10g、炒枳壳10g、木瓜15g、鸡内金15g、射干10g、枇杷叶10g、鱼腥草30g(后下)、炒神曲15g、炒山楂15g、炒麦芽15g,3剂。

按:牙痛由专科专门技术处理的多,时而也有患者求助中医。从中医的观点看,牙痛是内脏疾病的口腔表现,治从整体病机,这是例证之一。中医的疗效对于反应性的牙痛较好,因龋齿炎症引起的有暂时效果,长期缓解仍需专科技术。

【小结】

本节列口渴3例、口甘1例、口臭4例、口灼1例、夜涎1例、牙痛1例。是中医临床中并不少见的病症。中医治病求本,本在病机,每一种病症的病机是否存在规律性?当然有规律,任何病症最基本的病机规律就是阴阳失调、病位分布(表里)和寒热虚实属性不同,归纳到证型上,最基本的证型即阴阳、表里、寒热、虚实八纲证型。但这些基本病机在每一例患者身上的变化一定具有个体性,因而中医临床实见病例的病机变化不是单纯八纲之机可以应对。犹如画家所用色彩,基色仅红、黄、蓝三种,基色本身并非画作,但可以调出无比丰富多样的色彩,与线条结合形成无穷多的画作,每一幅画都是基色与线条的变化,但其变化又是独有的。这种共性与个性的统一有普遍性。中医的每一种病症的共性体现在构成病机结构的病机环节上,例如口渴的病机环节常见有中气不足、阴虚、郁火伤津、湿热化燥、胃分气热耗津、肝火、积热等多种，这是共性规律，但对每一例患者而言，这些病机环节的组合随天时、地理和个体禀性不同而异。从而变化出具体的个体病证。懂得病机环节与病机结构的个性与共性的关系，也就懂得了中医的临床特点。

二、目疾

1. 风热目赤案

石某，女，56岁。

2011年12月24日首诊：

脉诊：沉细滑满数促，带虚弦，脉气郁亢。望诊：苔薄白微腻。血压128/86mmHg。主诉：右目充血20天，左目充血2天，某军医院诊断病毒性角膜炎，治疗16天，迄今症状不消。

病机辨证：风热外犯，肺肝亢气内应，眼络瘀滞。

处方：桑叶15g、野菊花15g、木贼15g、连翘15g、蝉蜕10g、青葙子15g、金银花30g、赤芍15g、桃仁15g、牡丹皮10g、蔓荆子15g、板蓝根30g、僵蚕15g、钩藤10g(后下)、炒栀子10g、蛇蜕5g、水牛角15g、红景天10g，7剂。

2011年12月31日二诊：

脉诊：郁弦滑数。血压134/80mmHg。主诉：双目充血减轻，但夜寐不宁4天，伴畏热。

上方加黄芩15g、生石决明30g、酸枣仁30g(打碎)，去水牛角、红景天，7剂。

按：病毒性眼疾在中医属于外障实证。中医专科有外治法，但大内科的从业人员主要运用内治法，一般疗效尚可，比起内障眼疾要容易些。外障之证往往兼有内伤因素，如本例脉气带郁亢象，所以虽经首诊清散之方治疗，目赤好转，但第二诊时患者夜寐不宁、畏热出现，证明郁亢之气素来有之，是肺肝气郁阳亢的反映。治疗时宜兼顾。

2. 阴虚热郁案

徐某，女，56岁。

2008年8月11日首诊：

脉诊：左细右缓大。望诊：苔薄白，舌正。主诉：双目结膜充血，睫毛紊乱，目酸涩，心中热。曾服黄连上清丸3天，症减，药停即发。

病机辨证：肝阴不足，阳明郁热。

处方：生地黄24g、北沙参15g、白芍15g、炒栀子10g、柴胡10g、青葙子

15g、黄芩 10g、葛根 30g、野菊花 15g、防风 10g、薄荷 10g（后下）、黄连 10g、生石决明 30g、苦参 10g、淡竹叶 15g、水灯芯 15g、大青叶 15g，6 剂。

2010 年 6 月 10 日二诊：

脉诊：稍弦缓滑。望诊：舌红，苔薄白。主诉：双目结膜充血复发如前，下睑糜痛，睫毛脱落已半月。口咽干如裂折，右颈有气包，时显时消。前次眼疾药后即愈，至今缓解 1.5 年，本次脉症与前次略有不同。

病机辨证：阴虚火旺，肝胃郁热。

处方：生地黄 30g、山茱萸 15g、麦门冬 15g、知母 15g、牡丹皮 15g、黄柏 15g、柴胡 10g、青葙子 15g、赤芍 15g、白芍 15g、黄芩 10g、黄连 10g、蝉蜕 10g、北沙参 30g、防风 15g、白鲜皮 15g、龙胆草 10g、生石决明 30g、草决明 15g，7 剂。

按：患者从 2008 年首诊目赤以来多次复发，每发都会来诊，用中药治疗而消。以上记录是最初的二次诊治资料，首诊脉象左细右缓大，判断为肝阴不足（左脉所示）、阳明郁热（右脉所示）。二诊脉稍弦，出现了肝气，脉缓滑与首诊之缓大一样，仍是胃热，故在肝阴不足基础上增加肝胃郁热一说。

3. 眨目口苦案

何某，男，12 岁。

2010 年 10 月 30 日首诊：

脉诊：脉郁弦。望诊：苔薄白微腻，舌红。代诉：经常性口臭，但大便正常。近 20 天不断频频眨目，自觉眼睛干涩，以往并无此症，经西医予眼药多种治疗并无好转。

病机辨证：肝胃郁热。

处方：柴胡 10g、龙胆草 10g、炒栀子 10g、野菊花 10g、淡豆豉 15g、生石膏 30g、防风 10g、蚕沙 15g（包）、川木通 10g、金银花 15g、蝉蜕 10g、黄芩 10g、竹茹 15g、青葙子 10g、鱼腥草 30g（后下），6 剂。

2010 年 11 月 6 日二诊：

脉转浮滑。苔薄淡黄腻。主诉：口臭与眨目基本消失。

上方加芦竹根 10g 善后，6 剂。

2010 年 11 月 13 日三诊：

症状全消，家长要求再予巩固，以 11 月 6 日方减小剂量 6 剂。

按：肝开窍于目，频频眨目是肝热风动之象；时常口苦口臭，为胃热熏灼之征。脉弦郁、舌红示郁热内生。综合舌脉，本案为肝胃郁热所致眨眼及口苦，故立疏风清肝胃之法，效应立现。

三、喉痹

1. 湿滞互结喉痹案

唐某,女,74岁。

2015年2月14日首诊:

脉诊:双手脉沉细小弦,关尺重压不绝,但不刚,两寸气点小坚,郁而不扬。望诊:苔黄糙厚腻,中心呈酱黄色,舌红。主诉:喉部异物感,咽壁灼热,脘腹压痛,失眠声嘶,咳嗽而不畅已1月,半年前胃镜检查为胆汁反流性胃窦炎。

病机辨证:湿滞互结,气脉不畅,郁火上炎。

处方:柴胡15g、黄芩15g、藿香10g、茵陈蒿30g、苍术15g、厚朴15g、广木香10g、石菖蒲10g、蚕沙15g(包)、桔梗10g、射干10g、山豆根6g、玄参15g、芦竹根15g、茯苓15g、板蓝根30g、忍冬藤30g、炒山楂15g、炒神曲15g、炒麦芽15g,3剂。

2015年2月24日二诊:

脉诊:寸部仍显示气点郁而不坚,关尺沉细郁。望诊:舌苔薄淡黄腻,根部则有脱苔。主诉:上方服后诸症均安,停药1周。现尚有脘腹胀满,稍食即加重。

病机辨证:中焦郁热,滞痹气机。

处方:苦参5g、蒲公英30g、郁金15g、砂仁10g(后下)、白豆蔻10g(后下)、厚朴15g、藿香10g、茯苓15g、陈皮10g、法半夏10g、瓜蒌皮15g、广木香10g、代赭石15g、枇杷叶10g、炒山楂15g、炒麦芽15g、炒神曲15g,6剂。

按:喉虽为肺之区域,但病症同样具有全身性质,传统理论用脏腑阴阳经脉都循喉而行来解释。本案脉象沉郁,关尺气不刚,但力重是阳明郁热所致,结合苔象黄糙厚腻,可直接判断中焦胃肠湿滞交阻,化生郁火。寸脉气点显示郁火上炎之处,其位应喉,故而喉部异物感,火灼样不适。当首诊方药服下,不仅症状减轻,而且该气点也由小坚变为不坚,反映局部气火滞痹的程度减轻。本例治疗柴平汤加减为应证之方。

柴平加减方:柴胡、黄芩、苍术、厚朴、陈皮、法半夏、茯苓、茵陈蒿、藿香、郁金、石菖蒲、枇杷叶、莱菔子、炒山楂、炒神曲、炒麦芽。

2. 肾阳不足喉痹案

许某,女,64岁。

2011年10月15日首诊:

脉诊：左脉细，寸微浮；右脉浮，右脉寸关部中位细滑气浮，尺则沉细；脉力自尺至寸逐渐转强。望诊：舌老红，苔薄淡黄干腻。主诉：口干咽燥1年，春夏轻，至秋加重。外院检查有慢性咽炎，否认高血压、高血糖、高血脂史。大便干燥数日一次。

病机辨证：肾阳不足，肺胃郁热化燥。

处方：制附片3g（先煎）、北细辛5g、桑叶15g、黑芝麻15g、生石膏50g、知母15g、玄参15g、生地黄15g、桔梗10g、乌梅10g、沉香10g、制香附子10g、陈皮10g、金果榄5g、胖大海10g、枇杷叶10g、郁金10g、炒栀子10g、北沙参30g，6剂。

2011年10月25日二诊：

脉诊：右细柔滑，左沉细小弦，脉气较前诊平和。望诊：苔薄黄腻且干，舌红黯。药后口咽干燥有所减轻，但口中有腻感。

前方减附片为2g（先煎），沉香缺药，另加青蒿10g、茵陈蒿30g、天花粉10g、厚朴15g、冬瓜子30g，6剂。

2011年11月5日三诊：

脉诊：左沉右稍扬未变。主诉：咽燥显减，大便仍数日一行。

处方：2011年10月25日方加升降散又6剂。

2011年11月15日因食后腹胀来诊，言长达1年的咽燥口干已基本消失。为求巩固，将11月5日方加厚朴、莱菔子、砂仁三味又6剂。

按：本例咽炎久发，脉象细且右脉在细象中自尺至寸呈下虚上盛型。尺部沉细，寸关较为滑而气浮，提示下焦阳气小虚，上中焦肺胃郁热，因而予小剂量附子、细辛温阳，桑叶、芝麻、石膏、知母、栀子仿清燥救肺汤、白虎汤意，以清泄上中焦燥热，再配以玄参、生地黄、桔梗、沙参润燥，乌梅敛浮火，沉香、香附、陈皮、郁金、枇杷叶疏气散郁，金果榄、胖大海清利咽喉，疗效较为显著。方中附子予小剂量使用还可温通脉络，与众理气药相辅。第二诊使用清化湿热药因苔黄腻干、口中发腻之故。第三诊时虽症状显减，脉气左沉右稍扬，两者一阴一阳，显示少阴太阴气寒气收，而肺胃气热气燥气扬，加升降散通调气机升降平衡，方中大黄有助清泄肺胃燥热。临床上寒热虚实错合为一个病机结构者，时而可见，《伤寒论》乌梅丸证为经典先例，对此，需在思维认识上习惯、服从，而不可将客观的错合强割、否定。

3. 肺肾两虚喉痹案

蒋某，女，24岁。

2010年3月3日首诊：

脉诊：寸关浮细虚弦而滑，尺部沉细虚弦。望诊：舌红，苔薄白腻但满舌。

主诉:咽痛,喉痰多2年,痰稀泡状,每2个月左右即发作一次。2009年6月23日某医科大学附属医院作电子纤维鼻咽镜检查:鼻腔、喉部黏膜充血。

病机辨证:肺气不足,肾阴下虚,上承不足。

处方:南沙参30g、黄芪50g、生白术15g、防风10g、锁阳15g、五味子10g、麦门冬15g、玄参18g、紫苏叶10g、制香附子10g、王不留行15g、金果榄10g,14剂。

2010年4月23日二诊:

药后症减,脉细虚弦,苔薄淡黄腻,满舌。

前方加川贝母粉6g(冲),14剂。

按:本例脉象通体细而虚弦,为不足之脉,寸关兼浮滑,尺部兼沉,提示上焦气不足(如非气虚而是阴津不足,其脉不会浮滑虚扬),下焦之虚为阴虚(虚细有弦是特征)。所以知其病由于肾阴下虚,肺气不足共同导致咽部津气失承。

4. 气阴不足风邪夹湿喉痹案

李某,女,14岁。

2011年8月13日首诊:

脉诊:右细而虚弦数,左细弦数。望诊:舌淡红黯,苔薄白微显糙腻。主诉:左侧颈部至目后至头巅部胀痛1天,伴头昏沉困不爽,口苦,鼻根胀,胃脘不适,便秘。市儿童医院认为感染,已静脉注射抗生素4天,症状不减。查鼻腔前庭区干糜,咽壁充血。

病机辨证:气阴本虚,风邪夹湿上滞头面。

处方:党参30g、黄芪30g、红景天10g、柴胡10g、黄芩15g、葛根30g、连翘30g、玄参15g、牛蒡子15g(打碎)、桔梗10g、山豆根6g、建曲30g、厚朴15g、木瓜15g、川芎15g、天麻15g、蔓荆子15g、羌活10g、板蓝根30g、鱼腥草30g(后下),6剂。

患者药后病症全消,当年9月3日因天暑气热,贪受空调凉冷之气,病状复发3天,诊脉同8月13日,予原方去山豆根,加桂枝10g、僵蚕10g,6剂。

按:患者症状集中在头面部,却由风邪滞喉所致,两脉细而弦束示经络气机不畅,右脉少力示正虚,左脉脉气偏实示邪阻经脉。苔糙腻为湿滞不退之象。故以参、芪、玄参扶气阴,又以柴、葛、牛蒡、羌活、天麻、川芎、藁本、蔓荆子等疏散头面之风,再予黄芩、红景天、连翘、板蓝根、鱼腥草肃清风中之毒,又加桔梗、山豆根、玄参等利咽要药,兼木瓜、厚朴、建曲、鱼腥草共同和胃化湿。药味虽多,方理不乱。

5. 气虚津燥喉痹案

陈某,女,49岁。

2010年11月12日首诊：

脉诊：细虚弦，有浮象。望诊：舌红黯，苔薄白。主诉：反复咽喉干痛，伴头昏已3个月。绝经3年，有上消化道溃疡病史。

病机辨证：气虚津燥。

处方：西洋参片5g、黄芪30g、生白术15g、当归15g、玄参15g、麦门冬15g、北沙参15g、诃子10g、乌梅10g、葛根15g、天门冬15g、黑芝麻15g、金果榄5g、炙甘草10g，6剂。

2010年11月19日二诊：

脉诊：细滑。望诊：舌红，苔薄白。主诉：头昏咽痛基本消失，舌尖右缘发一点状溃疡，此症既往史已多年，每年必发若干次，夜尿频。

上方去西洋参，加白鲜皮15g、黄柏15g、砂仁10g（后下）、党参30g，6剂。

按：本案首诊因其脉细而虚弦，有浮象，说明元气不足、上浮为火，火灼肺津而成燥症。故治法以益气养阴为主，方中诃子、乌梅可敛火，葛根为升清之品可缓头昏。本症虽以气阴两虚为主，但也有邪热，故予利咽清肺之品金果榄，全方有重点也有兼顾，疗效较满意。咽炎用此法并不多，但见证如此则有此法，不必拘泥于成法。二诊时口腔溃疡复发，与首诊咽痛头昏症虽异，但病机一致，仍然由于气阴两虚、虚火上炎所致，但因脉象细而滑，脉气增加，热势较初诊重，故设方则需在首诊方中，加强敛火肃毒之品（白鲜皮、砂仁、黄柏）。以党参换西洋参者，系党参性味更平和，避免刺激口腔溃疡之激发。

【小结】

上列喉痹5案都是以内伤因素为主的脉案。但喉痹、尤其急性病例以外感最多见，风热、燥火、湿火、风寒皆可为喉痹，应分别以辛凉疏风、辛而凉润疏风、苦辛化湿或芳苦合化疏风、辛温疏风治疗，但必须融入解毒利咽之味疗效则迅速。内伤喉痹辨识病机相对较难，如能将喉痹置于三焦、脏腑、经络整体之中审视则也不难。

四、鼻炎

1. 鼻腔奇痒案

刁某，女，33岁。

2013年9月28日首诊：

脉诊：两手脉浮濡滑，右关加压微感沉滑力。望诊：苔薄白。主诉：鼻腔奇痒、刺激不适已4月,曾二次鼻咽镜检查,见黏膜充血。每日清晨喷嚏频作。

病机辨证:卫虚不固,风邪上行,阳明热郁。

处方:黄芪30g、防风15g、辛夷花15g(后下)、炒栀子10g、生石膏30g、连翘15g、荷叶10g、野菊花10g、苍耳子10g、千里光30g、金银花30g、赤芍15g、蝉蜕10g、炙甘草5g、天花粉15g,6剂。

2013年10月5日二诊:

脉仍柔滑,无浮象和郁力。主诉:药后症减。

上方加鹅不食草5g,14剂。

按:鼻腔奇痒与脉象浮滑从风邪上行理解,脉症一致;浮滑脉又见濡,是卫虚;右关加压出现沉滑之力,属中焦胃热(阳明)内郁之征象。

2. 副鼻窦炎案

易某,女,50岁。

2006年5月6日首诊:

脉诊:弦亢有力。望诊:苔薄白,舌边尖红。血压150/80mmHg。主诉:头额昏涨,鼻塞10余日,流绿或黄浊涕,咽干不适,咳嗽,小便不畅。外院诊断副鼻窦炎,建议穿刺引流注药,患者拒绝。高血压史8年,服北京降压零号和替米沙坦。血压仍波动,稍一动作或言语,血压即上升,性躁急易怒。

病机辨证:肝胆郁热。

处方:柴胡15g、黄芩15g、炒栀子10g、苍耳子15g、千里光15g、当归15g、川芎15g、赤芍15g、川木通10g、桔梗10g、天花粉15g、玄参15g、野菊花15g、蒲公英30g、白芷10g、泽泻15g、蔓荆子15g,3剂。

2006年5月9日复诊:

脉诊:右弦亢,左稍带濡。血压160~140/80mmHg。主诉:言药毕头额及鼻腔、咽部都感到轻松,小便仍不畅利。

前方加生石膏30g、知母15g、萆草15g、车前子15g(包),6剂。

按:鼻腔(窦)化脓性炎症而脉见弦亢,最多肝胆郁热或肝胃郁热,本案血压升高、性格易躁急发怒,与脉同参,定位于肝胆。第二诊左脉弦亢之中兼小濡,其中亢而小濡是胃气旺而非热实结滞的变现,弦亢小濡即肝胃郁热,用药加减均依脉象变化。

3. 急性化脓性鼻炎

陈某,男,62岁。

2015年10月16日首诊:

脉诊:双手均弦、滑、数有明显浮亢气,重压下内力重。望诊:舌苔薄黄,微腻,舌红。主诉:鼻塞、鼻咽部灼痛伴周边咽部干涩、头额昏涨7天,涕黏难出，只能用力向鼻咽部倒吸分泌物，有少量淡黄黏性带血分泌物从口中咳出，夜卧时鼻腔出气不畅。经专科检查为鼻炎和副鼻窦炎。

病机辨证：风火上袭，肝胆郁热内应。

处方：柴胡24g、黄芩24g、栀子10g、连翘30g、忍冬藤70g、蒲公英30g、紫花地丁15g、千里光30g、白芷15g、苍耳子10g、薄荷10g、桔梗10g、赤芍15g、野菊花10g、僵蚕10g、板蓝根30g、大青叶15g、生甘草5g，3剂。

此方药后鼻腔后部灼痛、涕黏带血等症状显减，但咽部仍干涩，2015年10月19日二诊时将上方加玄参15g、麦门冬15g，去白芷、苍耳子、野菊花、大青叶，忍冬藤减量为50g，6剂。

按：本例病证属于中医的风火鼻渊，成年人患此已很感不适，如在幼儿则有一定危险性，易致出气不畅窒息。笔者尚在本科学习时曾见习一例暴亡儿童尸检，最后结论为鼻咽部急性炎症继发脓肿导致窒息。本案脉气张动明显又有弦象，知阳火活动之中有内郁之因参与，病状在鼻咽部，故判断为风火上袭、肝胆郁热内应，予重剂清散风火郁热，所用药味，柴胡、薄荷、桔梗、赤芍、白芷、苍耳子、僵蚕都合"火郁发之"之义而具解毒除热之用，黄芩、栀子、连翘、忍冬藤、蒲公英、紫花地丁、千里光、野菊花、板蓝根、大青叶、生甘草大队重剂清热解毒，但也含清宣之性。此方药重，如不重则效不速，患者必然不满意。风火重症在辨证正确的条件下，重剂截断，不能坐等病情演变加重。

【小结】

以上三案都是鼻腔炎症，或偏于风，或偏于脏腑郁热，或风火为重，但显然都离不开风邪及其相兼之邪，又都与肺、肝（胆）、胃热或火郁有关。一般而言，急性鼻炎病位以肺为主，即风寒、风热犯肺，宣肺通窍是重要治法，其中通窍之药除辛夷花、苍耳子、白芷等之外，笔者体会到荆芥、防风、藿香、藁本、薄荷、蔓荆子、羌活、蝉蜕等辛散祛风药也有不俗的效果，当然必须在辨证、明确病机的条件下选用。慢性鼻炎和副鼻窦炎病位在肺、肝胆、肝胃，即风邪犯肺、肝胆或肝胃郁热、郁火上逆，导致鼻腔局部气痹不畅，因而津液凝化为湿热或痰热，血滞局部腐化为脓热，有时兼伤津液，形成风、火、郁热、气痹、血滞、湿热或痰热以及津燥纠合在一起的病机局面，所以慢性鼻炎、副鼻窦炎常用祛风、清热、宣气、通络、清化痰热或湿热、养阴生津综合为法治疗较有效，但综合之中有一个治疗精神，即治疗慢性鼻炎或副鼻窦炎方药宜通散，系病症的病机特点为滞郁。有成药"藿胆丸"，以藿香和猪胆汁为药，即苦辛合化、通散火郁的治法体现。此外这两种病症疗程宜长些，因患者病程长，多反复发作。有的过敏性鼻炎与脾虚胃气失固有关，但不全是表里之虚,总有内热之郁的因素,因而视为寒热虚实错杂证。萎缩性鼻炎俗称臭鼻症,系郁火化燥致臭的原因,治法宜清肺、清肝胆郁火并用润肺、解毒、通络合成一方,如桑叶、野菊花、龙胆草、栀子、黄芩、川芎、当归、白芷、蒲公英、连翘、苍耳子、赤芍、丹参、桃仁、芦根、天花粉、生地黄,加小量桂枝有一定效果。

妇　科

一、经、带异常

1. 心脾两虚、肝郁月经愆期案

宋某,女,33岁。

2011年8月24日首诊:

脉诊:双手脉均细,寸弱,关尺带沉弦,独左尺尤沉细难及。望诊:舌淡红,苔薄白。主诉:月经愆期,经行涩沥1年多,心烦,今已行经2天。月经紊乱前曾作节食减肥。

病机辨证:心脾两虚,肝郁气滞。

处方:南沙参30g、党参30g、川芎15g、当归15g、天门冬15g、玄参15g、熟地黄15g、柴胡10g、泽兰10g、丹参15g、陈皮10g、砂仁10g(后下)、制香附子10g、炒川楝子10g、牡丹皮10g、炒栀子10g,7剂。

此方略事加减,治疗至2011年9月中旬,今月经已按期而至,但小腹胀、矢气方舒。

2011年9月23日又诊:

适值经期,改服:党参15g、黄芪15g、川芎10g、当归10g、熟地黄15g、生地黄15g、制香附子10g、玄参15g、麦门冬15g、泽兰15g、陈皮10g、厚朴15g、乌药15g、益母草15g,4剂。

于2011年9月30日又诊:药毕经尽。将9月23日方去泽兰、益母草,加续断15g、广木香10g,服14剂。

2011年10月26日又诊:

月经2011年10月22日来潮,按期而至,行经初起左侧腰胯及腹部痛,2天自消。脉细缓滑,脉气已转旺,于9月23日方加阿胶10g(烊化)、荔枝核15g、续断15g,3剂,经尽后再服9月30日方14剂,嘱药毕可停方,改归脾丸调养1月即可。

按:因盲目节食减肥导致月经紊乱,笔者诊过数例,最长一例闭经近2年。此例脉细,呈上虚(寸弱)下束(关尺沉弦),而且左尺沉细难及,故知其心脾气血两不足兼肝郁气滞。调经之方经期与平时稍有不同,即对于月经愆期和不畅者应在经期辅以活血调经,经后侧重调气。

2. 月经先期案

顾某,女,46岁。

2009年7月14日首诊:

脉诊:脉细,略弦滑。望诊:苔薄白,根部腻,舌红。主诉:月经先期10个月,提前约10天至半月左右行经,经期7~10余日方尽。经色黯或鲜红,时夹细粒状瘀块。时年46岁,无更年期反应,无心累乏力等症。本次月经2009年6月22日至今未尽。

病机辨证:肾虚血热,胞脉失约失宁。

处方:西洋参10g、黄芪30g、续断15g、炒白术15g、生地黄30g、熟地黄30g、山茱萸15g、龟甲胶10g(烊化)、阿胶10g(烊化)、乌贼骨15g、仙鹤草30g、棕榈炭10g、血余炭10g、牡丹皮15g、黄芩15g、黄连10g、荆芥10g、制香附子15g、当归10g、炒地榆15g、柴胡10g、升麻5g、制大黄10g(炒炭),3剂。

2009年7月18日二诊:

脉诊:脉细滑略弦。主诉:药已毕。在服药次日即经血干净。

处方:西洋参5g、黄芪15g、当归10g、生地黄15g、熟地黄15g、川芎10g、白芍15g、牡丹皮10g、荆芥10g、续断15g、桑寄生15g、乌贼骨15g、黄芩10g、黄连10g、阿胶10g(烊化)、龟甲胶10g(烊化),6剂。

2009年7月28日三诊:

脉诊:脉浮细滑虚弦。主诉:月经又来潮1天,点滴出血,寐差,情绪欠宁,经色黯紫。

病机辨证:肾虚失涵,肝火下迫。

处方:生地黄15g、熟地黄15g、龟甲30g(先煎)、山茱萸15g、泽泻15g、川木通10g、牡丹皮10g、炒栀子10g、当归10g、川芎10g、乌贼骨15g、黑豆30g、续断15g、桑寄生15g、黄芩10g、青蒿10g、茜草15g、血余炭10g、制香附子10g、瓜蒌皮30g、石斛15g、陈皮10g,6剂。

2009年8月4日四诊:

主诉:服药后仅3天即经尽。

原方去止血药及石斛、瓜蒌皮,10剂。

2009年8月15日五诊:

脉诊:脉细虚弦滑。主诉:未见出血。

处方:7月28日方去川木通、血余炭,6剂。

2009年8月18日六诊:

主诉:8月17日又来经,出血量多,上方还有4剂未服。

处方：未服之方加血余炭 10g、炒地榆 15g、荆芥 10g、茜草 15g、藕片 5 片。

按：本案仅记录 2009 年 7 月 14 日至 2009 年 8 月 18 日的就诊资料。如属于内分泌失调，则中医药治疗有效，但需较长时期调治，否则疗效不稳定，如本例仅治疗 1 月有余，离病症治愈尚有距离，但近期效果已出现，故再续治似可痊愈。某弟子谓：月经不规则出血，妇科需排除内膜息肉等器质病变，此见极是。

3. 气虚热迫月经过多经漏案

李某，女，11 岁。

2012 年 7 月 4 日首诊：

脉诊：脉左及右寸关俱细弱，右尺独沉满有力。望诊：苔薄白腻，舌红。主诉：月经期过长半年，约 10 余日方尽，而近 1 个半月来更淋漓不断。痤疮满面，平时心气焦躁，大便 4~5 日一行。查血常规正常值。

病机辨证：脾肾气虚失摄，阳明郁热上逆下迫。

处方：西洋参 5g、黄芪 30g、炒白术 12g、茯苓 15g、续断 15g、桑寄生 15g、菟丝子 15g、当归 15g、黄芩 10g、黄连 10g、野菊花 10g、泽泻 15g、生地黄 30g、牡丹皮 10g、荷叶 10g、棕榈炭 10g、藕节炭 10g、制大黄 6g，7 剂。

按：本案录首诊资料，为标本兼顾而急于摄血之治。经尽后又当善为治本，如此反复几个月经周期乃妥。阴道出血淋漓不断 1 个半月，宜先塞流澄源并行。上方之治，因其脉两手寸关尺 6 个部位中 5 个部位为虚，仅右尺 1 个部位为实，故判断为脾肾之气虚失摄又阳明郁热有充分的依据。患者大便干结也是阳明郁热的一种表现。

4. 痛经案（1）

林某，女，14 岁。

2012 年 7 月 20 日首诊：

脉诊：双手脉虚滑。望诊：苔薄白腻糙。主诉：痛经 2 年，经行时作痛约 4~5 天，经期 1 周，经期后延，初潮 12 岁。末次月经 6 月下旬。

病机辨证：气血不足，气滞失疏。

处方：黄芪 15g、当归 10g、川芎 10g、炒白术 10g、茯苓 15g、白芍 15g、党参 15g、肉桂 5g、制香附子 10g、乌药 15g、陈皮 10g、柴胡 10g、茵陈蒿 30g、法半夏 10g、生山楂 15g、延胡索 15g，7 剂。

嘱经前 1 周来诊。

2012 年 7 月 27 日二诊：

脉诊：脉缓滑。望诊：苔薄白。月经尚未行，预为调治痛经。

上方加益母草 15g、续断 15g，去茵陈蒿、法半夏，5 剂。

2012 年 8 月 1 日三诊：

脉诊：脉柔滑。望诊：苔薄黄腻，布中后部。主诉：月经行于 7 月 29 日至今，无痛经。

于 7 月 20 日方加益母草 15g、续断 15g，4 剂。

患者自 2012 年 8 月 8 日至当年 11 月 17 日又经 9 次诊治，均在 2012 年 7 月 20 日方的基础上，随脉证小变而略有出入，月经前期和行经期中加五灵脂、延胡索、益母草，历经 3 次月经周期仍无痛经发作，而且每诊其脉都呈柔缓而滑有胃之脉。其中 10 月 13 日处方：

党参 30g、黄芪 30g、炒白术 10g、茯苓 15g、当归 10g、川芎 10g、白芍 15g、生地黄 15g、熟地黄 15g、制香附子 10g、青皮 10g、陈皮 10g、砂仁 10g（后下）、广木香 10g、桑叶 10g、白菊花 10g、炒栀子 10g，14 剂。

照上法加减服至 11 月底，嘱药毕停治。

5. 痛经案（2）

李某，女，32 岁。

2015 年 8 月 17 日首诊：

脉诊：双手脉呈台阶形，寸关居中位，弦小滑，两尺沉细郁，内力明显。望诊：舌苔薄白，舌红。主诉：自月经初潮始，每次行经均有多量瘀块，迄今已近 20 年左右。月经周期和行经期尚正常。

病机辨证：气滞热郁，经血失调。

处方：黄芩 10g、黄连 10g、生地黄 30g、川芎 10g、赤芍 15g、当归 10g、炒川楝子 10g、制香附子 10g、陈皮 10g、瓜蒌皮 15g、红花 10g、广木香 10g，14 剂。

患者远道而来，不便经常来诊，嘱此方平时煎服，每 1~2 日一剂，经前期开始加桃仁 15g、延胡索 15g、益母草 30g，服至月经结束。

2016 年 2 月 16 日二诊：

脉诊：近同前诊，偏于细郁，仍有内力，耐重压。望诊：苔薄白，舌红；面部泛布细红丘疹。主诉：上方照法反复服用达半年，痛经逐渐好转，最近 2 个周期已无腹痛，经血中也无瘀血块。侧血压 112/80mmHg，询家族史，双亲均有高血压病，日常不嗜麻辣，但嗜生姜。

病机辨证：气滞热郁，久则伤阴。

处方：黄芩 10g、黄连 10g、川芎 10g、当归 10g、白芍 10g、生地黄 30g、玄参 15g、麦门冬 15g、白菊 10g、炒川楝子 10g、瓜蒌皮 15g、石斛 15g、续断 15g、桑寄生 15g、制香附子 10g、陈皮 10g、郁金 10g、泽兰 15g，经前期和经期加益母草 15g。

嘱再服 3 个月经周期，如无痛经发作可停药。

按：本例痛经痛势重而病史长久，方治取芩连四物汤加调气理血药味，理由是脉气郁束但有内力，寸关尚稍抬升至中位，并兼滑，是气既滞又郁热而阳性内动的表现。其气滞、热郁可能与嗜食生姜有关，但尚与内分泌失调、精神情志有关，因其脉郁束内力又重，双亲均有高血压病，则其人难免多虑、兴奋、性格躁急。否则痛经史长达近20年就不太好理解。本例痛经由气滞热郁引起，上例林某案痛经则因气血不足兼气滞引起，一实一虚，治法上一攻一补完全不同，但痛经症状不论原始病机是什么，总是产生了气血失疏失调才会发生，所以实证或虚证痛经仍应在各自攻补方中选加香附子、陈皮、柴胡、青皮、木香、砂仁、川楝子、泽兰、红花、厚朴、乌药等药味，所以习用四物汤为底方，也是因为当归、川芎本身即具有调气血的作用，所谓调经实为调气血的概括。需注意的是药性温凉要与病机寒热一致，药性搭配还要注意相反的平衡，不使药性之偏助长气血之偏。

痛经之治需分阶段，即经前10天、1周至经尽，以针对病机的止痛为主要目的。月经干净后，以平衡脏腑阴阳气血为主要目标。病机的分析把握则根据脉证特点，其中脉象仍为主要方面。疗程一般应以连续3个月经周期均无痛经发作为度。经前期和经期处方与平时常服处方的区别首先是在当用方中加入调经理气止痛作用好的药味，一般虚痛绵绵，喜按喜温宜温养柔散，如八珍汤、陈艾、炒小茴香、吴茱萸、延胡索、制香附子等。凡属气滞血瘀的实痛，除针对整体的前期病机之外，五灵脂、炒蒲黄、制香附子、延胡索、川芎、当归、陈皮、青皮、益母草等皆为常用。所谓整体的前期病机指引起胞脉气滞血瘀（指血行不畅）的病机环节，如肝郁气滞、肝郁化火、阳明郁热、下焦湿热、气滞血瘀、胞宫寒凝等等，全凭脉证而定。如寒凝痛经，脉沉细迟、少腹痛、痛经剧烈用四物汤加乌头、吴茱萸、肉桂、艾叶之类；气滞痛经，脉弦、腹部胀痛、情志郁闷，宜逍遥散加用川芎、当归、青皮、陈皮、厚朴、紫苏叶、香附子、川楝子、砂仁等理气药，等等。

6. 肝郁气滞闭经案

朱某，女，29岁。

2015年11月24日首诊：

脉诊：两手脉均中沉位，呈沉郁弦满无坚刚象。望诊：舌苔薄白腻。主诉：闭经4年余，需服黄体酮才能行经，不用则久闭不行。妇检：盆腔未见显著异常，阴道清洁度Ⅲ°，有子宫肌瘤。末次月经2015年11月13日。

病机辨证：肝郁火旺，痰瘀滞络。

处方：龙胆草10g、黄芩15g、炒栀子10g、车前子15g、白果15g、黄柏15g、白芷10g、制香附子10g、苍术10g、川芎10g、当归10g、青皮10g、柴胡10g、桂枝5g，6剂。

嘱停用西药。

2015年12月1日二诊：

脉诊:两手脉沉弦郁满小劲。测血压 110/82mmHg。

病机辨证:同上诊,肝气太重。

处方:上方加白芍 15g、炒川楝子 10g,去白果,14 剂。

2015 年 12 月 15 日三诊:

脉诊:脉右细,左大,均郁滑,左寸关脉气最甚,左尚见弦,右略兼满。主诉:月经已逾期未行,既往用黄体酮即行,今未服则不行。2 日前腹泻,至今未愈。

病机辨证:湿热中阻,气机下郁。

处方:葛根 15g、黄芩 15g、黄连 10g、广木香 10g、吴茱萸 5g、苍术 15g、茯苓 15g、车前子 15g、制香附子 10g、陈皮 10g、柴胡 10g、厚朴 15g、藿香 10g、川芎 15g、当归 15g、炒山楂 15g、炒麦芽 15g、炒神曲 15g,6 剂。

2015 年 12 月 21 日四诊:

脉诊:左脉寸关尺及右关尺沉糊弦,内力重;右寸小气团郁满;两手脉通体气郁沉不扬。主诉:本次月经已于 12 月 19 日至今来临尚未干净。

病机辨证:热郁气滞。

处方:牡丹皮 10g、炒栀子 10g、柴胡 10g、薄荷 10g(后下)、川芎 10g、当归 10g、制香附子 10g、炒川楝子 10g、陈皮 10g、广木香 10g、通草 10g、茯苓 15g、续断 15g、生地黄 30g、麦门冬 15g、玄参 15g、吴茱萸 3g、益母草 15g,6 剂。

2015 年 12 月 29 日五诊:

脉诊:脉细弦,脉气沉郁。主诉:本月月经自 12 月 19 日至 12 月 24 日。近期妇科复查:阴道分泌物乳酸菌少,清洁度Ⅲ°,过氧化氢(+)。超声显示:子宫底有 1.2cm×0.8cm 突起物(肌瘤?),右卵巢崎胎瘤可能(大小 1.2cm×0.7cm)。

病机辨证:气脉不通。

处方:柴胡 10g、陈皮 10g、青皮 10g、广木香 10g、川芎 10g、当归 10g、桂枝 10g、茯苓 15g、桃仁 15g、制大黄 6g、莪术 10g、淡海藻 15g、乌药 10g、厚朴 10g、生地黄 15g、熟地黄 15g、续断 15g,14 剂。

2016 年 1 月 12 日六诊:

脉诊:双手脉细、滑,脉气稍活跃,寸脉脉气又重于关尺。望诊舌苔薄白腻。临近经期,脉象有响应。

处方:桂枝 5g、茯苓 15g、青皮 10g、陈皮 10g、柴胡 10g、炒川楝子 10g、橘核 15g、白蒺藜 10g、川芎 10g、郁金 10g、生地黄 15g、熟地黄 15g、天门冬 15g、麦门冬 15g、续断 15g、黄芩 15g,7 剂。

2016 年 1 月 19 日七诊:

脉诊:双手脉沉细郁数,带小涩,有内力。望诊:苔薄白,舌红。主诉:本次月经如期于昨日(1 月 18 日)来临。

病机辨证：气滞阳明。

处方：2016 年 1 月 12 日方去桂枝,加天麻 15g、玄参 15g、益母草 15g, 7 剂。

按：本案闭经长达 4 年,在不使用黄体酮的条件下,以纯中药调治共七诊近 2 个月,其间已正常行经 2 次。其治疗以疏肝理气,兼清肝和理血、养阴为法,系患者脉气沉细郁束不扬为基本表现。此例脉象尚未改善,治疗仍应当继续,以脉气平和通畅为好。

7. 阴虚湿热带下案

李某,女,53 岁。

2011 年 12 月 19 日首诊：

脉证：脉沉细滑。望诊：苔薄白微糙。主诉：夜渴,带下多而有异味,少腹胀,尿频尿涩。患舌底边缘炎 1 年,以左舌底缘较重,时发。发则舌底缘部位充血,疼痛,伸舌时不能平展,口干甚。自 2011 年 8 月始本人从中虚阴亏,湿火内伏,予补中益阴,清泄湿热调治,时缓时作已 3 月余,近 1 月来予辛凉清宣,养阴化痰,淡渗利湿调治已好转。

病机辨证：下焦阴虚,湿热下注。

处方：阿胶 10g(烊化)、生地黄 30g、猪苓 30g、茯苓 20g、泽泻 30g、知母 15g、黄柏 30g、浮小麦 30g、石斛 15g、柴胡 15g、白果 15g,6 剂。

2011 年 12 月 26 日二诊：

脉沉伏细郁,指掌则温。药后带下减少,尿量增加,无少腹胀痛,舌缘也不痛,但仍口干而不思饮。上方加桂枝 5g、玄参 15g,10 剂。

按：笔者诊治带下症,以往中青年妇女较多,大多内热或湿热下注,近年则偏多老年性阴道炎之带症。治法据脉症而异。本例脉沉细滑,舌苔微糙,又兼带下异味,少腹胀,尿频涩,则其脉之滑当从湿热下注解。患者夜渴,则脉细有可能为阴虚。再旁证患者既往舌炎之治均从阴虚湿火入手,这一病史印证其脉象为阴虚、湿热的可能最大。予适用之方《伤寒论》猪苓汤加味。

8. 肾虚失摄带下案

彭某,女,73 岁。

2009 年 7 月 28 日诊：

脉诊：脉浮虚细弦。望诊：舌淡红,苔薄白。主诉：阴内流清白液 5 天,一日数次,无异味。也无阴内外痒、痛。口干,双下肢在静息时不可名状难受,需拍击或走动方觉舒缓。

病机辨证：肾虚失摄,筋肉失养。

处方：菟丝子 15g、五味子 10g、覆盆子 30g、黄芪 30g、当归 15g、鹿角霜 30g、山茱萸 15g、怀牛膝 15g、山药 30g、白扁豆 30g、车前子 15g、枸杞子 15g,6 剂。

按：本例无复诊资料，但其症之治应不难，脉浮虚又细弦是内虚而不和之象，虚气失和既可以虚浮，也可以产生微弱的刚性即细弦。特例如恶性肿瘤元气大虚，脉气可以坚刚不柔，为《黄帝内经》所谓真脏脉绝命之脉，这是极端的旁证，所以析脉一定要活看，从病气活动上分析。本例应用五子衍宗丸（菟丝子、五味子、覆盆子、枸杞子、车前子）加味。

【小结】

妇女经、带、胎、产、乳自有其特殊的生理规律和病机特点，所以诊治妇女经、带疾病应具备一定的专科知识和思维角度。但妇女经带之病隶属于全科，仍然受中医基础理论的指导，月经不调、带下异常等疾病每每与内伤外感疾病相联系，所以诊治妇女病如具备大内科的审视能力，则不容易局限，一般而言，在思路上专则深而收，全则博而放，收与放对于临床诊疗各有好处，收放自如应当是追求的临床能力。

调经之最重在于气血，但这是广义的，肝、肾、脾、胃肠的功能与月经不调最相关，因而纠正了这些脏器的功能异常，使胞脉气血调顺，即属于调气理血之治。一张四物汤为调经基本方，因其含调气（川芎）活血（当归）养血（地黄）柔气（白芍）四大功能，在此基础上加减为许多妇科调经验方，如四物加艾叶、阿胶和四制香附为百子归附丸；四物加香附子、白术、陈皮、黄芩、小茴香为九味香附丸；四物加香附子、白术、泽兰、陈皮、黄柏、甘草为十味香附丸；四物加白术、黄芩、阿胶、甘草、香附子、蒲黄、侧柏叶、砂仁为止经丸；四物加人参、石菖蒲、吴茱萸为艾煎丸等等［方例见（清）陈莲舫《妇科秘诀大全》北京日报出版社 1989 年版第 15~17 页］，不胜枚举。即使《金匮要略方论》温经汤，也可视为四物汤加阿胶、甘草、人参、肉桂、吴茱萸、牡丹皮、麦门冬、半夏、生姜为方。方剂太多记不胜记，可将四物汤与功能药味组合，如益气加人参、黄芪，滋阴加麦冬、山茱萸、阿胶，清热加黄芩、黄连，清肝加牡丹皮、栀子、桑叶、菊花，调气加香附子、青皮、陈皮、川楝子，活血加桃仁、红花，健脾加白术、茯苓，固肾加菟丝子、续断，养血加枸杞子、玉竹、大枣等等。四物汤随不同功能要求或全用或部分用，如血热去当归，轻用川芎，血涩去芍药等等，而功能药味只是一个便于记忆的基础，在此基础上随证扩大，如固肾还可用杜仲、龟甲胶、鹿角胶等等，以上皆是调气血的广义例子。

调气血又有狭义的内容，一切调经都务必着眼于气血的畅与和，调经方药习用理气和活血以及温血之味，目的在于畅。调经方药又每每在调气、活血、温血之中加入凉、敛之味，气血畅而不亢即为和，所以畅与和是调经追求的目标。一味香附子有四制、七制、八制、九制的应用，无非集众药之性的集合炮制，去其偏而求其畅和之用。热证当用清法，但宜清而不滞，清热药与四物汤以及理气合用则是热证调经的一定之法，使药性凉而不滞，其中仍然是保证气血畅和的考虑。

月经过多和崩漏因以异常过多出血为主症，对患者全身影响较大，但其诊治不离调经这个大范围。特殊之处在于治疗过程，有塞流、澄源、复旧的三个阶段之说，应视为治疗上的三个着眼点，不能机械分割。无疑其中澄源是最核心的，塞流是血出过多时偏倚止血、收涩药，仍应当在澄源之中配合应用，如气虚血出过急，大剂人参、黄芪优于止血之味，但加用升阳止血药及少量清火药则相得益彰；阴液大亏、相火迫血非投大剂地黄、龟甲胶、阿胶等不可，通常可伍以清火、涩血之味；肝气暴张出血，以龙胆草、牡丹皮、栀子、黄芩、黄连、黄柏、石决明等为主，而疏肝理气、养阴柔肝与止血药也在所必用；有出血过多而瘀块大又多者，其腹痛，当瘀块下尽则血止痛消，有此病史而且脉沉弦、弦涩，当用活血化瘀方如桃红四物汤加益母草、蒲黄、五灵脂、乌药、艾叶炭、三七等排尽瘀块，等等。不过在多数情况下，《陈素庵妇科补解·血崩方论》中的黑蒲黄散，如善为加减，疗效较好。其组方：当归、川芎、炒白芍、熟地黄、炒生地黄、牡丹皮、制香附子、蒲黄炭、荆芥炭、地榆炭、棕榈炭、血余炭、阿胶。（宋·陈素庵著，明·陈文昭补解，上海科技出版社，1983 年版），此方血尽则不可用。

带下之治通常以湿浊为主线，有寒热虚实不同，脾虚水湿下渗应当健脾升阳；肾虚而水湿自流需固肾收涩；脾胃运化不达、湿热内蕴下注，需清热化湿；此外肝郁火迫也可形成带下，则以清肝疏气治疗；肺气不宣、胸闷时咳而带多，宜清宣肺气；湿毒壅滞下焦，清热解毒活血可止其浊带。阴道霉菌、细菌、病毒、滴虫等感染，是带症的原因之一，外用坐洗或阴道上药是治法之一，但内治法不可缺，有时更重要，因微生物的感染需要体内环境和功能失常为条件，光依靠外治常反反复复，经久不能治愈。治带在方法上除辨证论治外，渗利一法，几乎必用，疏风升阳也较常用。

本节将经、带同编，是由于所收集脉案资料尚不足以分门别类，一一分列。但不论脉案资料详与简，主要目的在于主张妇科疾病中，仍可以实施脉诊为先，四诊合参，辨证论治，辨证之重在于病机，病机之明在于结构的学术观点。

二、不孕

1. 阴阳两虚不孕案
蒋某，女，31 岁。
2012 年 2 月 4 日首诊：

脉诊:脉沉细郁弦,尺部极沉细,寸稍浮。望诊:苔薄白,舌正。主诉:反复闭经 2 年,近 2 月未行。结婚 3 年未受孕,外地医院妇检:双侧卵巢多囊样改变。带下多。

病机辨证:肾阴阳两虚,肝郁化火。

处方:鹿角胶 10g(烊化)、菟丝子 15g、杜仲 15g、生地黄 15g、山茱萸 15g、熟地黄 15g、枸杞子 15g、当归 15g、制香附子 10g、柴胡 10g、青皮 10g、陈皮 10g、乌药 10g、续断 15g、牡丹皮 10g、炒栀子 10g、川芎 10g、天门冬 15g,7 剂。

2012 年 2 月 11 日二诊:上方又 14 剂。

此方服后,于 2 月 21 日~2 月 28 日来经,经前期出现乳胀,少腹痛,经量较少。

2012 年 3 月 3 日三诊:上方加红花 10g 又 14 剂。

2012 年 3 月 31 日四诊:脉转细小弦,沉郁感减轻,尺部仍沉。

改方:生地黄 15g、熟地黄 15g、麦门冬 15g、玄参 15g、桑椹子 15g、白芍 15g、柴胡 10g、青皮 10g、陈皮 10g、砂仁 10g(后下)、红花 10g、续断 15g、广木香 10g、肉桂 5g、牡丹皮 15g、炒栀子 10g、乌药 10g、炒川楝子 10g,20 剂。

此方加减共 40 余剂,月经恢复正常。患者在广东东莞从商,当年 10 月因感冒特从东莞驱车来渝,言已有身孕 2 月不敢服西药,故特来中医治疗。

2. 痰热内盛阻络不孕案

刘某,女,30 岁。

2013 年 5 月 11 日首诊:

脉诊:双寸关浮滑气盛小数,尺部沉细滑数,有郁气。望诊:舌红,苔淡黄糙腻,面部痤疮。主诉:婚后 5 年,第一年因宫外孕手术,治疗之后虽从未避孕也未再孕,1 年前妇科检查发现输卵管左侧阻塞,右侧通畅,平时月经正常。

病机辨证:痰热内盛,下焦瘀热滞络。

处方:青蒿 10g、黄芩 15g、知母 10g、石斛 15g、胆南星 10g、苍术 10g、制白附子 10g(先煎)、茯苓 15g、苦参 5g、制香附子 10g、川芎 10g、当归 10g、红花 10g、炒枳壳 10g、丹参 30g、党参 30g、川木通 10g、生石决明 30g,14 剂。

2013 年 5 月 25 日二诊:

脉诊:脉转两寸虚细,关尺沉而滑实有力。望诊:苔薄白。

病机辨证:脉舌示下焦仍郁热壅滞。

处方:牡丹皮 10g、炒栀子 10g、柴胡 10g、泽兰 15g、赤芍 15g、黄芩 15g、黄连 10g、川芎 15g、当归 15g、淡海藻 15g、桃仁 10g、莪术 10g、红藤 15g、秦皮 10g、漏芦 10g,14 剂。

2013 年 6 月 15 日三诊:

脉诊:脉滑,气亢数,左尺郁满力明显。望诊:苔薄白,舌淡红。

病机辨证：肝胃郁亢。

处方：龙胆草 10g、炒栀子 10g、黄芩 15g、石斛 30g、瓜蒌皮 15g、白蒺藜 10g、当归 10g、川芎 10g、白芍 30g、生地黄 30g、制香附子 10g、薄荷 10g（后下）、桑叶 10g、白菊花 10g，14 剂。

2013 年 12 月 27 日四诊：

因午后腹胀来诊，言已受孕 4 余月。

按：青年女性，婚后 5 年未正常怀孕，有过一次宫外孕手术史，只有一侧输卵管通畅，月经正常。首诊双寸关脉浮滑气盛小数，示体内痰热较重，尺部沉细滑数，有郁气，示下焦气机郁滞不畅。舌红，苔淡黄糙腻，面部痤疮也为痰热内盛之象。第二、三诊关尺或尺部皆为壅实之象，脉力重，病位在肝在胃，故以上三诊方治虽都遵守祛邪实之治，但有一定区别，首诊重于清化痰热、活血化瘀，第二、三诊重在清泄肝胃郁热。

3. 脾肾两虚不孕案

马某，女，29 岁。

2009 年 8 月 20 日首诊：

脉诊：双手脉弱滑。望诊：舌淡红，苔薄白。主诉：结婚 1 年来，未受孕，月经后期 1 年，周期不规则，经量少，经色淡，末次行经期 2009 年 8 月 6 日。

病机辨证：脾肾两虚。

处方：红参 5g、炒白术 10g、茯苓 24g、仙灵脾 15g、巴戟天 15g、女贞子 15g、五味子 10g、枸杞子 15g、制香附子 10g、肉桂 5g、续断 15g、龟甲胶 10g（烊化）、陈皮 10g、怀牛膝 15g、丹参 30g、熟地黄 15g。

此方先后加减 39 剂，曾使用制川乌头 3g（先煎）、北细辛 3g、羌活 10g。

2009 年 10 月 22 日又诊：

脉诊：脉象转滑而略浮。主诉：月经周期已准，服药前最后月经始于 8 月 6 日，服药期两次月经分别始于 9 月 8 日、10 月 11 日，但排卵期阴道分泌物仍少。

病机辨证：脾弱，肾阴不足。

处方：制何首乌 30g、熟地黄 15g、桑椹子 30g、五味子 10g、山茱萸 15g、杜仲 15g、续断 15g、当归 15g、川芎 15g、天门冬 15g、黄芪 15g、党参 15g、枸杞子 15g、制香附子 10g。

此方加减 44 剂，其中曾用陈皮、广木香、桑叶、黄芩、钩藤、柴胡等调气清肝之品，其间因口疮发作还参用黄连、茵陈蒿、赤小豆等味。

2009 年 12 月 28 日又诊：

脉诊：脉细滑不弦。望诊：苔薄白，舌红，无口疮。

处方改用益气补肾、调肝升阳。

处方：党参 30g、黄芪 30g、当归 15g、川芎 15g、白芍 15g、熟地黄 15g、生地黄 15g、麦门冬 15g、玄参 15g、杜仲 15g、续断 15g、肉桂 5g、红花 5g、羌活 5g、制香附子 10g、陈皮 10g、柴胡 10g、枸杞子 10g。

此方加减 19 剂，月事正常。

2010 年 1 月 28 日又诊：

脉诊：脉细弦滑。述近期腹胀，但二便正常。改投疏肝理气方。

处方：柴胡 10g、当归 10g、川芎 15g、制香附子 10g、广木香 10g、乌药 15g、五灵脂 10g（包煎）、陈皮 10g、青皮 10g、续断 15g、麦门冬 15g、炒白术 10g、牡丹皮 10g、羌活 10g、炒小茴 1g、红花 5g，7 剂。

药后未再服药，后告已受孕。

按：本案不孕之治以调经为主，坚持就医，历时较长，首诊因不孕及月经后期为主症，伴经量少，经色淡，脉弱滑，舌淡红，苔薄白，为肾阴阳两虚，治以补气补血，行气活血，坚持治疗一个多月后（其间间断加用川乌头、细辛、羌活等药物温通经络），脉象转滑而略浮，月经周期稳定准确，但排卵期阴道分泌物仍少，不易受孕，阳气初生，仍脾弱肾阴不足，予左归丸加减滋阴补肾，循此法调理 2 月，脉转细滑已无弦象，改用益气补肾、调肝升阳之法治疗一月，后诉腹胀不适，脉见脉细弦滑，转投疏肝理气方加减，终于受孕。

【小结】

不孕的原因从西医角度言有很多种，其中有的病症无法治愈受孕。如曾治一例闭经、不孕患者，久药之后总是月经不行，后确诊为子宫内膜结核，因而放弃诊治其不孕症。西医的妇科检查结论，有的还可以成为中医辨证思考的一个因素，如输卵管不通，当其脉弦满为热郁气滞，当其脉郁弦而不畅为气滞血瘀。如果不明确输卵管是否不通，则弦满可考虑为痰热，用清化痰热方；郁弦可考虑肝郁，用舒肝方；则对于输卵管不通而言，在方法上存在一点距离，疗效会有差异。但是西医的检查资料不能左右中医的辨证论治思维。此外，受孕与男女双方的性活动状况有关，故性事活动不当者，纠正即孕。如某例患者洁癖，每次房事后必起身洗浴，嘱房后静卧少动，仅一月后即喜告已受孕。又如因带症而不孕者，治愈带症方可受孕。

不孕治疗有常用之法，但无一定之法。虚证多从脾肾考虑，在五子衍宗丸（菟丝子、五味子、枸杞子、车前子、覆盆子）的基础上健脾益气或滋肾暖肾；实证有气滞、血瘀、痰凝、热郁、寒凝等多种情况，气郁者逍遥丸加香附子、川楝子、乌药，血瘀者桃红四物汤加三棱、莪术，气滞血瘀用血府逐瘀汤，痰湿以苍莎丸（苍术、香附子）与平胃五苓等合方，热郁以丹栀逍遥丸加黄芩、黄连、黄柏，如为湿毒宜土茯苓、蒲公英、红藤、薏苡仁、忍冬藤合佛手散（当归、川芎)加味。总之对于不孕症用药,经不调者调经即为求嗣,经闭而不孕,必脾肾不足兼肝气不顺,治以五子衍宗丸合人参、黄芪、当归、川芎及调气药。因炎症所致,根据辨证去其炎症则孕。临床实例多虚实错杂,所以健脾扶肾与祛邪各法常相兼合;不孕重在调经,调经又重调气理血;理气理血则需注重阴阳平衡,故药味选择时阴阳寒热在审度中合理搭配,以避免药物对气化、气机的不当影响。例如某例节食减肥太过,致严重消瘦、闭经、纳呆,予柔和的温运脾气法调治达10个月,体况恢复如常,半年后受孕。温运之法易燥动气血耗伤阴津,但辅以补阴药并控制温燥剂量可避免燥化。也可应用参苓白术散类甘淡健脾辅以带平凉之性的调气药,如川楝子、月季花、佛手、香橼、砂仁之类,以达柔和温运的目的。

三、妇科杂症

1. 经前期头痛案(1)

别某,女,45岁。

2012年5月9日首诊:

脉诊:脉沉细弦甚。望诊:舌根部苔薄黄干腻。主诉:经前一周失眠头痛,经尽头痛自缓已1年。有乳腺增生,就业于电视台,工作繁忙,平时常迟睡少睡,性格急躁。末次月经2012年5月1日。

病机辨证:阴虚肝郁,痰热内蕴。

处方:生地黄30g、黑豆30g、白芍50g、炙甘草5g、川芎15g、青皮10g、陈皮10g、柴胡10g、胆南星5g、茯苓15g、天竺黄10g、黄连10g、钩藤10g(后下)、天麻15g、延胡索15g、僵蚕10g、葛根30g,14剂。

2012年6月1日二诊:

脉转细濡虚弦,寸部浮。望诊:苔薄白微腻。主诉:月经5月30日来潮,本次经前及经期中无头痛、乳胀,睡眠尚安,但近期胃脘不适。

病机辨证:脾虚失运,胃气失和,肝气上逆。

处方:党参30g、炒白术10g、茯苓15g、砂仁10g(后下)、佛手10g、厚朴15g、紫苏梗10g、钩藤10g(后下)、天麻15g、牡丹皮10g、石决明30g、珍珠母30g、川芎10g、当归10g、桑叶10g、白菊花10g、麦门冬15g、枸杞子15g、苦参5g,14剂。

按:本例经前头痛、失眠,脉沉细而弦甚,为典型的阴虚失涵、肝郁不疏脉证。舌根部舌苔干黄而腻则反映内有痰热。患者的工作、生活状态以及性格都有助明确病机分析的方向。该患者在之后的半年内,多次予养肾调肝和胃之治,经前头痛未再发,但乳腺增生未愈,系治疗不系统、不持久之故。

2. 经前期头痛案（2）

龙某，女，28岁。

2013年11月30日首诊：

脉诊：脉沉位细弦小数，尺部尤细，寸部脉势较旺。望诊：苔薄白，舌红，面赤。主诉：每逢行经之前口、咽、头痛1天，伴腰痛，月经量少，本次月经2013年11月27日至11月29日，病发如前。

病机辨证：肝郁化火，火气上激。

处方：牡丹皮10g、炒栀子10g、柴胡10g、薄荷10g（后下）、生地黄30g、玄参15g、川芎10g、续断15g、炒川楝子10g、制香附子10g、陈皮10g、砂仁10g（后下）、白蒺藜10g、川木通10g、泽兰15g、阿胶10g（烊化），14剂。

嘱下次月经前10天来诊。

2013年12月14日二诊：

脉诊：左脉寸关及右脉均沉细，左尺沉郁满有力。主诉：症诉如前，临近行经期10天。

处方：上方加藁本15g、延胡索15g、白菊花10g、益母草15g，14剂。

2013年12月31日三诊：

脉诊：两寸气团浮突，关尺分别居中、沉位细滑小数，尺部较弱。主诉：本次月经12月26日来潮，无往常经前期头痛、口咽痛症状。目前夜尿频，伴面部潮热。

病机辨证：脾肾下虚，阴火上炎。

处方：知母10g、黄柏15g、生地黄15g、熟地黄15g、玄参15g、山茱萸15g、泽泻10g、牡丹皮10g、山药30g、生晒参3g、五味子10g、浮小麦30g，14剂。

按：第一、二诊从肝郁火旺论治，第三诊从气虚阴火上逆论治，原因是脉象的差异。

3. 月经疹案（1）

梅某，女，32岁。

2011年11月9日首诊：

脉诊：脉细小弦小数，脉气不柔。望诊：苔薄白微腻，干燥，舌红。主诉：面部皮疹，色红瘙痒已半年，好发于经前期，行经后即自消，但皮肤仍会痒。平时性急躁，此病已经他医诊治多次，总无效。末次月经2011年11月4日。

病机辨证：肝郁化火化风，风火上煽。

处方：牡丹皮10g、炒栀子10g、大青叶15g、乌梅10g、炒川楝子10g、白蒺藜10g、牛蒡子10g（打碎）、蝉蜕10g、蛇蜕5g、川木通10g、黄芩10g、生地黄30g、金银花15g、益母草15g，6剂。

2011年12月14日二诊：

患者以上方不断续服至今，本次月经 12 月 6 日至 12 月 11 日，经前发疹隐微，也不剧痒，心烦也明显减轻，脉诊浮滑数，底气柔弱，有气虚之象。

上方加黄芪 15g、白鲜皮 10g，去益母草、川木通，再投 14 剂。

按：月经疹为内源性变态反应性疾病，中医辨证仍需从四诊中获取有用信息，分析病机。本例脉细小弦小数而失柔，显示脉气郁束而亢，患者皮疹好发经前，行经后疹消，显然与肝郁气旺则发、经血下后旺气外泄则消有关，平时又性情急躁，故辨证为肝郁化火化风，风火上煽予清肝疏风和血方，治之显效。

4. 月经疹案（2）

薄某，女，30 岁。

2012 年 8 月 27 日首诊：

脉诊：右脉浮细虚弦亢数，左寸关浮濡滑，尺部沉满而弦。望诊：苔薄黄腻，紧密布满舌面。主诉：患月经疹 2 年，每次行经必背部密布丘疹瘙痒，经尽疹减，渐至隐退。月经后延约 34 天一行，周期规则。婚后 2 年孕 2 次均先兆流产夭折，末次月经 2012 年 8 月 14 日。有神经性听力下降。

病机辨证：肝气亢盛，下焦及肝胃郁热。

处方：青蒿 10g、白蒺藜 10g、白菊花 10g、白芍 30g、牡丹皮 10g、炒栀子 10g、生地黄 30g、续断 15g、桑寄生 15g、炒白术 10g、党参 30g、制香附子 10g、百合 30g、枸杞子 15g，7 剂。

2012 年 9 月 17 日二诊：

脉诊：脉浮滑数，左侧虚濡底气不足，左寸中后部气点可及。主诉：上方服毕，又自行续至今，共 21 剂，2012 年 9 月 13 日行经，皮疹虽发，但显著减少。

上方加桑叶 10g、桂枝 5g，14 剂。

2012 年 10 月 8 日三诊：

脉诊：脉呈细、虚弦数，以虚为主。临近经期再诊，近期右颌下淋巴结肿痛。

病机辨证：气阴两虚，肝郁化火，风热毒上结。

处方：黄芪 30g、五味子 10g、麦门冬 15g、牡丹皮 15g、炒栀子 10g、金银花 30g、青葙子 15g、蝉蜕 10g、浙贝母 10g、石斛 15g、天葵子 15g、连翘 30g、荷叶 10g、苍耳子 10g、牛蒡子 15g（打碎），14 剂。

2012 年 10 月 22 日四诊：

脉诊：脉虚弦滑数，气势浮。望诊：苔白腻。主诉：上方服完 6 剂后，于 10 月 14 日~10 月 20 日行经，未出现月经疹。

上方加川楝子 10g、白蒺藜 10g、陈皮 10g，14 剂。

后记：中药调治共7个月。2014年2月6日因为听力下降和高血糖来诊，言停药后月经疹未再发生。

按：青年女性，首诊脉象右脉浮细虚弦亢数，为肝亢气阴两伤之征。左寸关浮濡滑，苔薄黄腻，紧密布满舌面，是水湿停滞不化。尺部沉满而弦，示下焦及肝胃郁热，症见经期背部密布丘疹瘙痒，经尽疹减，其发生之由因经期肝气郁亢加重，化火化风而发。经尽则血去气泄，肝气郁亢减少，风火减轻。故治以清下焦热，平肝行气，补气阴，服药21剂，期间行经一次，皮疹仍发，已显著减少。续服前方，并加桑叶、桂枝一升一降带动体内气机循行。三诊时脉呈细、虚弦数，以虚为主。因夹外感伴右颌下淋巴结肿痛，故治以益气养阴，加川楝子和白蒺藜。据脉症辨治服药半年均未再出疹。

5. 外阴炎案

赵某，女，24岁。

2013年1月6日首诊：

脉诊：双手脉均沉细弱中有小弦小数，寸脉尤较虚。望诊：苔薄白腻布中后部，舌红，面苍白，唇红燥，有小点状充血。主诉：因不洁性交导致小阴唇红肿痛4个月。某院妇检：外阴红肿。超声示左侧附件高回声光斑（畸胎瘤？），阴道分泌物检查清洁度Ⅱ°，无滴虫霉菌，G染色（－），细菌性阴道炎（＋）。

病机辨证：气阴不足，化为燥火，中焦失运，蕴生湿热下注，湿热燥火合邪。

处方：西洋参5g、生地黄30g、石斛30g、当归15g、知母15g、黄柏15g、苦参15g、千里光30g、白鲜皮15g、黄芪30g、泽泻15g、川木通10g、防风18g、葛根15g，7剂。

嘱回避性生活。

2013年1月15日二诊：

脉诊：脉沉细、虚弦、数，略有浮滑气。望诊：苔薄白。主诉：外阴红肿减轻。

效方不更，上方又14剂。

按：外阴红肿痛4个月，就症状局部而言多为火热下迫之症，但脉象特点是脉沉细弱中带小刚气（小弦小数），为正虚较甚之象。寸脉尤虚，因正虚清气不能上输，脉形沉细弱中带小刚气，多兼阴不足，是兼气虚阴虚的表现。舌苔虽薄白而腻，但布于舌中后部，是湿浊分布中、下焦之象，即中焦失运，蕴生湿热而下注，合而论之，其病机是气阴两虚，湿热下注。至于患者口唇燥红，与清气不升失润，上焦转生虚燥之火有关。治法益气阴（参、芪、归、地、石斛），清湿热（知、柏、千里光、苦参、白鲜皮、泽泻、川木通），升清阳（防风、葛根），方合病机因而有效。

6. 肝郁火旺阴痛案

胡某,女,55岁。

2012年10月20日首诊:

脉诊:通体脉气沉细缓,右寸关及左关又略显浮满,兼滑,左寸尺兼小弦,右尺重压不绝。望诊:苔薄白微腻,舌红。主诉:阴门内触痛、性交痛1年余,绝经已5年,大便秘。

病机辨证:肝郁火旺,痰气互结,年届五旬其阴当虚。

处方:生地黄15g、熟地黄15g、山茱萸15g、桑椹子15g、龙胆草10g、芦荟5g、炒栀子10g、淡海藻15g、浙贝母10g、木鳖子1g(碾去油)、漏芦10g、僵蚕10g、黄芩10g、莪术15g、王不留行15g、蒲公英15g,14剂。

2012年11月24日二诊:

脉诊:右寸关中位滑,满而有团样波动象,脉气略迟缓,左寸小气点微浮(寸内缘中部),两尺部沉细而无重压不绝。望诊:苔薄白。主诉:药后大便顺,阴内痛也显减。

病机辨证:肝郁火旺已减,痰气互结未尽。

处方:上方续投14剂。

按:本例阴内触痛、性交痛而投养阴、理气、清化痰结之剂,系脉气寸关尺都呈沉细气缓,右尺重压不绝,脉气表现阴凝内实,至于右寸和左关兼滑满,左寸尺沉细缓之中略显小弦,乃通体阴凝内实的余气,不是重点。这一阴凝实邪并非寒邪,而是痰浊结滞之邪,因其脉象沉降束细但缓而右尺有力。右尺有力反映邪之深结于下,因而投剂较重。其中养阴药的应用,是因为患者年过半百,脉形又细,其肾阴当虚。

7. 房后腹胀案

赵某,女,27岁。

2015年3月25日首诊:

脉诊:脉细滑数,尺部尤细。望诊:苔薄白,舌红甚。主诉:每遇房事后即感少腹胀并大便溏,平时寐不安,心绪不畅。

病机辨证:房劳激发,气动失宁,肝气横逆。

处方:柴胡10g、白芍15g、炒枳壳10g、葛根15g、川芎15g、当归15g、桑叶15g、白菊花10g、制香附子10g、炒川楝子10g、白蒺藜10g、乌药15g、酸枣仁15g(打碎)、炒小茴香1g、橘核15g,6剂。

按:青年女性,平时寐不安,心绪不畅,素体肝气郁结,脉细,尺部尤细,有肾气不足之征,脉细兼滑数反映气机郁而失宁,系房劳激发郁结之气,横逆犯脾害胃(包括大肠),发为少腹胀并大便溏,治以疏肝理气,行气止痛,予柴胡疏肝散化裁治疗。无复诊资料,仅提供临床思路而已。

8. 性交腹痛案

屈某,女,51岁。

2010年11月19日首诊:

脉诊:浮滑细虚弦,有一点亢势。望诊:舌红,苔薄白。主诉:性交高潮时耻骨联合部及两侧腹股沟部及腹内胀痛已多年,又经常游走性四肢关节痛,寐安。

病机辨证:肝郁络瘀,气虚亢张。

处方:柴胡10g、赤芍15g、炒枳壳10g、桔梗10g、怀牛膝15g、桃仁15g、红花10g、秦艽10g、川芎15g、当归15g、白薇15g、黄芪30g、丹参30g、王不留行15g、炒川楝子10g,7剂。

2010年12月2日二诊:

脉诊:虚弦滑具浮势,沉位仍显弦。望诊:舌红,苔薄白。上方因服后不适,胃脘不适,晨起口苦,唾黏,色带锈色,因而仅服3剂,便不肯再服,但性交痛一症亦消失。近日仍肩背、膝等部位痛,于夜寐后或活动后症状加重,即予按摩推拿症状可减。

病机辨证:胃经湿热。

处方:石斛15g、瓜蒌皮30g、知母15g、生石膏30g、青蒿10g、佩兰10g、竹茹15g、薏苡仁30g、萆薢15g、木瓜15g、天麻15g、枇杷叶10g、乳香10g、没药10g、肿节风15g,6剂。

后记:2011年4月4日患者因内痔外脱求诊,询及性交痛症,患者言再无发过,故以为痔疮外脱也可中药内治,遂劝患者肛肠专科手术治疗。

按:性交高潮时少腹内胀痛,似为盆腔瘀血综合征。中医辨证首重脉诊,脉细、虚弦又滑,带一定浮亢势,显示脉气兼虚亢又收抑的矛盾现象。因而断为肝郁络瘀、气虚亢张。在血府逐瘀汤基础上加减,体现疏气通络、益气平亢治法,仅3剂即获显效,但疏气通络药口感不佳,有的患者难以适应,可采取少吃多餐的方法或饭后服解决。中药在现代社会不受一些患者采纳,药苦碍胃是一重要原因。

【小结】

以上妇科杂症指经、带、胎、产以及乳病之外的女性生殖系统病证。临床表现多样,尚无足够多的脉案资料对其中每一种病症作单独的记录、总结,临床原则无非脉证分析,抓住病机结构,法以应机,方以合法而已。用中医方法治疗这一类病症,因思维分析不失枯燥,笔者颇乐而为之。

四、乳病

1. 乳痈案

韩某,女,29 岁。

1997 年 1 月 3 日首诊:

脉诊:脉两手通体细弦,久按有虚感。望诊:舌红,苔薄黄。主诉:左乳腺发炎 1 月余。左乳外下象界内炎肿已化脓,在市某医院切开引流,并予抗生素治疗未愈,近在左外上象界又出现一肿块,触痛。患者述乳痈发生发展过程极迅速,从乳腺皮肤出现一丘疹样红肿至乳腺内发生肿块硬结疼痛不超过 2~3 天,使用抗生素无法控制。结婚 5 年,孕 1 产 1,育子已 3 岁。以往无相同发病史。

病机辨证:肝郁气滞,痰凝化火,痰火上逆成痈。

处方:柴胡 20g、炒栀子 10g、白芷 10g、蚤休 30g、浙贝母 15g、当归 10g、泽兰 15g、连翘 30g、赤芍 30g、桃仁 15g、金银花 50g、野菊花 15g、皂角刺 10g、夏枯草 30g、蒲公英 30g,3 剂。另芒硝 100g 用双层乳罩铺置后外敷左乳。

1997 年 1 月 6 日二诊:

左乳外上象界内肿块已不痛。

前方去野菊花、皂角刺,加橘核 15g、昆布 15g、淡海藻 15g,7 剂。

1997 年 1 月 13 日三诊:

脉诊:脉郁滑。望诊:唇舌红,苔薄略黄。主诉:左乳下方之切口已闭合,但其内可触及硬结,其旁又有新生硬结。

病机辨证:痰瘀结毒。

处方:黄药子 15g、制白附子 15g(先煎)、连翘 15g、浙贝母 15g、白芥子 10g、王不留行 15g、柴胡 20g、皂角刺 10g、蜂房 15g、玄参 15g、金银花 50g、青皮 10g、陈皮 10g、橘核 15g、夏枯草 30g、蚤休 30g、昆布 15g、淡海藻 15g,6 剂。另病患局部 TDP 照射,1 次 / 日。

1997 年 1 月 20 日四诊:

脉诊:脉郁滑。望诊:舌红,苔薄黄,根腻。主诉:左外上象界内肿块缩小,其下仍有一硬结。

前方去黄药子,加僵蚕 10g,6 剂。TDP 照射。

1997 年 1 月 27 日五诊:

脉诊:脉转濡。望诊:苔薄白,舌红。主诉:肿块继续缩小。

前方加天花粉 15g,6 剂。

1997 年 2 月 3 日六诊:

左乳外上象界内包块继续缩小,外下象界手术切口内硬结如核桃大,瘀结明显,治当加强化瘀。

处方:夏枯草 30g、炮甲珠粉 2g(冲服)、桂枝 5g、茯苓 20g、桃仁 15g、昆布 30g、淡海藻 30g、乳香 10g、没药 10g、橘核 15g、蜂房 15g、僵蚕 10g、三棱 10g、莪术 10g、玄参 15g、胡黄连 10g,7剂。另小金丹 2 盒,每日服 1 支。

1997 年 2 月 14 日七诊:

脉诊:脉滑。望诊:舌红,苔薄白。主诉:左乳外下象手术切口愈合,但上下象界内仍可触硬结,似为纤维机化所致。月经来潮已第 4 日,尚未尽。

处方:1. 益母草 15g、当归 10g、生地黄 10g、熟地黄 10g、柴胡 10g、制香附子 10g、阿胶 10g(烊化)、地骨皮 15g、青皮 5g、陈皮 5g、川续断 10g,3剂。经期服。

2. 乳香 10g、没药 10g、水蛭粉 3g(冲服)、桃仁 10g、红花 10g、茯苓 20g、玄参 15g、牡蛎 30g、夏枯草 30g、青皮 10g、鹿角霜 15g、三棱 10g、莪术 10g,3剂。小金丹 2 盒,每日 1 支,经尽后服。

1997 年 2 月 21 日八诊:

换方:白芥子 10g、夏枯草 30g、橘核 10g、制香附子 10g、五灵脂 10g(包煎)、生蒲黄 10g、三棱 10g、莪术 15g、桂枝 5g、桃仁 15g、昆布 15g、淡海藻 15g,7剂。

1997 年 3 月 7 日九诊:

脉诊:脉濡滑。主诉:左乳外上象又出现一小肿块,已破溃。

病机辨证:正气不足,痰毒未尽。

处方:黄芪 30g、当归 10g、皂角刺 10g、白芷 10g、熟地黄 15g、王不留行 15g、桂枝 10g、乳香 10g、没药 10g、夏枯草 30g、制白附子 10g(先煎)、山慈菇 10g、金银花 30g、蜈蚣 2 条、僵蚕 10g、全蝎粉 3g(冲服),7剂。

1997 年 8 月 11 日十诊:

脉诊:脉细弦。望诊:舌红,苔薄黄。主诉:今冬左侧乳痈经前中药治疗已愈。时隔 5 个月,于半月前突发高热,按感冒治疗无效,数天后右侧乳腺外上下象界红肿热痛。外院静脉注射先锋 V 号、甲硝唑使炎症稍有控制,体温下降。但局部刺痛、跳痛,大块红肿,有化脓之势,故急求中药施治。查右乳整个外侧泛红,灼热,内可触及大块肿结,触痛明显。乳头内陷不见。

病机辨证:肝经痰热化毒,蕴结乳络。

处方:夏枯草 15g、柴胡 15g、滑石 15g、胆南星 10g、浙贝母 15g、野菊花 15g、当归 10g、白蒺藜 10g、金银花 30g、连翘 15g、王不留行 15g、僵蚕 10g,4剂。

1997年8月15日十一诊：

脉诊：脉小滑。望诊：舌根部苔薄黄腻。主诉：药后痛势缓解，红肿未退。

处方：炮甲珠粉3g（冲服）、夏枯草30g、龙胆草10g、栀子10g、通草10g、王不留行10g、蜂房15g、僵蚕10g、白鲜皮30g、蒲公英30g、黄柏10g、连翘20g、金银花30g、柴胡20g、白蒺藜10g、浙贝母15g、山慈菇5g，3剂。

1997年8月18日十二诊：

脉诊：脉弦。望诊：苔薄黄略腻。主诉：右乳痛肿近乳晕处有一小溃点，流出多量黄脓液，近日腹泻，可能与进食过多西瓜有关，口苦。脓液外泄无大碍。

病机辨证：清解肝经痰毒，通络理气溃脓。

处方：夏枯草30g、龙胆草10g、白芷10g、皂角刺10g、黄芪15g、炮甲珠粉3g（冲服）、王不留行15g、橘核15g、白鲜皮30g、连翘20g、蒲公英30g、山慈菇10g、金银花30g、蚕沙10g（包煎）、秦皮15g、佩兰10g，6剂。

按：本例一年之内冬月和夏月各突发乳痛1次，抗生素和外科手术切开引流无济于事，当时笔者并不知这是何种疾病，现在疑其为浆液细胞性乳腺炎（简称"浆乳炎"）。此病如何辨治，并无经验，只是根据脉证特点分析，但当时笔者脉诊技术尚未成熟，故对信息的捕捉分析还比较肤浅。中医治病方随证（病机）转，要求进退自如，本案两次乳痛的诊治，虽有进退，但未达自如，用药也稍嫌杂乱。仅因治疗尚有效，录此以供后思其中得失。

2. 乳腺假体植入后积液案

黄某，女，50岁。

2010年9月28日首诊：

脉诊：脉弦滑满亢数，沉位脉力重。测血压140/98mmHg。望诊：苔薄白糙腻。主诉：双乳胀痛，左乳腺假体植入后20个月，现彩超显示：假体周边积液，右乳腺增生，有一囊性占位（4cm×3cm），颈两侧于颈动脉旁淋巴肿大多个。无其他明显症状。绝经1年余。否认高血压病史，而有高血压家族史。

病机辨证：肝郁阳亢，痰气互滞。

处方：夏枯草30g、野菊花15g、浙贝母15g、乳香10g、没药10g、青皮10g、陈皮10g、橘核15g、三七粉3g（冲服）、王不留行15g、玄参15g、淡海藻15g、黄药子10g、制香附子10g、龙葵15g、地龙15g、木鳖子1g（碾碎去油），6剂。

2010年11月6日二诊：

脉诊：脉细弦，有郁劲和亢象，尺部沉细弦，测血压130/90mmHg。望诊：舌正尖红，苔薄白微腻偏干。主诉：左乳假体植入积液治后无明显不适，故未再诊。但近2月巅顶痛，加重1月，伴头昏晕，颈肌作痛，触痛明显。平时每日进食2枚鸡蛋。

病机辨证：肝郁阳亢。

处方：柴胡10g、白芍30g、桂枝10g、钩藤10g（后下）、天麻15g、黄芩15g、野菊花10g、生石决明30g、怀牛膝15g、炒枳壳10g、桔梗10g、川芎15g、桃仁15g、红花10g、白蒺藜10g，7剂。

2010年11月13日三诊：

脉诊：脉同上诊，测血压130~120/90mmHg。主诉：头痛头昏俱消失。脉示病机未消。

前方加黑豆30g、淡菜15g、淡海藻15g、生山楂15g，14剂。

按：本例三诊共两症，其一乳腺胀痛，其二头痛头昏。脉象分别呈现郁亢壅满（首诊）和沉郁亢不壅满（第二、三诊）两种特征。其性质都是显示肝郁气亢的病机，区别在于首诊壅满，左乳假体植入后积液，双乳胀痛，因而治以平肝与化痰散结融为一体。第二、三诊则无脉气壅满，症状也以气亢于上为主，治以疏肝平肝，通调颅络。

3. 乳头溢液案

陈某，女，65岁。

2013年9月14日首诊：

脉诊：脉居中位，小弦、滑、浮数。望诊：苔薄白腻，少津。主诉：反复乳头溢液5年，色黄，夜间心累。2月前作颅脑磁共振检查未发现垂体异常。某军医大学附属医院2013年8月30日胸部CT平扫加强检查：双乳腺导管扩张（BI-RADS2类），双乳腺腺体增生（BI-RADS2类）。

病机辨证：肝郁化火，火迫液出。

处方：牡丹皮10g、炒栀子10g、柴胡10g、郁金10g、白蒺藜10g、鹿角片10g、生地黄30g、知母10g、黄柏15g、生石决明30g、荷叶10g、连翘15g、白芍100g，14剂。

2013年10月5日二诊：

脉诊：脉居中沉位，细虚弦、小亢而数，右寸后部气团可及。望诊：苔根黄腻，舌红，有黯气。主诉：药后乳头溢液及夜间心累减轻。

病机辨证：肝郁火旺为主，已现虚气，病机见气虚失摄。

上方加黄芪30g，14剂。

2013年11月5日三诊：

脉诊：双手脉中沉位弦滑小满，尺部劲。望诊：舌苔薄白，舌红。主诉：近期乳腺增生作痛，失眠，口干。

处方：2013年9月14日方加黄芪30g、钩藤10g（后下）、天麻15g、天花粉10g、酸枣仁15g（打碎），14剂。

2013年11月30日四诊：

脉诊：脉居中沉位上倾，细弦小数具浮气，寸关脉势较浮盛，自感气短。

病机辨证：肝气仍旺，日久伤气。继续益气摄液，平肝清火。

后记：本案因乳导管扩张而溢液有5年病史，笔者亲见手挤乳房和乳头后有少量淡黄液流出，触之质稠。经磁共振检测已除外垂体病变。经以上三诊治疗溢液与伴见的心累气短等症状减轻。患者之后续诊，先后达半年之久，乳头溢液终于消失。随访多年无复发（为避文繁，后续诊治资料尽略）。

按：本例脉象有2个特点，其一郁束（弦），其二气动亢奋（浮滑数，气亢）。反映肝郁火旺病机，故治以清肝抑火为主。首诊方中加鹿角片系患者有乳腺增生为痰结之证，鹿角片可化痰散结，是习用药味。第二诊脉气实中兼虚，为火动日久伤气之机，故加用黄芪。白芍性凉，味苦酸，微寒，具有补血养血、平抑肝阳、柔肝止痛，敛阴止汗等功效，颈肌痉挛疼痛及气火浮动无度之症用50至100g白芍，疗效甚佳。

【小结】

乳腺病除恶性肿瘤之外，多年来最多见的是乳腺增生，次则为产后泌乳不出、乳汁稀少、急性乳痈，以上三例为所治乳病中比较少见之症，对其中的每一种病（浆乳炎、假体植入后反应性炎变、乳导管扩张溢液）都无成熟的系统的经验，列案于上供今后参考。

乳腺增生在成年女性中已非常高发，中医药对于腺体增生、轻度的囊性扩张比较有效，但对乳腺纤维瘤仍感困难。乳腺增生患者，其脉绝大多数呈弦，再兼滑、数、郁、细、满等脉象，有一部分患者可在寸部触及小坚的气点。患者大多性情急躁或多虑或好荤腥，或性生活不规则。病机为肝郁气滞、痰气互结，如没有满滑脉，舌苔不腻，为气郁为主；有满滑脉，舌苔腻则是痰气并重。如脉弦坚或弦涩，或寸部气点小坚则痰气瘀并结。常用丹栀逍遥散加减：牡丹皮、栀子、柴胡、赤芍（白芍）、青皮、陈皮、白芥子、浙贝母、莪术、鹿角片、橘核、海藻、三七粉为基础方，随症加减，如脉细、口干加玄参、天花粉，更年期患者尺部沉细，有更年期综合征者加仙灵脾、仙茅、巴戟天，潮热汗出明显者又加知母、黄柏，乳腺增生较硬而痛甚，加山慈菇、夏枯草、僵蚕、蜈蚣等等。

产后乳痈多发生在夏天，急性期红肿热痛始起，中药清热解毒散结的疗效极为迅速，脓已成，本单位乳外科有注射器抽吸排脓一法，可避开引流的痛苦，但内服之治仍很重要，照中医外科乳痈脓成的方法，清热解毒、托毒排脓、敛疮施治可大大缩短病期。产后泌乳不畅有气滞、热郁、痰湿凝阻等不同情况,或兼中虚气弱,形成虚实错杂症。产后泌乳不足大多属于虚证,或气血两虚,病在心脾,或阴阳不足病在脾肾,但不一定纯虚,往往夹杂有气滞、气张等成分。所以通乳的治疗,第一,不能依仗几味通乳专药(通草、穿山甲、王不留行、法罗海等)。第二,必须审脉析证,对准病机下药。思维不可僵化,客观上病机是什么,就作对应治疗。还要强调一点,有的患者通乳的疗效出现较慢,但只要坚持治疗,多可增加泌乳。当然尚应告诫患者治疗期乳汁再少,也应坚持哺儿,以建立相应的神经内分泌反应。

骨 伤 科

椎间盘脱出压迫神经根症

1. 腰椎间盘脱出压迫坐骨神经案

季某,女,35岁。

2015年11月10日首诊:

患者母亲代诉:急性腰及下肢剧痛,不能行动10天,经某军医大附属医院CT检查确诊为腰椎间盘脱出压迫神经根,建议手术治疗,患者心惧不接受手术,目前卧床在家,日趋加重,询可否予一方。观其母言行急躁,且经常目赤,臆度患者肝气多郁滞。根据既往经验拟方试治:

处方:柴胡10g、羌活10g、独活10g、肿节风15g、川芎10g、当归15g、乳香10g、没药10g、延胡索15g、红花10g、川牛膝15g、海桐皮15g、赤芍30g、虎杖30g、三七粉3g(冲服),6剂。

2015年11月16日二诊:

母代诉:服上方后有好转,可短时间起坐。脉舌仍不详。

原方又6剂。

2015年11月24日三诊:

母代诉:药后不仅可起坐,还可缓缓步行,疼痛明显减轻。

原方又6剂。

2015年12月8日四诊:

患者来诊,脉诊:左手寸关浮滑濡满,右寸关沉细弦,两尺弦,而以左尺为甚,左尺指后缘现一气团。望诊:苔薄白,舌红黯。主诉:经前18剂中药治疗,腰腿痛已大为减轻,可外出步行,起坐时仍有可忍受疼痛。

病机辨证:湿热内盛,气滞血瘀。

处方:苍术15g、黄柏15g、柴胡10g、赤芍30g、怀牛膝15g、川芎10g、当归10g、乳香10g、没药10g、桃仁15g、红花10g、肿节风15g、延胡索15g、炒枳壳10g、虎杖15g、制香附子10g、三七粉3g(冲服),7剂。

此方2015年12月15日第五诊时加天麻15g,14剂,嘱每剂服2日,药毕可停药。

2. 颈肩剧痛案

刘某,男,46岁。

2013年7月10日首诊:

脉诊:双手均沉稍细而弦、劲、满、涩。望诊:苔薄淡黄腻,痛苦貌,体型肥壮。主诉:颈项及两肩侧、臂剧痛,牵及两肩背部,而以右侧为重已1月余。痛无宁日,呈阵发性加重,俯首时加重,需时时将头、背部紧贴墙面、人体直立似可稍缓。有冠心病、高血压、高脂血症、动脉硬化和轻度肾功能损伤史。

病机辨证:肝郁阳亢,气滞血瘀。

处方:柴胡10g、白芍50g、葛根30g、天麻30g、川芎15g、当归15g、炒枳壳10g、桔梗10g、延胡索15g、乳香10g、没药10g、土鳖虫10g、川牛膝15g、桃仁15g、红花10g、木瓜15g、羌活10g、姜黄10g、黄芩24g,15剂。

20天后患者来笔者家致谢并再索方,言此药极难喝,服了约20余日方尽,但效果极好,在服药过半数时,疼痛即显著减轻,药毕已基本不痛。

上方再予20剂,嘱一定服尽方停止治疗。

按:本案患者未进行影像学检查,不能确诊西医诊断,但从临床症状分析,以颈椎间盘突出可能最大。患者为某银行高管,有多种基础疾病,经常长时间俯首办公,工作极为繁重。其脉沉稍细而弦、劲、满、涩,为脉气郁滞而内质、内力均较重之脉象,因而判断为肝郁阳亢、气滞血瘀,予王清任血府逐瘀汤加减,重用白芍和天麻系既宁肝,又通脉络,与大队理气活血药共收相得益彰之效。

该单位另有一女性员工,患相同颈肩痛,也以右侧为重,在北京经多家医院影像学检查确诊为颈椎椎间盘脱出压迫神经根,建议手术治疗。但患者心惧,在京多家医院作中西医保守治疗3个月,病症无好转。闻及刘某颈肩痛服中药治愈,也要求笔者诊治。切其脉沉细弦郁,仍判断为气滞血瘀,也用血府逐瘀汤出入,每诊6剂,三诊痛消,又嘱守方服药,每剂服2日,坚持1个月会恢复得更好些。

3. 颈椎椎间盘突出压迫神经根案

陈某,女,64岁。

2012年2月14日首诊:

脉诊:双手脉浮滑小满而数,左寸尤浮大滑满盛甚于两手他部。主诉:左侧颈、肩、肩胛掣痛2天,疼痛向左前臂弥散至左上肢不敢动作,疼痛昼夜不息,而在咳嗽或跳动均可引起疼痛加剧。虽经按摩肩部无丝毫缓解。重庆市某军医大学附属医院予磁共振检查,显示颈椎4/5、5/6、6/7椎间盘突出,以颈椎6/7为重,向左后方突出压迫神经根。建议手术治疗。经考虑,先予中药治疗。

病机辨证:气火上壅,致颈肩血痹。

处方:白芍50g、炙甘草5g、当归15g、川芎15g、延胡索15g、土鳖虫10g、乳香10g、没药10g、木瓜15g、秦艽10g、肿节风15g、三七粉3g(冲)、忍冬藤30g、桑枝15g、黄柏15g,2剂。

2012年2月17日二诊:

服上方2剂后,左颈、肩、肩胛区掣痛稍微减轻,上方加赤芍15g、红花10g、羌活10g,白芍减量为30g,5剂。

2012年2月22日三诊:

脉诊:仍浮滑,但无左寸特别的浮大,通体滑满象也较首诊减弱。主诉:上5剂药服毕,疼痛显著减轻,已无静止状态下的作痛,但平卧时无论左翻、右翻仍感肩颈痛。

处方:2012年2月17日方又7剂。

第三诊处方服至第3剂,亦即中药治疗的第10天,疼痛消,生活恢复正常,因嫌药苦,药尽即停药未再治疗。随访4年无复发。

按:本例颈肩剧痛由椎间盘脱出压迫神经根所致,其脉张浮特点明显,左寸尤其浮大滑满指示气火上壅作用于颈肩背之血络,反映气火旺盛、偏聚于上的病机,在此基础上导致左颈肩局部血络痹阻。处方主以芍药甘草汤,系此方酸甘合化有抑制气火张浮的作用。如果其脉不浮滑,左寸不浮大滑满至甚,则不必以大剂白芍为方。处方中其他药味均活血疏风之味,也与脉气脉质壅盛所表明的病机(血痹)相关。事实证明此方效果奇佳。同样一味芍药,此例当作收敛气火药,刘某案则用来宁肝和通络,系同一味药其药性多样,以及同一种药性有多种功用。这是临床上能将方剂、药味发挥运用的药性基础之一。

【小结】

椎间盘脱出西医运用手术方案治疗,因技术进步,效果越来越好,但手术痛苦多,并发症也较多,费用高则是缺点。如果患者求助中医,内服治疗方法在辨证正确的条件下,效果也很好,费用很低,但药苦难喝。所以中西医方法患者自行选择而已。中医治疗在病机上主要考虑局部脉络因病邪导致气滞血瘀,所以调气活血是不可缺少的治法。但病邪有风、湿、痰、火等不同,则祛邪之药也会因而不同。患者还可能相伴内伤虚实的其他病机,在构方中也应该统筹考虑。如季某案第四诊时脉滑濡满加用二妙丸,刘某案肝气郁亢明显,在理气通络之中兼顾疏气宁肝,陈某案脉气张浮,左寸尤甚,在理气活血剂中主以芍药甘草汤敛气。

附　录

地方中草药名录

四　画

木鳖子

葫芦科植物木鳖子 Momordica cochinchinensis(Lour.)Spreng. 的成熟种子,性味:苦、微甘,凉,一说性温(《中药大辞典》),有毒,入肝、脾、胃经。功用:消肿散结,攻毒,疗疮。用于疮疡肿毒、乳痈、乳核(乳腺增生)、瘰疬、皮肤干癣、秃疮等病症。

水线草

茜草科耳草属伞房花耳草 *Oldenlandia corymbosa* L. 的全草。性味不详,入肺、大肠经,功效:清热解毒。主治:疟疾、肠痈、肿毒、烫伤。多年前重庆地区无白花蛇舌草供货,中药材公司提供水线草作替代品。

五　画

石见穿

唇形科植物紫参 Salvia chinensis Benth. 的全草。又名华鼠尾草、小丹参、石打穿。《苏州本产药材》记载:性味"苦辛、平"。功用:活血化瘀、清热利湿、消肿散结。主治:噎膈、痰喘、肝炎、月经不调、闭经、赤白带、下痢、痈肿、瘰疬、疱疹及跌打损伤。

七　画

鸡屎藤

茜草科鸡矢藤属植物 Paederia scandens(Lour.)Merr. 的全草。又名臭藤、香藤、五香藤、母狗藤,为草质藤本。药用全草及根,性平,味甘,无毒。功用:祛风活血、止痛、解毒,消食导滞、除湿消肿、益气补中。主治:风湿痹痛,

378

腹泻、痢疾、脘腹胀痛、气虚浮肿、头昏食少、肝脾肿大,以及肠痈,无名肿毒,跌打损伤等病症。

八　画

岩白菜

虎耳草科岩白草属草本植物 *Bergenia purpurascens*(Hook. f. et Thoms.) Engl. 的根茎。又名岩壁菜、石白菜、岩七等,《四川中药志》注明入肝、脾二经,性平,味甘,无毒。功用:补虚、收涩、解毒。可用于虚劳、虚咳、虚喘痰多,以及用来止血(咯血、吐血)、止带、止淋。外敷可疗无名肿毒。

金果榄

防己科青牛胆属植物青牛胆 Tinospora sagittata(Oliv.)Gagnep. 的干燥块根。多年生缠绕藤本,别名地胆、地苦胆、山慈菇。但本品与全国通用名之"山慈菇"不同,后者属兰科植物杜娟兰或独蒜兰的假球茎,为玉枢丹的主药。本品则用块茎,性寒,味苦。功用:清热解毒,消肿止痛,利咽止咳。主治:喉痹肿痛,肺热咳嗽,热证胃痛,急性肠胃炎,菌痢,毒蛇咬伤。

肿节风

金粟兰科草珊瑚属植物草珊瑚 Sarcandra glabra(Thunb.)Nakai[Chloranthus glaber(Thunb.)Makino] 的干燥全草。多年生常绿草本或半灌木,重庆地区又称为铜脚灵仙,四川一些地区称为九节风,广东则称为九节茶。全草入药,性平,味辛苦,一说有小毒(《四川中药志》)。功用:祛风除湿、活血止痛、清热解毒、排石利胆。主治:风湿痹证,跌打损伤,热毒疮痈,肺热喘咳,咽喉肿痛,胆囊炎,胆石症,肠痈,痢疾,流感,乙脑,肿瘤等。注:毛茛科植物威灵仙,别称铁脚威灵仙、铁脚灵仙,与本种异。

鱼鳅串

菊科紫菀属植物马兰 Kalimeris indica Sch.-Bip.[Aster indicusL.;Asteromaea indica(L.).BI.] 的全草。别称路边菊(《龚志贤临床经验集》第 242 页),多年生草本。药用全草,性温,味辛,微苦,无毒,一说性寒(《万县中草药》)。功用:消食宽气、除湿热、利尿、清热解毒、退热止咳。主治:感冒发热,咳嗽,流行性腮腺炎,急性咽炎,扁桃体炎,传染性肝炎,消化性溃疡,泄痢,小儿疳积,食积腹胀,小便短少。

法罗海

又名法落海、土川芎。本品原载于《万县中草药》。《四川中药志》(四川省中医用药研究所编)指产于德昌、会理及阿坝等地区的一种伞形科植物。整理组版的《滇南本草》则指明为伞形科植物阿坝当归 Umbelliferae angelica apaensis Shan et Yuan。药用其根,性温,味辛,微苦,一说味苦微涩(《四川中药志》)。功用:行气止痛。主治:寒性心腹气痛及头痛、发痧。《中药大辞典》所载法罗海为伞形科植物白云花 Heracleum rapula Franch。别称滇独活、香白芷、毛爪参,为多年生草本。性温,味辛苦。功用:祛风除湿、活络止痛。主治:风湿痹痛,跌打损伤,胃气痛,慢性支气管炎,感冒,哮喘,闭经白带。与上种相异。

十一画

排风藤

茄科茄属植物白英 Solanum dulcamara Linn.var.Lyratum Sieb.,别名毛秀才、野猫耳朵。一年生草本,药用全草。性平,味苦、辛,无毒。功用:祛风散热、消除风毒。主治:感冒,小儿惊风,瘰疬,崩带,风火牙痛等病证。

十二画

葎草

桑科葎草属植物葎草 Humulus scandens(Lour.)Merr,别名勒草、大锯锯藤,一年生或多年生缠绕草质藤本。药用全草,性寒,味甘(苦),无毒。功用:清热解毒、利尿通淋、化瘀、退虚热。主治:淋病,小便不利,腹泻,痢疾,肺炎,肺脓疡,肺结核,痈毒,瘰疬,皮肤痒疹等。

腊梅花

腊梅科腊梅属植物腊梅 Chimonanthus praecox(L.)Link. 的花蕾。性平,涩、微酸,味苦甘。功用:清热解毒、润肺止咳。主治:暑热烦闷口渴、小儿肺炎、麻疹后余毒未清、百日咳。外用可治烫伤、中耳炎等。腊梅树之根也入药,性温味辛。功用:调气镇痛、止咳、止喘。主治:跌打损伤,风寒感冒,风湿麻木,咳喘,刀伤出血等病症。

隔山撬

又称隔山消,萝藦科耳叶牛皮消 Cynanchum bungei Decne 的块根,中文学名白首乌。《贵阳民间药草》:"甘苦,平,无毒"。功用:养阴补虚,健脾消食。

主治：虚损劳伤、痢疾、疳积、胃痛饱胀、白带、疮癣。重庆地区草药医多用作健脾消积药。

十八画

藤梨根

猕猴桃科猕猴桃 Actinidia chinensis Planch. 的根。性味酸、涩，凉。功用：清热解毒，清热利湿，祛风湿，健脾和胃。主治：疮痈、风湿骨痛、黄疸、消化不良、呕吐、消化道癌瘤。